呼吸器疾患
診断治療アプローチ

4

間質性肺炎・肺線維症と類縁疾患

総編集 三嶋理晃
専門編集 吾妻安良太

Advanced Approach to Respiratory Practice

中山書店

〈呼吸器疾患 診断治療アプローチ〉

総編集

三嶋　理晃　　大阪府済生会野江病院/京都大学名誉教授

編集委員（五十音順）

吾妻安良太　　日本医科大学＊
井上　博雅　　鹿児島大学
金子　　猛　　横浜市立大学
髙橋　和久　　順天堂大学
藤田　次郎　　琉球大学

＊本巻担当編集

シリーズ刊行にあたって

　このたび中山書店から「呼吸器診療のスタンダードとアドバンスをきわめる」というねらいを合言葉に，シリーズ《呼吸器疾患 診断治療アプローチ》が刊行されることになった．

　本シリーズは，「気管支喘息」，「呼吸器感染症」，「肺癌」，「間質性肺炎・肺線維症」「COPD」といった臨床ニーズの高い重要疾患を中心に構成され，各巻については日本の呼吸器分野を代表する碩学の先生方に編集をお願いした．写真・イラスト・フローチャート・図表を多用し，視覚的にも理解しやすいように工夫され，さらに，コラムやサイドノートなどの補足情報も充実させ，呼吸器病学の「面白さ」を伝えようという情熱にあふれている．

　このシリーズの読者対象は，呼吸器専門医および，専門医を目指す若手医師を中心としている．したがって，呼吸器診療における主要疾患の臨床をサポートする実践書であるとともに，専門医のニーズに応える学術性を備えた基本文献としての役割を目指している．診療ガイドラインをふまえたスタンダードな内容を核としながらも，臨床現場からの新たな提言や最新のエビデンスの紹介など，先進性を併せもつ幅広い情報を提供することを旨としている．

　呼吸器疾患は多様性に富み，診断の手段や治療法も多岐にわたっており，非常に魅力のある領域である．一方，循環器系や消化器系と同程度の患者数を有するにもかかわらず，専門医が少ないのが現状である．しかしこのことは逆に，将来にわたって呼吸器専門医の需要が継続することを示している．まだ進路を決めていない医学部卒業前後の若い方々にも，このシリーズを読まれることをお勧めする．そして呼吸器診療の魅力を満喫されたら，多くの方々に呼吸器専門医の道に進んでいただきたい．その道の先には素晴らしい未来が拓けていると確信する．

2017年6月

総編集 三嶋理晃
大阪府済生会野江病院 病院長
京都大学 名誉教授

序

　慢性疾患の多くは，原因が特定されないために根本的治療法も確立していない．間質性肺疾患も例外ではなく医学・医療の発展を拒んできたが，この領域には近年治療の分野で大きな進展があった．抗線維化薬の開発，導入である．それが導火線となり，疾患概念の見直し，類縁疾患との異同を巡って，新たな討論を巻き起こしている．

　間質性肺炎・肺線維症をテーマとする本書は，以下の8つの章で構成されている．

　1章では，歴史的背景に基づく疾患概念の変遷，ならびに疫学情報をまとめた．

　2章では，未だ病態の解明が十分とはいえない間質性肺炎と肺線維症の領域における，基礎研究の動向，実態を集約した．各分子病態論の相互関係は今後の解明に委ねられている．

　3章では臨床現場における診療の手引きとなるよう，診察，診療の基本的方法を解説した．特に経時的に変化する可能性を踏まえ（working diagnosis），内科学，画像診断学，病理診断学の相互討論を踏まえた「最も確からしい病態診断」へのアプローチ（multidisciplinary discussion：MDD）をわかりやすく解説した．一般医家におかれては，専門医との間で病診連携の重要性を認識していただきたい．

　4章は横断的な「管理・治療」の総論である．特に進行病期の病態管理は基礎疾患の管理に留まらず，併存症の管理，治療関連有害事象の管理など，多角的なアプローチを要求されることを，医療提供者として理解していただくことが本章の目標である．

　5章では，特発性間質性肺炎のなかでも最も予後不良で難治な「特発性肺線維症」（idiopathic pulmonary fibrosis：IPF）を中心とした鑑別診断の実際を，各論として列記した．診断の柔軟性と治療・管理のあり方を模索するために，3章と併用して本書を活用していただければと考えている．

　6章は類縁疾患，特に鑑別の困難な慢性過敏性肺炎との異同，膠原病に伴う間質性肺疾患への取り組み方を中心にまとめた．類縁疾患でありながら病態の異なる気腫合併肺線維症（combined pulmonary fibrosis and emphysema：CPFE）や薬剤起因性の肺障害など，理解を深めておきたい比較病態を列挙している．

　7章では，合併症・併存症の各論に至り，特にIPFの経過で遭遇する急性増悪，肺癌，肺高血圧症，さらには構造改変に伴う易感染病態など，総合的管理や予防の可能性に言及している．まだまだ発展途上にある分野であるが，最新の情報を集約した．

　最後の8章では，ガイドライン（時々刻々刷新される）の読み取り方を加え，「難病への取り組み方」がわかるようになっている．国際ガイドライン（ATS/ERS/SRS/ALAT Guideline 2018）は近日改訂される予定であるが，基本的考え方が大きく変わることはない．むしろ上記のような経時的観察に基づいた柔軟な診断管理の重要性を付記する形になっており，保険制度の異なる国際間の齟齬を理解する必要がある一方で，わが国のガイドラインと比較すると日本の間質性肺炎・肺線維症の管理が最上レベルにあること

に気付かれるであろう．

　本書は一般医家の実用性に配慮し，かつ難解な領域に意欲的に取り組む若手研究者にも興味を抱いていただけるような構成とした．各分野の第一人者が執筆を手がけているが，カラーの図表や写真をふんだんに使い，理解しやすい一冊に仕上がっている．今後の診療や研究のうえで大いに活用されることを期待する．

2018年8月

吾妻安良太
日本医科大学大学院医学研究科呼吸器内科学分野

呼吸器疾患 診断治療アプローチ　　間質性肺炎・肺線維症と類縁疾患

CONTENTS

1章　疾患概念の定義

- 歴史的変遷 ……………………………………………………………… 杉山幸比古　2
- 特発性間質性肺炎の定義 ……………………………………………… 稲瀬直彦　8
- 疫学 ……………………………………………………………………… 千葉弘文　12

2章　病因・病態論における基礎研究

- テロメア伸長と肺線維症 ……………………………………… 小山壱也, 西岡安彦　20
- 肺サーファクタント蛋白の病態生理 ………………………… 瀬戸口靖弘, 片柳真司　26
- オートファジーと老化肺 ……………………………………………… 桑野和善　38
- 上皮細胞生死の分子生物学的機構と間質性肺炎 …………… 太田洋充, 萩原弘一　44
- MUC5Bと特発性肺線維症 ………………………………………………… 中野　泰　52
- mTORと線維芽細胞・肺線維症 ……………………………………… 神尾孝一郎　56
- 小胞体ストレスと線維化 ……………………………………………… 橋本直純　61

3章　診断の進め方

- 基本的診断アルゴリズム ……………………………………………… 坂東政司　68
- 身体所見のとり方 ……………………………………………… 藤本　源, 小林　哲　74
- 画像検査 ………………………………………………………………… 田口善夫　80
- 呼吸機能検査─予後指標としての位置づけ ……… 桑平一郎, 永井明日香, 海老原明典　88
- 血清バイオマーカーの意義 ………………………… 大塚満雄, 千葉弘文, 高橋弘毅　96
- 気管支鏡検査の位置づけ
  - 気管支肺胞洗浄（BAL） ……………………………………………… 杉野圭史　101
  - 経気管支肺生検（TBLB） …………………………………… 國保成暁, 林　宏紀　106
  - cryobiopsyの優越性と留意点 ………………………………………… 馬場智尚　113
- 外科的肺生検の病理診断 …………………………………… 黒田揮志夫, 福岡順也　120

CONTENTS

4章 管理と治療

治療の目標と管理	中島 拓, 服部 登	128
日常生活の管理	冨岡洋海	134
薬物療法の目標と評価	仲川宏昭, 小倉高志	140
合併症の対策と予防	泉 信有	150
間質性肺炎・肺線維症に対する酸素療法	富井啓介	159
間質性肺疾患に呼吸リハビリテーションは有効か	藤本圭作	164
肺移植の適応と対象疾患	伊達洋至	170

5章 特発性間質性肺炎

慢性の線維化をきたす間質性肺炎

特発性肺線維症（IPF）	坂本 晋	176
非特異性間質性肺炎（NSIP）	喜舎場朝雄	186
急性増悪	阿部信二	194

急性または亜急性の間質性肺炎

特発性器質化肺炎（COP）	阪本考司, 長谷川好規	198
急性間質性肺炎（AIP）	近藤康博	204

喫煙関連間質性肺炎 ……… 富井啓介 209

まれな間質性肺炎

リンパ球性間質性肺炎（LIP）	中村祐太郎	214
特発性PPFE	渡辺憲太朗	219
まれな組織学的パターン	武村民子	225
家族性間質性肺炎	長 和俊	231

分類不能型特発性間質性肺炎に含まれる概念とその周辺 …… 井上義一 234

6章 類縁疾患の診断と管理

慢性過敏性肺炎	宮崎泰成	240
膠原病肺		
関節リウマチ関連の間質性肺炎	槇野茂樹	249

強皮症に伴う間質性肺炎	桑名正隆	257
多発性筋炎・皮膚筋炎に伴う間質性肺炎	佐藤慎二	265
IPAFを考える	榎本紀之, 須田隆文	274

血管炎に伴う間質性肺炎 ……… 本間 栄, 坂本 晋 281
薬剤起因性の間質性肺疾患 ……… 半田知宏 289
気腫合併肺線維症 ……… 佐藤篤靖, 室 繁郎 296

7章 合併症・併存症の診断と管理

心血管系イベントの合併 ……… 海老名雅仁 302
急性増悪の対策 ……… 一門和哉 308
糖尿病と肺線維症 ……… 榎本達治 316
感染症 ……… 坂本憲穂, 迎 寛 321
胃食道逆流症と間質性肺炎 ……… 早稲田優子 326
間質性肺疾患に合併する肺高血圧症 ……… 守尾嘉晃, 日下 圭 331
肺癌の合併対策
　予防的視点から ……… 三浦由記子 340
　化学療法の実効性と有効性 ……… 髙橋由以, 岸 一馬 346
　外科療法の安全性と対策 ……… 吉野一郎 352

8章 ガイドラインの活用法と国際的整合性

ガイドラインの活用法と国際的整合性 ……… 宮本 篤 360

索引 ……… 368

執筆者一覧(執筆順)

氏名	所属
杉山幸比古	地域医療振興協会練馬光が丘病院呼吸器内科
稲瀬直彦	平塚共済病院呼吸器科
千葉弘文	札幌医科大学医学部呼吸器・アレルギー内科学講座
小山壱也	徳島大学大学院医歯薬学研究部呼吸器・膠原病内科学分野
西岡安彦	徳島大学大学院医歯薬学研究部呼吸器・膠原病内科学分野
瀬戸口靖弘	東京医科歯科大学大学院医歯学総合研究科統合呼吸器病学分野
片柳真司	東京医科歯科大学大学院医歯学総合研究科統合呼吸器病学分野
桑野和善	東京慈恵会医科大学内科学講座呼吸器内科
太田洋充	自治医科大学附属さいたま医療センター呼吸器内科
萩原弘一	自治医科大学内科学講座呼吸器内科学部門
中野泰	川崎市立井田病院呼吸器内科
神尾孝一郎	日本医科大学武蔵小杉病院呼吸器内科
橋本直純	名古屋大学大学院医学系研究科病態内科学講座呼吸器内科学分野
坂東政司	自治医科大学内科学講座呼吸器内科学部門
藤本源	三重大学医学部附属病院呼吸器内科
小林哲	三重大学医学部附属病院呼吸器内科
田口善夫	天理よろづ相談所病院呼吸器内科
桑平一郎	東海大学医学部付属東京病院呼吸器内科
永井明日香	東海大学医学部付属東京病院呼吸器内科
海老原明典	東海大学医学部付属東京病院呼吸器内科
大塚満雄	札幌医科大学医学部呼吸器・アレルギー内科学講座
高橋弘毅	札幌医科大学医学部呼吸器・アレルギー内科学講座
杉野圭史	慈山会医学研究所付属坪井病院呼吸器内科/東邦大学医療センター大森病院呼吸器内科
國保成暁	日本医科大学大学院医学研究科呼吸器内科学分野
林宏紀	日本医科大学大学院医学研究科呼吸器内科学分野
馬場智尚	神奈川県立循環器呼吸器病センター呼吸器内科
黒田揮志夫	長崎大学大学院医歯薬学総合研究科病理学・病理診断科
福岡順也	長崎大学大学院医歯薬学総合研究科病理学・病理診断科/亀田総合病院病理診断科
中島拓	広島大学大学院医歯薬保健学研究科分子内科学
服部登	広島大学大学院医歯薬保健学研究科分子内科学
冨岡洋海	神戸市立医療センター西市民病院呼吸器内科
仲川宏昭	滋賀医科大学呼吸器内科
小倉高志	神奈川県立循環器呼吸器病センター呼吸器内科
泉信有	国立国際医療研究センター病院呼吸器内科
富井啓介	神戸市立医療センター中央市民病院呼吸器内科
藤本圭作	信州大学医学部保健学科生体情報検査学領域
伊達洋至	京都大学大学院医学研究科呼吸器外科学
坂本晋	東邦大学医学部内科学講座呼吸器内科学分野(大森)
喜舎場朝雄	沖縄県立中部病院呼吸器内科
阿部信二	東京医科大学呼吸器内科学分野
阪本考司	名古屋大学医学部附属病院
長谷川好規	名古屋大学大学院医学系研究科呼吸器内科学
近藤康博	公立陶生病院呼吸器・アレルギー疾患内科
中村祐太郎	浜松医科大学内科学第二講座
渡辺憲太朗	福岡大学医学部総合医学研究センター
武村民子	日本赤十字社医療センター病理部

長　和俊	北海道大学病院周産母子センター	一門和哉	済生会熊本病院呼吸器センター呼吸器内科
井上義一	国立病院機構近畿中央胸部疾患センター	榎本達治	大船中央病院呼吸器病センター
宮崎泰成	東京医科歯科大学大学院医歯学総合研究科 統合呼吸器病学分野	坂本憲穂	長崎大学大学院医歯薬学総合研究科 呼吸器内科学分野（第二内科）
槇野茂樹	大阪医科大学附属病院リウマチ膠原病内科	迎　寛	長崎大学大学院医歯薬学総合研究科 呼吸器内科学分野（第二内科）
桑名正隆	日本医科大学大学院医学研究科 アレルギー膠原病内科学分野	早稲田優子	福井大学学術研究院医学系部門 病態制御医学講座内科学(3)
佐藤慎二	東海大学医学部内科学系リウマチ内科学	守尾嘉晃	国立病院機構東京病院呼吸器内科
榎本紀之	浜松医科大学内科学第二講座/ 保健管理センター	日下　圭	国立病院機構東京病院呼吸器内科
須田隆文	浜松医科大学内科学第二講座	三浦由記子	国立病院機構茨城東病院呼吸器内科
本間　栄	東邦大学医学部内科学講座 呼吸器内科学分野（大森）	髙橋由以	虎の門病院呼吸器センター内科
半田知宏	京都大学大学院医学研究科 呼吸不全先進医療講座	岸　一馬	虎の門病院呼吸器センター内科
佐藤篤靖	京都大学大学院医学研究科呼吸器内科	吉野一郎	千葉大学大学院医学研究院 呼吸器病態外科学
室　繁郎	奈良県立医科大学呼吸器内科学	宮本　篤	虎の門病院呼吸器センター内科
海老名雅仁	東北医科薬科大学医学部内科学第一 （呼吸器内科）		

【読者の方々へ】

本書に記載されている診断法・治療法については,出版時の最新の情報に基づいて正確を期するよう最善の努力が払われていますが,医学・医療の進歩からみて,その内容が全て正確かつ完全であることを保証するものではありません.したがって読者ご自身の診療にそれらを応用される場合には,医薬品添付文書や機器の説明書など,常に最新の情報に当たり,十分な注意を払われることを要望いたします.

中山書店

1章 疾患概念の定義

疾患概念の定義

歴史的変遷

欧米における概念の変遷と研究の歴史（表1 表2）

- いわゆる感染性の「肺炎」に対しての「間質性肺炎」の認識の歴史は比較的新しく，19世紀の後半に欧米での記載がみられる．100年以上前の1895年にドイツの内科学の教科書には，肺炎の分類の1つとして"interstitielle pneumonie（間質性肺炎）"の記述がみられるという[1]．
- 当時の「間質性肺炎」はしかし，現代からみれば2次性のもので，石炭，鉄，石材に職業的に曝露された労働者の肺病変，すなわちじん肺をとらえたもので，病理学的な所見からの概念であった．
- 1935年にHammanとRichが"fulminating diffuse interstitial fibrosis of the lungs"を報告し，さらに1944年に"acute diffuse interstitial fibrosis of the lungs"として4例の剖検例を詳細に報告した[2]．これらの例は今日からみると急性間質性肺炎に相当すると考えられているが，原因不明の特発性間質性肺炎の最初の報告とされている．
- 特発性間質性肺炎の研究のスタートはこれらのHammanとRichの報告であり，その後Peabodyにより「Hamman-Rich症候群」という名称が提唱された．この概念には急性型，慢性型，慢性型の急性増悪などが含まれてい

表1 間質性肺炎に関する略語

略語	フルスペル
AIP	acute interstitial pneumonia
BIP	bronchiolitis obliterans and interstitial pneumonia
BOOP	bronchiolitis obliterans organizing pneumonia
COP	cryptogenic organizing pneumonia
DAD	diffuse alveolar damage
DIP	desquamative interstitial pneumonia
GIP	giant cell interstitial pneumonia
IPF	idiopathic pulmonary fibrosis
LIP	lymphoid interstitial pneumonia
NSIP	nonspecific interstitial pneumonia
OP	organizing pneumonia
PPFE	pleuroparenchymal fibro-elastosis
RB	respiratory bronchiolitis
RB-ILD	respiratory bronchiolitis-associated interstitial lung disease
UIP	usual interstitial pneumonia

表2 欧米における突発性間質性肺炎研究の歴史

年	
1935年	HammanとRichの報告
1944年	
1950年	Spainの分類
1953年	Hamman-Rich症候群（Peabody）
1960年	chronic diffuse interstitial fibrosis of the lung（英国，Scadding）
1965年	5型の病理学的分類（Liebow）
1970年	diffuse fibrosing alveolitis（英国）
1975年	IPFの提唱（Crystal）
1983年	COP（Davision）
1985年	BOOP（Epler, Colby）
1986年	AIPの提唱（Katzenstein）
1994年	NSIPの提唱（Katzenstein）
2000年	IPF : international consensus statement
2002年	IIPの国際分類 CPFE（Cottin）
2011年	IPFのガイドライン

（杉山幸比古．呼吸器内科2011：19：503-8[14]より）

たと考えられる．

- 英国では1960年にScaddingが"chronic diffuse interstitial fibrosis of the lung"との名称で慢性びまん性の肺線維化症例を報告した[3]．
- 1965年になって米国でLiebowが病理組織学的所見に立脚した5つの画期的なパターン分類を発表し，予後との関連も示されてこの分野において大きな発展の基礎を作った．
- この時のLiebowの分類は剝離性間質性肺炎（DIP），通常型間質性肺炎（UIP），閉塞性細気管支炎を併発したびまん性肺胞障害（BIP），リンパ球性間質性肺炎（LIP），巨細胞性間質性肺炎（GIP）の5型であり，これ以降の間質性肺炎の臨床病理学的分類の基礎となった[4]．
- Liebowの分類は剖検肺を用いた病理学的分類であったが，このころから米国を中心に外科的肺生検による生前の組織検体の検討が徐々に行われはじめ，これらによる新たな知見から病理学的な概念の再検討，改変が行われるようになっていった．
- Liebow分類でのUIPは今日のUIPとは異なり，急性型を含んでおり，diffuse alveolar damageはacute UIPと考えられ，この急性型が治癒しなかった際に慢性型に移行して慢性の特発性間質性肺炎が成立すると考えられていた．急性型から慢性型へ移行するという当時の概念は今日のIPFの理解と大きく異なる点である．
- その後，1976年米国国立衛生研究所（NIH）のCrystalは原因不明の予後不良の間質性肺炎に対してidiopathic pulmonary fibrosis（IPF）という名称を提唱した[5]．このIPFの病理組織像の多くはUIPであったが，DIP，NSIPをも含んでいた点が今日のIPF（UIP）とは異なる点である．これ以降，研究は慢性で予後不良のIPFの概念を純化する方向に進んでいく．
- 1985年EplerとColbyは器質化肺炎を伴う閉塞性細気管支炎をBOOP（bronchiolitis obliterans organizing pneumonia）として報告し，ステロイドが効果を示す間質性肺炎の1型として注目を集めた[6]．しかしこのBOOPはすでにLiebowによってBIPとして分類されていたものとほぼ同じであり，また，1983年にDavisonによりcryptogenic organizing pneumonia（COP）として報告されていたものに相当する．
- BOOP/COPに関してはこれを特発性間質性肺炎（idiopathic interstitial pneumonias：IIPs）の1型とするかどうか議論もあったが，2002年の国際分類からはCOPの名称でIIPsの1型として確立された．
- 1986年にはKatzensteinが急性型のいわゆるHamman-Rich症候群の症例の詳細な検討を行い，これらをacute interstitial pneumonia（AIP）という独立した疾患概念として報告した[7]．以降，急性型のIIPsはAIPとよばれるようになっている．
- さらにKatzensteinは1994年，Liebowの分類にあてはまらない病理組織像を示す間質性肺炎の一群を非特異性間質性肺炎（nonspecific interstitial pneumonia：NSIP）として報告した[8]．この概念の提唱により，従来のCrystalのIPFの中で，時にステロイドが著効する一群がある，といった不可思議な報告に対する回答が得られ，IIPsの分類の歴史において画期的なものとなり，IPFという疾患概念が純化され，より理解しやすくなった．
- こういった研究の進展とそのあいだに発達したさまざまな手技や機器の発達（気管支肺胞洗浄，高分解能CT〈HRCT〉，胸腔鏡下肺生検など）が相まって，予後不良で患者数も多い慢性進行性の間質性肺炎であるIPFという疾患の理解がさらに進み，その他のIIPsとの対比の重要性が認識されていった．
- そういった流れの中で2000年に米国胸部疾患学会（ATS）と欧州呼吸器学会（ERS）とによってIPFの国際的なコンセンサス合議が提

3 特発性間質性肺炎分類の変遷

Liebowの分類 (1968年)	2002年ATS/ERS国際分類	
	病理組織名	診断名
UIP →	UIP	IPF
BIP →	BOOP	COP
DIP →	DIP	DIP
LIP →	LIP	LIP
GIP →	除外	除外
	NSIP	NSIP
	DAD	AIP
	RB	RB-ILD

4 特発性間質性肺炎(IIPs)の最新分類(2013年改訂国際分類)

分類		臨床病理学的疾患名	病理組織パターン
主要な特発性間質性肺炎	慢性線維化性のIP	IPF NSIP	UIP NSIP
	タバコ関連のIP	RB-ILD DIP	RB DIP
	急性/亜急性のIP	COP AIP	OP DAD
まれな特発性間質性肺炎		LIP PPFE	LIP PPFE
分類不能型IP		unclassifiable IIPs	unclassifiable IIPs

(Travis WD, et al. Am J Respir Crit Care Med 2013；188：733-48[12] より)

出された[9]．

- さらに2002年にはATS/ERSによるIIPsの国際分類として7型が臨床，画像，病理の面から定義された．この際にIIPsの診断には臨床(C)，画像(R)，病理(P)の3者での相互討議によるCRP診断が重要であることが強調された[10]．
- 3 にLiebowによる旧分類と2002年のATS/ERS分類の対比を示す．Liebow分類のうち，UIP, DIP, LIPはそのまま残り，BIPはCOP/BOOPと変わり，GIPは超硬合金肺であることからIIPsからは除外されることとなった．そして新たにNSIPが暫定的に登場したが，その後2008年に症例の集積とその後の研究から特発性NSIPとして確立された．
- 2011年にはATS/ERSに日本，ラテンアメリカが加わってIPFの診断と治療の国際ガイドラインが作成され，診断ではHRCTによる蜂巣肺の確認が重視され，新しい抗線維化薬にも言及されている．このガイドラインでは臨床，画像，病理などの多数の職種による討議(multidisciplinary discussion：MDD)の重要性が示されている[11]．
- 2013年にはIIPsの改訂国際分類が出され，主要なIIPsとして6型，まれなIIPsとして2型，さらに新たなものとして分類不能型(unclassifiable) IIPsの合計9型に分類されることとなった(4)[12]．
- 以上述べてきたように，IIPsの疾患概念の変遷は，最も予後不良でUIPを組織像とするIPFという疾患概念の純化の方向で進んできた．その一方で，さまざまな組織像が並存する例などIPF自体の複雑な様相も明らかになってきた．
- 今後は抗線維化薬としての分子標的薬といった治療の面からの進歩も踏まえて，遺伝子レベルでの疾患概念の再構築といった方向性も考えられるところである．

わが国での概念の変遷と研究の歴史

■研究の黎明期(1950年代〜1970年代初)(5)

- わが国にはじめて間質性肺炎の概念を紹介したのは，1954年の本間日臣による『最新医学』誌の「肺線維症」と題された総説論文とされる[13]．その後，1956年に福崎・桂によって特発性間質性肺炎のわが国第1例が報告された．
- 1961年の日本内科学会総会においてシンポジウム「肺線維症」が行われ，原因不明の「びまん性間質性肺線維症」について急性型と慢

5 わが国における特発性間質性肺炎研究の歴史（Ⅰ）―黎明期（1950年代〜1970年代初）

1954年	「肺線維症」（本間日臣，三上理一郎『最新医学』）
1956年	「びまん性間質性肺線維症」わが国第1例目の報告（福崎政勝・桂栄孝）
1960年	第35回日本結核病学会総会・シンポジウム「結核と関連ある心肺疾患」
1961年	第58回日本内科学会総会・シンポジウム「肺線維症」
1967年	第7回日本胸部疾患学会総会 特別講演「間質性肺炎」
1968年	第8回日本胸部疾患学会総会・シンポジウム「肺線維症の病因と臨床」
1971年	"肺線維症研究会"発足（五味二郎，北本治）

（杉山幸比古. 呼吸器内科 2011：19：503-8[14]より）

6 わが国における特発性間質性肺炎研究の歴史（Ⅱ）―本格的研究のスタート期（1970年代〜1990年）

1974年	厚生省特定疾患「肺線維症」調査研究班（班長：村尾誠）発足 第1次診断基準「肺線維症診断の手引き」 文部省総合研究「肺線維症」班（班長：萩原忠文）発足
1978年	CTスキャンの導入
1979年	気管支肺胞洗浄（BAL）の導入
1980年	厚生省特定疾患「間質性肺疾患」調査研究班（班長：本間日臣）
1981年	第2次診断基準の作成 原因不明のびまん性間質性肺炎を「特発性間質性肺炎（IIP）」に統一
1983年	厚生省特定疾患「間質性肺疾患」班（班長：原澤道美）
1988年	同（班長：田村昌士）

（杉山幸比古. 呼吸器内科 2011：19：503-8[14]より）

性型の異同の研究の必要性が論じられた．
- 1968年の日本胸部疾患学会総会では，東京大学の三上理一郎により23例の原因不明の肺線維症が報告され，病型分類の試みがなされた．
- この時期は間質性肺炎・肺線維症という概念の紹介と，日本における実際の症例の報告といった研究の黎明期といえる．

■本格的な研究のスタート（1970年代〜1990年）**6**

- 1974年に厚生省特定疾患「肺線維症研究班」が発足し，第1次診断基準を作成．山中晃により病理分類（**7**）が作成された．ここでは当時のLiebowの考え方と同様に，山中A群は急性型から慢性型へ移行する連続的な病態と考えられており，現在のUIPの考え方とまったく異なる．
- 1980年からは厚生省班は「間質性肺炎調査研究班」と改名され，この班では原因不明の間質性肺炎を「特発性間質性肺炎（idiopathic interstitial pneumonia：IIP）」と命名した．このIIPは病理学的にはLiebowのUIPにあたり，DIPやLIPは除外されていた．この当

7 原因不明のびまん性間質性肺炎・肺線維症の分類（厚生省特定疾患肺線維症調査研究班，1974年）

- 原因不明のびまん性間質性肺炎の名称を特発性間質性肺炎（IIP）に統一し，病理組織学的にLiebowの"UIP"に相当するものとした
- 病理学的分類（山中晃）

  A群：LiebowのUIPに相当するもの
  B群：BIPそのほか細菌感染を疑わせるもの
  C群：LIP，DIP，GIPなど
  D群：膠原病など原因が推定されるもの

- A群の病型分類

  Ⅰ 胞隔の滲出性肥厚と硝子膜形成
  Ⅱ 硝子膜の器質化，胞隔の軽度線維化から高度線維化
  Ⅲ 線維化と蜂窩肺

（工藤翔二. 特発性間質性肺炎診断と治療の手引き，改訂第2版. 南江堂；2011. p.106-10[15]より）

時，欧米では本概念にはIPFという名称が用いられており，ここで日本と欧米での疾患名称の乖離が生じていた．この班において診断基準の第2次改訂が行われた．

■疾患の理解の進展（1991〜2001年）（**8 9**）

- 1991年には，その後10数年用いられた特発

8 わが国における特発性間質性肺炎研究の歴史（Ⅲ）―疾患の理解の進展期（1991～2001年）

1991年	臨床診断基準第3次改訂案（班長：田村昌士）
1993年	厚生省特定疾患「びまん性肺疾患」調査研究班（班長：安藤正幸）
1994年	「急性増悪の定義」作成
1995年	特定疾患治療研究対象疾患に認定される
1996年～2001年	厚生省特定疾患「びまん性肺疾患」調査研究班（班長：工藤翔二）
2000年	ピルフェニドン第Ⅱ相試験スタート

（杉山幸比古．呼吸器内科2011：19：503-8[14]より）

9 特発性間質性肺炎の疾患概念と臨床診断基準（厚生省研究班第3次改訂，1991年）

- 特発性間質性肺炎（idiopathic interstitial pneumonia：IIP）は狭義の原因不明の間質性肺炎の総称
- 急性型
- 慢性型　定型型：山中のA群に一致
　　　　　非定型型：肺胞内器質化所見や気腫性所見が目立つもの（山中のB群，LiebowのBIPにほぼ一致）
- 米国の特発性肺線維症（idiopathic pulmonary fibrosis：IPF）は定型例と非定型例を包括するものと認識

（工藤翔二．特発性間質性肺炎診断と治療の手引き，改訂第2版．南江堂；2011．p.106-10[15]より）

10 わが国における特発性間質性肺炎研究の歴史（Ⅳ）―国際協調とピルフェニドン導入（2002年～現在）

2001年	特発性間質性肺炎臨床診断基準第4次改訂
2002年	厚生科学研究，特定疾患対策研究事業「びまん性肺疾患研究班」（班長：貫和敏博）
2004年	ピルフェニドン第Ⅲ相試験スタート
2004年	第4次改訂を反映した「特発性間質性肺炎・診断と治療の手引き」刊行
2005年	ピルフェニドン臨床第Ⅱ相の報告
2008年～	厚生労働省難治性疾患克服研究事業「びまん性肺疾患に関する調査研究班」（班長：杉山幸比古）
2008年末	ピルフェニドン認可発売
2011年	「特発性間質性肺炎・診断と治療の手引き」改訂第2版刊行

（杉山幸比古．呼吸器内科2011：19：503-8[14]より）

性間質性肺炎の診断基準である厚生省班第3次改訂案が示された（9）．

- この改訂案では，原因不明の間質性肺炎を「特発性間質性肺炎（IIP）」と総称し，急性型と慢性型に分けたが，今日のようにまったく別の疾患とはっきり区別していたわけではなかった．また，慢性型は「定型例」と「非定型例」に分けられた．
- 第3次改訂ではDIP，LIP，BOOP/COPなどはわが国でいう"IIP"からは除外されており，これらを包含する欧米の"IIPs"とは名称が似ているが異なった概念であったことは注意を要する．

■ 国際協調と抗線維化薬の時代（10）

- この間，HRCTやビデオを用いた胸腔鏡下肺生検といった技術の進歩や，わが国での線維化バイオマーカーの発見と実用化といったこの分野での大きな変革の時代が訪れた．前述したようにこの頃には日本と欧米のあいだで疾患概念，名称の乖離が生じていた．これを是正するため，2001年，臨床診断基準の第4次改訂が行われた．
- 第4次改訂では，欧米の基準との統一が図られ，特発性間質性肺炎（IIPs）としてIPF，NSIP，COP，DIP，LIP，RB-ILD，AIPの7型が含まれることとなり，IPFには慢性型の非定型例も含まれ，それまでの第3次案と比べ，名称，疾患概念が大きく変化した（11）．
- これらの成果は本疾患のはじめてのガイドライン的な出版物である『特発性間質性肺炎診断と治療の手引き』として2004年に刊行された．
- 2008年には画期的な出来事として，史上初の抗線維化薬ピルフェニドンがわが国で開発上市され，新しい治療の時代に入った．

11 特発性間質性肺炎（IIP）の臨床診断基準（厚労省研究班第4次改訂最終案，2003年）

1) 特発性間質性肺炎（IIP）は原因不明の間質性肺炎の総称である．
2) その分類は，本来，病理組織学的所見に基づくものであり，IPF/UIP，NSIP，AIP，COP/BOOP，DIP，RB-ILD，LIPなどが含まれる．
3) 本研究班では，特発性間質性肺炎を「特発性肺線維症（IPF）」と「それ以外の原因不明の間質性肺炎（NSIP，AIP，COP/BOOP，DIP，RB-ILD，LIP）」の双方について調査ならびに治療研究を行う．

（工藤翔二．特発性間質性肺炎診断と治療の手引き，改訂第2版．南江堂；2011．p.106-10[15] より）

● これらの進歩をうけて『特発性間質性肺炎診断と治療の手引き』も改訂され，改訂第2版，第3版が出版されている．また，2017年には『特発性肺線維症の治療ガイドライン2017』も発行された．

（杉山幸比古）

文 献

1) 工藤翔二．特発性肺線維症（IPF）の歴史と今日の課題．杉山幸比古編．特発性肺線維症（IPF）改訂版．医薬ジャーナル社；2013．p.49-61．
2) Hamman L, Rich AR. Acute diffuse interstitial fibrosis of the lungs. Bull Johns Hopkins Hosp 1944；74：177-212.
3) Scadding JG. Chronic diffuse interstitial fibrosis of the lungs. Br Med J 1960；1：443-50.
4) Liebow AA. New concepts and entities in pulmonary disease. In：Liebow AA, Smith DE, ed. The lungs. Williams & Wilkins；1968. p.332-65.
5) Crystal RG, et al. Idiopathic pulmonary fibrosis. Clinical, histologic, radiographic, physiologic, scintigraphic, cytologic, and biochemical aspects. Ann Intern Med 1976；85：769-88.
6) Epler GR, et al. Bronchiolitis obliterans organizing pneumonia. N Engl J Med 1985；312：152-8.
7) Katzenstein AL, et al. Acute interstitial pneumonia. A clinicopathologic, ultrastructural, and cell kinetic study. Am J Surg Pathol 1986；10：256-67.
8) Katzenstein AL, et al. Nonspecific interstitial pneumonia/fibrosis. Histologic features and clinical significance. Am J Surg Pathol 1994；18：136-47.
9) American Thoracic Society. Idiopathic pulmonary fibrosis：diagnosis and treatment. International consensus statement. American Thoracic Society（ATS），and the European Respiratory Society（ERS）. Am J Respir Crit Care Med 2000；161：646-64.
10) American Thoracic Society, European Respiratory Society. American Thoracic Society/European Respiratory Society International Multidisciplinary Consensus Classification of the Idiopathic Interstitial Pneumonias. Am J Respir Crit Care Med 2002；165：277-304.
11) Raghu G, et al. An official ATS/ERS/JRS/ALAT statement：idiopathic pulmonary fibrosis：evidence-based guideline for diagnosis and management. Am J Respir Crit Care Med 2011；183：788-824.
12) Travis WD, et al. An official American Thoracic Society/European Respiratory Society statement：Update of the international multidisciplinary classification of the idiopathic interstitial pneumonias. Am J Respir Crit Care Med 2013；188：733-48.
13) 本間日臣ほか．肺線維症．最新医学1954；9：116-29.
14) 杉山幸比古．IPFの歴史と分類上の課題．呼吸器内科2011；19：503-8.
15) 工藤翔二．わが国の特発性間質性肺炎の歴史と臨床診断基準の第四次改訂．特発性間質性肺炎の診断と治療の手引き（改訂第2版）．南江堂；2011．p.106-10.

特発性間質性肺炎の定義

特発性間質性肺炎の分類

■2002年国際分類

- 原因不明の間質性肺炎については各国・各地域で異なった分類が使用されてきたが，2002年に米国胸部医学会（American Thoracic Society：ATS）と欧州呼吸器学会（European Respiratory Society：ERS）による特発性間質性肺炎のATS/ERS国際多分野合意分類（International Multidisciplinary Consensus Classification）が発表された[1]．
- 特発性間質性肺炎（idiopathic interstitial pneumonias：IIPs）は病理組織パターンに基づいて以下の7疾患に分類された．
  - 特発性肺線維症（idiopathic pulmonary fibrosis：IPF）
  - 非特異性間質性肺炎（nonspecific interstitial pneumonia：NSIP）
  - 特発性器質化肺炎（cryptogenic organizing pneumonia：COP）
  - 急性間質性肺炎（acute interstitial pneumonia：AIP）
  - 剝離性間質性肺炎（desquamative interstitial pneumonia：DIP）
  - 呼吸細気管支炎を伴う間質性肺疾患（respiratory bronchiolitis-associated interstitial lung disease：RB-ILD）
  - リンパ球性間質性肺炎（lymphocytic interstitial pneumonia：LIP）
- わが国の分類も国際分類に整合する形で特発性間質性肺炎の第4次改訂が行われ，2004年に『特発性間質性肺炎診断と治療の手引き』[2]が出版された．

1 特発性間質性肺炎の分類

主要疾患
特発性肺線維症（IPF）
非特異性間質性肺炎（NSIP）
呼吸細気管支炎を伴う間質性肺疾患（RB-ILD）
剝離性間質性肺炎（DIP）
特発性器質化肺炎（COP）
急性間質性肺炎（AIP）

まれな疾患
リンパ球性間質性肺炎（LIP）
pleuroparenchymal fibroelastosis（PPFE）

分類不能型特発性間質性肺炎（unclassifiable IIPs）

■2013年国際分類

- 2002年国際分類の改訂という形式で，2013年に特発性間質性肺炎のATS/ERS国際多分野分類（International Multidisciplinary Classification）[3]が発表された．特発性間質性肺炎は従来の7疾患に，
  - pleuroparenchymal fibroelastosis（PPFE）★1
  - 分類不能型特発性間質性肺炎（unclassifiable idiopathic interstitial pneumonia）

  が追加され9疾患となった．
- 特発性間質性肺炎9疾患は主要疾患（6疾患），まれな疾患（2疾患），分類不能型に大別された（**1**）．
- まれな病理パターンとして，acute fibrinous and organizing pneumonia（AFOP）とbronchiolocentric patterns of interstitial pneumoniaが記載された．これらは現時点で特発性間質性の亜型といえず，過敏性肺炎や膠原病

★1　pleuroparenchymal fibroelastosis（PPFE）
わが国では類似する疾患として網谷病，上葉優位型肺線維症が報告されているが，これらはPPFEに含まれると考えられる．PPFEの和名表記は確立していない．

肺などに関連する所見の可能性もある．
- わが国では新しい分類と特発性肺線維症の治療の進歩を踏まえて，2016年に『特発性間質性肺炎診断と治療の手引，改訂第3版』が出版された[4]．

特発性間質性肺炎の定義

- 特発性間質性肺炎は原因不明の間質性肺炎と定義される．したがって診断においては原因が明らかな間質性肺炎あるいは全身性疾患に伴う間質性肺炎の鑑別が必要となる．
- 鑑別疾患として，過敏性肺炎，膠原病肺（血管炎を含む），薬剤起因性の間質性肺疾患が重要である．
- DIPとRB-ILDは禁煙により惹起される疾患であるが，特発性間質性肺炎の一型として扱われている．
- 家族性間質性肺炎（familial interstitial pneumonia）は1家系内に2名以上の間質性肺炎を認めるもので，全身性疾患や原因の明らかなものは除外される．画像・病理的所見から孤発性の特発性間質性肺炎との区別が困難であり，現状では特発性間質性肺炎に分類される．
- 同一患者に複数の画像・病理パターンが混在（たとえば生検部位によりNSIPとUIPが混在）することがある．
- 気腫合併肺線維症（combined pulmonary fibrosis and emphysema：CPFE）★2は線維化と気腫の混在と考え，特発性間質性肺炎の一型とは定義されない．
- 呼吸器専門の臨床医，放射線科医，病理医による十分な討議（multidisciplinary discussion：MDD）が推奨されている．

★2　気腫合併肺線維症（CPFE）
2005年にCottinらが提唱した疾患概念で，わが国では特発性間質性肺炎の第3次改訂（1991年）において慢性型非定型（B群）と記載されていた．肺高血圧の合併頻度が高く，予後不良である．

2　主要な特発性間質性肺炎のカテゴリー

カテゴリー	疾患名
慢性の線維化をきたす間質性肺炎	特発性肺線維症（IPF）
	非特異性間質性肺炎（NSIP）
急性または亜急性間質性肺炎	特発性器質化肺炎（COP）
	急性間質性肺炎（AIP）
喫煙関連間質性肺炎	剥離性間質性肺炎（DIP）
	呼吸細気管支炎を伴う間質性肺疾患（RB-ILD）

主要な特発性間質性肺炎のカテゴリー

- 主要な特発性間質性肺炎は慢性の線維化をきたす間質性肺炎（chronic fibrosing IP），急性または亜急性間質性肺炎（acute/subacute IP），喫煙関連間質性肺炎（smoking-related IP）の3カテゴリーに分けられる（**2**）．
- 慢性の線維化をきたす間質性肺炎にはIPFとNSIP，急性または亜急性間質性肺炎にはCOPとAIP，喫煙関連間質性肺炎にはDIPとRB-ILDがある．

疾患の挙動による分類と治療目標

- 特発性間質性肺炎は疾患の挙動（disease behavior）から可逆的，自然治癒的（reversible and self-limited），悪化のリスクがある可逆的（reversible disease with risk of progression），病変が残存する安定（stable with residual disease），進行性，安定する可能性があるが不可逆的（progressive, irreversible disease with potential for stabilization），進行性，治療にかかわらず不可逆的（progressive, irreversible disease despite therapy）の5つに分類される（**3**）．
- この分類は多様性のある特発性間質性肺炎の治療方針決定の参考となり，NSIPや分類不能型（unclassifiable）IIPsにも応用される．
- 「進行性，治療にかかわらず不可逆的」に分類されるIPFと一部のfibrotic NSIPでは，進

3 疾患の挙動による分類と治療目標

疾患の挙動	疾患名	治療目標
可逆的,自然治癒的	RB-ILD	原因除去
悪化のリスクがあるが可逆的	cellular NSIP, fibrotic NSIP, DIP, COP	効果維持
病変が残存するが安定	fibrotic NSIP	現状維持
進行性,安定する可能性があるが不可逆的	fibrotic NSIP	安定
進行性,治療にかかわらず不可逆的	IPF, fibrotic NSIP	進行遅延

4 特発性間質性肺炎の診断基準

①主要症状および理学所見:1を含む2項目以上を満たす場合に陽性
 1. 捻髪音(fine crackles)
 2. 乾性咳嗽
 3. 労作時呼吸困難
 4. ばち指
②血清学的検査:1項目以上を満たす場合に陽性
 1. KL-6上昇
 2. SP-D上昇
 3. SP-A上昇
 4. LDH上昇
③呼吸機能:2項目以上を満たす場合に陽性
 1. 拘束性障害(% VC<80%)
 2. 拡散障害(% DL_{CO}<80%)
 3. 低酸素血症(以下のうち1項目以上)
  ・安静時PaO_2:80 Torr 未満
  ・安静時$AaDO_2$:20 Torr 以上
  ・6分間歩行時SpO_2:90%以下
④胸部X線画像所見:1を含む2項目以上を満たす場合に陽性
 1. 両側びまん性陰影
 2. 中下肺野,外側優位
 3. 肺野の縮小
⑤病理診断を伴わないIPFの場合は,下記の胸部HRCT画像所見1及び2を必須要件とする.特発性肺線維症以外の特発性間質性肺炎に関しては,その病型により様々な画像所見を呈する.
 1. 胸膜直下の陰影分布
 2. 蜂巣肺

【IPFの診断】
確実:①~⑤の全項目を満たす,あるいは外科的肺生検病理組織診断がUIPである.
ほぼ確実:⑤を含む3項目以上を満たす.
疑い:⑤を含む2項目しか満たさない.
【IPF以外の特発性間質性肺炎(NSIP, AIP, COP, DIP, RB-ILD, LIP)の診断】
外科的肺生検により病理組織学的に診断され,臨床所見,画像所見,BAL液所見等と矛盾しない.
(本間栄.特発性間質性肺炎(指定難病85)診断・治療指針(医療従事者向け).2016[5]より抜粋)

5 重症度分類判定表(室内気)

重症度分類	安静時動脈血酸素分圧	6分間歩行時 SpO_2
Ⅰ	80 Torr 以上	
Ⅱ	70 Torr 以上 80 Torr 未満	90%未満の場合はⅢにする
Ⅲ	60 Torr 以上 70 Torr 未満	90%未満の場合はⅣにする(危険な場合は測定不要)
Ⅳ	60 Torr 未満	測定不要

(本間栄.特発性間質性肺炎(指定難病85)診断・治療指針(医療従事者向け).2016[5]より)

行遅延すなわち進行は止められないが進行を遅らせること(slow progression)が現実的な治療目標であることが示されている.

特定疾患としての特発性間質性肺炎

■ 診断基準

- 特発性間質性肺炎はわが国の特定疾患(難病)であり,診断基準が定められている(4)[5].
- IPFの診断は胸部HRCT画像所見から可能だが,IPF以外の特発性間質性肺疾患の診断には外科的肺生検を要する.
- 鑑別が必要な疾患として心不全,肺炎(特に異型肺炎),既知の原因による急性肺傷害(ALI),膠原病,血管炎,サルコイドーシス,過敏性肺炎,じん肺,放射線肺炎,薬剤性肺炎,好酸球性肺炎,びまん性汎細気管支炎,癌性リンパ管炎,肺胞上皮癌,リンパ脈管筋腫症(LAM),肺胞蛋白症,Langerhans細胞組織球症の17疾患があげられている.

■ 重症度分類

- 安静時動脈血酸素分圧(PaO_2)と6分間歩行時の経皮的酸素飽和度(SpO_2)最低値により重症度を判定する(5)[5].
- 重症度分類Ⅲ度以上が特定疾患としての特発性間質性肺炎の医療費助成対象となる.
- 平成27年1月から開始された医療費助成制度では,重症度分類Ⅰ~Ⅱ度であっても,3か月以上高額医療を要した場合など一定の基準を満たせば助成の申請が可能である.

今後の課題

- わが国では分類不能型IIPsが多くなる傾向があり，現在の特発性間質性肺炎の分類が十分でないことを示唆している．
- 特発性間質性肺炎の診断においては呼吸器専門の臨床医，放射線科医，病理医によるMDDが推奨されているが，実施施設は限られている．現在，日本医療研究開発機構（AMED）の「特発性間質性肺炎の診断精度向上とエビデンス創出のためのクラウド型統合データベースとインタラクティブ診断システムの開発に関する研究班」（須田隆文班長）が全国規模のMDD診断に取り組んでいる．

〈稲瀬直彦〉

文献

1) American Thoracic Society, European Respiratory Society. American Thoracic Society/European Respiratory Society International Multidisciplinary Consensus Classification of the Idiopathic Interstitial Pneumonias. This joint statement of the American Thoracic Society（ATS），and the European Respiratory Society（ERS）was adopted by the ATS board of directors, June 2001 and by the ERS Executive Committee, June 2001. Am J Respir Crit Care Med 2002；165：277-304.
2) 日本呼吸器学会びまん性肺疾患診断・治療ガイドライン作成委員会編．特発性間質性肺炎診断と治療の手引き．南江堂：2004, p.59-62.
3) Travis WD, et al. An official American Thoracic Society/European Respiratory Society statement：Update of the international multidisciplinary classification of the idiopathic interstitial pneumonias. Am J Respir Crit Care Med 2013；188：733-48.
4) 日本呼吸器学会びまん性肺疾患診断・治療ガイドライン作成委員会編．特発性間質性肺炎診断と治療の手引き，改訂第3版．南江堂：2016, p.1-3.
5) 本間栄．特発性間質性肺炎（指定難病85）診断・治療指針（医療従事者向け）．2016. http://www.nanbyou.or.jp/entry/302

疾患概念の定義

疫学

疫学調査の歴史

- 間質性肺炎・肺線維症患者の実態把握は、疾患克服の第一歩として重要である。また、正確な有病者数を把握することは、疾患に対する治療開発・創薬に対する動機付けともなる。しかしながら、その数字を知るための疫学研究は少なく、さらに、疾患分類の変更や正確な診断が難しいことなどが原因と思われる調査結果のばらつきがみられる。

■日本の状況

- 日本では、1973年に新潟県において住民健診を受けた50万人を対象とした調査が行われ、特発性間質性肺炎(IIPs)の有病率は10万人対3〜5人とされ、この数字が、長らくわが国の有病率として用いられてきた[1]。
- 2005年には、全国規模の疫学調査が行われた。特定疾患医療受給者の臨床個人票が厚労省にオンラインで届くシステムを利用し、厚労省の許可のもとに行われた調査で、有病率は10万人対3.26人であった[2]。
- ただし、この制度の受給対象者が重症度Ⅲ度以上に限定されるため、重症度Ⅰ度、Ⅱ度の軽症例が入っていないという問題点があった。その問題を解決するため、特例で重症度Ⅰ度からⅣ度まで、すべての重症度で申請を受理している北海道において疫学調査(北海道STUDY)が計画された。この疫学調査における有病率は、10万人対11.8人であった[3]。

■海外の状況

- 海外では、2006年Gribbinらが英国から、一般開業医によって電子登録された情報に基づく調査結果を報告している[4]。1991年から2003年のエントリー期間を通しての発生率が示されており、10万人対4.6人とされている。エントリー期間を通じて、発生率は増加傾向を示していた。
- Fernandez-Perezらは、2010年に米国ミネソタ州オルムステッド郡(人口12万7千人)における特発性肺線維症(IPF)に関する疫学

COLUMN

北海道STUDYとは[3,6]

　北海道では、特発性間質性肺炎に対する難病対策事業が開始された当初から、他の都府県とは異なり、国基準の重症者(重症度Ⅲ,Ⅳ度)に加えて、軽症者(Ⅰ,Ⅱ度)に対しても特定疾患医療受給証が交付されてきた。この特例は、この地で正確な疫学調査を実施するために設けられたものである。そのため、受給者審査に関しても、診断基準に基づいて厳正に行われている。

　北海道はわが国の全人口の約20分の1を占める560万人の人口を有しており大規模な調査が可能であり、また単独の島からなるため人口の流入流出が少なく、歴史的にも日本全国から移民した子孫で構成されており、遺伝的背景の偏りが少ないといえる。したがって、北海道はわが国で唯一、正確な疫学調査が実施可能な地域である。

　厚労省びまん性肺疾患研究班(杉山班)の要請を受けて、北海道における疫学調査(北海道STUDY)が行われた。本調査は、2003年から2007年の期間に北海道でIIPsと診断された659人(うちIPF 553人)を対象に調査個人票の解析および予後調査を施行したものである。

調査結果を報告している[5]．有病率は10万人対29.7人で，HRCT所見でpossible UIP patternも含めた広い基準では，10万人対63人であった．

IIPsの有病率と病型別頻度

- 2008年8月時点における北海道のIIPs全体の特定疾患医療受給者数（有病者数）は659人であり，同年の北海道の年央人口から算出されるIIPsの有病率は，10万人対11.8人（IPFは10万人対10.0人）であった．2005年に主に重症度Ⅲ度以上を対象に行われた全国調査の10万人対3.26人よりも高い結果となった．

- **1**にIIPsの病型別頻度を示す．IPFが93.1％と大半を占めており，非特異性間質性肺炎（NSIP）が5.1％とIPFとは大きな差があるものの次いで頻度が高かった．

- 特定疾患医療受給者の認定は，厚生労働省の示す診断基準に基づいて厳格に審査されており，IPF以外の病型では外科生検による病理診断が必須事項となっている．外科生検のリスクや施行困難な施設の存在が診断過程の障害となり，確定診断まで至らない疑診例が潜在していると推察される．このことが病型別頻度の結果，特にIPF以外の病型で大きく影響していると考えられる．

IPFの疫学

■ 臨床的特徴

- **2**に対象患者の臨床的特徴を示す．IPF 553名の平均年齢は70.0±9.0歳，男性が72.7％を占め，67.6％が喫煙歴を有した．血清バイオマーカーでは，SP-A，SP-D，KL-6のいずれにおいても平均値がカットオフ値（SP-A 43.8 ng/mL，SP-D 110 ng/mL，KL-6 500 U/mL）より上昇していた[6]．

- 吸機能検査および安静時PaO_2は半数以上に中等症以上の障害を認めた．23.6％に抗核抗体陽性，17.6％にリウマチ因子陽性を認めた．

1 新規登録例の病型別頻度

総合臨床診断	
IPF	553 (93.1%)
NSIP	30 (5.1%)
COP	6 (1.0%)
AIP	0 (0%)
DIP	3 (0.5%)
RB-ILD	0 (0%)
LIP	1 (0.2%)
不明	1 (0.2%)
合計	594 (100%)

IPF：特発性肺線維症，NSIP：非特異性間質性肺炎，COP：特発性器質化肺炎，AIP：急性間質性肺炎，DIP：剥離性間質性肺炎，RB-ILD：呼吸細気管支炎を伴う間質性肺疾患，LIP：リンパ球性間質性肺炎．

■ 生存割合と死亡原因

- 今回対象となったIPF患者の生存曲線を**3**に示す．生存曲線から得られる生存中央値は，確定診断後35か月であった．調査終了時点で患者死亡数は，全対象患者553人中328人に達した．その死亡原因は急性増悪が最も多く40％を占めた．合併した肺癌による死亡も11％存在した（**4**）[6]．

■ 予後規定因子

- 予後規定因子の検討では単変量解析において，高齢者群，ばち指のある群，安静時動脈血酸素分圧（PaO_2）の低い群，%肺活量（vital capacity：VC）の低い群，%一酸化炭素肺拡散能（DL_{CO}）の低い群，気管支肺胞洗浄（bronchoalveplar lavage：BAL）中好中球比率の高い群において有意差ををもって予後不良であった．

- 多変量解析では，独立変数として，性別，ばち指，年齢，喫煙歴，安静時PaO_2，%VC，%DL_{CO}の7項目で検討した．解析の結果，年齢，%VC，%DL_{CO}の3項目において有意な予後への関与が認められた．

2 IPF患者の臨床的特徴

	n（%）	mean±SD
年齢	553	70.0±9.0
男性/女性	401（73.2）/147（26.8）	
喫煙		
never/current or former	169（32.4）/352（67.6）	
KL-6（U/mL）	415	1569.2±1204.8
SP-D（ng/mL）	386	314.9±221.4
SP-A（ng/mL）	195	122.3±85.7
LDH（IU/L）	268	351.1±197.9
BAL%		
リンパ球	87	17.3±19.1
好中球	84	9.8±14.5
%VC		
80≦	175（38.9）	
70-79	96（21.2）	
60-69	72（16.0）	
59≧	108（23.9）	
%DLco		
80≦	51（15.7）	
60-79	88（27.1）	
40-59	98（30.2）	
40≧	87（27.0）	
PaO$_2$		
80≦	165（33.7）	
70-79	140（28.6）	
60-69	108（22.2）	
59≧	77（15.7）	
抗核抗体　陽性/陰性	98（23.6）/317（76.4）	
リウマチ因子　陽性/陰性	75（17.6）/350（82.4）	
ばち指　あり/なし	235（45.9）/277（54.1）	

（Natsuizaka M, et al. Am J Respir Crit Care Med 2014：190：773-9[6]）をもとに作成）

北海道STUDYからみえるIPFの人種間差

- 北海道STUDYの結果と他国での調査結果を比較してみる．発生率・有病率に関しては，米国や英国の数字[4,5]より低い結果であった[★1]．発症年齢の70.0±9.0歳という数字は欧米からの報告とほぼ一致する値であった．一方，男女比率に関しては，米国と英国の結果がともに等しく，女性：男性＝1：1.5と報告されているが，今回の調査では女性：男性＝1：2.7であり，欧米よりもさらに男性の比率が高かった．
- 今回の調査における診断確定後の生存中央値

3 IPF 患者の生存曲線

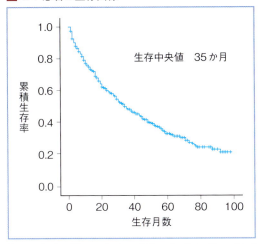

(Natsuizaka M, et al. Am J Respir Crit Care Med 2014：190：773-9[6])をもとに作成）

4 IPF 患者の死亡原因

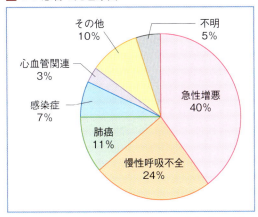

(Natsuizaka M, et al. Am J Respir Crit Care Med 2014：190：773-9[6])をもとに作成）

は35か月でありIPFの予後の厳しさを示す結果となったが，これは欧米からの複数の報告ともほぼ一致した数字を示している．

● 今回の調査で示された重要点の一つとして，死亡原因における民族差がある．**4**に示すとおり，今回の調査では急性増悪が40％と最多であった[6]．一方，海外の報告をみてみると，アジア圏の韓国でJoenらが46％と日本と同様な結果であったが[7]，米国の調査では18％と日本や韓国と比べ低い数字となっている[5]．この急性増悪の世界初の報告は，1993年にわが国の近藤らが行っている[8]．

● しかしながら，その後の欧米での認知に至るまでにしばらくの時間を要し，この病態における民族間の違いが問題とされてきた．今回示された急性増悪の死亡割合の日本や韓国と欧米との乖離から，日本人や韓国人における肺の脆弱性や急性増悪に関連する特異的な遺伝的背景の存在も示唆される．日本人のIPF死亡原因の4割を占める急性増悪の病態解明，予防，治療法の確立が日本人のIPFの克服に重要である．

● 予後規定因子については，多変量解析において，年齢，%VC，%DLcoで有意差が認められた．呼吸機能が予後予測にきわめて重要であるという点については，過去の欧米からの複数の報告と同様であった．

● 現在，IPFの重症度分類，予後予測モデルとして米国から提唱されたGAPモデル[9]がグローバルスタンダードとなりつつある．このGAPモデルは米国以外の欧州や豪州における研究でも，その予後予測能や有用性が実証されている．

● しかしながら，北海道STUDYによる検証実験では，GAPモデルを日本人にそのまま適用することはできないという結果が示された[10]．**5**に示すように，日本人では，Stage ⅠとStage Ⅱにおける生存率がオリジナルの

★1 ここで，それぞれの調査の限界点を示しておく．北海道STUDY[3,6]は，特定疾患申請時の臨床調査個人票に基づいており，申請は初診時の医師に委ねられるところが大きい．IPFであっても申請されない患者が潜在していると考えられ，発生率，有病率が過少評価されている可能性がある．Gribbinらの英国の調査[4]は一般開業医による病名登録をもとにしており，その診断の妥当性について限界がある．Fernández, Pérezらの米国の調査[5]は，人口約13万人と本疾患のコホートとしては小さく，主たる住民が白人の地域で行われており，米国全体の患者の特徴を十分に反映しているとはいい難い．またIPFの患者数も47例と少数患者における解析結果である．

5 日本と韓国におけるGAPモデルの検証

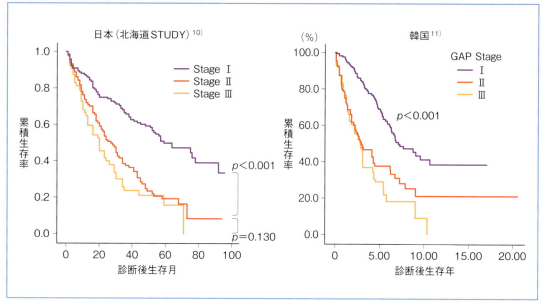

(文献10, 11をもとに作成)

結果より低く，その結果，Stage ⅡとStage Ⅲの生存曲線と重なっている．この結果は，韓国における検証実験の結果と近似している[11]（ **5** ）．IPFの死亡原因の国際間比較と同様，欧米と日本とのあいだの相違，そして日本と韓国のあいだの相同性がはっきりと示される結果となった．

● 各国患者の疫学調査の結果が報告されるにつれて，民族間の差がみえてきている．今後は，中国をはじめその他のアジア諸国の疫学調査の結果が示されれば，本稿で示した結果と照らし合わせてみることも大変興味深いと思われる．

（千葉弘文）

文 献

1) 近藤有好ほか．原因不明のびまん性間質性肺炎．肺線維症の臨床的研究．第1報新潟県下の疫学調査と免疫学的研究．厚生省特定疾患・肺線維症研究班．昭49年度研究報告書．1975. p.17.
2) 大野彰二ほか．臨床調査個人票に基づく特発性間質性肺炎の全国疫学調査．日呼吸会誌2007；45：759-64.
3) 千葉弘文ほか．北海道における臨床調査個人票に基づく特発性間質性肺炎の疫学調査．厚生労働省びまん性肺疾患に関する調査研究班平成20年度報告書．2009. p.39-46.
4) Gribbin J, et al. Incidence and mortality of idiopathic pulmonary fibrosis and sarcoidosis in the UK. Thorax 2006；61：980-5.
5) Fernández Pérez ER, et al. Incidence, prevalence, and clinical course of idiopathic pulmonary fibrosis : a population-based study. Chest 2010；137：129-37.
6) Natsuizaka M, et al. Epidemiologic survey of Japanese patients with idiopathic pulmonary fibrosis and investigation of ethnic differences. Am J Respir Crit Care Med 2014；190：773-9.
7) Jeon K, et al. Prognostic factors and causes of death in Korean patients with idiopathic pulmonary fibrosis. Respir Med 2006；100：451-7.
8) Kondoh Y, et al. Acute exacerbation in idiopathic pulmonary fibrosis. Analysis of clinical and pathologic findings in three cases. Chest 1993；103：1808-12.

9) Ley B, et al. A multidimensional index and staging system for idiopathic pulmonary fibrosis. Ann Intern Med 2012 ; 156 : 684-91.
10) Kondoh S, et al. Validation of the Japanese disease severity classification and the GAP model in Japanese patients with idiopathic pulmonary fibrosis. Respir Investig 2016 ; 54 : 327-33.
11) Kim ES, et al. Validation of the GAP score in Korean patients with idiopathic pulmonary fibrosis. Chest 2015 ; 147 : 430-7.

病因・病態論における基礎研究

2章

病因・病態論における基礎研究

テロメア伸長と肺線維症

間質性肺炎におけるテロメア研究の意義

- 特発性肺線維症(idiopathic pulmonary fibrosis：IPF)をはじめとする間質性肺炎の病態の詳細は不明であるが，肺胞上皮傷害と過剰な細胞外基質産生を伴う組織修復異常が主な病態と考えられている．
- その病態の把握のために家族性間質性肺炎を対象としてgenome-wide association study (GWAS)★1 などの遺伝子異常検索がなされ，間質性肺炎疾患患者でテロメア(telomere)関連遺伝子の異常が高頻度にみられることがわかった．さらに間質性肺炎患者では肺胞上皮細胞や末梢血白血球などでテロメア短縮がみられる頻度が多いことからも，テロメアと間質性肺炎の病態の関連性が注目された．
- テロメア短縮は細胞老化や細胞死をもたらし，肺胞上皮傷害・修復異常と関連して間質性肺炎発症にかかわっている可能性が考慮されている．

テロメアの構造とその維持機構

- 細胞分裂の際にDNA複製が生じるが，DNA複製は1方向のみ(5'→3')で進行するために，連続的にDNA複製が起こるDNA鎖(leading鎖)と断続的に起こるDNA鎖(lagging鎖)が生じる．ヒトを含む真核生物はDNAが直線状である以上，lagging鎖DNAの5'末端が複製されず短縮してしまうリスクがあり，DNA末端にテロメアとよばれる特徴的な塩基対の繰り返し構造(ヒトでは5'-TTAGGG-3')を有し保護している[1]．
- テロメアはDNA複製ごとに50〜200塩基ずつ短縮するリスクを有するため，性細胞や幹細胞などの細胞分裂のさかんな細胞ではテロメラーゼ(telomerase)が適宜伸長することでその長さを調整しDNA断端を維持している．またテロメアには，シェルテリン(shelterin)といわれる蛋白複合体が結合しており，テロメア構造の保護やテロメラーゼの制御に関与している(**1**)．
- テロメア伸長に重要な働きをするテロメラーゼは，テロメア逆転写酵素(telomerase reverse transcriptase：TERT)，テロメアRNA構成要素(telomerase RNA component：TERC)やディスケリン(dyskerin)などからなる複合体である★2．シェルテリンもまた複合体であり telomeric repeat factor(TRF)1，TRF2，TERF1-interacting nuclear factor 2 (TINF2)などの6つの蛋白★3 より構成されている．
- これら以外にテロメアの安定性にかかわっている酵素があり，regulator of telomere elongation 1 (RTEL1)，poly (A) specific ribonuclease (PARN)，nuclear assembly factor 1 (NAF1)などがある．
- もしテロメラーゼやシェルテリンの機能が欠損しテロメア維持機構が十分機能していない場合は，増殖能の高い性細胞や幹細胞でテロメアが短縮したり不安定になるリスクが高く

★1 **GWAS**
ゲノム全体をほぼカバーする50万個以上の一塩基多型(SNP)を決定し，そのSNP頻度と疾患の関連を統計的に検索する方法である．

★2 そのほかにNOP10，NHP2，GAR1の計6つ．
★3 そのほかにRAP1，TPP1，POT1．

1 シェルテリン複合体とテロメラーゼ複合体

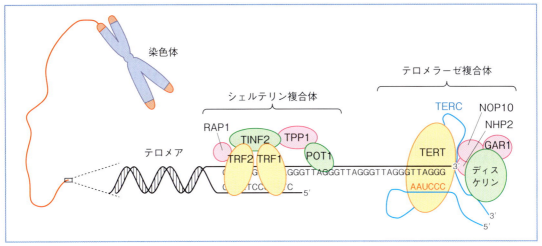

図の解説は本文参照.

なり，DNA傷害を生じて細胞老化（senescence）[★4]ひいてはアポトーシスなどの細胞死が引き起こされる．

間質性肺炎患者とテロメア

- 間質性肺炎患者では，①テロメア関連遺伝子異常を認める頻度が多く，②喫煙などテロメア短縮のリスクが高い外的要因を有することも多く，③実際に末梢血をはじめとしてテロメア長短縮を認めることから，間質性肺炎にテロメア短縮の病態がかかわっていると考えられる．

■ テロメア関連遺伝子異常

- 間質性肺炎患者ではテロメラーゼといったテロメア維持に関連する遺伝子の変異を有する頻度が多いことが知られている．テロメラーゼ遺伝子異常を有する症例では間質性肺炎に限らず末梢白血球のテロメア長が短縮する傾向があり，実際にテロメア短縮のリスクとなっていることがわかる[2]．

★4　**細胞老化**
細胞老化とは細胞分裂の停止が不可逆的にもたらされた状態を指す．細胞老化は必ずしも個体の老化を反映するものではないことに注意を要する．

telomeropathy

- テロメア関連遺伝子変異を有する間質性肺炎には，telomeropathyと称される先天性全身疾患の肺病変の表現型としてみられるものと，肺外病変を伴わないいわゆる「間質性肺炎」として発症しているものがある[3]．
- telomeropathyはテロメア関連遺伝子異常により発症する有病率1万人に1人程度のまれな全身疾患であり，先天性角化不全症や骨髄不全，肝障害を発症するが肺においては肺線維症を生じることが報告されている．
- 主なtelomeropathyを生じる原因変異遺伝子として*TERT*，*TERC*，*DKC1*（ディスケリンのコーディング遺伝子），*TINF2*，*PARN*，*NAF1*などが知られている．*DKC1*や*TINF2*変異の場合は小児期に肺病変を発症するが，*TERT*遺伝子変異のように50歳以上で線維性間質性肺炎を発症するものもある．
- telomeropathy患者の中でも肺線維症の発症例は喫煙者に多い傾向がある．

家族性間質性肺炎

- telomeropathyでみられるような明らかな肺外病変を有しない，臨床上特発性間質性肺炎といわれる症例でもテロメア関連遺伝子異常がみられることが報告されている．

- 特発性間質性肺炎は20％程度に家族歴を有すると報告されており，これら家族集積性を有する場合では特に遺伝学的な素因があると考えられ検討されてきた．海外のものも参考にすると家族性間質性肺炎でのテロメア関連遺伝子異常の報告は多く，原因遺伝子異常として*TERT*（15％程度），*TERC*（～3％），*RTEL1*（5～10％），*PARN*，*TINF2*，*NAF1*，*DKC1*が報告されている[3]．

孤発性間質性肺炎

- 孤発性の特発性間質性肺炎では日本でのGWASで1塩基多型（SNPs）を網羅的に調べた報告にて，やはり*TERT*変異が発症因子になっている可能性が示唆された．海外のGWASでは*TERT*のほか，*TERC*もまた関連因子として報告されており，それぞれの変異が数％程度でみられると考えられてきた．しかし，近年のエクソンシーケンス解析による線維性間質性肺炎の検討では，家族性発症ほどではないが孤発性IPFにおいても*TERT*，*RTEL*，*PARN*のいずれかの遺伝子異常が従来指摘されたよりも高頻度でみられたことが指摘されている（家族性発症肺線維症24.2％，孤発性発症IPF 11.3％，コントロール0.3％）[4]．
- 次世代シークエンサーやエピゲノム解析などの遺伝子解析能力の向上は，孤発性間質性肺炎においてもテロメア関連遺伝子変異をさらに見いだす可能性がある．

まとめ

- 以上のように間質性肺炎においてテロメア関連遺伝子異常の頻度が多いことが示されている．この傾向は最近，特発性間質性肺炎のみならず関節リウマチ関連間質性肺炎でもみられることが指摘されており[5]，テロメア短縮のリスク素因が広く間質性肺炎発症にかかわることを示している．
- しかし*TERT*や*TERC*のSNP多型が必ずしも間質性肺炎発症に結びつくわけではないことや，同様のSNP多型が肺癌をはじめとする腫瘍性疾患にもみられることから，テロメア関連遺伝子異常は疾患感受性を高めるが，発症に至るにはさらにほかの素因や環境因子が働くことも重要であると考えられる．

■ 環境因子の影響

- テロメラーゼなどの素因以外に環境要因や生活習慣によってテロメア長が短縮することが指摘されている．
- 加齢をはじめとして喫煙，body mass index（BMI），食習慣，運動習慣がテロメア長と関連することが報告されているが，中でも間質性肺炎の場合は喫煙をはじめとした酸化ストレスがテロメア短縮因子として重要であると考えられる．

■ テロメア長と間質性肺炎

- テロメア関連遺伝子異常が高頻度であり，喫煙者に多い疾患である間質性肺炎では実際に肺胞上皮や末梢血球のテロメア長が短いことが指摘されている．
- 末梢血白血球のテロメア長を比較した検討では特発性間質性肺炎患者で健常人よりもテロメア長が有意に短縮しており，特にIPFで短縮傾向が強く，家族性間質性肺炎患者では*TERT*遺伝子変異例でテロメア長が特に短縮していることが報告されている[6]．
- テロメア長とIPF患者の生命予後に相関性を指摘する報告もある[7]．
- 近年では特発性間質性肺炎のみならず，線維性変化を伴う慢性過敏性肺臓炎でもテロメア長短縮が指摘されており，これらは広く間質性肺炎発症リスクとテロメア長短縮の関連性を示唆するものである．

実験モデルにおけるテロメア不安定性の肺への影響

■ テロメア維持機構の障害

- テロメア維持機構が十分機能しない場合，ターンオーバーの早い細胞の増殖能の低下・細胞老化や細胞死が誘導され，組織恒常性の破綻を生じる可能性がある．肺では特に肺胞

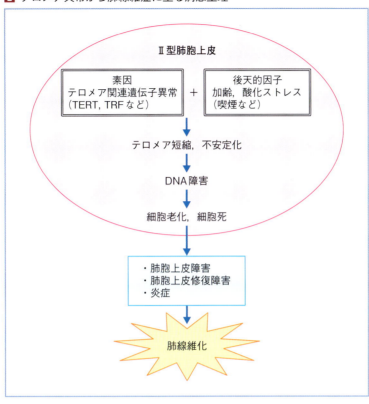

2 テロメア異常から肺線維症に至る病態生理

上皮の再生・修復にあずかるⅡ型肺胞上皮の機能に影響が及ぼされることが想定されてきた．

TERCのノックアウト

- テロメラーゼのサブユニットである*TERC*のノックアウトマウスではテロメア長短縮や脾臓萎縮，リンパ球増殖能の低下，汎血球減少，性細胞減少がみられ，テロメア長の短縮がターンオーバーの早い細胞に影響を与えることがわかっている[8,9]．
- 肺においても*TERC*ノックアウトマウスでテロメアの短縮傾向に比例してⅡ型肺胞上皮細胞のアポトーシス亢進を認め，組織学的に肺胞腔の拡大および肺胞壁の菲薄化がみられ肺気腫様となる[10]．一方でⅡ型肺胞上皮を標的に*TERC*をノックアウトした場合，通常の野生型マウスで肺線維化が生じない少量のブレオマイシンでも肺線維化をきたすことが指摘されている[11]．以上からテロメラーゼ機能不全はⅡ型肺胞上皮の細胞死を誘導し肺線維化のリスクを高めるが，マウスモデルにおいてはテロメラーゼ機能不全単独では線維化には至らず，むしろ肺気腫に近い病理像となる．

TRFのノックアウト

- 近年テロメアの安定性にかかわるシェルテリンの構成要素TRFを標的とした研究もなされている．*TRF2*をノックアウトしたⅡ型肺胞上皮は細胞老化をきたしやすく，DNA傷害を生じてp53シグナルを介した炎症性サイトカイン産生の亢進がみられる[12]．Ⅱ型肺胞上皮を標的として*TRF1*をノックアウトしたマウスではⅡ型肺胞上皮細胞死が誘導され肺の線維化を生じる[11]．
- 肺の線維化が*TERC*よりも*TRF*のノックアウトで顕著になるのはDNA不安定性の生じ

やすさから生じる肺胞上皮細胞死の程度の相違の問題で，肺胞上皮傷害レベルの影響を反映していると考えられる．

■環境因子の影響

- テロメアはその維持機構のみならず環境因子の影響も受ける．特に細胞レベルの実験では酸化ストレスにゲノムDNAよりも影響を受けやすいことが知られており，テロメア短縮がもたらされる．タバコ煙抽出物への曝露も気道上皮細胞のテロメアを短縮することが報告されている．

■まとめ

- 以上の実験モデルからはテロメア維持機構の障害や酸化ストレスなどの環境因子はテロメアを不安定にする要因となり，肺でⅡ型肺胞上皮細胞のDNA傷害を生じることで細胞老化・細胞死を誘導し肺胞上皮傷害ひいては肺線維化に至ることが推測される（**2**）．

間質性肺炎治療標的としてのテロメア

- Ⅱ型肺胞上皮のテロメア安定性やDNA傷害を軽減するような薬剤が間質性肺炎を改善する可能性が考慮されるが，そのような作用機序を主眼とした薬剤で上市されているものは現時点ではない．
- 近年，テストステロン誘導体であるダナゾール（ボンゾール®）にテロメア伸長効果がある可能性が指摘され注目された．*TRF1*ノックアウトによる再生不良性貧血モデルマウスを用いた検討ではテストステロン投与が*TERT*発現を高めテロメア長を伸長し，血球数の改善を認めている[13]．
- 臨床ではテロメア関連遺伝子異常を有し骨髄機能低下や間質性肺炎を有するtelomeropathy患者を対象としたダナゾールの第1，2相試験でテロメア長の伸長を認めた[14]．間質性肺炎に関しては*TINF2*遺伝子変異による3歳のtelomeropathy症例でダナゾールが呼吸機能を改善した症例報告があるものの[15]，テロメア関連遺伝子異常を有する間質性肺炎での有効性はいまだ明らかといえず，今後の検討課題である．
- 現実的には，テロメア長を短縮させるリスクを有するような喫煙などの環境因子を回避させることが重要である．

（小山壱也，西岡安彦）

文 献

1) Calado RT, et al. Telomere diseases. N Engl J Med 2009；361：2353-65.
2) Codd V, et al. Identification of seven loci affecting mean telomere length and their association with disease. Nat Genet 2013；45：422-7.
3) Borie R, et al. Management of suspected monogenic lung fibrosis in a specialised centre. Eur Respir Rev 2017；26（144）．
4) Petrovski S, et al. An Exome Sequencing Study to Assess the Role of Rare Genetic Variation in Pulmonary Fibrosis. Am J Respir Crit Care Med 2017；196：82-93.
5) Juge PA, et al. Shared genetic predisposition in rheumatoid arthritis-interstitial lung disease and familial pulmonary fibrosis. Eur Respir J 2017；49（5）．
6) Snetselaar R, et al. Telomere length in interstitial lung diseases. Chest 2015；148：1011-8.
7) Stuart BD, et al. Effect of telomere length on survival in patients with idiopathic pulmonary fibrosis：An observational cohort study with independent validation. Lancet Respir Med 2014；2：557-65.
8) Blasco MA, et al. Telomere shortening and tumor formation by mouse cells lacking telomerase RNA. Cell 1997；91：25-34.
9) Hao LY, et al. Short telomeres, even in the presence of telomerase, limit tissue renewal capacity. Cell 2005；123：1121-31.
10) Lee J, et al. Lung alveolar integrity is compromised by telomere shortening in telomerase-null mice. Am J Physiol Lung Cell Mol Physiol 2009；296：L57-70.

11) Povedano JM, et al. Mice with Pulmonary Fibrosis Driven by Telomere Dysfunction. Cell Rep 2015 ; 12 : 286-99.
12) Alder JK, et al. Telomere dysfunction causes alveolar stem cell failure. Proc Natl Acad Sci U S A 2015 ; 112 : 5099-104.
13) Bär C, et al. Therapeutic effect of androgen therapy in a mouse model of aplastic anemia produced by short telomeres. Haematologica 2015 ; 100 : 1267-74.
14) Townsley DM, et al. Danazol treatment for telomere diseases. N Engl J Med 2016 ; 374 : 1922-31.
15) Zlateska B, et al. Treatment of dyskeratosis congenita-associated pulmonary fibrosis with danazol. Pediatr Pulmonol 2015 ; 50 : E48-51.

肺サーファクタント蛋白の病態生理

- 肺サーファクタント（SF）は，肺胞Ⅱ型上皮細胞で産生され肺胞腔へ分泌される脂質・蛋白複合体である．その主たる機能は，肺間質である肺胞壁と肺実質の肺胞腔の気相と液相境界の表面張力を下げることにより呼吸のための労作を最小限に保ち，肺胞の虚脱を防ぐ重要なはたらきである．また最近，気道肺胞系の生体防御機構の役割も明らかになってきている．
- 2000年，母子で発症した間質性肺炎でSP-C（surfactant protein C）遺伝子変異が同定[1]されたことを契機に小児間質性肺炎，家族性間質性肺炎において責任遺伝子探索が行われるようになり，多くの責任遺伝子変異が明らかになってきている．小児間質性肺炎や家族性間質性肺炎の中でSP-A，SP-B，SP-C，SP-D遺伝子とサーファクタントの生成分泌にかかわるABC-A3（ATP-binding cassette transporter A3）遺伝子の変異[2]が多いことから，サーファクタント関連遺伝子としてグループ化されている．
- 本稿では，サーファクタント関連遺伝子とその変異による肺胞Ⅱ型上皮細胞内の分子生理学的変化について解説する．

サーファクタント生成分泌

■ サーファクタント関連遺伝子とその蛋白

- サーファクタントの構成成分の10%を蛋白が占めている．蛋白の内訳は，SP-A（5%），SP-B（0.7%），SP-C（0.8%），SP-D（0.5%），残りは血漿蛋白（3.0%）でSP-Aが大部分を占めている[3,4]．
- 4種類のサーファクタント蛋白は，特性と分子構造から親水性のSP-A，SP-Dと疎水性のSP-C，SP-Bの2つのグループに分けられる（**1**）．

■ SP-A，SP-D[5]

- SP-A，SP-Dは，サーファクタント蛋白に属しているが，構造と機能からコレクチンファミリーに属している．コレクチンファミリーは，補体（C1q），MBL（mannose-binding lectin），ficollinなどを含みいずれの分子に共通のfibrillar collagen-like regionとcarbohydrateリガンドと結合するglobular C-type lectin domainsを有し，機能的にinnate immunityに関与している．
- SP-Aのmonomerは，短いS-S結合を有するN末部分，collagen-like 領域（CLD），疎水性のリン脂質結合ドメインと，C-terminal

1 サーファクタント蛋白

	SP-A	SP-B	SP-C	SP-D
染色体	10q22.2-23.1	2p11.2-12	8p23.1	10q22.2-23.1
分子量	34,000〜37,000	8,700	3,500	4,300
発現細胞	肺胞Ⅱ型上皮細胞，クララ細胞	肺胞Ⅱ型上皮細胞，クララ細胞	肺胞Ⅱ型上皮細胞	肺胞Ⅱ型上皮細胞，クララ細胞
分子形態	親水性　コレクチン	疎水性	疎水性	親水性　コレクチン

2 サーファクタント蛋白の分子構造

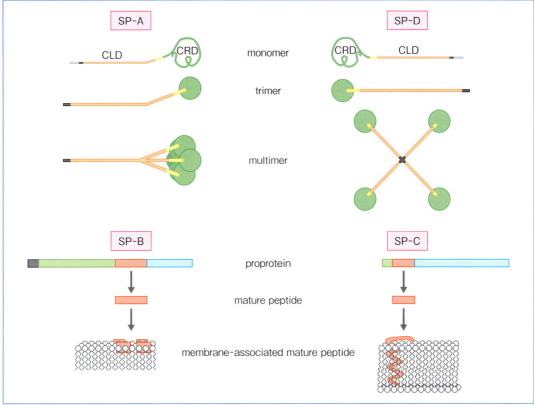

CRD: carbohydrate domain, CLD: collagenous domain.

globular CRD（carbohydrate domain）から構成されている（分子量26,000～32,000）。CRD部は，リン脂質結合ドメインも含んでいる．通常3量体のサブユニット（分子量3×26,000～32,000）が6個組み合わさり18量体（分子量540,000）として存在する．BALで回収されるときには，18量体が凝集したものが認められる．

- SP-DもSP-A同様4つの領域から構成され，3量体（分子量 3×43,000）が基本となり通常12量体（分子量512,000）として認められる（ 2 ）．
- SP-A，SP-Dの分泌様式は，regulatory pathwayを通るSP-B，SP-Cと異なりGolgi体からconstitutive pathwayを通り分泌される．また，SP-Aは，CRDの部分でサーファクタントリン脂質のDPPC（dipalmitoylphosphati-dylcholine）と結合しやすく，SP-Bとともにラメラ体（lamellar body：LB）から肺胞腔へ広がるときに形成される格子状の管状ミエリン構造に取り込まれているが表面張力の低下などにはかかわっておらず役割がはっきりしていない[6]．肺胞腔へ分泌されたSP-Dは，再利用のために細胞内へ取り込まれる現象も明らかになっている（ 3 ）．
- SP-A，SP-Dは親水性であるが，構造上脂質と糖類を含むリガンドとも結合するためウイルスや真菌類と結合し[7,8]，また特にSP-Aは，肺胞腔に存在するcalreticulin（CD91），C1q receptor（CD93），SP-A receptor（SPR210），CD14m TLR2，TLR4，SIRP-α とも結合しinnate immunityに関与している[9]．

SP-A，SP-D遺伝子

- SP-A，SP-D遺伝子は，同じコレクチン

3 サーファクタント分泌様式

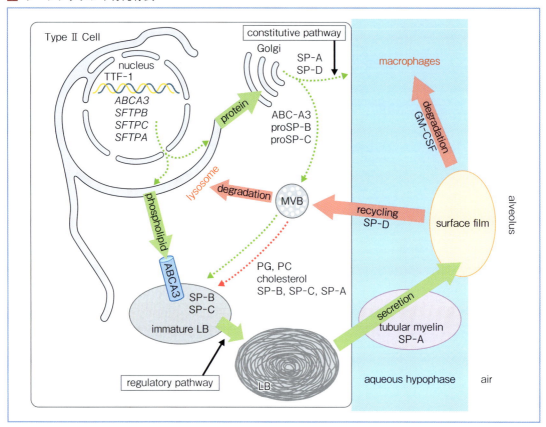

MVB：multiple vesicular body.

4 *SP-A*, *SP-D*遺伝子

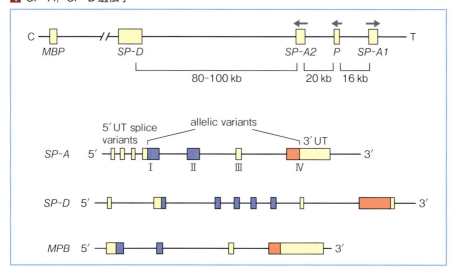

5 *SP-B*遺伝子と転写翻訳

ファミリーのMBP遺伝子と同一の第10染色体長腕に存在しているが，**4**に示すようにMBPは，SP-D遺伝子の25 cM（25,000 kb）もセントロメア方向へ離れて存在しているためSP-A，SP-Dとは関連性はないと考えられている．

- SP-A遺伝子は，ほとんどの哺乳類では1つの遺伝子のみであるが，ヒトとヒヒでは，SP-A1とSP-A2の2つの機能的遺伝子が36 kb離れて存在している．このため連鎖不均衡が成立する．SP-A2とSP-A1は転写の向きが逆に存在し，両遺伝子の間にSP-A2と同じ方向にpseudogeneが存在している[10]．

- SP-A，SP-Dいずれも肺胞II型細胞やクララ細胞に発現しているが，SP-Aの中のSP-A1の発現は，肺胞II型上皮細胞が主体であるが，SP-A2は，気管，気管支腺にも発現している[11,12]．

■ SP-B，SP-C[13]

- SP-B，SP-Cは疎水性サーファクタント蛋白でSP-A，SP-Dと異なりリン脂質とともに肺胞表面張力を低下させる役割に関与し，肺恒常性の維持という意味からも肺サーファクタント関連分子である．

SP-B

- SP-Bは，肺胞II型上皮細胞とクララ細胞に発現し，その遺伝子は第2染色体短腕に位置し11個のexonからなり，約9.5 kbの大きさである．小胞体で翻訳後は，分子量40,000のproSP-B蛋白となる．N末の23アミノ酸はシグナルペプチド，F201からM279の79アミノ酸は成熟SP-B蛋白（**5**の黒塗り部分）（**2**），C末102アミノ酸の311番目アスパラギン酸には糖鎖を有している（**5**）．

- Golgi体からラメラ体（LB）に至るあいだにまずN末側の200アミノ酸が除去され，次に残りC末102アミノ酸が除去され成熟SP-BとなりLBのリン脂質と一体化する．N末側200アミノ酸が除去されても細胞内移送には問題ないがC末側102アミノ酸が除去されたproSP-B蛋白は小胞体（ER）に蓄積しERストレスを誘導する．

6 SP-B遺伝子変異

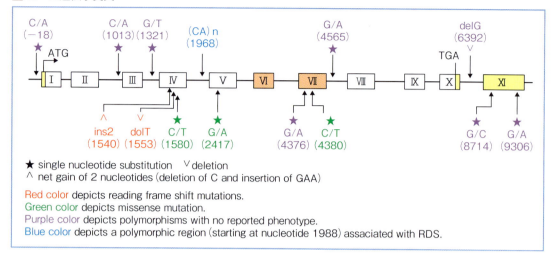

- 実際に最初に報告され，また最も多い変異は，ヘテロ接合性の121 ins2[14]でこれは，SP-B mRNAの121番目のコドンにおいてCの代わりにGAAが挿入され，frameshiftがおきexon 6で翻訳が終了してしまったものである．その他の変異では，メキシコ系米国人でR295X[15]，中東系米国人で122 delT[15]が報告されている（6）．臨床的にはRDSが報告されている．
- いずれの変異でも肺内においてSP-Bの欠損，あるいはSP-B蛋白の著しい低下を示し，病理学的には正常のLBの欠損，部分的な細胞内処理を受けたproSP-Cの増加を認めたと報告されている[16]．

SP-C

- SP-Cは，SP-B同様　肺胞II型上皮細胞で発現するが，クララ細胞では発現しない．SP-C遺伝子は，約3,500 bpの大きさで第8染色体短腕（8p23.1）に存在し，6個のexonと5個のintronからなる（7）．転写翻訳によりアミノ酸197個で分子量22,000のproSP-Cが産生され，細胞内切断修飾により最終的に分子量3,500の成熟SP-C（アミノ酸24-58）が生成される（2 7）．
- 細胞内切断修飾は4つの過程を経て行われる．まず，C末35個（163-197）が切断され，その後残りのC末（59-162）が切除される．次にN末（1-10）が切除され，最後にN末（11-23）が切除され修飾が終了する（7）．
- proSP-CはERで生成され，Golgi体へソートされて以後regulatory pathwayへ乗り，SP-A，SP-Bとともにmultivesicular body（MVB）に集まり，その後，LBへと送られ肺胞腔へ分泌される（3 7）[17-19]．SP-Cの細胞内修飾の開始がC末から起こり，またC末側の変異でERストレスが起こる点がSP-Bと異なるのは興味深い．
- proSP-Cは，8 に示すように4つの機能的領域と構造的特徴を有している．
  ① NH2標的領域（PYモチーフ）：N末側のPPDYモチーフは，E3ユビキチンリガーゼと特異的に作用し，6番目のアミノ酸リジンの部分でユビキチン化が促進される[20]．
  ② 成熟SP-C領域（膜貫通部分）：この部分は，細胞内修飾終了後最後に残った成熟SP-Cでバリンが豊富な領域である．
  ③ BRICHOS領域：proSP-CのC末側（94-197）は，300以上の蛋白で構造的に類似した領域である．BRICHOSは，familial British and Danish dementiaに関連するBRI2と軟骨肉

7 *SP-C*遺伝子の転写翻訳

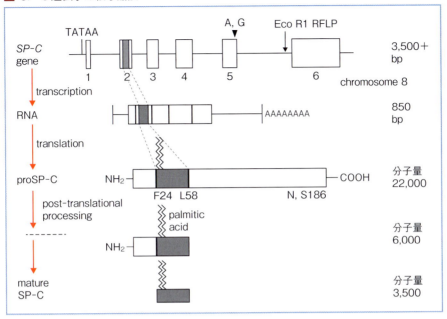

8 proSP-C蛋白と変異部位

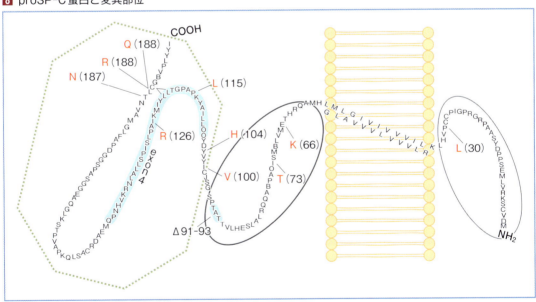

番号とアルファベットは変異によるアミノ酸置換を示す．破線で囲まれた部分はBRICHS領域．

腫に関連するchondromodulin-1，SP-Cの頭文字をとってつけられた名称である．この部分は，4つのシスチン（Cys）を有し，121番目と189番目，また120番目と148番目のシスチンがS-S結合を作り折りたたみ構造を形成する．この部分の変異は，ERへの変異proSP-Cの蓄積（ERストレス）や凝集を引き起こし，肺胞Ⅱ型上皮細胞の

31

異常を起こす．元来，BRICHOS領域は，proSP-Cがアミロイドフィブリルへ形成されるのを防ぐ分子内シャペロン様の働きをしていると考えられている[21-24]．事実，BRICHOS領域の変異をもったSP-Cを有する間質性肺炎患者では，肺組織にアミロイド沈着を認めることがる．

④リンカー領域：成熟SP-CとBRICHOS領域のあいだのアミノ酸59番目から93番目の領域がリンカー領域である．この部分の変異は，細胞質内での凝集を起こさず，細胞膜，early endosome，LM/MVBにおける凝集をきたす．

■ABC-A3[25]

- ABC-A3（ATP-binding cassette transporter-A3）は，膜輸送を担う蛋白のうち最も大きなスーパーファミリーを形成するABC transporter-Aに属する12のサブグループの一つである．ABC-A3は肺胞II型上皮細胞のLBのouter limiting membrane，肺胞腔側の細胞膜，MVBに存在し，リン脂質のtransmembrane transporterとして機能している．

- *ABC-A3*遺伝子は，第16染色体短腕（16p13.3）に存在し，33のexon（最初の3つのexonは無翻訳）からなる60 kbの巨大な遺伝子である．この遺伝子は，12の膜貫通領域と2つのATP結合領域NBD（nucleotide binding domain）のアミノ酸にして1,709個（分子量180,000）からなる蛋白をコードしている（ **9** ）．

- *ABC-A3*のノックアウトマウス（KOマウス）は，生後すぐ死亡し，肺組織は間質の肥厚を示しヒトでいう間質性肺炎の所見に類似する．また前駆SP-B，前駆SP-Cは肺胞II型上皮細胞に存在するものの成熟型のSP-B，SP-Cは同定できていない[26]．これは，ERで前駆SP-B，前駆SP-Cは生成されるもののABC-A3が存在しないためERからLBへの細胞内過程の問題が生じ成熟型への細胞内修

飾が阻害されていることが推測される．

- この問題を説明するように元来LBを有さない上皮細胞へ野生型*ABC-A3*遺伝子，変異*ABC-A3*遺伝子を遺伝子導入した検討で，野生型の場合LBが形成されるが，遺伝子変異を有する*ABC-A3*はLBが形成されないことが明らかになっている[27]．おそらくABC-A3は，細胞質内のリン脂質をくみ取りながらLBを形成していく役割を有している可能性が推測される．

- また，ヒトにおいて60以上の変異（ **9** ）が明らかになり，その解析からABC-A3の機能異常は大きく2つに分けられることが明らかになった[26,28]．①ERに滞留するABC-A3は，LBにおけるABC-A3欠損，LB形成不全を誘導するためSPリン脂質だけでなく成熟SP-B，SP-Cが肺胞腔に出現しない，②ATP結合部位の異常によりABC-A3の機能が低下しLBは不完全な形で機能異常を呈している，とするものである．

■サーファクタント関連遺伝子変異による肺胞II型上皮細胞の分子病態

- 通常，細胞内には，細胞内恒常性（proteostasis）を保つためにERや細胞質内で新たに産生された蛋白の折りたたみ構造に問題がないか質的な検定を行い処理する複雑な機構が備わっている[29]．その機構は，①the unfolded protein response（UPR）[30]，②ER-associated protein degradation[31,32]，③autophagy[33,34]，④aggresome[35]，である．

- ERにおける翻訳され産生された蛋白の折りたたみ構造の異常が増加した場合，UPRが働く．UPRは，ER膜蛋白にある3つのセンサーPERK（PKR-like endoplasmic reticulum kinase），ATF6（activating transcription factor 6），IRE-1（inositol requiring enzyme-1）により制御され，複数のシャペロン蛋白が誘導され異常蛋白の折りたたみ構造の修正が試みられ，またリボゾームで転写レベルも低下

9 *ABC-A3*遺伝子とABC-A3蛋白変異部位

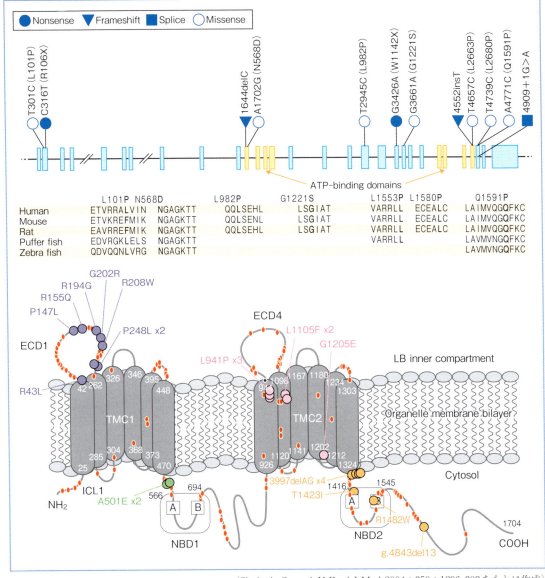

(Shulenin S. et al. N Engl J Med 2004；350：1296-303をもとに作成)

する[30]．UPRで不完全な折りたたみ構造異常蛋白が修正されない場合，ERから除去された構造異常蛋白は，ユビキチン化されproteasomeで分解される（ERAD：ER-associated protein degradation）．一方，ERADで処理しきれないユビキチン化された蛋白は凝集し，autophagy機構により分解されるが，それでも処理しきれない異常蛋白は，aggresomeとして大きな凝集蛋白を形成する．

- サーファクタント関連遺伝子変異特にSP-C遺伝子変異の多くの研究でproteostasisの破綻が間質性肺炎の発症に重要な役割を演じていることが明らかになってきている．

■ *SP-C*遺伝子のBRICHOS領域変異

- BRICHOS領域とは，先に述べたようにproSP-C蛋白のC末側（アミノ酸94-197）の部分（**8**の破線で囲まれた部分）を指す．この部分の有名な変異*SP-C*遺伝子*SP-C*Δ

10 変異SP-C遺伝子の翻訳後の影響

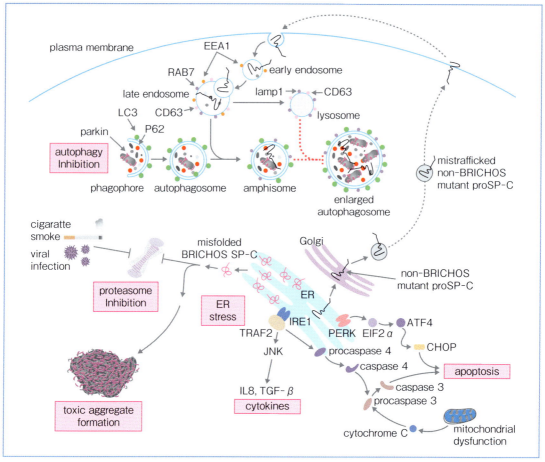

(Mulugeta S, et al. Am J Physiol lung Cell Mol Physiol 2015；309：L507-25[46] より)

exon 4, SP-C L188Qでproteostasis破綻の機序について多くの知見が明らかになっているので紹介する.

- BRICHOS領域の変異を有すると, 折りたたみ構造異常proSP-C蛋白となりERに蓄積し, IRE1/XBP1, ATF6, PERK/eIF2αの3つのUPRセンサーの分子の1つないし複数が活性化する状態「ERストレス」が生じる[30]. このUPRセンサーの分子の組み合わせによりアポトーシス, JUKを通じてIL-8, TGFβの発現が起こり, 肺線維化につながると考えられている[36].

- 一方 過剰な折りたたみ構造異常proSP-C蛋白はERから除去されユビキチン化され proteasomeでの破壊も起こる. proteasomeで破壊されなかったユビキチン化折りたたみ構造異常proSP-C蛋白は, 互いに凝集し細胞毒となるaggresomeを形成していくことが明らかになってきた[37].

- in vitro実験からSP-C Δ exon 4肺胞上皮細胞は, ERストレスによるEMT (epithelial mesenchymal transition) を起こし, 線維化促進にかかわっていることも示されている[38]. SP-C遺伝子変異同様のERストレスが一部のABC-A3遺伝子変異やSP-A2遺伝子変異でも認められることが報告されている[39] (10).

*SP-C*遺伝子のnon-BRICHOS領域変異

- non-BRICHOS変異を有する*SP-C*で肺胞上皮細胞への影響が調べられているのは，*SP-C*変異の中で最も多い*SP-C* I73T遺伝子である．この変異の場所は，BRICHOS domainと膜貫通領域（mature SP-C蛋白）のあいだのリンカー部分に位置する．この遺伝子変異は，家族性，孤発性間質性肺炎でも同定されている．

- さらにBRICHOS変異を有する*SP-C*では，ヘテロ接合性であってもdominant negativeに作用しBAL中にSP-C蛋白は同定されない[40]が，*SP-C* I73T遺伝子では，dominant negativeに作用せずBAL中でもSP-C蛋白は同定される[41,42]．この変異proSP-C蛋白は，通常のregulatory pathwayとは異なる経路をとり，肺胞腔へ分泌され，エンドサイトーシスにより再吸収されearly endosomeやLB/MVBへ蓄積し，ERストレスは誘導しない[43,44]．この変異のときには，LC3，SQST/p62，RAB7の発現が高まることからautophagic vacuoleの成熟過程が阻害され，autophagy依存性のproteostasisやmitophagyの破綻を誘導していることも明らかになっている[45]（[10]）．

おわりに

- 責任遺伝子が，特定できていない特発性肺線維症でERストレス，autophagyの破綻などが明らかになってきていることを考え合わせると，原因の明らかなサーファクタント関連遺伝子の変異による肺胞II型上皮細胞の機能異常を詳細に解析することは，治療の糸口をみつけることになるかもしれない．

（瀬戸口靖弘，片柳真司）

文 献

1) Nogee LM, et al. A mutation in the surfactant protein C gene associated with familial interstitial lung disease. N Engl J Med 2001；344：573-9.
2) Shulenin S, et al. ABCA3 gene mutations in newborns with fatal surfactant deficiency. N Engl J Med 2004；350：1296-303.
3) Possmayer F. Physicochemical aspects of pulmonary surfactant. In：Polin RA, eds. Fetal and Neonatal Physiology. WB Saunders；1997. p.1259-75.
4) Wright JR. Clearance and recycling of pulmonary surfactant. Am J Physiol 1990；259：L1-12.
5) Floros J, Hoover RR. Genetics of the hydrophilic surfactant protein A and D. Biochim et Biophys Acta 1998；1408：312-22.
6) Nag K, et al. Correlated atomic force and transmission electron microscopy of nanotubular structures in pulmonsry surfactant. J Struct Biol 1999；126：1-15.
7) Schelenz S, et al. Binding of host collectins to the pathogenic yeast Cryptococcus neoformans：human surfactant protein D acts as an agglutinin for acapsular yeast cells. Infect Immun 1995；63：3360-6.
8) Benne CA, et al. Surfactant protein A, but not surfactant protein D, is an opsonin for influenza A virus phagocytosis by rat alveolar macrophages. Eur J Immunol 1997；27：886-90.
9) Casals C, Gracia-Verdugo I. Molecular and function properties of surfactant protein A. In：Nag K ed. Lung surfactant function and disorder. Tayler & Francis；2005. p.59-86.
10) Hoover H, Floors J. Organization of the human SP-A and SP-D loci at 10q22-q23. Physical and radiation hybrid mapping reveal gene order and orientation. Am J Respir Cell Mol Biol 1998；18：353-62.
11) Saitoh H, et al. Surfactant protein A2 gene expression by human airway submucosal gland cells. Am J Respir Cell Mol Biol 1998；19：202-9.
12) Khubchandani KR, et al. In situ hybridization of SP-A mRNA in adult human conducting airways. Pediatr Pathol Mol Med 2001；20：349-66.

13) Nogee L. Genetics of the hydrophobic surfactant proteins. Biochim Biophys Acta 1998 ; 1408 : 323-33.
14) Garmany TH, et al. Population and disease-based prevelaence of the common mutations associated with surfactant deficiency. Pediatr Res 2008 ; 63 : 645-9.
15) Nogee LM. Alteration in SP-B and SP-C expression in neonatal lung disease. Annu Rev Physiol 2004 ; 66 : 601-23.
16) Vorbroker DK, et al. Aberrant processing of surfactant protein C in hereditary SP-B deficiency. Am J Physiol 1995 ; 268 : L647-56.
17) Weaver TE. Synthesis, processing and secretion of surfactant protein B and C. Biochim Biophys Acta 1998 ; 1408 : 173-9.
18) Weaver TE, Conkright JJ. Function of surfactant protein B and C. Ann Rev Physiol 2001 ; 63 : 555-78.
19) Johnson J, et al. Synthetic surfactant protein analogues. Biol Neonate 1998 ; 74 (Suppl 1) : 9-14.
20) Conkright JJ, et al. Nedd4-2 mediated ubiquitination facilitates processing of surfactant protein-C. Am J Respir Cell Mol Biol 2010 ; 42 : 181-9.
21) Gustafsson M, et al. Amyloid fibril formation by pulmonary surfactant protein C. FEBS Lett 1999 ; 464 : 138-42.
22) Johansson H, et al. The Brichos domain-containing C-terminal part of pro-surfactant protein C binds to an unfolded poly-val transmembrane segment. J Biol Chem 2006 ; 281 : 21032-9.
23) Szyperski T, et al. Pulmonary surfactant-associated polypeptide C in a mixed organic solvent transforms from a monomeric alpha-helical state into insoluble beta-sheet aggregates. Protein Sci 1998 ; 7 : 2533-40.
24) Willander H, et al. BRICHOS domain associated with lung fibrosis, dementia and cancer—a chaperone that prevents amyloid fibril formation? FEBS J 2011 ; 278 : 3893-904.
25) Nogee LM. Surfactant Deficiency Disorders : SP-B and ABC-A3. In : McCormak FX, et al. eds. Molecular Basis of Pulmonary Disease. Humana Press ; 2010. p.247-65.
26) Matsumura Y, et al. Characterization and classification of ATP-binding cassette transporter ABCA3 mutants in fatal surfactant deficiency. J Biol Chem 2006 ; 281 : 34503-14.
27) Matsumura Y, et al. Aberrant catalytic cycle and impaired lipid transport into intracellular vesicles in ABCA3 mutants associated with nonfatal pediatric interstitial lung disease. Am J Physiol Lung Cell Mol Physiol 2008 ; 295 : L698-707.
28) Cheong N, et al. Functional and trafficking defects in ATP binding cassette A3 mutants associated with respiratory distress syndrome. J Biol Chem 2006 ; 281 : 9791-800.
29) Balch WE, et al. Adapting proteostasis for disease intervention. Science 2008 ; 319 : 916-9.
30) Kaufman RJ. Orchestrating the unfolded protein response in health and disease. J Clin Invest 2002 ; 110 : 1389-98.
31) Meuser B, et al. ERAD : the long road to destruction. Nat Cell Biol 2005 ; 7 : 766-72.
32) Vembar SS, Brodsky JL. One step at a time : endoplasmic reticulum-associated degradation. Nat Rev Mol Cell Biol 2008 ; 9 : 944-57.
33) Choi AM, et al. Autophagy in human health and disease. N Engl J Med 2013 ; 368 : 651-62.
34) Lamb CA, et al. The autophagosome : origins unknown, biogenesis complex. Nat Rev Mol Cell Biol 2013 ; 14 : 759-74.
35) Johnston JA, et al. Aggresomes : a cellular response to misfolded proteins. J Cell Biol 1998 ; 143 : 1883-98.
36) Maguire JA, et al. Endoplasmic reticulum stress induced by surfactant protein C BRICHOS mutants promotes proinflammatory signaling by epithelial cells. Am J Respir Cell Mol Biol 2011 ; 44 : 404-14.
37) Thurm T, et al. SFTPC mutations cause SP-C degradation and aggregate formation without increasing ER stress. Eur J Clin Invest 2013 ; 43 : 791-800.
38) Tanjore H, et al. Alveolar epithelial cells undergo epithelial-to-mesenchymal transition in response to endoplasmic reticulum stress. J Biol Chem 2011 ; 286 : 30972-80.
39) Marita M, et al. Surfactant protein A2 mutations associated with pulmonary fibrosis lead to protein

instability and endoplasmic reticulum stress. J Biol Chem 2010 ; 285 : 22103-13.
40) Wang WJ, et al. Biosynthesis of surfactant protein C (SP-C). Sorting of SP-C proprotein involves homomeric association via a signal anchor domain. J Biol Chem 2002 ; 277 : 19929-37.
41) Brasch F, et al. Interstitial lung disease in a baby with a de novo mutation in the SFTPC gene. Eur Respir J 2004 ; 24 : 30-9.
42) Trendano M, et al. Mutation of SFTPC in infantile pulmonary alveolar proteinosis with or without fibrosing lung disease. Am J Med Genet A 2004 ; 126A : 18-26.
43) Beers MF, et al. A nonaggregating surfactant protein C mutant is misdirected to early endosomes and disrupts phospholipid recycling. Traffic 2011 ; 12 : 1196-210.
44) Stewart GA, et al. 4-phenylbutyric acid treatment rescues trafficking and processing of a mutant surfactant protein-C. Am J Respir Cell Mol Biol 2012 ; 47 : 324-31.
45) Hawkins A, et al. A non-BRICHOS SFTPC mutant (SP-CI73T) linked to interstitial lung disease promotes a late block in macroautophagy disrupting cellular proteostasis and mitophagy. Am J Physiol Lung Cell Mol Physiol 2015 ; 308 : L33-47.
46) Mulugeta S, et al. Lost after translation : insights from pulmonary surfactant for understanding the role of alveolar epithelial dysfunction and cellular quality control in fibrotic lung disease. Am J Physiol Lung Cell Mol Physiol 2015 ; 309 : L 507-25.

病因・病態論における基礎研究

オートファジーと老化肺

オートファジー

- オートファジーは，ユビキチン・プロテアソーム機構とともに，細胞内自己成分の分解処理機構である．オートファジーにはマクロオートファジー，ミクロオートファジー，シャペロン介在性オートファジーと，少なくとも3種類の異なる機序のオートファジーが存在する．一般的にオートファジーという場合にはマクロオートファジーのことをさし，以後本稿でもオートファジーはマクロオートファジーのこととする．

- オートファゴソーム形成に必要な遺伝子群（オートファジー関連遺伝子群autophagy-related genes：ATG）がさまざまなストレスに反応して活性化される．オートファゴソームとよばれるリン脂質の二重膜構造からなる小胞が，蛋白質や細胞小器官を囲い込み，リソソームに移送され融合・分解する．オートファジーは非選択的な分解系と考えられていたが，実際には特定の標的を選択的に分解するメカニズムを有していることが明らかとなり，分解される対象によりマイトファジー（ミトコンドリア），ゼノファジー（外来性病原体）などとよばれる[1,2]．

- オートファジーは，定常状態におけるアミノ酸の供給だけではなく，種々のストレスにより増加した蛋白凝集体や傷害小器官を分解除去し，細胞内の恒常性を維持する．そのため炎症，免疫，感染，発癌，細胞死，細胞老化に至るまで，多様な細胞機能の制御に関与する．オートファジー関連遺伝子異常は，癌，神経変性疾患，感染症，代謝疾患とさまざまな疾患と関連することが報告されている[3]．

細胞老化

- 老化とは，個体に対して用いられる場合，加齢により組織や個体に認められる恒常性維持機能の低下を意味し，"aging/longevity"が用いられる．その表現型は，genomic instability（遺伝子の不安定性），telomere erosion（テロメアの浸食），epigenetic changes（エピジェネティクスの変化），loss of proteostasis（蛋白質恒常性の破綻），deregulated nutrient sensing（栄養摂取応答異常），mitochondrial dysfunction（ミトコンドリア機能不全），cellular senescence（細胞老化），stem cell exhaustion（幹細胞の枯渇），altered cellular communication（細胞間伝達の変化）である[4]．その中でも細胞老化がその集約といえる．

- 細胞老化は，細胞が安定して増殖を休止した状態であることを意味し，"senescence"が用いられる．Hayflickらは，1961年，培養細胞が最初は細胞分裂を繰り返すが，多数の分裂の後，細胞増殖・分裂が停止し，数週間そのままの状態が続くことを細胞老化（replicative senescence）として最初に報告している．個体の老化と細胞老化は，必ずしもすべて一致するわけではなく区別して用いられるが，基本的には加齢に伴い老化細胞の割合も増加すると考えられている．

- 細胞老化の本質的な役割は，プログラムされた細胞死であるアポトーシスと同様に，傷害を受けた細胞の除去と組織の再生にある．細胞損傷によってsenescence-associated secretory phenotype（SASP）として老化細胞から分泌されたサイトカインや成長因子は，マクロファージなど処理細胞を遊走させる．

適切に損傷が回復しないと，老化細胞の集積，慢性炎症，さらには線維化など，構造変化と機能障害へ進展する可能性がある．
- 老化細胞の少ない若者では，傷害をうけた細胞への老化誘導は癌抑制的に働き，線維芽細胞の老化やSASPは創傷治癒の役割を果たしていると考えられる．一方高齢者では，絶対数の増加と不十分な除去により老化細胞は多く存在し，過剰なSASPは，異常な組織再生や腫瘍細胞の増殖，さらには個体の老化につながると考えられる[3]．

オートファジーと細胞老化

- オートファジーは，細胞内の不要な蛋白や小器官を分解する浄化機構であるため，細胞老化に対して抑制的に作用すると考えられている．実際に，オートファジーの機能を制御する細胞内因子の多くは，寿命延長や細胞老化と関連する．
- カロリー制限は寿命延長に関連することが知られているが，カロリー制限によって細胞増殖シグナルが抑制されると，mTORの活性化が抑制され，オートファジーが亢進する．
- 細胞内エネルギーであるATP感受性のAMPK，class Ⅲ HDAC (histone deacetylases) であるSirt1，転写因子FOXO3の活性化は，いずれもオートファジー機能を亢進させるが，これらの因子は細胞老化を制御する．
- 細胞ストレスにより増加する傷害蛋白や小器官の集積は細胞老化の指標であり，オートファジーはこれらの過剰な集積を制御することによって細胞老化制御の役割を果たしている[2]．

喫煙による細胞老化とオートファジー

- 喫煙によって，気道上皮細胞は老化する．in vitroにおいて気道上皮細胞にタバコ抽出液 (cigarette smoke extract：CSE) を曝露すると一過性にオートファジーは亢進するが次第に減弱する．ユビキチン化蛋白とp62が同時に蓄積することは，オートファジーによる分解が不十分である指標となる．低濃度のCSEを気道上皮細胞に曝露すると，細胞内にp62，ユビキチン化蛋白の蓄積と，細胞老化を認める．オートファジー機能を抑制すると細胞老化がさらに亢進し，逆に誘導すると細胞老化が抑制される[5]．

- ミトコンドリアは，融合と分裂を繰り返すダイナミックな形態変化を常に繰り返しており，ストレス下において傷害を受けたミトコンドリアは分裂し，マイトファジーで分解除去される．マイトファジーによる分解が不十分であれば，傷害ミトコンドリアからの活性酸素 (ROS) が増加し，細胞老化につながると考えられている．

- ミトコンドリアはATPを産生する細胞内小器官であるが，アポトーシス制御の中心的役割を果たし，活性酸素の最大の発生源であり，細胞内恒常性維持のためには，マイトファジーによるミトコンドリアの恒常性維持が重要である．

- CSE刺激によって老化した気道上皮細胞では，膨化したミトコンドリアを含むオートファゴソームの増加と，断片化したミトコンドリアを多数認めるが，Torin1によってオートファジーを亢進させると，オートファゴソーム内の傷害ミトコンドリアの分解が亢進し，細胞質に正常なミトコンドリアが増加する[6,7]．

- マイトファジー誘導時にPINK1/PARK2系の関与が報告されている．ミトコンドリア傷害時にミトコンドリア膜上のPINK1発現が安定化し，そこにE3ユビキチンリガーゼであるPARK2がリクルートされ，傷害部位をユビキチン化すると，アダプター蛋白p62が結合し，オートファゴソームに取り込まれる．PARK2は，CSE刺激時のマイトファジーに必須であるため，PINK1またはPARK2のノックダウンによってマイトファジーは低下し，細胞老化が誘導される．

- classⅢのHDACであるSirtuin familyは，飢餓時における寿命延長効果などから抗老化蛋白として注目されている．SIRT6はIGF-Akt-mTORシグナルを抑制することによってオートファジーを亢進させ，細胞老化を抑制する．CSE刺激による細胞老化誘導は，SIRT6の強発現により抑制され，SIRT6ノックダウンや，HDAC活性のない変異型SIRT6発現によって，細胞老化はさらに亢進する．
- SIRT6は，TGFβによる気道上皮細胞の老化抑制を抑制する[8]．老化した上皮細胞が除去されず維持されると，SASPによって微小環境を変化させ，線維化病態に関与している可能性がある．
- 線維芽細胞は，老化する場合としない場合があり，喫煙に誘導される老化に抵抗性の線維芽細胞が線維化につながる可能性がある．喫煙による細胞老化誘導も特発性肺線維症（IPF）の病態の一部を形成していると考えられる．

特発性肺線維症（IPF）と細胞老化

- IPFは，加齢がIPF発症のリスクファクターであり，加齢とともにその頻度が増加する．Armaniosらは，末梢血を検体として使用し，家族性肺線維症の8％（6/73家系）でテロメラーゼ（TERT，TR）遺伝子異常を認め，その遺伝子異常はテロメラーゼの機能障害，テロメア短縮と関連することを報告している[9]．
- Tsakiriらの報告でも家族性肺線維症の15％（7/46家系）でテロメラーゼ（TERT，TR）遺伝子異常を認め，肺病理所見はUIP（usual interstitial pneumonia：通常型間質性肺炎）を呈していた．これらの報告から，一部の家族性肺線維症患者では，テロメラーゼの遺伝子異常があり，肺病変は組織学的にUIP patternを呈し，テロメラーゼ遺伝子異常がUIP/IPFの病態に関連している可能性が示唆された．
- テロメラーゼ遺伝子異常は一部の家族性肺線維症でみられるが，家族歴のないIPF患者弧発例では非常にまれである．ところが，家族性，弧発性ともに，肺線維症では，テロメラーゼ遺伝子変異のないテロメアの短縮が高頻度に認められる．従って，テロメラーゼ遺伝子異常そのものより，テロメアの短縮，エピジェネティックなDNA修飾がIPFと関連すると考えられている．
- テロメア短縮と細胞老化は密接に関連していることから，IPFにおいてテロメア短縮による細胞老化が病態の形成に関与している可能性がある．
- ブレオマイシン肺線維症モデルでは，テロメラーゼを活性化させることによって，上皮細胞の老化と肺損傷の軽減につながり，反対に加齢マウスにおいては線維化が強く起こると報告されている．
- 米国における移植を受けないIPF患者の3つの大きなコホートにおいて，テロメア長が短いほど予後が悪いことが報告された[10]．
- 細胞老化の指標であるSA-βgal染色を用いて細胞老化を比較検討すると，正常肺では陽性細胞を認めなかったのに対し，IPF肺では，蜂巣肺の内腔を覆う上皮細胞（bronchiolizationを含む），肺胞Ⅱ型上皮細胞によるcuboidal metaplasia，fibroblastic fociを覆う扁平な上皮細胞が陽性に染まる[11]．
- 肺胞上皮細胞がROS，TGFβ，Fasなどのpro-apoptoticな刺激によりアポトーシスに陥る一方で，アポトーシス抵抗性の上皮細胞が，増殖，遊走し，cuboidal metaplasiaや，bronchiolizationなど異常な再生上皮となり，細胞老化が誘導されながら，構造改変した気腔の内面を覆っていると考えられる[12]．
- TGFβで誘導される細胞老化にはプログラムされた細胞老化が含まれ，それらは，組織構築の目的をもって存在し，老化が誘導された上皮細胞は，IL-1βなどのSASPを介して，筋線維芽細胞を誘導し線維化伸展にかかわる可能性がある．

1　IPFの上皮細胞，線維芽細胞におけるオートファジーと細胞老化

ウイルス感染
微量誤嚥
酸化ストレス
喫煙
加齢
→ ERストレス ↑
　PINK1/PARK2 ↓
↓
RIPK3　オートファジー（マイトファジー）↓
↓
GPx4 ┤ 上皮細胞死・老化 ↑

エピゲノム
SIRT6
miRNA

SASP
IL-1β
EVs
mir210

AZM
メトホルミン ┤ NOX4 ↑ → 筋線維芽細胞 分化/増殖 ↑
↑
TGFβ　　オートファジー（マイトファジー）↓
　　　　PDGF-PI3K-Akt-mTOR ↑

ウイルス感染
加齢
┤ PINK1/PARK2 ↓
　FoxO3a ↓

損傷，修復，再生過程における分子病態の解明が進むとともに，かつて「慢性の炎症」ととらえられていた肺線維化は「肺上皮細胞損傷」がその本態であると考えられるようになった．ウイルス感染，喫煙，粉じん吸入，微量誤嚥，酸化ストレスなどの環境因子および加齢が，病因として重要と考えられる．小胞体ストレス（ERストレス）やミトコンドリア特異的なオートファジー（マイトファジー）機能を司るPINK1/PARK2の機能低下によってオートファジー（マイトファジー）が低下し，細胞死や細胞老化に対する感受性が亢進する．ネクロトーシスを制御するRIPK3や脂質酸化を制御するGPx4は治療の標的となりうる．さまざまなサイトカインを産生するSASPの一つとして老化した上皮細胞から産生されるIL-1βやエクソソーム中のmicroRNAは，筋線維芽細胞への分化を制御する．エピゲノムに関与するSirtuinやmicroRNAも含めて治療の標的となりうる．

p62やユビキチンは線維芽細胞に強い発現を認め，オートファジー低下を示唆している．線維芽細胞においてPINK1，PARK2のノックダウンにより，ミトコンドリアにおけるROSの産生が増加し，PDGFR-PI3K-Akt経路が活性化することによって筋線維芽細胞への分化が誘導される．TGFβによる筋線維芽細胞分化は，NOX4を介するが，NOX4を抑制するアジスロマイシンやメトホルミンは治療薬として考えられる．

- 発生期の臓器形成には，プログラムされた細胞死と細胞老化が関与している．四肢の形成過程では，先端にはp21が発現し，p21の発現する細胞は老化し，SASPを発現することで，周囲の組織の形成に関与するとされている[13]．これは，IPFのfibroblastic fociの被覆上皮細胞でのp21発現と細胞老化および周囲の筋線維芽細胞の集簇と類似しており，IPFの上皮細胞の老化は，単に早老症的な細胞老化だけでなく，programmed senescenceとしてIPFの病態形成に関与しているとも考え

られる．

IPFとオートファジー

- IPFの肺上皮細胞や線維芽細胞にp62やユビキチンの強い発現を認め，肺上皮細胞には老化の指標であるp21の発現を認めた．したがって，IPF肺では，オートファジーの低下によって肺上皮細胞の老化が進行すると考えている（**1**）．

- TGFβの作用により老化した気道上皮細胞が，SASPとしてIL-1βを産生し，筋線維芽

細胞を誘導し，線維化病態の促進に働いている可能性がある．興味深いことにIPFの肺線維芽細胞ではオートファジーが低下しているにもかかわらず細胞老化は誘導されず，オートファジー機能低下は，筋線維芽細胞への分化を促進する[12]．

- IPFの線維芽細胞において，PINK1またはPARK2を抑制すると，マイトファジーが低下し，傷害ミトコンドリア由来のROSが増加し，PDGF受容体-PI3K-Aktシグナルの活性化と筋線維芽細胞分化が誘導される[14]．
- Patelらは，オートファジー誘導因子である小胞体ストレス，酸化ストレスがIPFの肺組織において増強しているにもかかわらず，LC3-Ⅱの発現やオートファゴソーム数が減少し，その機序として，肺線維化に重要なTGFβが，PI3KやAkt，mTORの活性化を介してオートファジーを阻害し，筋線維芽細胞への分化を誘導していると報告している．
- Miらは，ブレオマイシン肺臓炎モデルにおいて，mTOR阻害薬であるラパマイシンが，オートファジーの活性化を介して線維化を抑制すると報告している．
- Buenoらは，加齢や小胞体ストレスによってPINK1の発現が低下し，マイトファジー機能低下による損傷ミトコンドリアの増加によって，肺上皮細胞がアポトーシスに誘導され，肺の線維化が進行するとしている[15]．
- Cabreraらは，IPF肺では化生上皮細胞に主に発現を認めている．ブレオマイシンはオートファジーを誘導し，ATG4BがIPFの肺上皮細胞に発現しており，ATG4Bノックアウトマウスでは，ブレオマイシン投与によってアポトーシスが亢進し，炎症の増強と線維化が増悪すると報告している．

オートファジーと細胞老化を標的とする治療

- 高齢化社会とともに加齢に伴う疾患が問題となっている．加齢と最も関連しているのは細胞老化であり，細胞老化を制御する治療は，重要な治療戦略となることが期待される．
- IPF患者の上皮細胞，線維芽細胞のオートファジー機能は不十分であるが，特にマイトファジー低下による傷害ミトコンドリアの蓄積は，過剰な活性酸素産生を誘導し，DNA傷害，細胞老化や筋線維芽細胞分化を惹起する．
- ミトコンドリアの恒常性維持，microRNAをはじめとするエピジェネティック製剤，損傷を受けた細胞や老化細胞の除去，幹細胞を用いた治療など加齢に伴う機能低下を標的とする治療法の開発が期待される．
- オートファジー・マイトファジー促進による細胞老化抑制を標的とする創薬は，肺疾患のみならず生活習慣病をはじめとする全身の併存症にもよい効果が期待される．

〈桑野和善〉

文献

1) Mizushima N, Komatsu M. Autophagy : renovation of cells and tissues. Cell 2011 ; 147 : 728-41.
2) Rubinsztein DC, et al. Autophagy and aging. Cell 2011 ; 146 : 682-95.
3) Muñoz-Espín D, Serrano M. Cellular senescence : from physiology to pathology. Nat Rev Mol Cell Biol 2014 ; 15 : 482-96.
4) López-Otín C, et al. The hallmarks of aging. Cell 2013 ; 153 : 1194-217.
5) Fujii S, et al. Insufficient autophagy promotes bronchial epithelial cell senescence in chronic obstructive pulmonary disease. Oncoimmunology 2012 ; 1 : 630-41.
6) Hara H, et al. Mitochondrial fragmentation in cigarette smoke induced-bronchial epithelial cell senescence. Am J Physiol Lung Cell Mol Physiol 2013 ; 305 : L737-46.
7) Ito S, et al. PARK2-mediated mitophagy is involved in regulation of HBEC senescence in COPD pathogenesis. Autophagy 2015 ; 11 : 547-59.

8) Takasaka N, et al. Autophagy induction by SIRT6 through attenuation of insulin-like growth factor signaling is involved in the regulation of human bronchial epithelial cell senescence. J Immunol 2014 ; 192 : 958-68.
9) Armanios MY, et al. Telomerase mutations in families with idiopathic pulmonary fibrosis. N Engl J Med 2007 ; 356 : 1317-26.
10) Stuart BD, et al. Effect of telomere length on survival in patients with idiopathic pulmonary fibrosis : an observational cohort study with independent validation. Lancet Respir Med 2014 ; 2 : 557-65.
11) Minagawa S, et al. Accelerated epithelial cell senescence in IPF and the inhibitory role of SIRT6 in TGF-β-induced senescence of human bronchial epithelial cells. Am J Physiol Lung Cell Mol Physiol 2011 ; 300 : L391-401.
12) Araya J, et al. Insufficient autophagy in idiopathic pulmonary fibrosis. Am J Physiol Lung Cell Mol Physiol 2013 ; 304 : L56-69.
13) Storer M, et al. Senescence is a developmental mechanism that contributes to embryonic growth and patterning. Cell. 2013 ; 155 : 1119-30.
14) Kobayashi K, et al. Involvement of PARK2-Mediated Mitophagy in Idiopathic Pulmonary Fibrosis Pathogenesis. J Immunol 2016 ; 197 : 504-16.
15) Bueno M, et al. PINK1 deficiency impairs mitochondrial homeostasis and promotes lung fibrosis. J Clin Invest 2015 ; 125 : 521-38.

病因・病態論における基礎研究

上皮細胞生死の分子生物学的機構と間質性肺炎

- 上皮細胞は，まわりからのサポートがなければ単独で生存できない．むしろ「死にたがる」．たとえば，上皮系の培養細胞はトリプシンなどで接着面から剥がす，また増殖因子を多く含む血清を培養液に添加しなければ，アポトーシスによる細胞死に陥ってしまう．
- 上皮細胞では，細胞外基質とインテグリンの接着による局所接着キナーゼ（focal adhesion kinase：FAK）活性化，あるいは，膜表面の受容体チロシンキナーゼ活性化により，細胞内に生存シグナルが伝達されている．細胞の生死は「生存シグナル」と「deathシグナル」のバランスで規定されている．細胞がストレスを受け，deathシグナルが強くなると，アポトーシスなどのプログラムされた細胞死が起こる．生存シグナルが過剰になると細胞の異常な増殖が促進され，癌化が起こりやすくなる．

細胞のストレス

- deathシグナルが誘導される細胞のストレスとしては，物理的なストレスや飢餓以外に，DNA damage，酸化ストレス，小胞体ストレスがあげられる．

■ DNA damage

- 化学物資や放射線，抗癌薬などにより，DNA塩基の損傷，架橋，切断が起こるが，とくに重篤なものはDNA二本鎖切断（double strand break：DSB）である．
- 細胞にはDNA損傷を感知すると細胞周期を止め，損傷を修復する機構が備わっている．しかし，損傷が重篤な場合はアポトーシスが誘導される．DNA損傷に対する反応経路としてはataxia-telangiectasia mutated（ATM），P53を介するものが重要である[1]．

■ 酸化ストレス

- 細胞内のミトコンドリア呼吸鎖から漏れ出た電子から，過酸化水素（H_2O_2），スーパーオキシドラジカル（O_2^-），ヒドロキシラジカル（・OH）などの活性酸素（reactive oxygen species：ROS）が生成され，これが蛋白，脂質，核酸などの生体成分を傷害する．
- これらのROSを除去する抗酸化防御系としてスーパーオキシドジスムターゼ（superoxide dismutase：SOD），カタラーゼ，グルタチオンペルオキシターゼなどの酵素群やグルタチオン，ビタミンC，ビタミンEなどのスカベンジャー分子が働いている．酸化ストレスはROSの生成と除去のバランスが崩れ過剰なROSにより起こる細胞ストレスの一種である．
- ROSは apoptosis signal-regulating kinase 1（ASK1）の活性化因子であり，酸化ストレスによるシグナリングで中心的な役割を担う．ASK1は酸化ストレスのセンサーとしての機能があり，過剰で遷延する酸化ストレスを受けたときのみ，アポトーシスを誘導する．
- ASK1は redox-sensitive regulatory proteinである thioredoxin（Trx）と複合体を形成することにより活性がコントロールされている．Trxの2つのcysteine残基が酸化を受けるとTrxは不活化しASK1より解離する．さらにASK1はASK2などとヘテロ複合体を形成する．活性化したASK1によりjun N-terminal protein kinase（JNK）が活性化される．活性化JNKはアポトーシスにかかわる蛋白を直接リン酸化，あるいは転写因子C-Junを誘導することで，アポトーシスを引き起こす[2]．

■ 小胞体（ER）ストレス

- 小胞体（endoplasmic reticulum：ER）は真核細胞の細胞内器官の一つであり，生体膜に囲まれた板状あるいは網状の膜系である．ERでは合成された蛋白の折りたたみや切断，ジスフィルド結合，糖鎖の付加が行われる．
- ERは正常な膜蛋白，分泌蛋白の合成を監視している．蛋白が正常な機能を果たすためには，蛋白が正常に折りたたまれ，転写後の修飾を受ける必要がある．折りたたみにはcalnexin，calreticulin，Hsp70などのシャペロンの介添えを要する．しかし，細胞内の酸化還元反応（reduction/oxidation，redox）反応やグルコースの枯渇，ウイルス感染やCa代謝，翻訳過剰が起こると，蛋白が正常に折りたたまれず，構造異常蛋白（unfolding proteinやmisfolding protein）が小胞体内に蓄積される（小胞体ストレス）．
- これは細胞の生存にとって有害な状態であり，小胞体ストレスを緩和し細胞の恒常性を維持し細胞死を回避するため，小胞体膜に存在する小胞体ストレスセンターとよばれる蛋白が活性化し，シャペロンの発現誘導，蛋白の翻訳抑制，構造異常蛋白の分解（ER-associated degradation）などの小胞体ストレス応答，unfolded protein response（UPR）が惹起される．小胞体ストレスが，UPRで十分解消できない場合，アポトーシスが誘導される[3]．

プログラムされた細胞死の分子機構

- 物理的，あるいは熱などによる化学的な細胞死以外のコントロールされた細胞死は，主なものとしてアポトーシス（type 1），オートファジー（type 2），ネクローシス（type 3）がある．

■ アポトーシス

- アポトーシスは，ダメージを受けた，あるいは感染した細胞を取り除き，正常な機能を維持するものであり，多細胞生物に不可欠なのでる．
- アポトーシスには内因性経路と外因性経路がある．外因性経路は，TNFα，Fasリガンド，TRAILなどのTNF（tumor necrosis factor）familyのサイトカインがTNF受容体，Fas，TRAIL受容体などのいわゆるdeath receptorと結合し，カスパーゼ8，カスパーゼ10をリクルートすることで活性化される．このプロセスではdeath inducing signaling complex（DISC）の形成，カスパーゼ3/カスパーゼ7のようなeffector カスパーゼの活性化が起こる．カスパーゼ3/カスパーゼ7は細胞内のさまざまな標的蛋白を切断することにより，アポトーシスに特徴的な，DNA，核の断片化や細胞膜の大小のくびれ（membrane blebbing）が起こり，細胞は断裂してアポトーシス小体へとなる．外因性経路は複雑，多様であり，他のアポトーシスの経路，内因性経路やネクローシスの経路などと相互に影響しあって働いている．
- 自律的，あるいは内因性の細胞死はミトコンドリアを介在して起こる．細胞がストレスを受けると，アポトーシスを促進するBcl-2 family（Bax，Bak）が活性化し，ミトコンドリアからのcytochrome cの放出を誘導する．Bax以外にもROSやceramideが細胞死のメディエーターとなっている．
- ストレスによるROSの発生源はミトコンドリアやNADPH oxygenaseと考えられる．また，細胞に対するストレスによりsphingomyelinase（SMase）によりsphigomyelineからceramideが生成される．
- ミトコンドリアからのcytochrome cの放出によりapoptosomeが形成される．apoptosomeは，カスパーゼ9などのinitiator カスパーゼを活性化し，カスパーゼ3を活性化し，アポトーシスを起こす．ミトコンドリアを介在する経路は外因性でも活性化される．ここでは，外因性経路の活性化により，カスパーゼ8が活性化し，Bcl-2 familyのBidを

1 アポトーシスとnecroptosisの主なシグナル経路

図の解説は本文を参照.

切断し活性化することにより，ミトコンドリアの経路の活性化が起こる[4]（1）．

■ オートファジー

- オートファジーは，細胞がその構成成分をリサイクルするプロセスであり，細胞の恒常状態を保つために重要な働きをする．古い細胞の器官をリサイクルしその材料を再利用する能力は飢餓状態での細胞の生存に重要である．オートファジーはさまざまなストレスで活性化され，これらのストレス存在下で細胞が生存するために不可欠な働きをしていることが明らかにされている．

- オートファジーは，カスパーゼに関係しない，autophagosomeの存在が特徴的なプログラムされた細胞死（type 2）も起こす．オートファジーは，活性酸素などでダメージを受けたミトコンドリアや活性化したBax，異常な蛋白を抱えた小胞体（ER）など，障害を受けた細胞成分を除去し細胞のストレスを軽減し，アポトーシスを防止する．

- 正常な細胞では，オートファジーは小胞体ストレスによる細胞死を抑制する．ところが，*Bak/Bax*の両方をノックアウトした細胞（通常のアポトーシスは起こりえない）では，小胞体ストレスによりオートファジー遺伝子である*Atg 5*や*Beclin1*に依存した細胞死がみられる[5]．
- オートファジーによる細胞死では，アポトーシスに典型的な所見はみられず，代わりに多くのautophagosomeの形成が認められる．細胞生死双方に誘導する二面的な作用は，オートファジーはストレス初期には細胞防御的に働くが，ストレスが遷延した場合には細胞死を誘導すると説明できる．たとえば，慢性閉塞性肺疾患（COPD）患者肺ではautophagosomeの形成の亢進を認め，長期にわたる喫煙によるオートファジーの亢進が気道上皮細胞の細胞死を促進し，COPD病態を促進すると考えられている[6]．

■ ネクローシス

- ネクローシスはもともと，物理的な刺激や極度のストレスなどの外的要因により起きる制御メカニズムのない細胞死とされてきた．しかし，遺伝的な要因によりネクローシスが抑制されることから，ネクローシスの中に遺伝的な要因が存在することが示唆された．
- ネクローシスの形態的所見は細胞容積の増大，オルガネラの膨張，細胞膜の崩壊であり，ミトコンドリアDNA，HMGB1などのdamage-associated molecular patterns（DAMPs）の放出による炎症を伴う．以前から，ある種の細胞では，炎症性サイトカインのTNFαによりネクローシス様の細胞死が誘導されることが知られていた．
- この反応はカスパーゼ阻害薬により増悪することから，カスパーゼがネクローシスを抑制すると考えられた．さらに，TNFαによる細胞死を抑制する阻害薬ネクロタチン（NEC-1）が同定され，さらにその標的分子としてRIP（receptor interacting protein）kinase 1（RIPK1），RIPK3が同定された．そして，TNFαなどによる刺激により誘導されるネクローシスは，制御されたネクローシス，すなわち"necroptosis"として認識されるようになった（[1]）．
- 受容体からの刺激でRIPK1が活性化するとRIPK1/RIPK3複合体が形成され，RIPK3の活性化が起こる．さらに活性化したRIPK3によりmixed lineage kinase domain-like（MLKL）が活性化，MLKL細胞膜を破壊しnecroptosisが誘導される[7]．
- LPSはtoll-like receptor 4（TLR 4）を刺激し，TRIFを介してRIPK3，さらにMLKLを活性化することによりnecroptosisを誘導する[8]．また，ウイルスの感染やインターフェロン（IFN）もカスパーゼ8が抑制，あるいは，Fas-associated death domainが欠損している細胞ではnecroptosisを誘導する．

細胞の生存シグナル

- deathシグナルに拮抗し，細胞の「生存」に働く代表的なシグナル伝達系はPI3K/AKT/mTOR，Ras/MEK/ERKの2つである．

■ PI3K/AKT/mTOR

- 細胞外基質に接着したインテグリンを介したFAKの活性化や細胞膜に存在する受容体型チロシンキナーゼの活性化によりPI3Kが活性化する．PI3Kは細胞膜の構成成分であるリン脂質（phosphoinositides：PI）をリン酸化しphosphatidylinositol-3,4 diphosphate（PI（3,4）P2，PIP2），phosphatidylinositol-3,4,5-triphosphate（PI（3,4,5）P3，PIP3）を産生する．
- AKT（protein kinase B：PKB）とphosphoinositide dependent kinase（PI-dependent kinase：PDK）がもつPH domainはPIP2，PIP3に親和性があるため，AKT，PDKはPIP2，PIP3の存在部位である細胞膜へ移動する．移動したPDK1とPDK2は活性化したPI3Kによりリン酸化を受ける．リン酸化された

PDK1，PDK2はそれぞれ，AKTのスレオニン-308，セリン-473残基をリン酸化する．癌抑制物質として知られるphosphatase and tensin homolog（PTEN）はPIP3の脱リン酸化酵素であり，PIP3の産生を抑制しており，PTENの機能の喪失は，PIP3を増加し，AKTとPDKの細胞膜へのリクルートと活性化を亢進する．

- AKTは細胞生存に関与するさまざまな機能をもつ．まず，アポトーシス経路の要素であるBad，カスパーゼ9，XIAPなどを直接リン酸化し不活化する．AKTはアポトーシスを制御するフォークヘッド転写因子のFoxOサブファミリーに属するFoxO1，FoxO2，FoxO3をリン酸化する．リン酸化されたこれらの転写因子は核内から細胞質内に移行するため，細胞死の促進因子であるFasリガンド，TRAIL，TRADD，Bimなどの遺伝子発現を誘導できなくなる．AKTの基質であるMdm2はE3ユビキチンリガーゼ複合体の一部であり，p53をユビキチン化し分解を促進する．Mdm2はAKTによりリン酸化を受けると核内に局在するようになり，P53のユビキチン化の効率を上げ，P53機能を抑制する．

- AKTは tuberous sclerosis 1（TSC1）/tuberous sclerosis 2（TSC2）複合体を抑制する．TSC1/TSC2はグアニチンヌクレオシド交換因子（GEF）であるRas homolog enriched in brain（RHEB）を抑制し不活化，GDP型とするため，結果としてAKTはRHEBを活性化，GTP結合型としmammalian target of rapamycin（mTOR）複合体，mTOR complex 1（mTROC1）を活性化する．活性化したmTORC1は転写開始複合体の形成を調節し，生存に有利なさまざまな遺伝子の転写を亢進する（**2**）．

■ Ras/MEK/ERK

- 上皮成長因子受容体（epidermal growth factor receptor：EGFR）のような受容体チロシンキナーゼは，リガンドが結合すると2量体を形成し，相互のチロシン残基をリン酸化して活性化する．SH2ドメインやPTBドメインをもつ多くの蛋白は，受容体のリン酸化チロシンに結合し，シグナル伝達を促進する．growth factor receptor-bound protein 2（GRB2）はSH2ドメインとSH3ドメインをもつアダプター蛋白であり，GDP-GTP exchange factor（GEF）であるSOSと複合体を形成している．GRB2-SOS複合体は細胞膜近くに移行してRas上のグアニンヌクレオチド交換反応を触媒する．活性化したRasはセリン/スレオニンキナーゼのRaf-1と結合し細胞膜に局在，活性化する．さらにRaf-1がMEK1/MEK2をリン酸化，MEK1がERK1，ERK2をリン酸化し活性化する．活性化したERK1，ERK2は核に移行しc-Myc，c-Fos，Elk1などの転写因子を誘導し増殖・生存に有利な遺伝子を発現させる（**2**）．

細胞死の回避—アポトーシスの抑制機構

- 細胞死回避には生存シグナルを増強以外に，アポトーシス経路の直接的な抑制も起こる．代表的なアポトーシスの抑制因子には，FLICE-inhibitory proteins（FLIPS），Bcl-2，inhibitors of apoptosis proteins（IAPS）の3つがある．

- FLIPSは外因性経路のアポトーシスの抑制因子であり，同じdeath effector domainをもつカスパーゼ8と競合し，カスパーゼ8の受容体への誘導を阻害する．Bcl-2はアポトーシスを促進するBcl-2 familyであるBax，Bakと結合し活性化を阻害する，あるいはERのIP3受容体からのCa^{2+}の放出を阻害するなどの作用によりアポトーシスを抑制する．IAPsはinitiator，effector カスパーゼに結合しカスパーゼの活性化を直接阻害する．

- アポトーシスに抵抗性の細胞では，ERK1/2，AKT経路の活性化/亢進のほかに，Fas受容

2 生存のための主なシグナル経路

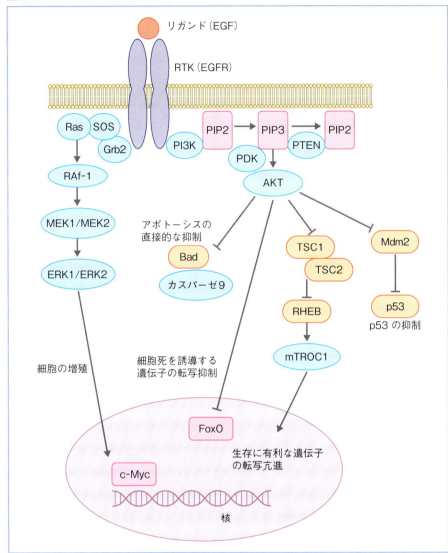

図の解説は本文を参照.

体やBaxの低下，アポトーシスに拮抗するBcl-2やFLIPの発現亢進が観察される[4]．

間質性肺炎・肺線維症と上皮細胞の生死

- 特発性肺線維症（IPF）は，上皮細胞への繰り返す障害に対する過剰な修復反応と機能不全により引き起こされると考えられている．IPF患者肺の解析では，過形成された上皮細胞でカスパーゼ3などのアポトーシスのマーカー発現が広範に認められる[9]．

- 喫煙や，粉塵暴露，ウイルスなどの感染，胃液の微小誤嚥などの環境的要因と遺伝的な要因により，DNA損傷，小胞体ストレスや酸化ストレスが起こる．家族性肺線維症の患者では*SFPC*遺伝子のexon 4の欠損やL1180Q点変異などにより小胞体ストレスが誘導される[10]．これらの細胞ストレスは，上皮細胞で細胞老化（senescence）やアポトーシスを誘導すると考えられる．

- senescenceに陥った細胞は適切に認識され貪食される必要があるが，IPFの患者では除

去がうまく行われていない．IPF患者肺の線維芽細胞巣や上皮細胞では，アポトーシスのマーカーだけでなく，senescenceのマーカー，p16などの発現亢進が認められる．障害を受けsenescenceに陥った線維芽細胞はTGF-β，IL-6などのサイトカインを分泌し，肺の線維化が進行する．ブレオマイシンによる肺線維症モデルマウスでは，senescenceに陥った細胞を遺伝子工学的に，あるいは薬剤（ダサチニブ＋ケルセチン）で除去することにより，呼吸機能が改善することが示されている[11]．

- IPF患者肺ではカスパーゼ3だけでなく，RIPK3の発現とMLKLのリン酸化が亢進している．IPFでは，アポトーシスだけでなくnecroptosisも活性化されているらしい．
- アポトーシスは軽度の炎症しか起こさないが，necroptosisでは，DAMPsの放出が起こり，免疫系を活性化するdanger signalとして作用する．RIPK3欠損マウスでブレオマイシンを投与した場合，RIPK3下流のMLKLのリン酸化が認められず，肺の炎症と線維化が顕著に抑制される．また，HMGB1，IL-1βなどのDAMPsの放出も減少する[12]．
- IPF患者肺ではアポトーシス，necroptosisと異なりオートファジーが低下している．電顕で観察すると，autophagosomeの形成がほとんどみられない[13]．不十分なオートファジーは，上皮細胞に細胞老化と細胞死を誘導し，肺の線維化を促進するのかもしれない．ラパマイシンはオートファジーを誘導するが，マウスにラパマイシンを投与するとブレオマイシンによる肺の線維化が抑制される[14]．障害の蓄積したミトコンドリアをオートファジーにより取り除くことにより上皮細胞を保護し，線維化を抑制していると推測される．

- 上皮細胞の生死は，増殖因子や細胞外基質の接着などによる生存シグナルとTNFやDNA損傷，酸化ストレス，小胞体ストレスなどによるdeathシグナルのバランスで規定されている．上皮細胞の生死は生物の発生や恒常性維持だけでなく，いろいろな疾患の病態形成と密接に関係している．IPFなどの間質性肺疾患でも，アポトーシスやnecroptosisによる細胞死の亢進が線維化の進行に重要な役割を担っていると考えられている．オートファジーに関しては，COPDの場合とは異なり，IPFでは肺の線維化に抑制的に作用しているのかもしれない．また，肺の線維化の抑制には，ただ上皮細胞を生存させるだけでなく，過剰に障害を受けた細胞を除去する必要もある．
- IPF患者は薬剤性肺障害やIPFの急性増悪など「びまん性肺胞障害」を起こしやすいことが経験的に知られている．IPF患者の肺では上皮細胞でアポトーシスやnecroptosisのシグナル経路が活性化を認め，また，necroptosisが一度起きるとDAMPsの放出により重症の炎症が遷延することに関係しているのかもしれない．

（太田洋充，萩原弘一）

文献

1) Roos WP, Kaina B. DNA damage-induced cell death：from specific DNA lesions to the DNA damage response and apoptosis. Cancer Lett 2013；332：237-48.
2) Sinha K, et al. Oxidative stress：the mitochondria-dependent and mitochondria-independent pathways of apoptosis. Arch Toxicol 2013；87：1157-80.
3) Zhang L, et al. Endoplasmic reticulum stress, a new wrestler, in the pathogenesis of idiopathic pulmonary fibrosis. Am J Transl Res 2017；9：722-35.
4) Portt L, et al. Anti-apoptosis and cell survival：a review. Biochim Biophys Acta 2011；1813：238-

59.
5) Shimizu S, et al. Role of Bcl-2 family proteins in a non-apoptotic programmed cell death dependent on autophagy genes. Nat Cell Biol 2004；6：1221-8.
6) Chen ZH, et al. Egr-1 regulates autophagy in cigarette smoke-induced chronic obstructive pulmonary disease. PLoS One 2008；3：e3316.
7) Mizumura K, et al. The role of necroptosis in pulmonary diseases. Respir Investig 2016；54：407-12.
8) He S, et al. Toll-like receptors activate programmed necrosis in macrophages through a receptor-interacting kinase-3-mediated pathway. Proc Natl Acad Sci U S A 2011；108：20054-9.
9) Upton JW, et al. DAI/ZBP1/DLM-1 complexes with RIP3 to mediate virus-induced programmed necrosis that is targeted by murine cytomegalovirus vIRA. Cell Host Microbe 2012；11：290-7.
10) Korfei M, et al. Epithelial endoplasmic reticulum stress and apoptosis in sporadic idiopathic pulmonary fibrosis. Am J Respir Crit Care Med 2008；178：838-46.
11) Lawson WE, et al. Endoplasmic reticulum stress in alveolar epithelial cells is prominent in IPF：association with altered surfactant protein processing and herpesvirus infection. Am J Physiol Lung Cell Mol Physiol 2008；294：L1119-26.
12) Schafer MJ, et al. Cellular senescence mediates fibrotic pulmonary disease. Nat Commun 2017；8：14532.
13) Lee JM, et al. Involvement of Alveolar Epithelial Cell Necroptosis in IPF Pathogenesis. Am J Respir Cell Mol Biol 2018.
14) Patel AS, et al. Autophagy in idiopathic pulmonary fibrosis. PLoS One 2012；7：e41394.

病因・病態論における基礎研究

MUC5Bと特発性肺線維症

MUC5Bと特発性肺線維症に関する最初の報告

- 特発性肺線維症（idiopathic pulmonary fibrosis：IPF）の病態は複雑でいまだに解明には至っていないが，2011年に米国コロラド大学より非常に興味深い報告がなされた．83例の家族性間質性肺炎患者，492例のIPF患者，および322例の健常対照患者のサンプルをもとに遺伝子解析を行ったところ，気道分泌性ムチンの主成分の一つであるMUC5BをコードするMUC5B遺伝子の発現調整（プロモーター）領域に位置する一塩基多型（single nucleotide polymorphism：SNP）rs35705950がIPFに強く関与していたのである[1]．
- すなわち，MUC5Bプロモーター領域のrs35705950変異型の頻度は，健常対照者において9%であったのに対し，家族性間質性肺炎では34%，孤発性IPFでは38%にそれぞれ認められたのである．
- またこのSNPがヘテロ接合である患者と，ホモ接合である患者の疾患オッズ比はそれぞれ9.0（95% CI 6.2-13.1），21.8（95% CI 5.1-93.5）であった．
- さらにIPF患者肺でのMUC5B遺伝子発現とMUC5B蛋白質の発現が亢進しており，MUC5Bプロモーター遺伝子多型rs35705950とMUC5BがIPFの病態に強く関与している可能性が示されたのである．
- この報告では，健常対照者の約9%が変異型を保有していたということも注目されている．一般に疾患感受性の高い遺伝子変異の発生頻度は低く，発生頻度の高い遺伝子変異は疾患感受性が低いとされるが，本遺伝子多型は疾患感受性が高く，かつ発生頻度も高いため，疾患に与えるインパクトがそれだけ大きくなる．これまでにも，肺サーファクタント遺伝子（*SP-C/SP-A*）やテロメア関連遺伝子（*TERT/TERC*）などが肺線維症との関連を指摘されてきたが，それらの頻度はせいぜい孤発性IPFの1～3%程度であったことと比べると，本遺伝子多型がIPFに与える影響の大きさは明らかである．
- 2011年の報告以来，さまざまな国・地域の疫学研究において遺伝子多型rs35705950とIPFの関連が確認されており，アジアでは変異保有率は低い傾向にあるものの高い疾患感受性は維持されていることが確認されている（**1**）[2]．
- これらの研究結果より，現在ではrs35705950遺伝子多型はIPFにおける最も強力なリスク因子の一つとして位置づけられ，IPFの病態解明や新規薬剤の開発への貢献が期待されている．

MUC5Bとは

- ムチンとは粘液の粘弾性を規定する糖蛋白質であり，膜結合型ムチンと粘液型ムチンに分類される．MUC5BはMUC5ACとともに気道における粘液型ムチンの主成分であり，通常は粘膜下腺より分泌され，上皮を防護的に覆うことで粘膜線毛クリアランスを介して気道中の微細粒子や病原体を除去している．
- 一方で囊胞性線維症，COPD，びまん性汎細気管支炎などではMUC5Bが過剰産生されており，病態の悪化への関与も示唆されている．マウスを用いた実験においてMUC5Bは線毛クリアランスを介した物理的作用だけではなく，炎症性サイトカインIL-23やマクロ

1 rs35705950遺伝子多型とIPFに関するメタアナリシス

国・地域	IPF (n)	対照 (n)	MAF		オッズ比 (95%CI)	p値
			IPF (%)	対照 (%)		
欧米	2,650	5,578	30.4	11.8	3.73 (2.86-4.86)	$<1.0\times10^{-8}$
アジア	209	1,323	3.3	0.8	4.33 (2.19-8.59)	2.6×10^{-6}
total	2,859	6,901	28.2	9.6	3.77 (2.94-4.84)	$<1.0\times10^{-8}$

アジアにおいて健常対照群におけるMAFが低い傾向がみてとれるが,疾患オッズ比は欧米,アジアともに高く,rs35705950遺伝子多型が人種を問わずIPFの重要なリスク因子の一つであることがわかる.
MAF:minor allele frequency.

(Lee MG, Lee YH. Inflamm Res 2015;64:463-70[2] より)

2 rs35705950遺伝子多型と肺疾患表現型

調査項目	対象母集団	変異保有者の臨床的特徴	文献
CT	一般集団	間質性異常陰影をきたしやすい	N Engl J Med 2013;368:2192-200
CT	慢性過敏性肺炎	典型的UIPパターンを呈しやすい	Lancet Respir Med 2017;5:639-47
CT	一般集団およびCOPD	典型的UIPパターンを呈しやすい	Eur Respir J 2017;50:1700537
CT	IPF	典型的UIPパターンを呈しやすい	Chest 2016;149:1215-22
CT+病理	間質性肺炎	典型的UIPパターンを呈しやすい	Chest 2015;147:450-9
予後	COPD	良好	Thorax 2018 Epub ahead of print
予後	家族性間質性肺炎	良好	Respirology 2016;21:712-7
予後	IPF	良好	JAMA 2013;309:2232-9

rs35705950遺伝子変異保有者は,IPFにかかわる胸部異常陰影(間質性異常陰影,典型的UIPパターンなど)を有しやすく,また良好な予後を示す傾向がみられる.

ファージを介した免疫応答にも関与していることが示されており[3],こうした多面的な作用が気道におけるMUC5Bの複雑な役割をもたらしているのかもしれない.

- ムチン遺伝子は比較的大きく遺伝子多型が多いとされるが,*MUC5B*遺伝子は他のムチンに比べてプロモーター領域のVNTR(variable numbers of tandem repeats)が少なくSNPが多いことが知られている.rs35705950と位置は異なるが,*MUC5B*プロモーター領域のSNPとびまん性汎細気管支炎との関連も報告されており[4],同領域のSNPは広く気道疾患と関係しかつその位置に疾患特異性をもっている可能性がある.

rs35705950遺伝子多型とIPF

- 実際にrs35705950とIPFにはどのような関係が知られているのだろうか.ここではIPFに限らず広く肺病変の表現型とrs35705950との関連を**2**にまとめた.

- 検診対象者,慢性過敏性肺炎患者,COPD患者,IPF患者を対象としてCT所見(+病理所見)を検討したところ,変異保有者はそれぞれ間質性肺異常陰影,典型的UIPパターンなどIPFに特徴的な所見を呈しやすかった.また家族性間質性肺炎患者,IPF患者において変異保有者は予後良好であった.

- 変異保有者における「典型的UIPパターン」と「良好な予後」という一見矛盾する事象の並立に関しては今のところ明快な回答は存在しない.しかし日本人のIPF患者はrs35705950変異保有率が低く[5]かつ欧米諸国と比べて急性増悪が多く予後が悪い[6]という傾向はこのパラドックスに合致しており,偶然の産物で

3 rs35705950遺伝子多型が肺線維化をもたらすメカニズム

rs35705950遺伝子変異部分のDNAメチル化と転写因子FOXA2の結合が*MUC5B*遺伝子の発現を亢進させ，細気管支領域特異的に発現が亢進されたMUC5B蛋白質がIPFをもたらすと考えられている．ただしMUC5Bが肺線維化をもたらすメカニズムに関しては現時点では不明である．

はないと思われる．

- パラドックスの原因がMUC5Bの多面的作用によってもたらされるのか，rs35705950が特殊な機能を持ち合わせているのか，IPFの病態形成の多様性によってもたらされるのか，今後の研究課題である．いずれにせよ画像所見・病理所見のみにとどまらず予後にも違いが認められることから，今後IPFがサブタイプ別に分類されていく可能性が考えられる．

rs35705950遺伝子多型とMUC5Bと肺線維化

- rs35705950遺伝子多型がMUC5B，IPFに与える影響とそのメカニズムに関して，筆者らはこれまでに，①rs35705950変異型が*MUC5B*プロモーター活性を介してIPF患者の細気管支領域特異的にMUC5B発現を上昇させること[7]，②同部位のCpGメチル化がIPF，*MUC5B*発現，遺伝子多型に関連していること，③同部位に結合する転写因子FOXA2が*MUC5B*の発現をコントロールしていること[8]，を示した．
- ただし遺伝子多型にかかわらずIPF患者肺では*MUC5B*遺伝子発現は亢進しており，

rs35705950遺伝子多型は*MUC5B*発現のリスク因子の一つにすぎない．さまざまな要因の結果生じた過剰なMUC5Bが肺線維化と関与していると考えられるが，それではMUC5Bがどのように肺線維化に関与するのか，そのメカニズムに関しては推測の域を出ない．現在想定されているメカニズム（3）は，

①細気管支領域における過剰なMUC5Bにより肺再生阻害が生じる

②MUC5Bにより気道中の微粒子，病原体の影響が遷延する

③過剰なMUC5Bにより気道線毛機能が破綻する

④MUC5B過剰産生による小胞体ストレスが増加する

などがあげられるが，その解明には今後さらなる研究成果が待たれる．

今後の展望

- これまで述べてきたように，*MUC5B*プロモーター領域における遺伝子多型rs35705950がMUC5B産生とIPFの病態形成に深く関与していることが繰り返し報告されてきた．そのメカニズムには不明な点がまだ多く残され

> **COLUMN**
>
> **真の意味でのIPF治療薬とは**
>
> 　2000年前後よりIPFに対する免疫抑制薬の治療効果は疑問視されており，IPFの病態形成のメインは炎症反応ではなく，肺傷害に対する創傷治癒過程の破綻ではないかと考えられてきた．ただし実際の臨床の場で免疫抑制薬による治療効果の限界が証明されるには2012年のPANTHER試験[10]の結果を待つ必要があり，その後ピルフェニドン，ニンテダニブといった抗線維化薬の登場により治療選択肢が広がりはしたものの，それでもその治療効果はIPFの病勢進行を遅らせる程度に留まっている．それはおそらく上記の抗線維化薬の効果がIPFの病態形成カスケードの下流に位置しているからであり，真の意味でのIPF治療薬を得るためにはより上流に存在する根源的な原因を追究・解明する必要がある．

ているものの，診断ツール，予後予測ツールとしての有用性は想像に難くない．

- それでは治療ターゲットとしてはどうか？IPFの治療薬の一つとして用いられてきた*N*-acetylcysteineは抗酸化作用とともに去痰作用も有しておりrs35705950遺伝子多型による治療効果の違いが期待されたが，残念ながらその効果は実証されなかった[9]．ただしその研究では経口薬が用いられており，近年は*N*-acetylcysteine吸入薬の効果に関してエビデンスが集積しつつあることから，今後は*N*-acetylcysteine吸入薬によるIPF治療効果の検証結果が待たれる．
- またMUC5Bそのものをターゲットとした創薬も進められており，今後が期待されている．
- 日本人を含めたアジア人はrs35705950変異保有率が低いことから本邦ではあまり注目されていないが，IPFの病態解明・治療法開発においてrs35705950とMUC5Bは今後も重要なキーワードの一つであり続けると考えられる．

（中野　泰）

文献

1) Seibold MA, et al. A common MUC5B promoter polymorphism and pulmonary fibrosis. N Engl J Med 2011；364：1503-12.
2) Lee MG, Lee YH. A meta-analysis examining the association between the MUC5B rs35705950 T/G polymorphism and susceptibility to idiopathic pulmonary fibrosis. Inflamm Res 2015；64：463-70.
3) Roy MG, et al. Muc5b is required for airway defence. Nature 2014；505：412-6.
4) Kamio K, et al. Promoter analysis and aberrant expression of the MUC5B gene in diffuse panbronchiolitis. Am J Respir Crit Care Med 2005；171：949-57.
5) Horimasu Y, et al. MUC5B promoter polymorphism in Japanese patients with idiopathic pulmonary fibrosis. Respirology 2015；20：439-44.
6) Natsuizaka M, et al. Epidemiologic survey of Japanese patients with idiopathic pulmonary fibrosis and investigation of ethnic differences. Am J Respir Crit Care Med 2014；190：773-9.
7) Nakano Y, et al. MUC5B Promoter Variant rs35705950 Affects MUC5B Expression in the Distal Airways in Idiopathic Pulmonary Fibrosis. Am J Respir Crit Care Med 2016；193：464-6.
8) Helling BA, et al. Regulation of MUC5B Expression in Idiopathic Pulmonary Fibrosis. Am J Respir Cell Mol Biol 2017；57：91-9.
9) Oldham JM, et al. TOLLIP, MUC5B, and the Response to N-Acetylcysteine among Individuals with Idiopathic Pulmonary Fibrosis. Am J Respir Crit Care Med 2015；192：1475-82.
10) Idiopathic Pulmonary Fibrosis Clinical Research Network, Raghu G, et al. Prednisone, azathioprine, and N-acetylcysteine for pulmonary fibrosis. N Engl J Med. 2012；366：1968-77.

病因・病態論における基礎研究

mTORと線維芽細胞・肺線維症

mTORとその阻害薬

■mTORについて

- TOR（target of rapamycin）はラパマイシン標的蛋白質として酵母において発見されたセリン/スレオニンプロテインキナーゼである．哺乳類でホモログが見出された後，m（mammalian）TORとよばれていたが，その後多くの生物でTORホモログが同定されたため，HUGO遺伝子命名法委員会（HGNC）により2009年に本遺伝子の公式名が*MTOR*（mechanistic target of rapamycin）と決定された．
- TORは2種類の独立したシグナル複合体を形成し，哺乳類ではmTORC1（mTOR complex 1），mTORC2とよばれている．mTORC1，mTORC2ともそれぞれRaptorやRictorといったさまざまな分子と複合体を形成し，細胞成長，細胞分裂，細胞死といった根本的な生命現象に深く関与している[1,2]．

■ラパマイシンとdual mTOR阻害薬

- ラパマイシン（シロリムス）は1975年にイースター島（ラパヌイ）の土壌から発見された放線菌の一種である*Streptomyces hygroscopics*によって産生されるマクロライド系化合物として発見された．当初は抗真菌薬として開発が進められていたが，シロリムスにカルシニューリン阻害薬と同様に免疫抑制作用が認められたため，腎臓移植時の免疫抑制薬として欧米で使用されている．
- シロリムスはFKBP12（FK506 binding protein 12）と複合体を形成し，それがmTORに結合し阻害作用を発揮する．主にmTORC1活性を阻害することによって，細胞増殖抑制作用を有する．ただしmTORC2の阻害のためには，シロリムスへの長期の曝露が必要である．
- 近年，mTORC1とmTORC2を同時に阻害するMLN0128やpp242などのdual mTOR阻害薬が開発されている．

間質性肺炎治療と線維芽細胞

■間質性肺炎治療の現状

- 間質性肺炎，中でも特発性で最も難治の特発性肺線維症（idiopathic pulmonary fibrosis：IPF）は肺間質の線維化とともに進行性に呼吸機能の低下をきたし，診断後の生存期間の中央値が2.5～3.5年とされる呼吸器難病である．
- 現在，作用機序を異にする抗線維化薬2つ（ピルフェニドン，ニンテダニブ）がIPFに対して使用可能であるが，両薬ともに同程度の肺活量の低下抑制が主たる作用であり，疾患の進行を完全に停止せしめるものではない．肺線維化病態の解明を目指した基礎的研究と，その成果を基盤とした新規薬剤の開発は喫緊の課題であると考えられる．

■特発性肺線維症と肺線維芽細胞

- IPFの病因は現在でも不明であるが，一般的にはさまざまな要因により繰り返される上皮細胞の障害があり，その後の修復機転に異常をきたしているとの理解がある．その中心的な役割を果たしているエフェクター細胞が線維芽細胞である．
- 線維芽細胞はコラーゲンをはじめとした細胞外基質（extracellular matrix：ECM）を産生し，線維化の進展に関与する．その起源にはさまざまな議論があるが，もともと存在する

residentの線維芽細胞，骨髄由来線維細胞（fibrocyte），上皮細胞による上皮間葉転換（epithelial-mesenchymal transition：EMT）などが推定されている．さらに近年，血管周皮細胞（pericyte）も起源として注目されている．

mTORと呼吸器疾患

mTORと肺リンパ脈管筋腫症

- 呼吸器疾患でmTOR阻害薬が臨床応用されているのは，リンパ脈管筋腫症（lymphangioleiomyomatosis：LAM）である．LAMは妊娠可能な年齢の女性に好発する囊胞性肺疾患であるが，異常な平滑筋様細胞（LAM細胞）が肺，リンパ節（縦隔，後腹膜腔，骨盤腔など）で増殖する腫瘍性疾患である．
- LAMでは*TSC1*または*TSC2*遺伝子の変異によりmTOR活性が過剰になることより，mTOR阻害薬がLAMの治療薬となることが証明された[3]．わが国においても，mTOR阻害薬であるシロリムス（ラパリムス®）がLAMの治療薬として2014年に認可されている．

mTORと肺線維症 ―基礎的研究からの知見

- mTORC1阻害薬であるラパマイシンは，マウスにおけるブレオマイシン（bleomycin：BLM）誘発肺線維症を改善しなかった．
- 一方，mTORC1，mTORC2を同時に抑制するdual mTOR inhibitorはマウスBLM誘発肺線維症を有意に抑制したことから，肺線維化病態ではmTORC2の関与が示唆された[4]．

mTORと肺線維症 ―臨床試験からの知見

- IPF患者を対象としたmTORC1阻害薬であるエベロリムスを用いた試験では，3年間のフォローアップ期間，エベロリムス投与群でかえって急速な疾患の進行がみられた[5]．
- この理由は不明であるが，*in vitro*ではmTORC1阻害薬の長期曝露でmTORC2が活性化されることから，その下流に推定される線維化シグナルの増強なども関連しているのかもしれない．

mTORC2シグナルと線維化への関与

SPARCについて

- SPARC（secreted protein acidic and rich in cysteine）はmatricellular proteinであり，TGFβ1によるmTORC2の活性化により発現し，細胞外に分泌される[6]．分泌されたSPARCはコラーゲンなどのECMと結合し，ECMのassemblyやturnoverなどに関与するが，SPARCのない状態ではコラーゲンの重合不全をきたす（**1**）．
- 動物モデルでは，SPARCの阻害により線維化が軽減されることが報告されている．またChangらは，IPF患者由来の線維芽細胞では，SPARCの発現が亢進していることを報告している[7]．

内因性のmTORC2阻害蛋白XPLNとmTORC2シグナルへの影響

- exchange factor found in platelets, leukemic, and neuronal tissues（XPLN）はmTORC2を特異的に抑制する内因性のペプチドとして最近報告された[8]．
- mTORC2に特異的な阻害薬がない現状では，XPLNのような内因性の阻害因子を利用することによりmTORC2の働きを検討することは有用な手段と考えられる．
- 肺線維芽細胞株を用いた筆者らの検討では，small interfering RNAによるXPLNのノックダウンで，AKTのリン酸化とともに，SPARCのmRNA（**2**a）および蛋白（**2**b）の増加が確認された[9]．siXPLNによるSPARCの増加はラパマイシンでは抑制されず，dual mTOR inhibitorであるpp242で抑制されることから，この経路におけるmTORC2の関与が確認される（**2**c）．SPARCはTGFβ1により誘導されるが，TGFβ1によりXPLNの発現は抑制され，Smad経路の関与が示唆

1 SPARCの働き

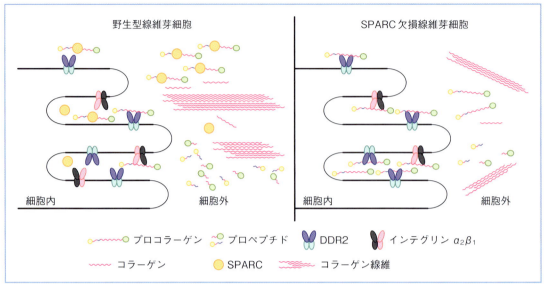

(Trombetta-Esilva J, Bradshaw AD. Open Rheumatol J 2012；6：146-55[6]より)

2 XPLNとmTORC2シグナルへの影響

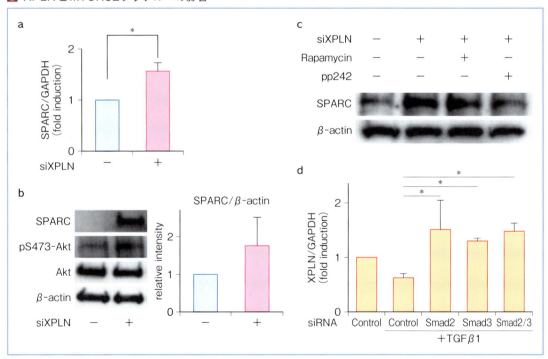

(Kamio K, et al. Pulm Pharmacol Ther 2017；44：61-9[9]より改変)

された(2d). さらにXPLNのノックダウンでは, H_2O_2の増加が確認された(3a). 以上の結果を3bに示す[9].

3 XPLNのノックダウンによる線維化シグナルへの影響

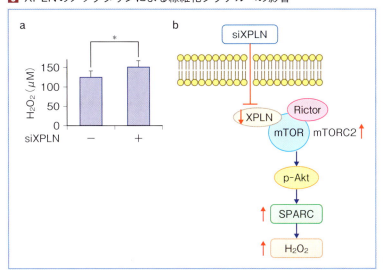

(Kamio K, et al. Pulm Pharmacol Ther 2017；44：61-9[9]）より改変）

4 HDACiによるXPLN発現への影響

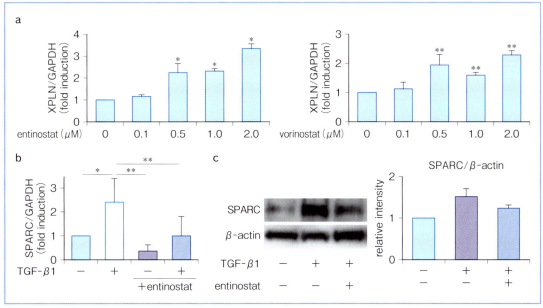

(Kamio K, et al. Pulm Pharmacol Ther 2017；44：61-9[9]）より改変）

■ HDAC inhibitor（HDACi）による mTORC2-SPARC経路の制御

- 単球系の細胞株であるU937において，HDACiであるMS275がXPLNの発現を誘導することが報告されている[10]．
- 筆者らはHDACiであるMS275（entinostat）とSAHA（vorinostat）を用いて肺線維芽細胞株におけるXPLNの発現への影響を検討したところ，entinostatとvorinostatは濃度依存性にXPLNの発現を有意に増加させた（4a）．entinostatで前処理した線維芽細胞にTGFβ1を作用させたところ，SPARCの

発現は無処理群に比べてmRNA(**4**b)，蛋白レベル(**4**c)ともに抑制された[9]．
- HDACiは抗腫瘍薬としてすでに臨床応用されており，筆者らの検討で使用した濃度は経口投与された際の血中濃度と同程度のものである．HDACiはBLM誘発肺線維症モデルマウスの線維化を抑制することも報告されているが[11]，HDACiによるmTORC2抑制が線維化抑制メカニズムの一つである可能性があり，IPFに対する臨床応用の可能性が模索される．

（神尾孝一郎）

文 献

1) Foster DA, Toschi A. Targeting mTOR with rapamycin：one dose does not fit all. Cell Cycle 2009；8：1026-9.
2) Laplante M, Sabatini DM. mTOR signaling at a glance. J Cell Sci 2009；122：3589-94.
3) McCormack FX, et al. Efficacy and safety of sirolimus in lymphangioleiomyomatosis. N Engl J Med 2011；364：1595-606.
4) Chang W, et al. A critical role for the mTORC2 pathway in lung fibrosis. PLoS One 2014；9：e106155.
5) Malouf MA, et al. An investigator-driven study of everolimus in surgical lung biopsy confirmed idiopathic pulmonary fibrosis. Respirology 2011；16：776-83.
6) Trombetta-Esilva J, Bradshaw AD. The Function of SPARC as a Mediator of Fibrosis. Open Rheumatol J 2012；6：146-55.
7) Chang W, et al. SPARC suppresses apoptosis of idiopathic pulmonary fibrosis fibroblasts through constitutive activation of beta-catenin. J Biol Chem 2010；285：8196-206.
8) Khanna N, et al. XPLN is an endogenous inhibitor of mTORC2. Proc Natl Acad Sci U S A. 2013；110：15979-84.
9) Kamio K, et al. XPLN is modulated by HDAC inhibitors and negatively regulates SPARC expression by targeting mTORC2 in human lung fibroblasts. Pulm Pharmacol Ther 2017；44：61-9.
10) D'Amato L, et al. ARHGEF3 controls HDACi-induced differentiation via RhoA-dependent pathways in acute myeloid leukemias. Epigenetics 2015；10：6-18.
11) Sanders YY, et al. Histone deacetylase inhibition promotes fibroblast apoptosis and ameliorates pulmonary fibrosis in mice. Eur Respir J 2014；43：1448-58.

病因・病態論における基礎研究

小胞体ストレスと線維化

小胞体，小胞体ストレス，小胞体ストレス応答

■蛋白質合成と小胞体
- 真核生物で合成される蛋白質は大きく2種類に分けられる（**1**a）．一つは細胞質酵素や核・ミトコンドリアなどの細胞内小器官で機能する蛋白質であり，もう一つは分泌型および膜貫通型として機能する蛋白質である．
- 細胞内小器官や細胞質内で機能する蛋白質は細胞質に散在する形で存在する遊離ポリリボソームで合成されて，その後拡散する形で目的器官に移動して機能する．
- 一方，分泌型および膜貫通型蛋白質は小胞体に結合する膜結合型リボソームで合成されて，次に粗面小胞体に運ばれる．リボソームにおいて作られた分泌型および膜貫通型蛋白質が正常に機能するように，小胞体では分子シャペロンなどによって折りたたみ立体構造形成が行われる（protein folding）．適切な立体構造をとった蛋白質はGolgi体に移送されて化学修飾を受けて成熟した後に，細胞膜・細胞外で機能する．

■小胞体ストレス
- 小胞体による適切な折りたたみプロセスが完了するまではGolgi体に移送されない．機能的に未成熟な構造異常の不良蛋白質（unfolded protein）が小胞体に蓄積される状態が「小胞体ストレス」とよばれる[1]．
- 小胞体における折りたたみプロセスが阻害される要因として，①低酸素，低グルコース，カルシウム濃度変化などの細胞をとりまく環境変化，②処理できる容量を上回るほどの大量の蛋白質が合成される状況，そして，③遺伝子変異によって蛋白質が折りたたまれにくいアミノ酸変異，などが小胞体ストレスの誘因となる．小胞体ストレスの持続は，その細胞に後述するさまざまな状況をもたらす．

■小胞体ストレス応答（UPR）
- 細胞には小胞体ストレスに適応するために，小胞体ストレス応答（unfolded protein response：UPR）とよばれるシステムが備わっている[1]（**1**b）．
- UPRには，①mRNAからの蛋白翻訳指示を抑制して新たな蛋白質が小胞体内に輸送されないようにする，②折りたたみプロセスに重要な分子シャペロンの発現誘導をもたらし折りたたみ機能を亢進させる，③折りたたみされない過剰な未成熟蛋白質を小胞体から細胞質へ排出して，サイトゾルでユビキチン化処理後に26Sプロテアソームによって蛋白質分解する．

■小胞体ストレスとオートファジー
- オートファジー（autophagy）は，ユビキチン・プロテアソーム系と並んで真核細胞に備わっている主要な細胞内蛋白質分解機序の一つである[2]（**1**b）．
- 細胞内小器官や細胞質に排出された蛋白質を自食胞（autophagosome）で包み込み，これがリソソームと膜融合して各種プロテアーゼなどを含む加水分解系酵素によって分解処理する．
- なんらかの因子によってオートファジーの機能が低下して未成熟な蛋白質の分解が低下すると小胞体にかかるストレスが増大して，結果として小胞体内での蛋白処理能力低下のために細胞死に至る．

1 蛋白合成と小胞体ストレス

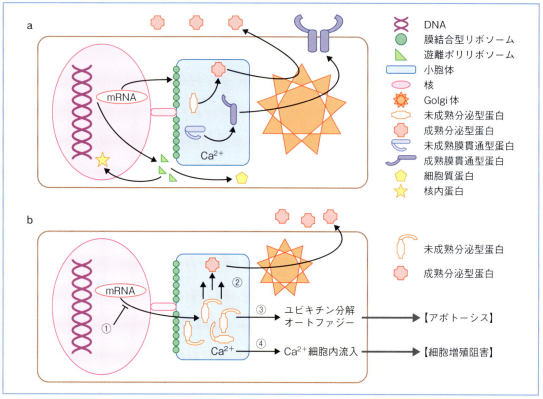

a. 分泌型および膜貫通型蛋白質の合成と成熟過程
b. 小胞体ストレスと小胞体ストレス応答
小胞体ストレス応答の様式：①mRNAからの蛋白翻訳指示を抑制して新たな蛋白質が小胞体内に輸送されないようにする，②折りたたみプロセスに重要な分子シャペロンの発現誘導をもたらし折りたたみ機能を亢進させる，③折りたたみされない過剰な未成熟蛋白質を小胞体から細胞質へ排出し，サイトゾルでユビキチン化処理後に26Sプロテアソームによって蛋白質分解する処理とオートファジーの処理がある．④Ca^{2+}の細胞内流出．細胞の処理能力を超えるとアポトーシスが誘導される．

小胞体ストレスと細胞傷害

■ 小胞体ストレスとアポトーシス

- ①UPRによっても解消されない過度の小胞体ストレスを細胞が受けた場合，②プロテアソーム経路とオートファジー経路によって処理される蛋白分解が阻害される場合，細胞死に至る[1,2]（1 b）．
- この際，小胞体内腔の拡張に引き続いてミトコンドリアの形態変化が起こり，チトクロームcの放出，カスパーゼ3の活性化などが観察されてTUNEL陽性の核断片化が誘導されることから，この細胞死の機序はアポトーシスであると考えられている．

■ 小胞体ストレスと炎症

- 小胞体ストレスが生じると小胞体ストレスセンサーであるIRE-1αがリン酸化されてNF-κB，p38，JNKなどの炎症系活性化シグナルの亢進がもたらされて，炎症誘導が起こる[3]．一方，小胞体ストレスと炎症の進展との関連性について多くの疾患において一様ではない．

■ 小胞体ストレスとCaシグナル

- 小胞体は細胞内におけるCa^{2+}の貯蔵器官である一方，細胞質やミトコンドリア内ではCa濃度は低値に保たれていて，Ca濃度の変化によって適切なシグナル伝達がなされる仕組みになっている．

- 小胞体での蛋白質の折りたたみ能力が低減して異常蛋白質が蓄積するなど小胞体に過度にストレスがかかると，Ca^{2+}の細胞内放出が引き起こされてそれがミトコンドリアへ受け渡されてアポトーシスが誘導される[4]．
- 一方，小胞体に局在するCa^{2+}を細胞質内へ放出するIP3受容体が機能低下することによってアポトーシスが誘導される報告もなされている[5]．

■アポトーシスと細胞極性消失

- 肺上皮細胞は単層配列によって気腔を形成している．各細胞には細胞極性とよばれる細胞膜上に機能蛋白特異的局在を形成する[6]．気腔に面する側（apical site）は細胞外からの刺激を受容する役割の機能蛋白が集中的に発現して効果的に刺激を細胞内に伝える．細胞間接着・細胞基底膜接着側（baso-lateral site）は隣接する細胞や細胞外基質（ECM）と直接結合している（ **2** a）．
- 細胞極性を保っているあいだ，組織修復をもたらすために重要な分子tissue growth factor β（TGFβ）の受容体（TGFβR）は，apical siteからbaso-lateral siteに移動して不要なTGFβ刺激伝達を遮断している[7]（ **2** b）．
- 組織傷害などにより上皮細胞の脱落が生じると残った上皮細胞は細胞極性を失い，E-cadherinをはじめとする細胞間接着分子複合体の膜局在が失われるとともに，TGFβ受容体は細胞膜全体に再配置してTGFβ刺激を効率的に伝達するようになる[7]．その結果，細胞外基質の産生亢進がもたらされて組織修復が促進される．上皮間葉移行（epithelial-mesenchymal transition：EMT）の本質は，上皮細胞における細胞間接着分子の膜局在消失とそれに伴う過剰なECM産生が病態にかかわる現象である[8]（ **2** c）．

小胞体ストレスと肺線維症を含む特発性間質性肺炎

- 特発性肺線維症（idiopathic pulmonary fibrosis：IPF）は，進行性で予後不良な特発性間質性肺炎（idiopathic interstitial pneumonitis：IIPs）の臨床病型の一つとされている．IPF症例の中に2〜20％の頻度で家族性間質性肺炎（FIP）が含まれているという報告がなされている[9]．

■FIPと分泌型蛋白であるサーファクタント蛋白（SFTP）の遺伝子変異

- 最初にFIPと小胞体ストレスの関連性の関与が指摘されたのは，肺胞構造の維持に重要とされる分泌型蛋白であるサーファクタント蛋白C（surfactant protein C：SFTP-C）の家族内遺伝子変異の検討に関する報告からである[10, 11]．
- この報告では*SP-C*遺伝子のエクソン4の欠損が示された（Δexon4-SFTP）．また，FIP症例の中でSP-C蛋白の188位置での1アミノ酸置換が生じる*SP-C*遺伝子変異（L188Q-SFTP）が報告された．その後さまざまなSFTPにおける遺伝子変異が報告された．

■SFTPの遺伝子変異と肺胞上皮傷害

- 分泌型蛋白であるSFTPの遺伝子異常による肺胞上皮細胞を含む肺傷害への影響が検討されている[9]．
- Δexon4-SFTPおよびL188Q-SFTPの遺伝子発現導入をもたらした肺胞上皮細胞は，小胞体ストレスを伴う細胞死の増加を示した．また，その細胞死がアポトーシスを介した機序であることも確認された．SFTP-Cのプロモーター下でΔexon4-SFTPを発現するトランスジェニックマウスは肺の発育不全を示して胎生致死に至った．
- そこで，薬剤誘導性上皮細胞特異的にL188Q-SFTPを発現するマウスを利用した肺線維症モデルの解析が示された．薬剤誘導性L188Q-SFTP発現誘導では肺線維症の自然発症は観察されなかったが，ブレオマイシンの単独投与よりも強く肺線維症と上皮細胞のアポトーシスが誘導された．未成熟なSFTP過剰産生状態のもと，ブレオマイシン

2 細胞極性と線維化誘導

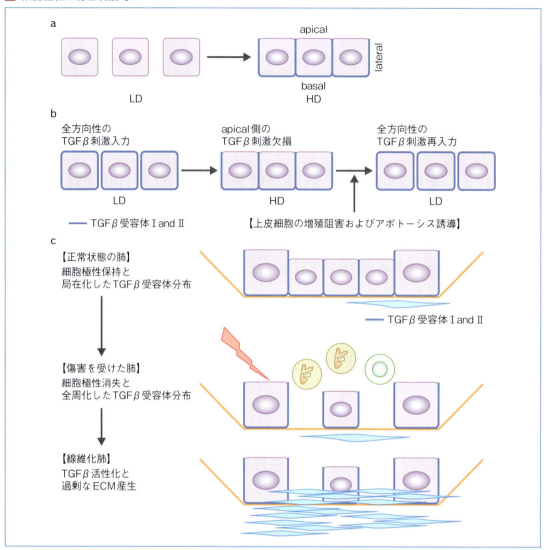

a. 細胞極性．LD：細胞低密度，HD：細胞高密度．
b. 細胞極性とTGFβ受容体ⅠおよびⅡの細胞内局在変化．
c. 上皮細胞傷害による細胞極性消失と組織修復・線維化．

によって誘導される蛋白産生が加わるために蛋白成熟化機構の破綻がもたらされて上皮細胞のアポトーシスが誘導されたと考えられる．その結果，線維化の増強が起こったと推察された[9]．

■ 小胞体ストレスとマウス肺線維症モデル

- 明らかなSFTPの遺伝子変異を示さない特発性肺線維症症例での小胞体ストレスの状況が評価された[12]．線維化病変の辺縁に局在する上皮細胞は小胞体ストレスマーカーの発現亢進が観察されて，その細胞ではアポトーシスシグナル亢進も合わせて観察された．マウス実験モデルの結果と合わせて，小胞体ストレスが線維化誘導に関与していることが推察された．

■ 老化と小胞体ストレスと線維化

- 特発性肺線維症は，喫煙歴のある高齢男性に発症頻度が高い[13]．高齢化が進むと細胞レベ

ルでも老化が顕著になる．老化細胞はアポトーシスなどで排除されるが，近年さまざまな外的要因に対する表現型として，細胞老化（replicative senescence）という増殖休止を伴いアポトーシス抵抗性の表現型をとることが明らかになってきた[2]．
- さらに細胞老化を示す細胞は，さまざまな成長因子やサイトカインの遺伝子発現亢進などのSASP（senescence-associated secretory phenotype）という特徴を有して，外的要因に対応することも明らかになった[14]．これらのSASPを伴う細胞老化は，過剰な蛋白合成をもたらし小胞体ストレスを誘導してアポトーシスを誘導するため，線維化の悪化をもたらす一因になりうる．

まとめ

- 小胞体ストレスと線維化について概説した．肺線維症が高齢者に多いことの背景を基礎的観点から観察すると，合理的な機序を垣間みることができる．細胞老化や慢性的な外的要因により，細胞膜・細胞外分泌型蛋白が過剰に産生されるとともに蛋白処理の劣化が起こりうる．小胞体ストレス応答で対応できる能力を超えた際にアポトーシスが誘導される．その経過の中で過剰な刺激にさらされることがあると線維化の進展につながる契機になる．
- 今後は，これらを回避するような治療戦略が構築されて，実際の治療につながることを期待したい．

（橋本直純）

文 献

1) Wang M, Kaufman RJ. Protein misfolding in the endoplasmic reticulum as a conduit to human disease. Nature 2016；529：326-35.
2) Rubinsztein DC, et al. Autophagy and aging. Cell 2011；146：682-95.
3) Zhang K, Kaufman RJ. From endoplasmic-reticulum stress to the inflammatory response. Nature 2008；454：455-62.
4) Orrenius S, et al. Regulation of cell death：the calcium-apoptosis link. Nat Rev Mol Cell Biol 2003；4：552-65.
5) Higo T, et al. Mechanism of ER stress-induced brain damage by IP(3) receptor. Neuron 2010；68：865-78.
6) Martin-Belmonte F, Perez-Moreno M. Epithelial cell polarity, stem cells and cancer. Nat Rev Cancer 2011；12：23-38.
7) Nallet-Staub F, et al. Cell density sensing alters TGF-β signaling in a cell-type-specific manner, independent from Hippo pathway activation. Dev Cell 2015；32：640-51.
8) Lamouille S, et al. Molecular mechanisms of epithelial-mesenchymal transition. Nat Rev Mol Cell Biol 2014；15：178-96.
9) Tanjore H, et al. Emerging evidence for endoplasmic reticulum stress in the pathogenesis of idiopathic pulmonary fibrosis. Am J Physiol Lung Cell Mol Physiol 2012；302：L721-9.
10) Nogee LM, et al. A mutation in the surfactant protein C gene associated with familial interstitial lung disease. N Engl J Med 2001；344：573-9.
11) Thomas AQ, et al. Heterozygosity for a surfactant protein C gene mutation associated with usual interstitial pneumonitis and cellular nonspecific interstitial pneumonitis in one kindred. Am J Respir Crit Care Med 2002；165：1322-8.
12) Lawson WE, et al. Endoplasmic reticulum stress in alveolar epithelial cells is prominent in IPF：association with altered surfactant protein processing and herpesvirus infection. Am J Physiol Lung Cell Mol Physiol 2008；294：L1119-26.
13) Natsuizaka M, et al. Epidemiologic survey of Japanese patients with idiopathic pulmonary fibrosis and investigation of ethnic differences. Am J Respir Crit Care Med 2014；190：773-9.
14) van Deursen JM. The role of senescent cells in ageing. Nature 2014；509：439-46.

診断の進め方

3章

診断の進め方

基本的診断アルゴリズム

びまん性肺疾患と間質性肺炎・肺線維症

- びまん性肺疾患(diffuse parenchymal lung disease:DPLD)は,両側肺野に病変が広がるさまざまな肺疾患の総称で,病因や病態は多岐にわたる(**1**)[1].
- 間質性肺炎・肺線維症は,びまん性肺疾患に分類される疾患群で,肺間質を炎症や線維化病変の基本的な場とする.

1 びまん性肺疾患の種類

特発性間質性肺炎(IIPs)
- 特発性肺線維症(IPF)
- 非特異性間質性肺炎(NSIP)
- 急性間質性肺炎(AIP)
- 特発性器質化肺炎(COP)
- 剝離性間質性肺炎(DIP)
- 呼吸細気管支炎を伴う間質性肺疾患(RB-ILD)
- リンパ球性間質性肺炎(LIP)

IIPs以外の原因不明疾患
- サルコイドーシス
- 慢性好酸球性肺炎
- 急性好酸球性肺炎
- リンパ脈管筋腫症(LAM)
- 肺胞蛋白症
- Hermansky-Pudlak症候群
- 肺Langerhans細胞組織球症
- 鉄肺症
- アミロイドーシス
- 肺胞微石症

職業・環境性肺疾患
- 過敏性肺炎(夏型過敏性肺炎,農夫肺,鳥飼病,ほか)
- じん肺(珪肺,石綿肺,慢性ベリリウム肺,アルミニウム肺,超硬合金肺,ほか)

膠原病および関連疾患
- 関節リウマチ
- 多発性筋炎/皮膚筋炎(PM/DM)
- 全身性エリテマトーデス(SLE)
- 強皮症(全身性硬化症)
- 混合性結合組織病
- Sjögren症候群
- Behçet病
- 多発血管炎性肉芽腫症(Wegener肉芽腫症)
- 結節性多発動脈炎
- 顕微鏡的多発血管炎
- 好酸球性多発血管炎性肉芽腫症(Churg-Strauss症候群)
- ANCA関連肺疾患

医原性肺疾患
- 薬剤性肺炎(抗生物質,抗菌薬,ニトロフラントイン,抗不整脈薬,消炎薬,金製剤,ペニシラミン,インターフェロン,小柴胡湯,抗腫瘍薬,パラコート,ほか)
- 放射線肺炎
- 酸素中毒
- ほか

腫瘍性肺疾患
- 細気管支肺胞上皮癌
- 癌性リンパ管症
- 癌血行性肺転移
- 悪性リンパ腫
- Castleman病
- リンパ腫様肉芽腫症
- Kaposi肉腫

感染性肺疾患
- 細菌性肺炎
- ウイルス性肺炎
- ニューモシスチス肺炎
- クラミジア肺炎
- マイコプラズマ肺炎
- レジオネラ肺炎
- 粟粒結核
- 肺真菌症

気道系が関与する肺疾患
- びまん性汎細気管支炎
- immotile cilia症候群
- 囊胞性肺線維症(cystic fibrosis)

その他のびまん性肺疾患
- 心原性肺水腫
- 急性呼吸促迫症候群(ARDS)
- 高地肺水腫
- HIV関連肺疾患
- HTLV-1関連肺疾患
- IgG4関連肺疾患

(「日本呼吸器学会びまん性肺疾患診断・治療ガイドライン作成委員会編:特発性間質性肺炎診断と治療の手引き,改訂第3版,p.1,2016,南江堂」より許諾を得て転載)

2 IPFの診断アルゴリズム

```
            ┌──────────────┐
            │   IPF疑い    │
            └──────┬───────┘
                   │
            ┌──────▼─────────────┐    あり
            │ ILDの特定可能な原因？├──────────┐
            └──────┬─────────────┘          │
                   │ なし                    │
            ┌──────▼───────┐                 │
            │     HRCT     │                 │
            └──┬──────┬────┘                 │
   UIP (6を参照)│      │possible UIP          │
               │      │inconsistent with UIP (6を参照)
               │   ┌──▼────────┐  UIPでない  │
               │   │ 外科的肺生検 ├──────────┤
               │   └──┬────────┘              │
               │      │ UIP                   │
               │      │ probable UIP / possible UIP
               │      │ non-classifiable      │
               │   ┌──▼──┐                    │
               │   │ MDD │                    │
               │   └──┬──┘                    │
         ┌─────▼──┐ ┌─▼──────────────────┐ ┌──▼──────┐
         │  IPF   │ │p.182の9に従ってIPF/not IPF│ │ not IPF │
         └────────┘ └──────────────────────┘ └─────────┘
```

IPF：特発性肺線維症，ILD：間質性肺疾患，HRCT：高分解能CT，UIP：通常型間質性肺炎．

(Raghu G, et al. Am J Respir Crit Care Med 2011：183：788-824[3] より)

- 原因を特定できる間質性肺炎（膠原病，じん肺，過敏性肺炎，薬剤性など）と現時点では原因を特定できない間質性肺炎（特発性間質性肺炎 idiopathic interstitial pneumonias：IIPs）に2大別される．

- IIPsは2013年に発表された改訂国際集学的分類[2]で，以下のように分類されている．

  6つの「主要なIIPs」
  - 特発性肺線維症（idiopathic pulmonary fibrosis：IPF）
  - 非特異性間質性肺炎（nonspecific interstitial pneumonia：NSIP）
  - 剝離性間質性肺炎（desquamative interstitial pneumonia：DIP）
  - 呼吸細気管支炎を伴う間質性肺炎（respiratory bronchiolitis-associated interstitial lung disease：RB-ILD）
  - 特発性器質化肺炎（cryptogenic organizing pneumonia：COP）
  - 急性間質性肺炎（acute interstitial pneumonia：AIP）

  2つの「まれなIIPs」
  - リンパ球性間質性肺炎（lymphocytic interstitial pneumonia：LIP）
  - pleuroparenchymal fibroelastosis（PPFE）

  分類不能型（unclassifiable）IIPs

- IIPsに関する正確な理解を図り，臨床現場での意思決定を支援する解説書として，日本呼吸器学会および厚生労働科学研究びまん性肺疾患に関する調査研究班から『特発性間質性肺炎診断と治療の手引き，改訂第3版』[1]が出版されている．

- 現時点でのIPFの診断は，特発性肺線維症：科学的根拠に基づく診断および管理ガイドライン（ATS/ERS/JRS/ALAT）[3]に記述されている診断基準および診断アルゴリズム（2）に基づいて行われるが，現在，診断基準の改訂作業が行われている．

3 IIPsの鑑別疾患

疾患名	関連する疾患，職業，抗原など
膠原病	関節リウマチ，強皮症，皮膚筋炎/多発性筋炎，全身性エリテマトーデス，Sjögren症候群，混合性結合組織病，ANCA関連血管炎（顕微鏡的多発血管炎）など
急性および慢性過敏性肺炎	家屋（夏型過敏性肺炎），鳥飼育（鳥飼病），農作業（農夫肺），塗装業（イソシアネート過敏性肺炎），キノコ栽培（キノコ肺）など
じん肺	鉱山業，トンネル作業など（珪肺など），断熱・絶縁作業，電気工事，配管工事，解体業など（石綿肺），溶接業（溶接工肺）金属ヒューム吸入，金属研磨（超合金肺），ベリリウム（慢性ベリリウム肺）など
薬剤性肺炎	
感染症	細菌性肺炎，ウイルス性肺炎，ニューモシスチス肺炎など
その他	急性および慢性好酸球性肺炎，サルコイドーシス，肺Langerhans細胞組織球症，リンパ脈管筋腫症（LAM），肺胞蛋白症など

（「日本呼吸器学会びまん性肺疾患診断・治療ガイドライン作成委員会編：特発性間質性肺炎診断と治療の手引き，改訂第3版，p.37，2016，南江堂」より許諾を得て転載）

診断へのアプローチ

- 間質性肺炎・肺線維症の診断は，臨床像（発症経過，臨床症状，身体所見），一般検査（胸部X線写真，高分解能CT〈high resolution CT：HRCT〉，血液検査，呼吸機能検査），特殊検査（気管支肺胞洗浄，経気管支肺生検，外科的〈胸腔鏡下〉肺生検〈surgical lung biopsy：SLB〉）により行われる[1]．
- 画像検査，呼吸機能検査，血液検査（血清バイオマーカー），気管支鏡検査，外科的肺生検のポイントは別項に譲るが，上記のアプローチにより原因を特定できる間質性肺炎・肺線維症の可能性について，まず検討する．
- 3 にIIPsの鑑別疾患を示す[1]．IIPsは現時点で原因不明の間質性肺炎であり，原因が明らかな，または全身性疾患に伴う多くのびまん性肺疾患が鑑別すべき疾患となる．
- 4 にかかりつけ医の間質性肺炎診療のためのフローチャートを示す[1]．間質性肺炎・肺線維症の早期発見には，かかりつけ医との緊密な病診連携が不可欠である．
- 詳細な問診と身体診察により，重要な情報を得たのち，胸部X線撮影や血液検査（間質性肺炎の血清マーカーや自己抗体など）を施行し，間質性肺炎・肺線維症である可能性を探索する．
- 間質性肺炎・肺線維症の主要症状は呼吸困難と乾性咳嗽であるが，慢性経過の間質性肺炎・肺線維症では呼吸困難は病初期や安静時には自覚しないことが多い．
- 間質性肺炎・肺線維症の発症様式（急性，亜急性，慢性）や臨床経過を詳細に確認することも重要である．発症様式や臨床経過からみた鑑別すべき疾患を 5 に示す[4]．
- 問診では喫煙歴とともに，既往歴や合併症では膠原病，悪性腫瘍，気管支喘息，感染症（HIVやHTLV-1など）などの有無，職業歴・生活環境ではアスベストなどの粉じん曝露，自宅の日当たりや腐木の有無（カビの曝露），鳥類との濃厚接触歴，羽毛布団の使用状況，薬物使用歴では市販薬や健康食品を含めた常用薬物の使用歴などを確認する．
- 家族歴では，間質性肺炎の親族内発症の有無について確認する．
- 身体所見では，fine cracklesとばち指が最も重要な所見である．また，膠原病を示唆する皮疹・口腔粘膜所見や関節所見，筋痛や筋力低下の有無とともに表在リンパ節腫脹や眼・鼻・副鼻腔所見などの所見の有無も必ずチェックすべきである．その際には，膠原病専門医をはじめとする他科領域の専門医との

4 間質性肺炎診療のためのフローチャート

```
かかりつけ医 ← 詳細な問診, 身体所見 | 胸部X線 | 血液検査
                    ↓
          びまん性肺疾患(間質性肺炎)の疑い
                    ↓
                   HRCT
                    ↓
                呼吸機能検査
                    ↓
        無症状であっても発見時に紹介することが望ましい
                    ↓
        呼吸器専門医(診断と定期的評価:3~6か月)
                    ↓
              安定期
              急性,亜急性期
```

(「日本呼吸器学会びまん性肺疾患診断・治療ガイドライン作成委員会編:特発性間質性肺炎診断と治療の手引き,改訂第3版,p.132,2016,南江堂」より許諾を得て転載)
HRCT:高分解能CT.

- 連携が不可欠である.
- 『特発性間質性肺炎診断と治療の手引き,改訂第3版』[1]で新たに提案されたIPF診断のフローチャートが「特発性肺線維症(IPF)」の 4 (p.179)に示されている.
- IPFの診断においては,HRCT診断とSLBによる病理診断が重要な役割を果たす.
- 6 に国際ガイドラインにおけるHRCT判断基準を示す[3].
- UIP(usual interstitial pneumonia) patternのHRCT判断基準は,①胸膜直下優位な分布,②網状影,③蜂巣肺(牽引性気管支拡張を伴う場合も伴わない場合も),④inconsistent with UIP patternの7つの項目がない,のすべてを満たす場合である.
- 種々の検査を行っても確定診断に至らない場合もあり,近年IPFの診断には,臨床医,画像診断医,病理医による集学的検討(multi-disciplinary discussion:MDD)が重要視されており[1,3],すべての間質性肺炎・肺線維

5 発症様式および臨床経過からみたびまん性肺疾患

急性(1か月以内)	
感染性肺疾患	急性呼吸促迫症候群
急性間質性肺炎	心原性肺水腫
特発性器質化肺炎	過敏性肺炎
急性好酸球性肺炎	膠原病(皮膚筋炎:CADM)
薬剤性肺炎	(特発性肺線維症急性増悪)
亜急性(1~3か月)	
非特異性間質性肺炎	特発性器質化肺炎
過敏性肺炎	慢性好酸球性肺炎
薬剤性肺炎	膠原病
肺胞出血	癌性リンパ管症
慢性(3か月以上)	
特発性肺線維症	非特異性間質性肺炎
慢性過敏性肺炎	膠原病
サルコイドーシス	じん肺
薬剤性肺炎	腫瘍性肺疾患

CADM:clinically amyopathic dermatomyositis.
(坂東政司.内科 2016;117:179-83[4] より)

症の診断においても可能な限り実施すべきである.

6 IPFガイドラインにおけるHRCT判断基準

UIP pattern (4つをすべて満たすこと)	possible UIP pattern (3つをすべて満たすこと)	inconsistent with UIP pattern (7つのどれがあっても)
・胸膜直下優位な分布 ・網状影 ・蜂巣肺(牽引性気管支拡張を伴う場合も,ない場合も) ・inconsistent with UIP patternの7つの項目がない	・胸膜直下優位な分布 ・網状影 ・inconsistent with UIP patternの7つの項目がない	・上・中肺野優位 ・気管支血管束周囲に優位 ・広範なすりガラス影(網状影より広い) ・多数の微小結節(両側性,上葉優位) ・孤発囊胞(多数,両側性,蜂巣肺より離れた場所) ・びまん性mosaic濃度/air-trapping(両側性,3葉以上) ・区域性浸潤影

(「日本呼吸器学会びまん性肺疾患診断・治療ガイドライン作成委員会編:特発性間質性肺炎診断と治療の手引き,改訂第3版,p.49, 2016, 南江堂」より許諾を得て転載)

- HRCT所見で典型的なUIP patternを示す場合には,確定診断にSLBは必要でない.しかし,MDD-Dを行い,UIP patternを示す二次性間質性肺炎・肺線維症(慢性過敏性肺炎や膠原病関連の間質性肺炎など)の可能性について,常に再確認することが重要である.
- SLBを施行した場合には,HRCT所見とSLB所見の組み合わせでIPFの診断を行う(「特発性肺線維症(IPF)」の 9 (p.182))[3].
- MDD-Cは,UIP patternのHRCT所見を認めない場合で,諸事情によりSLBが実施困難な場合が想定されるが,現時点での国際的な診断基準[3]ではIPFと診断はできない.しかし,一部のIPF症例ではUIP patternのHRCT所見を示さないこともあり[5],実地臨床では定期的なHRCTや呼吸機能検査において進行性・非可逆性の疾患進行を認めた際には,IPFと臨床診断するケースも想定される.
- 今後,possible UIP patternのHRCT所見を示し,線維化所見の経時的な悪化を認める場合において,SLBが必須でなくなる可能性も考えられる[6,7].

診断における重要ポイント

- 間質性肺炎・肺線維症の診察の重要ポイントは聴診で,両側肺野で聴取するfine cracklesである.fine cracklesは間質性肺炎を疑う根拠となり,無症状例においても両側肺底部背側での慎重な聴診によってfine cracklesを聴取することが多く,早期診断のキーポイントである[8].
- 厚生労働省びまん性肺疾患に関する調査研究班で行ったIIPsの前向き調査研究[9]では,IPFの96.0%,非特異性間質性肺炎(NSIP)の95.1%でfine cracklesを聴取している.年齢にもよるが,深呼吸を繰り返したのちに再現性のあるfine cracklesを確認することが重要である.
- サルコイドーシス,粟粒結核,ニューモシスチス肺炎,癌性リンパ管症などではfine cracklesを聴取しないこともあり,留意すべきである.
- ばち指は,IPFなどの慢性に経過する間質性肺炎の存在を疑う重要な所見で,その頻度は30~60%程度[1,9]である.また,間質性肺炎のフォロー中に新たなばち指を認めた場合には肺癌併発の可能性も考慮すべきである.
- 通常の胸部単純X線写真では,両側肺野での

- 線状網状影や輪状影，粒状影，すりガラス状陰影や浸潤影などを認めるが，軽微な症例では胸部単純X線写真では認識できない場合もある．
- 間質性肺炎のバイオマーカーであるKL-6およびSP-Dの上昇（KL-6：500 U/mL以上，SP-D：110 ng/mL以上）はIPFの87〜93％で認めるが[1]，必ずしも高値とならない場合もある．また，肺癌や膵癌，乳癌の一部で増加することにも留意すべきである[1]．

専門医への紹介のタイミングと判断基準

- 間質性肺炎・肺線維症の早期診断と適切な治療・管理，新たな臨床治験への参加なども含め早期に専門医への積極的な紹介が望まれる[1]．
- 日単位で進行する場合には緊急での紹介が望まれる状況であり，月単位では数日以内に，年単位での進行をきたす病態ではそれほど急ぐ必要はなく，通常どおりでの紹介でよいと考えられる．しかし，慢性経過を示すIPFにおいても専門医療機関への受診遅れが予後と関連するとの報告[10]もあり，IPFを疑えば，治療適応を判断するうえでも速やかに専門医への紹介を行うべきである

おわりに

- 間質性肺炎・肺線維症はさまざまな疾患の総称で，日常診療ではあまり遭遇することのない疾患も多く含まれている．診断における座標軸は詳細な問診から構築する臨床推論と胸部画像読影であり，MDDによる総合的な論理的思考が確定診断へのアプローチに不可欠である．

（坂東政司）

文献

1) 日本呼吸器学会びまん性肺疾患診断・治療ガイドライン作成委員会編．特発性間質性肺炎診断と治療の手引き，改訂第3版．南江堂；2016．
2) Travis WD, et al. An official American Thoracic Society/European Respiratory Society statement：Update of the international multidisciplinary classification of the idiopathic interstitial pneumonias. Am J Respir Crit Care Med 2013：188：733-48.
3) Raghu G, et al. An official ATS/ERS/JRS/ALAT statement：idiopathic pulmonary fibrosis：evidence-based guidelines for diagnosis and management. Am J Respir Crit Care Med 2011：183：788-824.
4) 坂東政司．びまん性肺疾患診断へのアプローチ．内科 2016；117：179-83.
5) Sumikawa H, et al. Pathologically proved nonspecific interstitial pneumonia：CT pattern analysis as compared with usual interstitial pneumonia CT pattern. Radiology 2014；272：549-56.
6) Richeldi L, et al. Design of the INPULSIS™ trials：two phase 3 trials of nintedanib in patients with idiopathic pulmonary fibrosis. Respir Med 2014：108：1023-30.
7) Raghu G, et al. Diagnosis of idiopathic pulmonary fibrosis with high-resolution CT in patients with little or no radiological evidence of honeycombing：secondary analysis of a randomised, control trial. Lancet Respir Med 2014；2：277-84.
8) Cottin V, Cordier JF. Velcro crackles：the key for early diagnosis of idiopathic pulmonary fibrosis? Eur Respir J 2012：40：519-21.
9) Bando M, et al. A prospective survey of idiopathic interstitial pneumonias in a web registry in Japan. Respir Investig 2015；53：51-9.
10) Lamas DJ, et al. Delayed access and survival in idiopathic pulmonary fibrosis：a cohort study. Am J Respir Crit Care Med 2011：184：842-7.

診断の進め方

身体所見のとり方

- 間質性肺炎は，文字どおり肺の間質（狭義では肺胞隔壁，広義では小葉間間質・気管支血管周囲束・胸膜など）に病変の主座がある疾患群の総称であるが，原因が不明なもの（特発性）と，判明しているものに大別される．
- 明らかな原因としては膠原病や血管炎，薬剤性，感染症や腫瘍性疾患などがあげられ，全身性疾患の一表現型としてみられることも多い．また，職業および環境の因子や，放射線照射などが誘因となる場合もあり，本来であれば問診から丁寧に進める必要がある．
- 本稿では，十分に問診をしたうえで，次にどのような身体所見をとればいいのかを解説する．

聴診

- 間質性肺炎では多くの症例でfine cracklesを聴取する．吸気終末にアクセントがあり，疾患の進行とともに肺野全体へと広がる．
- その分布は病変に一致することが多く，特発性肺線維症（idiopathic pulmonary fibrosis：

1 聴診所見による特発性肺線維症と肺炎ならびにうっ血性心不全との鑑別

	感度	特異度	正診率
肺炎	0.82	0.88	0.86
うっ血性心不全	0.77	0.85	0.82

（Flietstra B. et al. Pulm Med 2011；2011：590506[1]）をもとに作成）

IPF）では両側下肺背側で聴取されることが多いため，背中からの聴診も怠らないようにする．
- 肺音分析器を用いて行われた検討でも，IPFとうっ血性心不全・肺炎との鑑別はそれぞれ正診率0.82・0.86と良好な数字であり，聴診の重要性が再認識された（**1**）[1]．
- 一方，サルコイドーシスや肺胞蛋白症，ニューモシスチス肺炎などでは聴診所見が乏しい．
- 高齢者は生理的にfine cracklesを聴取することがあるが，深呼吸を繰り返すことによって徐々に聞こえにくくなるため，少なくとも数

COLUMN

ベルクロラ音

よくfine cracklesのことをベルクロラ音ということがあるが，これは正式な医学用語ではない．ベルクロ・ラ音と区切るが，「ベルクロ」というのはマジックテープ（＝面ファスナー）のことを指し，1952年にスイスで設立されたVelcro S.A.という会社に由来する．フランス語のvelour（ビロード）とcrochet（かぎ針）を合成した単語で，マジックテープを開発した会社である．一方，「ラ音」は「ラッセル音」の略語で，肺胞呼吸音由来の副雑音を指す．ドイツ語で副雑音のことをRasselgeräuschというため，日本で「副雑音＝ラッセル音」となり，略して「ラ音」となった．すなわち，ベルクロ・ラ音は「マジックテープをはがすときのような副雑音」ということである．Mayo ClinicのRichard A. DeRemeeが医学生にわかりやすく伝えるために名付けたとのことで，親切心から生まれた用語なのだが，世界中を混乱させてしまっているともいえるかもしれない．

身体所見のとり方

呼吸は聴診する.

ばち指

- 指の先端が広く膨隆し, 遠位指節関節の皮下組織と爪床の角度が180°以上になる所見 (COLUMN参照). 間質性肺炎に特徴的というわけではなく, ほかにも肺癌, 気管支拡張症, 膿胸, 先天性チアノーゼ性心疾患, 肝硬変, 感染性心内膜炎, 炎症性腸疾患などでもみられる.
- 間質性肺炎の中ではIPFやじん肺, 慢性過敏性肺炎, リウマチ関連間質性肺疾患に多く, 非特異的間質性肺炎 (non specific interstitial pneumonia : NSIP) や特発性器質化肺炎 (cryptogenic organizing pneumonia : COP), サルコイドーシスなどでは少ないといわれている.
- 間質性肺炎の経過中に新たにばち指が出現してきた場合は肺癌の合併を疑い, 積極的に検査介入する.

COLUMN

ばち指の所見

ばち指はヒポクラテスが初めて記載したといわれており, Hippocratic fingerともよばれている (**写真**). 診断方法としてはいくつか提唱されており[2], **図**のようなものがある. 典型的なのは, 指先端の皮膚と爪の角度 (角WXY) をみる方法で, 180°以上となればばち指と診断し, これを profile signとよぶ. また, DIP関節部分の高さ (A) と爪と皮膚の境界部分の高さ (B) の比 (A/B = interphalangeal depth ratio) をみて1.0以上になるとばち指と診断する方法もある. このほか, 正常では両指の末節背側を合わせたときにできるダイアモンド型の隙間がばち指では消失してしまうSchamroth signというのもある.

発症機序としては, 巨核球や巨大血小板が指の末梢でPDGF (platelet-derived growth factor) やVEGF (vascular endothelial growth factor) などの増殖因子を放出し, 爪床の線維血管組織を増殖させることによって起こるとする説が有力である[3]. 本来であれば, 骨髄にて産生された巨核球が肺内の毛細血管を通過するときに断片化され, 正常な血小板として末梢組織に分布するはずが, 肺の損傷やシャントがあったりすると巨核球や巨大血小板が直接指の末梢に到達してしまうために発症する, という論調である. 必ずしもすべてがこの機序で説明できるわけではなく, ほかにも要因が示唆されているが, 少なくともPDGFやVEGFという増殖因子が関与していると考えると, 癌との関連やIPFであればこれら受容体に作用するニンテダニブを使用してみたい, などと連想してしまう.

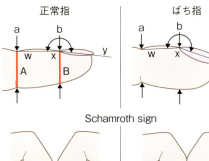

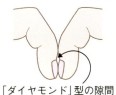
「ダイヤモンド」型の隙間

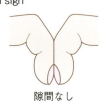
隙間なし

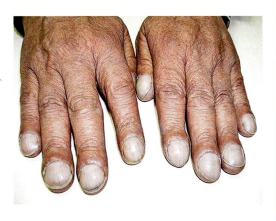

2 関節リウマチで認められる特徴的な関節変形

部位	変形の名称
手指	スワンネック変形
	ボタン穴変形
	尺側偏位
	母指Z状変形
	ムチランス変形
足趾	外反扁平足変形
	前足部扁平三角状変形

(池田啓. 日内会誌 2014：103：2407-12[4])より)

3 Raynaud症状

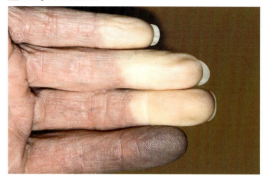

寒冷刺激や精神的緊張によって手指が白色・紫色・赤色に変色する症状.

膠原病を示唆する所見

- 膠原病は間質性肺炎の原因として常に考えておく必要があり，特徴的な所見を見落とさないようにしなければならない．たとえ診断時に膠原病の特徴的な所見がなくても，後から出揃ってくることもあり，このような肺病変先行型に対して，いったんは特発性間質性肺炎と診断されても追跡中に膠原病を示唆する所見には十分留意する．

■関節リウマチ

- 関節の疼痛だけでなく，腫脹，こわばり，可動域制限，変形など，多彩な関節症状を呈する．本来は関節の変形をきたたす前に発見・診断し，治療介入するのが理想ではあるが，典型的な変形は一見しただけで関節リウマチを強く疑わせる根拠になりえる（**2**)[4]．
- 皮下にもリウマチ結節を形成することがある．一般に関節炎は対称性であることが多い．

■強皮症（全身性硬化症）

- 皮膚および内臓諸臓器の線維化と末梢循環障害を特徴とする．寒冷刺激や精神的緊張によって手指が白色・紫色・赤色にかわるRaynaud症状（**3**）が初発症状であることも少なくない．
- 手指の腫脹や硬化・短縮，指尖の潰瘍・陥凹性瘢痕，爪上皮の出血点や毛細血管のループ拡張，屈曲拘縮，口周囲のしわ，仮面様顔貌，舌小体の退縮などがみられる．

■皮膚筋炎・多発性筋炎

- 四肢近位筋優位の筋力低下・筋痛を主症状とし，皮膚症状の有無で皮膚筋炎・多発性筋炎とよび分ける．
- 典型的な皮膚症状としては，関節の伸側にみられる落屑性の紅斑（Gottron徴候**4**）や，上眼瞼を中心に発現する紫紅色の浮腫性紅斑（ヘリオトロープ疹**5**），手指腹側の角化性丘疹や第1, 2指対向側面の帯状角化性紅斑（メカニックスハンド**6**）などがある．
- このような典型的な皮膚所見があるにもかかわらず，筋炎所見がほとんどないCADM（clinically amyopathic dermatomyositis）とよばれる病態がある[★1]．ステロイド抵抗性の間質性肺炎を合併するため[5]，筋炎症状がなくても皮膚症状に留意すべきである．

■全身性エリテマトーデス

- 全身性エリテマトーデス（systemic lupus erythematosus：SLE）は多臓器に障害がわたるため，多彩な臨床症状を呈する．**7**に診断基準を示すが，同時もしくは経時的に11項目中4項目を満たせばSLEと診断する．
- 胸腔内病変としては胸膜炎や心膜炎が多く，

★1 CADM症例では抗MDA5（melanoma differentiation-associated gene 5）抗体が高率に陽性となる．

4 Gottron徴候	5 ヘリオトロープ疹	6 メカニックスハンド
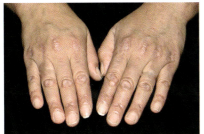	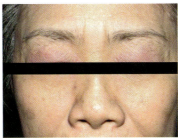	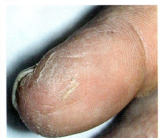
関節の伸側にみられる落屑性の紅斑.	上眼瞼を中心に発現する紫紅色の浮腫性紅斑.	手指腹側の角化性丘疹や第1, 2指の対向側面の帯状角化性紅斑.

間質性肺炎は必ずしも多くはないが，治療方針や予後を左右する重要な臓器障害となる．

■混合性結合組織病

- 混合性結合組織病（mixed connective tissue disease：MCTD）はRaynaud現象，手指の腫脹，抗U1-RNP抗体の共通項目と，SLE，全身性強皮症，多発性筋炎の要素をオーバーラップしてもつ疾患概念である．
- 間質性肺炎の合併もさることながら肺動脈性肺高血圧症の合併頻度も高く，後述する所見があれば積極的に脳性ナトリウム利尿ペプチド（brain natriuretic peptide：BNP）や心エコー検査でスクリーニングをしていく．

■Sjögren症候群

- 涙腺および唾液腺の慢性炎症を主体とするが，皮膚，肺，心，腎，神経，造血器などさまざまな腺外臓器病変を合併することが知られ，肺においては気道病変やリンパ増殖性疾患，リンパ腫などにも注意が必要である．
- 主にドライアイ・ドライマウスが主症状となるが，他の自己免疫性疾患との合併もあり，鑑別にあがれば眼科や耳鼻科に積極的にコンサルトする．

肺高血圧症を示唆する所見

- 肺高血圧症（pulmonary hypertension：PH）は2013年に報告されたニース分類[6]をもとに分類・定義（ 8 ）されるが，間質性肺炎に合併するPHは第3群（肺疾患および/または低

7 SLEの診断基準

(1) 顔面紅斑
(2) 円板状皮疹
(3) 光線過敏症
(4) 口腔内潰瘍（無痛性で口腔あるいは鼻咽腔に出現）
(5) 関節炎（2関節以上で非破壊性）
(6) 漿膜炎（胸膜炎あるいは心膜炎）
(7) 腎病変（aまたはb）
　a) 0.5 g/日以上の持続的蛋白尿
　b) 細胞性円柱の出現
(8) 神経学的病変（痙攣発作あるいは精神障害）
(9) 血液学的異常（a～dのいずれか）
　a) 溶血性貧血
　b) 4,000/mm^{3}以下の白血球減少
　c) 1,500/mm^{3}以下のリンパ球減少
　d) 10万/mm^{3}以下の血小板減少
(10) 免疫学的異常（a～cのいずれか）
　a) 抗2本鎖DNA抗体陽性
　b) 抗Sm抗体陽性
　c) 抗リン脂質抗体陽性
(11) 抗核抗体陽性
［診断のカテゴリー］
上記項目のうち4項目以上を満たす場合，全身性エリテマトーデスと診断する．

酸素血症に伴うPH）に分類される．

- 診断には右心カテーテル検査が必須であり，安静時平均肺動脈圧（mean pulmonary artery pressure：MPAP）が25 mmHg以上でPHと確定診断される．しかしながら右心カテーテル検査は侵襲的であり，日常臨床で容易に繰り返すことができないため，非侵襲的な心エコー検査およびBNPがスクリーニングに用いられる[7]．

8 肺高血圧症の分類

第1群．肺動脈性肺高血圧症（PAH）
　1）特発性肺動脈性肺高血圧症（idiopathic PAH：IPAH）
　2）遺伝性肺動脈性肺高血圧症（heritable PAH：HPAH）
　　1．BMPR2
　　2．ALK1，endoglin，SMAD9，CAV1
　　3．不明
　3）薬物・毒物誘発性肺動脈肺動脈性肺高血圧症
　4）各種疾患に伴う肺動脈性肺高血圧症
　　1．結合組織病
　　2．エイズウイルス感染症
　　3．門脈肺高血圧
　　4．先天性短絡性疾患
　　5．住血吸虫症
第1'群．肺静脈閉塞性疾患（PVOD）および/または肺毛細血管腫症（PCH）
第1''群．新生児遷延性肺高血圧症（PPHN）
第2群．左心性心疾患に伴う肺高血圧症
　1）左室収縮不全
　2）左室拡張不全
　3）弁膜疾患
　4）先天性/後天性の左心流入路/流出路閉塞
第3群．肺疾患および/または低酸素血症に伴う肺高血圧症
　1）慢性閉塞性肺疾患
　2）間質性肺疾患
　3）拘束性と閉塞性の混合障害を伴う他の肺疾患
　4）睡眠呼吸障害
　5）肺胞低換気障害
　6）高所における慢性暴露
　7）発育障害
第4群．慢性血栓塞栓性肺高血圧症（CTEPH）
第5群．詳細不明な多因子のメカニズムに伴う肺高血圧症
　1）血液疾患（慢性溶血性貧血，骨髄増殖性疾患，脾摘出）
　2）全身性疾患（サルコイドーシス，肺Langerhans細胞組織球症，リンパ脈管筋腫症，神経線維腫症，血管炎）
　3）代謝性疾患（糖原病，ゴーシェ病，甲状腺疾患）
　4）その他（腫瘍塞栓，線維性縦隔炎，慢性腎不全）区域性肺高血圧

9 PHを示唆する身体所見

視診・触診

頸静脈の怒張（45°半座位にて）
（とくに吸気時に奇異性怒張することをKussmaul徴候という）
胸骨左縁下部で右室が隆起（heave）
肝腫大・腹部の波動（腹水）・四肢の浮腫

聴診

肺動脈音（Ⅱp）の亢進，Ⅱ音の分裂
肺動脈弁領域（胸骨左縁第2肋間）での肺動脈駆出性雑音
肺動脈拡張早期雑音（Graham Steell雑音）
三尖弁領域（胸骨左縁下部）での収縮期逆流性雑音
右室性ギャロップ（吸気時に増強するⅢ音・Ⅳ音）

- 膠原病にはニース分類第1群の肺動脈性肺高血圧症が合併することもあるため，間質性肺炎の程度が軽度であるにもかかわらず息切れが強いときはPHの存在を疑う．
- PHの身体所見には 9 のようなものがある．

急性増悪時に注意を要する所見

- 一般にIPFやNSIPをはじめ多くの間質性肺炎は慢性に進行する疾患だが，数日〜数週（1か月以内）の経過で急速に呼吸不全が進行することがあり，急性増悪とよばれている[8]．
- 急性増悪の誘因としては感染症や気管支肺胞洗浄などの検査介入，外科的手術，薬剤，誤嚥などがあげられる．
- IPFの急性増悪は致死率50〜80%と予後不良の病態であり[8,9]，発熱，血圧，心拍数，呼吸回数，酸素飽和度などのバイタルサインが重要である．またwheezesやcoarse cracklesなどの聴診や，下腿浮腫の有無をチェックする．

（藤本　源，小林　哲）

文献

1) Flietstra B, et al. Automated analysis of crackles in patients with interstitial pulmonary fibrosis. Pulm Med 2011；2011：590506.
2) Myers KA, Farquhar DR. The rational clinical examination. Does this patient have clubbing? JAMA 2001；286：341-7.

3) Spicknall KE, et al. Clubbing：an update on diagnosis, differential diagnosis, pathophysiology, and clinical relevance. J Am Acad Dermatol 2005；52：1020-8.
4) 池田　啓．関節リウマチの鑑別診断に有用な症状・身体所見．日内会誌2014；103：2407-12.
5) Sato S, et al. Autoantibodies to a 140-kd polypeptide, CADM-140, in Japanese patients with clinically amyopathic dermatomyositis. Arthritis Rheum 2005；52：1571-6.
6) Simonneau G, et al. Updated clinical classification of pulmonary hypertension. J Am Coll Cardiol 2013；62：D34-41.
7) Pitsiou G, et al. Pulmonary hypertension in idiopathic pulmonary fibrosis：a review. Respiration 2011；82：294-304.
8) 日本呼吸器学会びまん性肺疾患診断・治療ガイドライン作成委員会編．特発性間質性肺炎診断と治療の手引き．改訂第2版．南江堂；2011.
9) Kondoh Y, et al. Acute exacerbation in idiopathic pulmonary fibrosis. Analysis of clinical and pathologic findings in three cases. Chest 1993；103：1808-12.

診断の進め方

画像検査

画像検査の意義

- 間質性肺炎やその類縁疾患では画像検査は必須の検査手段である．画像検査としては胸部単純X線写真（CXR）と高分解能CT（high resolution CT：HRCT）とに大きく分けられる．
- 近年HRCTの有用性が大きく叫ばれてはいるが，CXRは，わが国ではどのような施設でも実施が可能な検査であり，かつ肺全体を一瞬にしてみることが可能であることから，その有用性は捨てがたい．
- 実臨床では，病歴や診察などで間質性肺疾患を疑えばまずはCXRを撮影したのち，HRCTを撮影するというフローチャートとなっている．

胸部単純X線写真（CXR）

- CXRは簡便に検査が可能であり，かつ肺全体を一瞬に見渡せる，すなわち肺容量や肺野陰影の全体的な印象などを，すぐに判断することが可能である（**1**）．
- しかしながらCXRでは，十分な吸気位で撮像することが必要であることから，適切な条件でなければ評価が難しいということもある．十分な条件で撮影されたCXRでは，非常に多くの情報が隠されており，いわゆる読影能力が問われる検査でもある．
- 間質性肺疾患群にはさまざまな疾患が含まれるが，疾患によっては肺野上での分布に特徴があるとされており，読影上の参考になる（**2**）．
- 特発性間質性肺炎（idiopathic interstitial pneumonias：IIPs）の中で，とくにCXRが有用な病態としてはPPFE（pleuroparenchymal fibroelastosis）があげられる．本疾患では両肺尖部の病変が主体であり，一見陰影は明らかではなくとも葉間の偏移，気管の偏移などによって疾患の存在を疑う[1]ことが可能であり，経過とともに進行することをCXRで確認することが可能である．また側面像では扁平胸の進行も確認ができる（**3 4**）．

高分解能CT（HRCT）

- びまん性肺疾患はもちろんIIPsにおいては必須の検査法であり，その病変分布，性状に

1 IPFの胸部単純X線写真経過

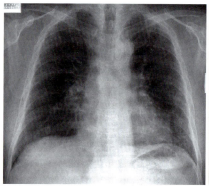
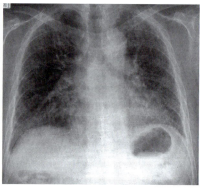

当初両下肺野に網状影を認めるのみであるが，肺容積が1年後には明らかに縮小しているのが一瞬で読影できる．全体像を把握するには優れている．

よってある程度疾患を疑うことが可能である．本稿ではHRCTの画像所見と鑑別疾患を組み合わせて，視覚的に総論を述べていく．

- HRCTの読影に際しては，小葉からみた所見の分布様式は読影の基本[2]となる．つまり小葉内を広がる病変を，①小葉中心性（centrilobular），②汎小葉性（panlobular），③気管支血管周囲束（bronchovascular bundle），④小葉辺縁性（perilobular）に広がる陰影の4形式に分けて理解するのがわかりやすい（ **5** ）．

- 小葉中心性病変としては，小葉の辺縁から離れて存在するため胸膜近傍では胸膜から少し離れた部位に病変が認められ，気道性の病変に認められることが多く，びまん性汎細気管支炎（diffuse panbronchiolitis：DPB）はその典型例（ **6** ）として古くから認識されている．

- 汎小葉性病変としては小葉単位全体での病態が認められ， **7** に示すようなair trappingの症例では病変部位は透過性の高いところが病変となる．

- 気管支血管周囲束の病変としてはサルコイドーシス（ **8** ）は有名であるが，膠原病肺などでも比較的よく認められる病変である．

- 小葉辺縁性の病変は小葉間隔壁の肥厚像（ **9** ）として認識されることが多いが，通常型間質

2 肺野での病変分布と疾患

上肺野優位
- サルコイドーシス
- じん肺
- 呼吸細気管支関連間質性肺炎
- 小葉中心性肺気腫
- 上葉優位型肺線維症
- Langerhans細胞組織球症

下肺野優位
- 特発性肺線維症
- 特発性非特異性間質性肺炎
- アスベストーシス
- びまん性汎細気管支炎
- 血行性肺転移

性肺炎（usual interstitial pneumonia：UIP）でも基本的にはこの病態を呈する[3]ことがいわれている．

- さらにHRCT上では読影上特徴的な所見（ **10** ）があり，その各々の鑑別疾患を理解しておくことが，IIPsを含むさまざまなびまん性肺病変を診療するうえでは有用である．

■ multi-focal ground glass pattern

- 基本的構造がなんとか透見できる程度の陰影であり，*Pneumocystis jirovecii* 肺炎，cytomegalovirus（CMV）などのウイル感染，肺出血，肺水腫，特発性肺線維症（idiopathic pul-

3 PPFEの胸部単純X線写真の経時的変化

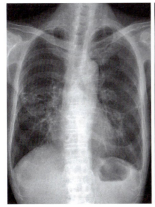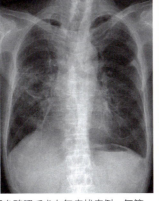

約3年の経過でPPFE病変の進行を確認できた無症状症例．気管の蛇行，両側肺門挙上が認められており，病態の進行がよく理解できる．本例は3年後にⅡ型呼吸不全で死亡した．

4 PPFE側面像の経過による変化

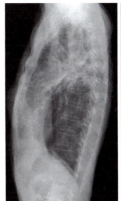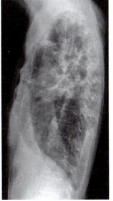

PPFEの8年間の経過で扁平胸が明らかに進行しているのが理解できる．

5 小葉からみた病変分布

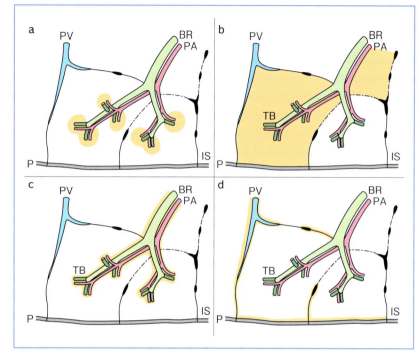

a：小葉中心性，b：汎小葉性，c：気管支血管周囲性，d：小葉辺縁性．これらの基本的病態を理解することが読影には重要．
PV：肺静脈，PA：肺動脈，BR：気管支，TB：終末細気管支，IS：小葉間隔壁，P：胸膜．
(Murata K, et al. Radiology 1989；170：629-35[2]より)

6 小葉中心性病変

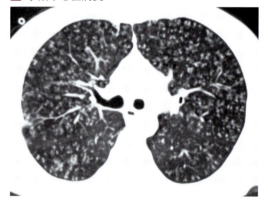

典型的なびまん性汎細気管支炎症例に認められた小葉中心性粒状影で辺縁が不明瞭である．一部にはtree-in-budの所見もみられる．

7 汎小葉性病変

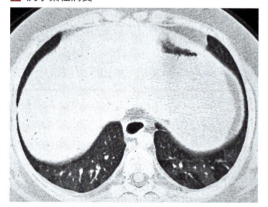

喘息患者にみられた呼気時のCT像でair trappingによる汎小葉性病変が認められる．

monary fibrosis：IPF)の急性増悪，薬剤性肺炎，過敏性肺炎，急性好酸球性肺炎，ARDSなどさまざまな疾患で認められる（**11 12**）．

■ multi-focal consolidation pattern

- コンソリデーションは正確には容量減少のない濃い陰影であり，肺胞腔内が充満されていることを示唆するものである．しかし，通常では既存構造が透見できないような陰影全体に対して使用されているのが実情である．
- 数日の急性経過でみられた場合には感染症，肺出血，肺水腫などを，週単位の亜急性の場合には，特発性器質化肺炎，慢性好酸球性肺炎，薬剤性肺障害，血管炎などを考慮することになる（**13 14**）．

8 気管支血管周囲病変

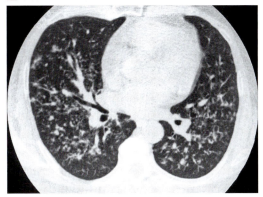

サルコイドーシスにみられた気管支血管周囲に沿った病変．胸膜に接する粒状陰影も目立つ．

9 小葉辺縁性病変

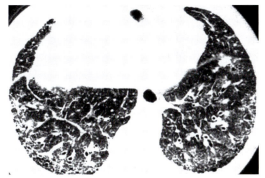

癌性リンパ管症にみられた線状・索状陰影で小葉間隔壁の肥厚像，気管支壁の肥厚像も認められる．

10 びまん性肺疾患を理解する10のCTパターン

- multi-focal ground glass pattern
- multi-focal consolidation pattern
- crazy-paving pattern
- mozaic perfusion
- tree-in-bud pattern
- septal line pattern
- diffuse cystic pattern
- small nodular pattern
- honeycomb
- traction bronchiectasis

解説は本文を参照．

11 RA患者にみられた *Pneumocystis jirovecii* 肺炎

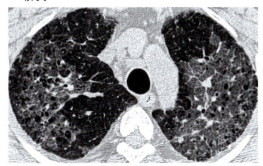

既存肺には気腫性変化があり，多発すりガラス状陰影の出現部位に一致して，気腫性病変がより明瞭となっている．

12 肺胞出血

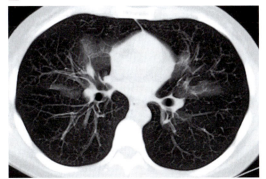

若年者にみられた肺胞出血．血痰で受診しBALにて肺胞出血を確認した．両側多発性にすりガラス状陰影が出現している．

■ **crazy paving pattern**[4]

- 訳すと「不揃いのタイルの舗装面」ということになり，ネットワークパターンともよばれている．画像上はメロンの皮上の陰影を呈する．小葉や細葉の辺縁部の陰影をみているとされるが，その病理像はさまざまである．

- 当初は肺胞蛋白症で有名となったが，感染症，薬剤性肺炎，過敏性肺炎，特発性間質性肺炎，肺出血，肺水腫，好酸球性肺炎，ARDSなどさまざまな疾患でみられることが知られている（**15**）．

■ **mosaic perfusion**[5]

- 小葉単位で透過性が異なることにより，パッチワーク様の陰影を認めることを指す．局所

13 multi-focal consolidation pattern

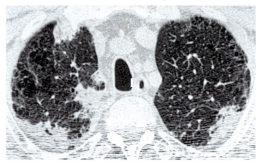

好酸球性肺炎症例に認められた胸膜下の多発性非区域性のコンソリデーション.

14 multi-focal consolidation pattern

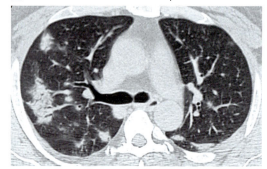

特発性器質化肺炎にみられた多発性のコンソリデーション．陰影内に気管支透亮像を認める.

15 crazy paving pattern

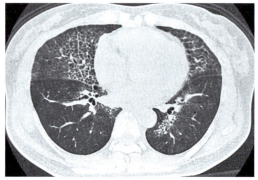

肺胞蛋白症にみられた典型的なcrazy pavingの画像．メロンの皮に似た画像所見である.

16 tree-in-bud pattern

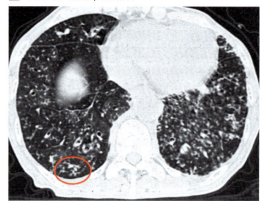

びまん性誤嚥性細気管支炎にみられたtree-in-bud（○内）.

的には換気や血流の変化が生じていることを示すものであり，気道や血管系の病態を示唆する所見である.
- 気管支喘息，閉塞性細気管支炎，気管支拡張症，慢性肺血栓塞栓症などで認められる（**7**）.

tree-in-bud pattern[6]
- 細気管支とその周囲病巣が関連して生じる陰影であり，あたかも木の枝に芽が吹いたような画像で，もともとは細葉性結核において認められた画像所見である．最近では，その解釈を広げて使用されるようになり，より中枢側の気道病変や血管炎などにも表記されるようになっている.
- 末梢気道疾患として結核などの抗酸菌症，CMV，副鼻腔気管支症候群（sinobronchial syndrome：SBS），びまん性誤嚥性細気管支炎などが，腫瘍性としては悪性リンパ腫，腫瘍性肺塞栓などがあげられる（**16**）.

septal line pattern
- 肺内に線状陰影を呈する場合であり，多くの場合には小葉間隔壁，リンパ管に沿っての陰影として認識される画像所見であり，癌性リンパ管症，悪性リンパ腫，肺水腫，急性好酸球性肺炎などでみられる（**9**）.

diffuse cystic pattern[7]
- びまん性に囊胞性陰影を認める画像所見である.
- 肺Langerhans細胞組織球症（pulmonary

画像検査

17 diffuse cystic pattern

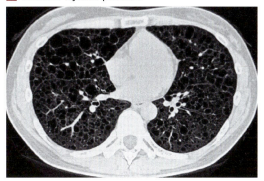

リンパ脈管筋腫症にみられた多発嚢胞性病変．嚢胞壁は薄く，比較的均一である．

18 diffuse cystic pattern

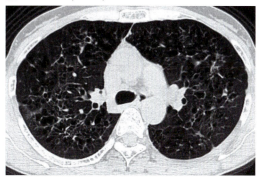

PLCH症例の多発嚢胞で嚢胞壁は薄く〜厚くさまざまで，大きさも不均一である．

19 small nodular pattern

- 小葉中心性もしくは気管支血管束
    感染症，過敏性肺炎，DPB，FB，PLCH，血管炎，腫瘍の気道散布，RBILD
- 気管支血管束だけでなく小葉の辺縁，胸膜面
    サルコイドーシス，腫瘍，癌性リンパ管症
- 小葉と関係なくランダム
    粟粒結核，血行性転移

DPB：びまん性汎細気管支炎，FB：濾胞性細気管支炎，PLCH：肺Langerhans細胞組織球症，RB-ILD：呼吸細気管支炎を伴う間質性肺疾患．

20 small nodular pattern

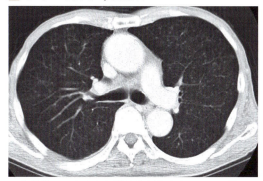

粟粒結核に認められた微小小結節病変．びまん性に小葉と関係なくランダムパターンを呈している．

Langerhans cell histiocytosis：PLCH），リンパ脈管筋腫症（lymphangiomatosis：LAM），嚢胞性気管支拡張症，肺気腫，*Pneumocystis jirovecii*肺炎，肺結核，肺血栓塞栓症，サルコイドーシス，転移性肺腫瘍，Sjögren症候群，Bird-Hogg-Dube症候群などでみられる（**17 18**）．

■ small nodular pattern（**19**）

- 小結節病変であり，小葉中心性ないし気管支血管束に関連する病態，気管支血管周囲束のみならず小葉の辺縁，胸膜面に関連する病態，解剖学的に無関係なランダムパターンなどに分けられる（**6 20**）．

■ honeycomb（**21**）

- honeycombは日本語では蜂巣肺と訳されて

21 honeycomb

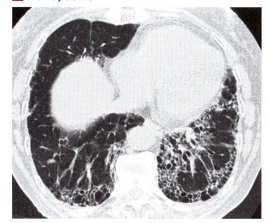

病理学的に確認されたIPF/UIP症例で，胸膜下に多層性の嚢胞性病変を認める．

22 traction bronchiectasis

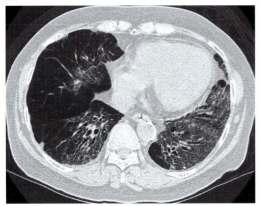

線維型非特異性間質性肺炎症例にみられた線維化病変内にみられる典型的なtraction bronchiectasis.

23 traction bronchiectasis

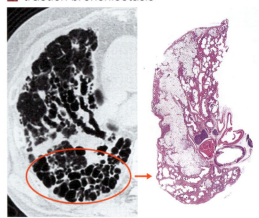

長期経過後に死亡したSjögren症候群に伴う牽引性気管支拡張．背側の部位（○内）は蜂巣肺との区別は困難であるが，病理学的にはすべてが牽引性気管支拡張であることが確認された．

おり，「蜂の巣」のように多層性の輪状病変を認める所見である．本来は多層性の囊胞性病変に冠される言葉であるが，間質性肺炎ではいわゆるUIPパターンを意味する．定義上は胸膜直下よりみられる多層性の輪状影であり細気管支の拡張性変化と周囲は畳み込まれた肺組織での線維化によって構成[8]され，画像上では数ミリから10ミリ程度の囊胞性病変として認識されるる[9]．

- IPFでは重要な所見とされるが，線維型NSIPでも進行例では認められるとされる．この所見は画像上では非常に重い所見であり，IPF/UIP診断の基本といえるが，その診断率は非典型例では専門家でも一致率は低い[10]．

■ traction bronchiectasis（22 23）

- traction bronchiectasis（牽引性気管支拡張）は気管支拡張という状態が気管支壁の肥厚によるものではなく，（細）気管支が周囲の線維化病巣によって気道壁の破壊を生じることなく牽引されて拡張を生じた病態である．急性経過の場合に牽引性気管支拡張が認められれば不可逆的な線維化を生じている可能性が高い[11]．
- 蜂巣肺とは定義上は区別され，画像上でも典型例では蜂巣肺とtraction bronchiectasisを比較的容易に区別することは可能であるが，進行例では蜂巣肺との鑑別は非常に困難であり，また蜂巣肺では併存していることがよくある[12]．

（田口善夫）

文　献

1) Watanabe K. Pleuroparenchymal Fibroelastosis : Its Clinical Characteristics. Curr Respir Med Rev 2013 ; 9 : 229-37.
2) Murata K, et al. Pulmonary parenchymal disease : evaluation with high resolution CT. Radiology 1989 ; 170 : 629-35.
3) Nishimura K, et al. Usual interstitial pneumonia : histologic correlation with high-resolution CT. Radiology 1992 ; 182 : 337-42.
4) Johkoh T, et al. Crazy-paving appearance at thin-section CT : spectrum of disease and pathologic

findings. Radiology 1999 ; 211 : 155-60.
5) Setern EJ, et al. CT mosaic pattern of lung attenuation : etiologies and terminology. J Thorac Imaging 1995 ; 10 : 294-7.
6) Rossi SE, et al. Tree-in bud pattern at thin-section CT of the lungs : radiologic-pathologic overview. Radiographics 2005 ; 25 : 789-801.
7) Beddy P, et al. A practical approach to cystic lung disease on HRCT. Insights Imaging 2011 ; 2 : 1-79.
8) Johkoh T, et al. Honeycombing on CT : its definition, pathologic correlation, and future direction of its diagnosis. Eur J Radiol 2014 ; 83 : 27-31.
9) Hansell DM, et al. Fleischner Society : glossary of terms for thoracic imaging. Radiology 2008 ; 246 : 697-722.
10) Watadani T, et al. Interobserver variability in the CT assessment of honeycombing in the lungs. Radiology 2013 ; 266 : 936-44.
11) Ichikado K, et al. Acute interstitial pneumonia : high-resolution CT findings correlated with pathology. AJR Am J Roentgenol 1997 ; 168 : 333-8.
12) Lynch DA, et al. Idiopathic interstitial pneumonias : CT features. Radiology 2005 ; 236 : 10-21.

診断の進め方

呼吸機能検査—予後指標としての位置づけ

- 間質性肺炎・肺線維症の中でも，呼吸機能検査に関連したエビデンスが揃うのは特発性肺線維症（idiopathic pulmonary fibrosis：IPF）なので，本稿ではIPFに的を絞り，予後指標としての呼吸機能検査の位置づけについて解説する．

IPFにおける呼吸生理学的な変化

■肺気量分画の変化

- **1**に，呼吸生理学でメカニクスを理解するうえで基礎となるヒトの静的圧量曲線（static pressure-volume curve）を示す[1]．図の中の影で示した帯状の部分が正常範囲である．
- 胸壁は外に拡張しようとするのに対し，肺は弾性収縮力（elastic recoil）のために内側に収縮しようとするため，両者が釣り合うポイントが生じる．これが安静呼気位（FRCレベル）である．気道内圧がゼロの，力を抜いた状態である．図の右下に線維化により肺が硬くなった状態を，左上に肺気腫（COPD）で肺が柔らかくなった状態を示す[1]．
- IPFでは，線維化が強くなるほど圧量曲線が右下方にシフトするため，気道内圧ゼロに相当する安静呼気レベルが低下する．静肺コンプライアンスは曲線の傾きに相当するので，右下方へのシフトのために著しく小さくなることが理解される．全肺気量（TLC），1回換気量（VT），肺活量（VC），予備呼気量（ERV），予備吸気量（IRV），残気量（RV）[*1]

★1 TLC：total lung capacity, VT：tidal volume, VC：vital capacity, ERV：expiratory reserve volume, IRV：inspiratory reserve volume, RV：residual volume, FVC：forced vital capacity, FEV_1：forced expiratory volume in one second.

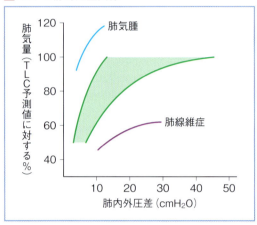

1 ヒトの静的圧量曲線

健常人の正常範囲を影で，左上に肺気腫，右下に肺線維症を示す．線維化により肺が硬くなると，曲線は右下方にシフトする．安静呼気位（FRCレベル）をはじめとする肺気量分画がすべて低下する．静肺コンプライアンスは小さくなる．
(Fishman AP. Assessment of Pulmonary Function. McGraw-Hill；1980. p.221[1]より)

などすべての肺気量が減少する．すなわち拘束性換気障害となる．

- 簡単に行えるスパイロメトリーでは，VCや%VCの変化としてとらえることができる．参考のために述べるが，肺気腫では圧量曲線が左上方にシフトするため肺気量は増加し，いわゆる過膨張の病態となる．静肺コンプライアンスは増大する．IPFでは努力呼気で求められる努力肺活量（FVC）[*1]も減少するが，肺の弾性収縮力が上昇するためボリュームが小さいわりにピークフローは高めになる．非常に硬い小さな風船を膨らましたのちに一気に開放すると，勢いよく空気が吹き出るイメージである．1秒量（FEV_1）[*1]も低下するがFVCも低下するため，1秒率（FEV_1/FVC）は正常範囲かむしろ100％に近くなる．日常

診療では，VCおよび%VCが低値であるのに対し，1秒率が非常に高いというのが典型的なパターンである．通常，健常人ではVC≧FVCであるが，IPFでは勢いよく呼出するFVCのほうがVCよりも大きいという測定上の誤差を生じることも多く，本来は検査としてはエラーであるが，IPFのデータであることを伺わせる所見ともいえる．
- このような呼吸メカニクスの変化のもと，抗線維化薬などに関する大規模臨床試験では，簡便な指標であるVCやFVCを主たる評価項目とするのが一般的である．

■拡散障害は低酸素血症の原因か
- 一般に低酸素血症の病態生理学的原因は，肺胞低換気，拡散障害，シャント，換気血流比不均等（$\dot{V}_A/\dot{Q}$不均等）である．
- IPFでは，動脈血二酸化炭素分圧（$PaCO_2$）は末期になるまで上昇せず肺胞低換気は関与しない．これは，末期になるまで生体内の二酸化炭素排出量に見合うだけの肺胞換気量を維持できる予備能を備えているためと考えられている[2]．
- 酸素は拡散により赤血球内ヘモグロビンに到達するが，IPFでは肺胞腔から毛細血管までが何倍にも肥厚し，距離の増大から拡散障害が生じることは容易に想像できる．これに加え，線維化による毛細血管の血流量の低下も関与する[2]．
- しかし，IPFでは拡散障害は安静時の低酸素血症の原因にはならないと考えるのが一般的である[2]．ヒトの肺拡散能力にはかなりの予備能があり，経時的にみると，肺毛細血管血の酸素分圧は肺胞を通過する初期の段階で肺胞気酸素分圧とほぼ分圧平衡に達する[2]．すなわち，きわめて短時間のうちにガスの拡散は完了するのである．
- このため運動時など心拍出量が増加し肺内通過時間が短縮するような場合や，高所登山などで大気圧が低下するような状況を除き，拡散障害は低酸素血症の原因にはならない．運動時には若干関与する．ただし，誤解のないように述べるが，呼吸機能検査でCO肺拡散能力（DLco）を測定すれば，もちろん結果は低値となる点に注意が必要である．「拡散障害が安静時の低酸素血症の原因とはならない」という意味は，DLcoの測定結果が正常範囲におさまるという意味ではない．
- VCやFVCの測定と同時にDLcoはIPFの診断に必須であり，後述する予後の予測因子としてきわめて重要である．

■換気血流比不均等が最も重要
- 結論からいえば，低酸素血症の主たる原因は拡散障害ではなく$\dot{V}_A/\dot{Q}$不均等であり，これにシャントが若干関与する．
- IPFでは下肺野に線維化が進む傾向にあるが，これにより換気が低値になると，血流は重力の影響もあって比較的保たれているため，下肺野の$\dot{V}_A/\dot{Q}$は低値となる．すなわち低$\dot{V}_A/\dot{Q}$コンパートメントが増加することになり，これが低酸素血症の重大な原因となる．肺全体としてみれば$\dot{V}_A/\dot{Q}$が不均等となるが，この低$\dot{V}_A/\dot{Q}$コンパートメントが増加することこそが，低酸素血症の病態生理学的原因として最も重要である．
- 古典的となったが，多種不活性ガス洗い出し法により求めたIPF症例での$\dot{V}_A/\dot{Q}$分布を**2**に示す[3]．
- 方法論を簡単に説明すると，溶解度の異なる6種の不活性ガス（SF6，エタン，サイクロプロパン，ハロセン，ジエチルエーテル，アセトン）を溶存させた生理食塩水を末梢静脈から連続的に投与し，呼気，動脈血，混合静脈血の各指標ガスの分圧を質量分析装置などで測定し解析する．肺が50個の異なるガス交換単位であると仮定し，実測値を最もよく説明できる$\dot{V}_A/\dot{Q}$分布を数学的処理により算出する．低溶解度ガスは低$\dot{V}_A/\dot{Q}$コンパートメントから，高溶解度ガスは高$\dot{V}_A/\dot{Q}$コンパートメントから排泄されるので，$\dot{V}_A/\dot{Q}$分布を近似することが可能となる．

2 IPFの$\dot{V}_A/\dot{Q}$分布

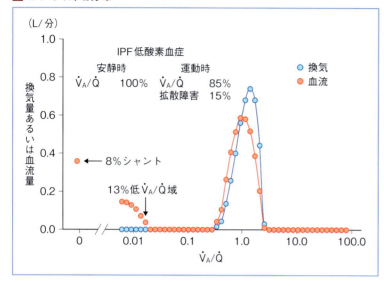

多種不活性ガス洗い出し法により求めたIPF症例の安静時と運動時の$\dot{V}_A/\dot{Q}$分布を示す．
(West JB, Wagner PD. In：Crystal RG, et al, ed. The Lung Scientific Foundations, 2nd ed. Raven Press；1997. p.1693-709[3]より)

- 換気分布と血流分布は正常ではマッチするが，2に示すように，IPFでは換気が乏しい低$\dot{V}_A/\dot{Q}$コンパートメントに13％の血流が分布し，$\dot{V}_A/\dot{Q}$値がゼロであるシャントも8％存在する[3]．この$\dot{V}_A/\dot{Q}$分布から理論的に計算で求めた動脈血酸素分圧（PaO_2）は実測値に一致するため，低酸素血症は$\dot{V}_A/\dot{Q}$不均等のみで（$\dot{V}_A/\dot{Q}$ゼロを含め）100％説明が可能といえる[3]．
- これに対して，詳細は割愛するが，運動時に同様の方法で$\dot{V}_A/\dot{Q}$分布を検討すると，$\dot{V}_A/\dot{Q}$不均等分布により低酸素血症の85％までが説明可能で，おそらく残り15％が拡散障害によるとの成績が得られたとされる[3]．
- 繰り返しになるが，運動時の低酸素血症には拡散障害も若干であるが関与するとの成績である．疾患が進行するほどガス交換障害が進み，肺胞気動脈血酸素分圧較差（$A-aDO_2$）は開大する．IPFの評価に際し，6分間歩行試験時のSpO_2低下を指標とする理由には，以上のような生理学的な背景があるのである．

予後指標としての位置づけ

■VCおよびFVCについて

- 呼吸生理学的には，FVC，VC，TLCなどすべての各種肺気量分画の減少，DLcoに反映される拡散障害，低酸素血症と$A-aDO_2$の開大など，これらはすべて生命予後の指標となる．
- しかし現実的には，侵襲度，簡便さあるいは煩雑さ，精度，再現性などを考慮し，大規模臨床試験では評価項目として重みづけ，優先順位をつけなくてはならない．また後述するように，予後の予測因子としての項目や重症度分類，さらに予測式によるスコアリングシステムについては，現時点でこれが最も推奨されるという国際的なスタンダードは確立していない．
- スパイロメトリーではVCやFVCのデータは比較的容易に求められるが，TLCやRVはガス希釈法やボディプレティスモグラフ法によらないと測定できないため，多くの症例を集積する必要のある大規模臨床試験ではきわめて困難で，実際の運営上は不可能といわざるをえない．

3 FVC低下率と生存率の関係

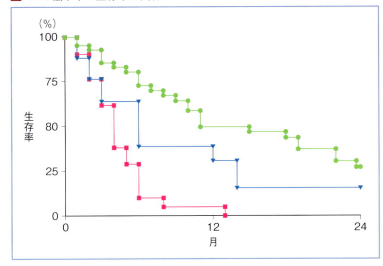

6か月間のFVC低下率を，■10％を超える群，▼5～10％群，●5％未満の群に分け2年間経過観察を行った際の生命予後を示す．3群できれいにデータが分かれる．
(Zappala CJ, et al. Eur Respir J 2010；35：830-6[9]より)

- 施設ごとに精度にバラツキがあることも大きな問題である．DLcoについても，1回呼吸法では拘束性障害が進行するほど誤差が生じやすい点が問題となる．10秒間の呼吸停止後，一気に呼出して死腔分750 mLを破棄した後に肺胞気のサンプルを採取するが，拘束性変化によるFVCの低下によって750 mLが確保できないことが多い．サンプル採取に際し死腔分を減らすなどの工夫が必要となるが，呼吸機能検査を担当する臨床検査技師の判断にゆだねられる．進行した症例ほど残念ながら誤差が生じる結果となるため，理想的には症例ごとに適切な調整が必要となる．
- 上述のように，VCやFVCのデータは比較的容易に求められるため，臨床試験ではFVCと％FVCを主要評価項目とすることが多い[4-7]．過去の報告から，FVCの低下率が生存率ときわめてよく相関することが明らかとなったため，予後指標としてFVCが強く推奨されるようになった経緯がある．
- IPFにおけるMCID（minimal clinically important difference）については，Du Boisらの報告によると2～6％のFVC低下率がある場合には臨床的に意義があるとされる[8]．
- Zappalaらの成績を 3 に示す[9]．6か月間のFVC低下率が10％を超える群，5～10％の群，5％未満の群に分け2年間の経過観察を行うと，生存率に明らかな差が認められた．この成績からFVCの相対的低下率が5～10％あるいはそれ以上の群は，安定した群に比べ生命予後が明らかに不良であるとの結論が導かれたのである．
- 抗線維化薬として現在広く使用されるようになったピルフェニドンやニンテダニブなどの効果判定を行う臨床試験[4-7]においても，FVCの低下を抑制することができるか否かが有効性の指標とされるのはこのためである．
- ピルフェニドンの国内第Ⅲ相試験の解析から，開始3か月の時点でVCが5％以上低下する群は12か月後の予後が不良となるとの成績が示された[10]．これはピルフェニドンの効果判定のみならず，疾患の進行を予測するうえでもたいへん参考となるデータといえる．
- Azumaらはピルフェニドンの有効性が期待される症例として，治療前の％VC＞70％かつ6分間歩行試験時の最低SpO_2＜90％を一

4 本邦におけるIPFの重症度分類（＊を追加）

重症度分類	安静時動脈血ガス	6分間歩行時SpO₂
I	80 Torr以上	＊
II	70 Torr以上 80 Torr未満	90％未満の場合はIIIにする
III	60 Torr以上 70 Torr未満	90％未満の場合はIVにする（危険な場合は測定不要）
IV	60 Torr未満	測定不要

＊現在の公的な重症度分類では、ここは空欄である．近藤らは、重症度I度でも6分間歩行時のSpO₂が90％未満の場合はII度にするとしたRevised J-systemを提唱し、予後を解析した[13]．

つの基準として報告している[11]．

- 運動時や労作時には$\dot{V}_A/\dot{Q}$不均等に拡散障害が加わって低酸素血症をきたすが、線維化が完全にできあがる前の状態において、これらの薬剤が効果を発揮することが大切となる．

■ 本邦における重症度分類

- 現在のところ国際的に標準化されたIPFに関する重症度判定基準はない．2011年のATS/ERS/JRS/ALATによる国際ガイドラインにおいても重症度に関する判定基準はないが、予後の予測因子については、自覚症状と呼吸機能検査および画像所見を組み合わせ次のようにまとめられている[12]．

- 初回評価において、①呼吸困難が強い、②％DLcoが40％未満である、③6分間歩行試験時の最低SpO₂が88％未満である、④高分解能CT（HRCT）で蜂巣肺の広がりがある、⑤肺高血圧が合併する、場合は予後が不良である．これに加え6か月から12か月の時点で、①呼吸困難が増強する、②FVC低下率が10％以上である、③DLco低下率が15％以上である、④HRCTで線維化が進行する、場合はさらに予後が不良となる．呼吸機能の中でもFVC、DLco、酸素化が重要な指標として位置づけられている点がポイントである．

- 本邦では、**4**のような重症度分類判定表がある（難病情報センターHPに指定難病85として詳細が掲載されている★[2]）．これは酸素化を指標とするもので、ステージ分類を安静時のPaO₂によりI度からIV度に分け、次に6分間歩行試験時の最低酸素飽和度SpO₂を組み合わせて決定する方式である．いわゆるJ-systemと称されるものである．

- 重症度I度では行わないが、II度以上で6分間歩行時のSpO₂が90％未満となる場合は、重症度を1段階高くし、II度はIII度へ、III度はIV度とする．PaO₂が70 Torr未満の場合は6分間歩行時のSpO₂は必ずしも必要ではない．

- 2014年まではIII、IV度が公費負担の対象となっていたが、2015年1月から新たな難病医療費助成制度が開始され、I、II度に該当する場合にも一定の基準を満たせば助成の申請が可能となった．ただし、助成の認定は各都道府県が行うので、詳細については各都道府県に問い合わせる必要がある★[2]．

- **4**に＊で記載したように公的にはここは空欄であるが、近藤らは、重症度I度でも6分間歩行時のSpO₂が90％未満の場合は一段階ステージを上げてII度にするとしたRevised J-systemを提唱している[13]．

- **5**に成績の一部を紹介する．計215症例のIPFの生存率を解析した多施設共同研究の成績をまとめたものである．縦軸が生存率、横軸が100か月までの時間軸である．**a**は現在の重症度分類を、**b**は新たに提唱されたRevised J-systemによる生存率の変化を示す．**a**に比べ**b**のほうが、より生命予後を反映する結果であることが明らかである．なお、この解析はretrospectiveであるため、今後prospectiveなエビデンスの積み重ねが期待されよう．

■ GAPモデルの有用性

- FVCとDLcoに関連する事項として、Leyら

★2 詳細については、難病情報センターhttp://www.nanbyou.or.jp/entry/302をご参照いただきたい．

5 本邦における重症度分類の比較

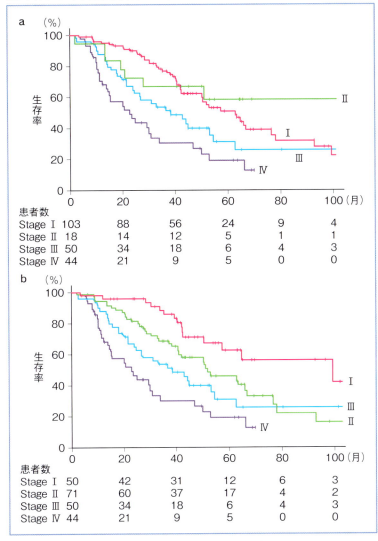

a は現在の重症度分類，b は新たに提唱された Revised J-system による予後を示す．a よりも b のほうがより生命予後を反映する結果が得られている．
(Kondoh Y, et al. Respirology 2017；22：1609-14[13] より)

による GAP モデルが有用なので紹介する[14]．6 にインデックスとスコアリングによるステージ分類を，7 にステージ別の死亡率を示す．G（gender）は性別，A（age）は年齢，P（physiology）は生理学的指標であるが，P の指標には％FVC と％DLco の 2 項目が含まれる．死亡率は 1 年から 3 年までステージごとに分かれており，予後を予測するうえで非常に参考となる．新規薬剤の効果判定の際にも，ステージ別の特性は非常に有用である．

● これまで GAP モデルは，アジア諸国では一部の地域を除き有効性が検証されていなかったが，前述の近藤らの多施設共同研究の成績では，GAP の本邦での有用性が確認された[13]★3．本邦では，疫学調査としてきわめて重要な北海道 STUDY においても，多変量解析の結果，独立変数としては％VC と％DLco が予後を規定する因子として重要であるとの成績が得られている[15]．

★3 このときの論文では，FVC の代わりに VC のデータを用いたため，厳密には GAP ではなく modified GAP と記載されている[13]．

6 GAPインデックスによるスコアリングとステージ分類

	Predictor		Points
G	Gender 　Female 　Male		0 1
A	Age, y 　≦60 　61-65 　>65		0 1 2
P	Physiology FVC, %*predicted* 　>75 　50-75 　<50 D_{LCO}, %*predicted* 　>55 　36-55 　≦35 　Cannot perform		0 1 2 0 1 2 3
Total Possible Points			8
Stage	I	II	III
Points	0-3	4-5	6-8
Mortality 1-y 2-y 3-y	 5.6 10.9 16.3	 16.2 29.9 42.1	 39.2 62.1 76.8

(Ley B, et al. Ann Intern Med 2012 ; 156 : 684-91[14] より)

- 以上述べたように，本邦の成績も欧米からの報告に矛盾しないことが裏付けられている．

■ 関連事項

- 関連事項として予後評価に関連する事項を紹介する．CTなど画像から判定される線維化の広がりと呼吸機能について，CPI (composite physiologic index) = $91 - 0.65 \times$ %DLco $- 0.53 \times$ %FVC $+ 0.34 \times$ %FEV$_1$ で計算される指標は，DLcoなど各単一の指標よりも線維化の程度をよく反映し，予後とも相関するとされる[16]．

- CPIの値が大きいほど線維化の広がりが大きい．さらに，Risk Stratification Score (ROSE)といって，①CPI>41，②呼吸困難の指標であるMRC-DS>3，③6分間歩行距離6 MWD ≦予測値の72％が，3年生存率を予測する因子として重要との報告もあるので参考にされたい[17]．

おわりに

- 本稿では，2018年1月の時点で，予後指標となる呼吸機能検査項目の中で，エビデンスレ

7 GAPインデックスによるステージ別の死亡率

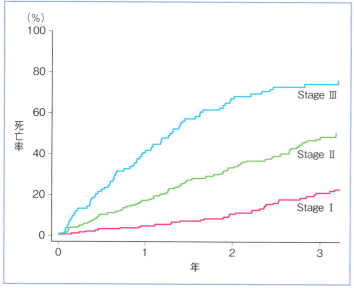

6も参照．ステージごとに死亡率を解析すると，3年間で明らかな違いがみられる．

(Ley B, et al. Ann Intern Med 2012 ; 156 : 684-91[14] より)

ベルの高いものをレビューした．今後の日常診療にお役立ていただければと思う．

（桑平一郎，永井明日香，海老原明典）

文　献

1) Fishman AP. Assessment of Pulmonary Function. McGraw-Hill；1980. p.221.
2) ジョンBウエスト著，堀江孝至，桑平一郎訳．ウエスト呼吸生理学入門疾患肺編．メディカル・サイエンス・インターナショナル；2018.
3) West JB, Wagner PD. Ventilation-perfusion relationship. In：Crystal RG, et al, ed. The Lung Scientific Foundations, 2nd ed. Raven Press；1997. p.1693-709.
4) Noble PW, et al. Pirfenidone in patients with idiopathic pulmonary fibrosis（CAPACITY）：two randomised trials. Lancet 2011；377：1760-9.
5) King TE Jr, et al. A phase 3 trial of pirfenidone in patients with idiopathic pulmonary fibrosis. N Engl J Med 2014；370：2083-92.
6) Richeldi L, et al. Efficacy of a tyrosine kinase inhibitor in idiopathic pulmonary fibrosis. N Engl J Med 2011；365：1079-87.
7) Richeldi L, et al. Efficacy and safety of nintedanib in idiopathic pulmonary fibrosis. N Engl J Med 2014；370：2071-82.
8) Du Bois RM, et al. Forced vital capacity in patients with idiopathic pulmonary fibrosis. Test properties and minimal clinically important difference. Am J Respir Crit Care Med 2011；184：1382-9.
9) Zappala CJ, et al. Marginal decline in forced vital capacity is associated with a poor outcome in idiopathic pulmonary fibrosis. Eur Respir J 2010；35：830-6.
10) Taniguchi H, et al. The clinical significance of 5% change in vital capacity in patients with idiopathic pulmonary fibrosis：extended analysis of the pirfenidone trial. Respir Res 2011；12：93.
11) Azuma A, et al. Exploratory analysis of a phase III trial of pirfenidone identifies a subpopulation of patients with idiopathic pulmonary fibrosis as benefiting from treatment. Respir Res 2011；12：143.
12) Raghu G, et al. An official ATS/ERS/JRS/ALAT statement：idiopathic pulmonary fibrosis：evidence-based guidelines for diagnosis and management. Am J Respir Crit Care Med 2011；183：788-824.
13) Kondoh Y, et al. Disease severity staging system for idiopathic pulmonary fibrosis in Japan. Respirology 2017；22：1609-14.
14) Ley B, et al. A multidimensional index and staging system for idiopathic pulmonary fibrosis. Ann Intern Med 2012；156：684-91.
15) 千葉弘文，高橋弘毅．診断と治療のABC108 特発性肺線維症とその周辺疾患．吾妻安良太企画．最新医学社；2015. p.23-30.
16) Wells AU, et al. Idiopathic pulmonary fibrosis. A composite physiologic index derived from disease extent observed by computed tomography. Am J Respir Crit Care Med 2003；167：962-9.
17) Mura M, et al. Predicting survival in newly diagnosed idiopathic pulmonary fibrosis：a 3-year prospective study. Eur Respir J 2012；40：101-9.

診断の進め方

血清バイオマーカーの意義

間質性肺炎・肺線維症の血清バイオマーカーの現況

- 間質性肺炎・肺線維症などの間質性肺疾患は原因不明の特発性から，原因のある膠原病肺，過敏性肺炎，薬剤性肺障害など非常に多岐にわたり，発症も急性から慢性までさまざまである．診断過程は多方面からのアプローチが必要であるが，血液検査は容易に臨床情報を得られるため有用性が高い．
- 間質性肺炎・肺線維症における診断のための血清バイオマーカーは，多種存在するが（**1**），疾患特異性の高いマーカーは少ない．そのため，結果の解釈には他の検査所見を含めて総合的に解釈する必要がある．

各血清バイオマーカー

■ CRP，赤血球沈降速度，ガンマグロブリン

- 間質性肺疾患のうち，急性疾患や膠原病肺では強い炎症を伴うことがあり，CRPやガンマグロブリンの上昇，赤血球沈降速度の亢進を認めることがある．しかし，感染性疾患や全身疾患などとの鑑別は困難であり特異性は低い．他疾患が除外できた場合は，疾患活動性のバイオマーカーになることがある．

■ 血清LDH

- 乳酸脱水素酵素（LDH）は，従来から汎用されている間質性肺疾患の血清バイオマーカーである．容易に迅速に行えることから日常診療でも確認すべき検査値である．しかし，LDHは全身の細胞内に存在するため，疾患特異性，臓器特異性が低く疾患の鑑別には向かない．

■ SP-A，SP-D，KL-6（**2**）[1]

- サーファクタント蛋白（surfactant protein：SP）-A，SP-D，Krebs von den Lungen-6（KL-6）は，間質性肺疾患に高い特異性と鋭敏性をもつ血清バイオマーカーである．SP-AとSP-Dは肺コレクチンに属する分泌型糖蛋白で，主な生理機能は自然免疫調節作用である．KL-6は膜貫通型の非分泌型ムチンであるMUC1ムチンに属する分子量100万以上の高分子量糖蛋白抗原である．細胞接着の制御のほか，肺線維芽細胞に対して走化性作用，増殖作用，アポトーシス抑制作用を有している．
- SP-A，SP-D，KL-6は，特発性間質性肺炎（IIPs），膠原病肺，過敏性肺炎，放射線肺炎，サルコイドーシス，肺胞蛋白症，薬剤性肺障害などの多くの間質性肺疾患で上昇する．健常者や細菌性肺炎ではほとんど上昇しないことから，基準値以上の上昇は診断的意義がきわめて高い．しかし，時にこれらの血清バイオマーカー間で乖離する症例や，一部の悪性疾患など間質性肺疾患以外でも上昇することがある．
- SP-A，SP-D，KL-6は，厚生労働省の「特発性間質性肺炎の診断基準第4次改訂」の血清学的検査の必須項目になっている．特発性肺線維症（IPF）における陽性率は，いずれも85％以上と非常に高く診断的意義が高い．非特異性間質性肺炎（NSIP）では，SP-A，SP-D，KL-6の陽性率はそれぞれ50％，75％，92％，特発性器質化肺炎（COP）ではいずれも50％であり，IPFと比べると陽性率は劣る[2]．
- IPF患者でのSP-A，SP-D，KL-6著明高値例は，進行性であり予後不良である．IPFの

1 間質性肺炎・肺線維症の血清バイオマーカー

バイオマーカー	陽性となる主な疾患
CRP	炎症性肺疾患全般
赤血球沈降速度	炎症性肺疾患全般
ガンマグロブリン	炎症性肺疾患全般，LIP，悪性リンパ腫
LDH	炎症性肺疾患全般，悪性リンパ腫
SP-A	間質性肺炎，肺胞蛋白症
SP-D	間質性肺炎，肺胞蛋白症
KL-6	間質性肺炎，肺胞蛋白症
各種自己抗体	
抗核抗体，リウマチ因子	膠原病，特発性肺線維症
RA-IgG，抗CCP抗体	リウマチ肺
抗ds-DNA抗体，抗Sm抗体	全身性エリテマトーデス
抗Scl-70抗体，抗セントロメア抗体	強皮症
抗RNP抗体	混合性結合組織病，強皮症
抗ARS抗体，抗Jo-1抗体，抗MDA5抗体	多発性筋炎，皮膚筋炎
抗SS-A抗体，抗SS-B抗体	Sjögren症候群
MPO-ANCA	顕微鏡的多発血管炎，好酸球性多発血管炎性肉芽腫症
PR3-ANCA	多発血管炎性肉芽腫症
抗GBM抗体	Goodpasture症候群
IgG4	IgG4関連肺疾患
抗GM-CSF抗体	自己免疫性肺胞蛋白症
ACE，リゾチーム	サルコイドーシス
血清沈降抗体	過敏性肺炎
β-Dグルカン	ニューモシスチス肺炎，肺真菌症
CMV抗原血症検査	サイトメガロウイルス肺炎
CEA	肺癌，肺胞蛋白症
sIL-2R	悪性リンパ腫，サルコイドーシス

急性増悪ではSP-A，SP-D，KL-6は発症時に急上昇する．また，治療奏功例では低下する．抗線維化薬のピルフェニドン投与により，SP-D，KL-6が低下する例があること[3]，SP-Dが予後予測因子であったことから[4]，SP-D，KL-6は抗線維化薬投与例でも治療効果判定，予後予測因子の指標のひとつとなりうる．SP-AとSP-Dは，メタ解析により，診断能に優れていること[5]，IPF患者の血清蛋白の網羅的解析により，バイオマーカーとしてSP-DやKL-6が優れていることが報告されており[6,7]，IPFの診断と予後予測能に優れることが確認されている．

- NSIPでは，画像の病変の広がりとSP-DとKL-6が相関し[8]，SP-DとKL-6は，ともに病変の程度と治療効果を鋭敏に反映する．COPでは，KL-6高値例は，重症例，難治例が多いとされる[9]．

- 膠原病肺においても，これらの血清バイオマーカーは上昇を認める．そのため，測定により早期発見や病態把握が可能である．強皮症と多発性筋炎/皮膚筋炎では，疾患活動性

❷ SP-A，SP-D，KL-6の比較

	SP-A	SP-D	KL-6
構造的分類	糖蛋白/肺コレクチン	同左	MUC1ムチン
主な産生細胞	Ⅱ型肺胞上皮細胞 クララ細胞 再生上皮細胞（無線毛）	同左	Ⅱ型肺胞上皮細胞 クララ細胞 再生上皮細胞（線毛/無線毛）
分子量	約60万	約50万	100万以上
分子径	20〜25 nm	90〜100 nm	200 nm以上
脂質の親和性	高い	やや低い	低い
産生後の存在様式	肺胞腔へ分泌	同左	産生細胞膜に接着
生理機能	自然免疫調節など	同左	細胞接着の制御など
血中への移行経路	①産生細胞から直接血管へ	①同左 ②肺胞腔から血管へ	①同左？ ②肺胞腔から血管へ

（大塚満雄ほか．内科2016；117：211-4[1]より）

マーカーとなることが報告されている[10, 11]．関節リウマチではMTXなどによる薬剤性肺障害の早期発見にも有用であるが，生物学的製剤使用例では一部の症例で非特異的にKL-6の上昇がみられることがある[12]．amyopathic dermatomyositisではSP-Dに対する自己抗体が産生され，SP-Dが低値もしくは測定感度以下のことがある[13]．

- 急性および慢性過敏性肺炎は，ともにSP-A，SP-D，KL-6は上昇する．その値はIPFや膠原病肺よりも高値であることが多く，ステロイド治療により低下し疾患活動性を反映する[14]．
- 放射線肺炎では，SP-A，SP-D，KL-6は早期発見のモニタリングに有用である．SP-AとSP-Dは胸部X線写真では検出できない早期の段階から上昇を認める[15]．ステロイド治療により低下し治療モニタリングにも有用である．
- 薬剤性肺障害では，びまん性肺胞障害タイプ（DAD）や慢性間質性肺炎タイプではSP-A，SP-D，KL-6の上昇と病勢を反映するが，器質化肺炎（OP）タイプでは上昇を認めない例が多い[16]．既存の間質性肺疾患の存在は，薬剤性肺障害のリスク因子であり，使用前に画像検査とSP-A，SP-D，KL-6の測定を行い，間質性肺疾患の有無を確認することも重要である．
- これら3つの血清バイオマーカーを同時測定すると，測定値の高低が乖離する症例に遭遇することがある．乖離は，産生細胞の違い，分子サイズ，リン脂質との結合力，病態の違いなどに基づくと考えられる．少数例の検討であるが，急性好酸球性肺炎（EP），薬剤性肺障害のOPタイプやEPタイプでは，SP-AとSP-Dが高い一方で，KL-6が低値を示す傾向がある[16]．また，治療奏功例では，SP-AとSP-DはKL-6よりすみやかに低下する傾向があり，これも乖離の一因となる．

■ 自己抗体，リウマチ因子

- 間質性肺疾患の鑑別において，膠原病の検索は重要であり，各種自己抗体やリウマチ因子の測定はスクリーニングに有用である．特に，関節リウマチ，強皮症，混合性結合組織病，ANCA関連血管炎，多発性筋炎/皮膚筋炎では間質性肺炎の合併が多く予後不良因子となる．一般的に自己抗体は疾患活動性は反映しないが，ANCAは疾患活動性を反映しモニタリングにも有用である．
- 筋炎特異自己抗体のなかには，間質性肺炎の

合併と関連が強いものがありスクリーニング上重要である．抗MDA5抗体は筋炎所見をほとんど認めないclinically amyopathic dermatomyositisで陽性になり，およそ半数で予後不良な急速進行性間質性肺炎を併発する．抗ARS抗体は，多発性筋炎/皮膚筋炎のなかでも特に間質性肺炎の合併が多く，Raynaud症状，関節炎，発熱，mechanic's handsなどの合併例は抗ARS抗体症候群と称する．

■ 血清ACE，リゾチーム，sIL-2R

- アンジオテンシン変換酵素（ACE），リゾチーム，可溶性インターロイキン2受容体（sIL-2R）は，サルコイドーシスで上昇を認め疾患活動性を反映する．サルコイドーシスにおけるACE，リゾチームとsIL-2Rの陽性率はそれぞれ60.2％，39.8％，82.2％であった[17]．いずれも，他の間質性肺疾患でも上昇することもあり特異度は低い．
- ACE以外は，商業ベースで測定は可能であるが，現在のところサルコイドーシスの保険適用がない．

■ 過敏性肺炎における血清沈降抗体

- 過敏性肺炎の補助診断に有用であるが，現在保険適用のある測定可能な抗体は夏型過敏性肺炎の診断に用いる抗トリコスポロン・アサヒ抗体である．そのほか，現在のところ保険適用はないが，鳥関連抗体，アスペルギルス抗体などが商業ベースで測定可能である．

■ β-D-グルカン，CMV抗原血症検査

- 急性発症する両側びまん性すりガラス状陰影を呈する間質性肺疾患の診断において，感染症との鑑別は重要である．特に免疫抑制状態にある患者では，日和見感染であるニューモシスチス肺炎（PCP）やサイトメガロウイルス肺炎（CMV肺炎）のほか，原病の悪化，うっ血性心不全，薬剤性肺障害などとの鑑別が重要である．
- PCPではβ-D-グルカンの上昇がみられ，メタ解析によれば感度96％，特異度84％である[18]．
- CMV抗原血症検査は，末梢血白血球で活性化したCMVの構造蛋白抗原陽性細胞数を検出する検査で，CMV肺炎の診断と治療効果の指標となる．

■ BNP，NT-proBNP

- 両側びまん性すりガラス状陰影を呈する間質性肺疾患の鑑別とうっ血性心不全の除外に用いられる．うっ血性心不全は間質性肺炎の急性増悪，PCP，ウイルス性肺炎などとの鑑別に重要である．また，特発性肺線維症の進行に伴う肺高血圧症の合併により，BNPが上昇することがあり，肺高血圧症のモニタリングにも用いられる．

■ 腫瘍マーカー

- 癌性リンパ管症や転移性腫瘍，血液腫瘍では

TOPICS

ペリオスチン

　間質性肺炎の新たな血清バイオマーカーとしてペリオスチンが注目されている．ペリオスチンはマトリセルラー蛋白であり，インテグリンを介して細胞に結合し，その細胞の機能を調節する働きをもつ細胞外基質蛋白である．細胞の遊走や分化増殖，細胞外基質と結合して，コラーゲン形成の促進などに関与する．ペリオスチンは，IPF患者肺の線維化巣や線維芽細胞に強く発現し，NSIPとCOPでは発現が弱いとされる[19]．血清ペリオスチン値は，IPF患者では健常者とCOP患者と比べて高値であり，IPF患者では血清ペリオスチン値が高いほど，6か月後の肺活量と拡散能の低下が顕著であり予後不良であった．ペリオスチンはIPF患者の診断，呼吸機能変化と予後予測に有用であることから，IPF患者のコンパニオン診断薬として実用化に向けて開発，研究が続けられている．

間質性陰影を呈することがあり，鑑別のため腫瘍マーカーはスクリーニングに用いられる．しかし，CEAは特発性肺線維症や肺胞蛋白症でも上昇することがある．

（大塚満雄，千葉弘文，高橋弘毅）

文　献

1) 大塚満雄ほか．びまん性肺疾患の分類と診断—血清診断：疾患活動性マーカー．内科 2016；117：211-4.
2) Ishii H, et al. High serum concentrations of surfactant protein A in usual interstitial pneumonia compared with non-specific interstitial pneumonia. Thorax 2003；58：52-7.
3) Okuda R, et al. Safety and efficacy of pirfenidone in idiopathic pulmonary fibrosis in clinical practice. Respir Med 2013；107：1431-7.
4) Ikeda K, et al. Serum surfactant protein D predicts the outcome of patients with idiopathic pulmonary fibrosis treated with pirfenidone. Respir Med 2017；131：184-91.
5) Wang K, et al. Impact of serum SP-A and SP-D levels on comparison and prognosis of idiopathic pulmonary fibrosis：A systematic review and meta-analysis. Medicine（Baltimore）. 2017；96：e7083.
6) White ES, et al. Plasma Surfactant Protein-D, Matrix Metalloproteinase-7, and Osteopontin Index Distinguishes Idiopathic Pulmonary Fibrosis From Other Idiopathic Interstitial Pneumonias. Am J Respir Crit Care Med 2016；194：1242-51.
7) Maher TM, et al. An epithelial biomarker signature for idiopathic pulmonary fibrosis：an analysis from the multicentre PROFILE cohort study. Lancet Respir Med 2017；5：946-55.
8) Ichiyasu H, et al. Pneumocyte biomarkers KL-6 and surfactant protein D reflect the distinct findings of high-resolution computed tomography in nonspecific interstitial pneumonia. Respiration 2012；83：190-7.
9) Okada F, et al. Comparison of pulmonary CT findings and serum KL-6 levels in patients with cryptogenic organizing pneumonia. Br J Radiol 2009；82：212-8.
10) Yanaba K, et al. Comparative study of serum surfactant protein-D and KL-6 concentrations in patients with systemic sclerosis as markers for monitoring the activity of pulmonary fibrosis. J Rheumatol 2004；31：1112-20.
11) Bandoh S, et al. Sequential changes of KL-6 in sera of patients with interstitial pneumonia associated with polymyositis/dermatomyositis. Ann Rheum Dis 2000；59：257-62.
12) Takamura A, et al. A retrospective study of serum KL-6 levels during treatment with biological disease-modifying antirheumatic drugs in rheumatoid arthritis patients：a report from the Ad Hoc Committee for Safety of Biological DMARDs of the Japan College of Rheumatology. Mod Rheumatol 2013；23：297-303.
13) 千葉弘文ほか．血清中にSP-Dに対する自己抗体をみとめたDermatomyositisの一例．日本肺サーファクタント・界面医学会雑誌2007；38：52-4.
14) Okamoto T, et al. The usefulness of KL-6 and SP-D for the diagnosis and management of chronic hypersensitivity pneumonitis. Respir Med 2015；109：1576-81.
15) Takahashi H, et al. Diagnostic significance of surfactant proteins A and D in sera from patients with radiation pneumonitis. Eur Respir J 2001；17：481-7.
16) Ohnishi H, et al. Circulating KL-6 levels in patients with drug induced pneumonitis. Thorax 2003；58：872-5.
17) 四十坊典晴，山口哲夫．サルコイドーシス診断基準における特徴的な検査項目の検討．厚生労働省科学研究費補助金難治性疾患克服研究事業びまん性肺疾患に関する調査研究班．びまん性肺疾患に関する調査研究：平成25年度研究報告書．2014；p.359-62.
18) Onishi A, et al. Diagnostic accuracy of serum 1,3-β-D-glucan for pneumocystis jiroveci pneumonia, invasive candidiasis, and invasive aspergillosis：systematic review and meta-analysis. J Clin Microbiol 2012；50：7-15.
19) Okamoto M, et al. Periostin, a matrix protein, is a novel biomarker for idiopathic interstitial pneumonias. Eur Respir J 2011；37：1119-27.

診断の進め方
気管支鏡検査の位置づけ
気管支肺胞洗浄（BAL）

- びまん性肺疾患において，気管支肺胞洗浄（bronchoalveolar lavage：BAL）は，その診断過程で重要な手技の一つである．Reynoldsら[1]によって確立され，肺胞および末梢気道に存在する細胞成分と液性成分を解析する検査法である．その後，悪性腫瘍や呼吸器感染症などの診断手法としても臨床応用されるようになった．

- 間質性肺疾患は，**1**[2]に示す診断手順を参考に検査を行うことにより，早期診断，早期治療につながる．原因不明の特発性間質性肺炎（IIPs）の診断に際しては，BAL検査の有用性に限界はあるものの，疾患活動性の評価や鑑別診断の補助的検査としての臨床的意義は大きいと考えられる．

- 本稿では，びまん性肺疾患，主に間質性肺疾

1 間質性肺疾患の診断アルゴリズム—気管支鏡検査の位置づけ

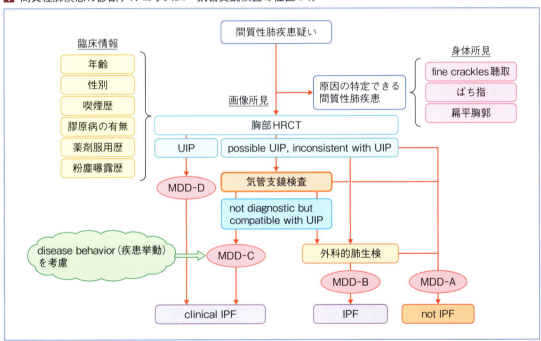

MDD（multidisciplinary discussion）の取り扱い
MDD：下記のとおり，呼吸器内科医，画像診断医，病理診断医が総合的に判断する．
MDD-A：画像上他疾患が考えられる場合，気管支鏡検査あるいは外科的肺生検で他疾患が見込まれる場合．
MDD-B：外科的肺生検は積極的UIP診断の根拠になる場合が多いため，患者のリスクを勘案のうえ，可能な限り施行する．
MDD-C：IPF症例で非典型的な画像（蜂巣肺が不鮮明など）を約半数で認めるため，呼吸機能の低下など，進行経過（behavior）を総合して臨床的IPFと判断する症例がある．
MDD-D：病理検査のない場合の適格性を検討する．
各MDDにおいて最終診断が変わりうる可能性がある．

（特発性間質性肺炎診断と治療の手引．改訂第3版．南江堂；2016[2]をもとに作成）

2 びまん性肺疾患における BAL の意義

感染性疾患	非感染性疾患
1. BAL からの病原体検出により診断が確定する感染症 ● ニューモシスチス ● レジオネラ ● 結核 ● マイコプラズマ ● インフルエンザウイルス ● RS ウイルス 2. BAL による病原体検出が診断や管理に有用な感染症 ● サイトメガロウイルス ● 単純ヘルペスウイルス ● 一般細菌 ● 非結核性抗酸菌症 ● アスペルギルス ● カンジダ ● クリプトコックス	1. BAL により診断できる疾患 ● 肺胞蛋白症 ● 悪性腫瘍（癌性リンパ管症，白血病や悪性リンパ腫） 2. BAL が診断に有用な疾患 ● 肺胞出血 ● 好酸球性肺炎 ● ベリリウム肺 ● 過敏性肺炎 ● 石綿肺 ● 珪肺 ● サルコイドーシス ● Langerhans 細胞組織球症 3. BAL が鑑別に有用な可能性のある疾患 ● IIPs（IPF，NSIP，COP，AIP ほか） ● 膠原病に伴う間質性肺炎

患におけるBAL検査の有用性について，自験例をあげながら述べていく．

検査方法

- びまん性肺疾患では，一般に回収率が良好な右中葉や左舌区で施行することが多いが，病変分布の強弱に従って採取場所を変更する．
- 気管支ファイバースコープを目標気管支にウェッジさせ，吸引をオフにした状態で，補助者が37℃の生理食塩水50 mLを鉗子孔から注入し，用手的にシリンジに陰圧をかけながらゆっくりと出血や気道の虚脱が生じないように行う．
- 通常，50 mL×3回（計150 mL）施行し，回収率60％程度がよいとされ，30％を下回ると検査結果の信頼性は欠ける[2]．

びまん性肺疾患におけるBAL検査の位置づけ

- BAL所見は，びまん性肺疾患において確定診断あるいは補助的診断となるものまでさまざまであるが，その臨床的意義はいずれも大きい（2）[2]．また，細胞分画によるびまん性肺疾患の鑑別診断にも有用である（3）[2]．
- BAL液（BALF）からの病原体および悪性細胞の検出は，確定診断につながる大変有用なもので，ニューモシスチス肺炎が疑われる際は，Diff-Quick法を用いる（4）．そのほか，好酸球性肺炎における好酸球増加，肺胞出血における血性の洗浄液とヘモジデリンを貪食したマクロファージ（5），肺胞蛋白症における白濁した洗浄液とPAS陽性物質の存在（6）なども診断に有用な所見である．
- 一方，IIPsの半数以上を占める特発性肺線維症（IPF）患者におけるBALは，その診断，疾患活動性の評価にあまり有用とされていない[3]．さらにBAL施行後の急性増悪の発症率が1.2〜2.4％[4,5]ともいわれており注意が必要である．
- しかしながら，Ohshimoら[6]は，画像上IPFが疑われた症例のうち，BAL液中のリンパ球増加により全体の8％の症例で診断が変更されたと報告しており，他疾患を除外するために有用な場合もあると考えられる．
- 一般に15％以上のリンパ球増加がみられる場合は，特発性器質化肺炎，非特異性間質性肺炎，膠原病に伴う間質性肺炎，過敏性肺炎，薬剤性肺炎，サルコイドーシスなどの疾患を考えるべきである[5]．
- さらにKinderら[7]は，BAL中の好中球率の増加が，早期の致死率に関連することを報告しており，今後もさらなる検討が必要と考え

3 BALFの細胞分画によるびまん性肺疾患の鑑別診断

リンパ球増加なし	リンパ球増加あり
マクロファージ優位 ● 特発性肺線維症（IPF） ● 石綿肺 好中球優位 ● 細菌性肺炎 ● 慢性気管支炎 ● びまん性汎細気管支炎（DPB） ● 気管支拡張症 ● 急性間質性肺炎（AIP） ● 急性呼吸促迫症候群（ARDS） 好酸球優位 ● 寄生虫症 ● 化学物質吸入・吸引 ● 薬剤性肺炎 ● アレルギー性気管支肺アスペルギルス症 ● 全身性血管炎 ● 好酸球性肺炎（慢性, 急性） ● 気管支喘息	CD4陽性T細胞優位 ● サルコイドーシス ● 慢性ベリリウム肺 ● 農夫肺 ● 慢性鳥関連過敏性肺炎 ● 薬剤性肺炎 ● ウイルス性肺炎の一部 ● マイコプラズマ肺炎 ● 肺結核 ● リンパ増殖性肺疾患および悪性リンパ腫の一部 CD8陽性T細胞優位 ● 急性過敏性肺炎（農夫肺, 慢性鳥関連過敏性肺炎を除く） ● 薬剤性肺炎 ● 膠原病に伴う間質性肺炎（急性〜亜急性発症） ● 非特異性間質性肺炎（NSIP） ● 特発性器質化肺炎（COP） ● 粟粒結核 ● リンパ増殖性肺疾患の一部 ● ウイルス性肺炎の一部

4 ニューモシスチス肺炎

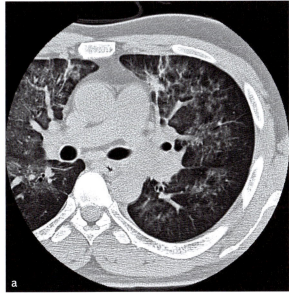
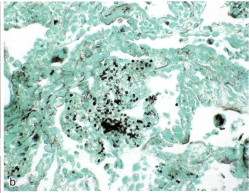
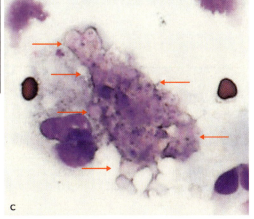

a. 胸部CT：両肺の胸膜下をスペアした地図状のすりガラス状陰影を認める.
b. グロコット染色：肺胞腔内に黒灰色の類円形に染まったシストの集簇を認める.
c. Diff-Quick染色：虫体の核が深青色に染まりcystが円形に抜けてみえる（→）.

5 好酸球性多発血管炎性肉芽腫症

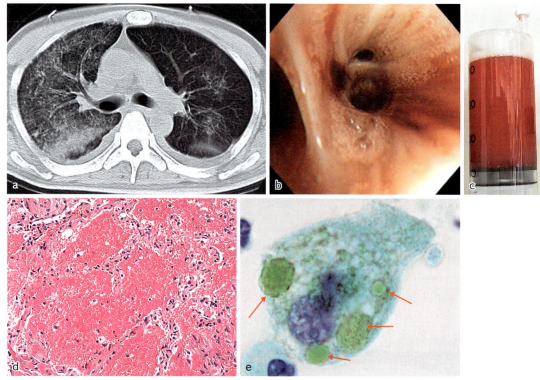

a. 胸部CT：両肺にびまん性のすりガラス状陰影とコンソリデーションを認める.
b. 右B5より新鮮な出血を認める.
c. 右B5から血性の気管支肺胞洗浄液を認める.
d. 病理組織学的所見：末梢肺組織では，肺胞腔内を充填する赤血球を認める.
e. 血性気管支肺胞洗浄液の細胞診の鉄染色によるヘモジデリン貪食組織球（→）を認める.

6 肺胞蛋白症

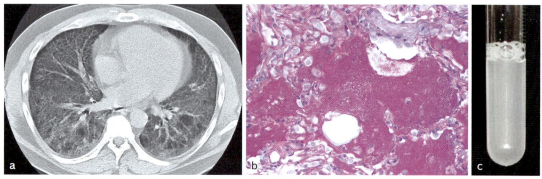

a. 胸部CT：両肺にcrazy-paving patternが主体でこれに地図状分布，subpleural sparingが認められる.
b. 病理組織学的所見：肺胞内にPAS陽性の好酸性の細顆粒状物質が充填している.
c. 米の研ぎ汁様の白濁した気管支肺胞洗浄液を認める.

られる.

BALの合併症と注意点

- 合併症として，発熱，低酸素血症，IIPs（特にIPF）の急性増悪などがあげられる．
- 呼吸不全状態の患者においても診断および治療に大きな影響を与える場合は，十分な酸素投与とモニタリングを行いながら迅速に施行する．最近では非侵襲的陽圧換気[8]やネーザルハイフロー[9]の補助下で行うことも可能であると報告されている．
- BALによるIPFの急性増悪は時に致死的な合併症となりうるため，臨床・画像所見で典型的なIPFと臨床診断される場合は施行するべきではないと考える．

おわりに

- びまん性肺疾患において，BALは確定診断あるいは診断に有用な検査法の一つである．疾患活動性や予後因子の評価に関しては報告によりさまざまであり，いまだ一定の見解は得られておらず今後の課題である．

（杉野圭史）

文 献

1) Reynolds HY, Newball HH. Analysis of proteins and respiratory cells obtained from human lungs by bronchial lavage. J Lab Clin Med 1974；84：559-73.
2) 日本呼吸器学会びまん性肺疾患診断・治療ガイドライン作成委員会編．特発性間質性肺炎診断と治療の手引き，改訂第3版．南江堂；2016.
3) Pesci A, et al. Bronchoalveolar lavage in idiopathic pulmonary fibrosis：What does it tell us? Respir Med 2010；104：S70-3.
4) Hiwatari N, et al. Bronchoalveolar lavage as a possible cause of acute exacerbation in idiopathic pulmonary fibrosis patients. Tohoku J Exp Med 1994；174：379-86.
5) American Thoracic Society/European Respiratory Society International Multidisciplinary Consensus Classification of the Idiopathic Interstitial Pneumonias. This joint statement of the American Thoracic Society(ATS), and the European Respiratory Society(ERS) was adopted by the ATS board of directors, June 2001 and by the ERS Executive Committee, June 2001. Am J Respir Crit Care Med 2002；165：277-304.
6) Ohshimo S, et al. Significance of bronchoalveolar lavage for the diagnosis of idiopathic pulmonary fibrosis. Am J Respir Crit Care Med 2009；179：1043-7.
7) Kinder BW, et al. Baseline BAL neutrophilia predicts early mortality in idiopathic pulmonary fibrosis. Chest 2008；133：226-32.
8) Antonelli M, et al. Noninvasive positive-pressure ventilation vs. conventional oxygen supplementation in hypoxemic patients undergoing diagnostic bronchoscopy. Chest 2002；121：1149-54.
9) 香川友祐ほか．びまん性肺疾患におけるネーザルハイフローシステム使用下気管支鏡検査の有用性の検討．気管支学 2016；38：266-71.

診断の進め方
気管支鏡検査の位置づけ
経気管支肺生検(TBLB)

- 間質性肺炎に対する診断アプローチとしては,まずは胸部高分解能CT (HRCT)によるパターン分類[★1]から始まる.そして典型的なUIPパターン(①胸膜直下・肺底部優位,②網状陰影,③蜂巣肺±牽引性気管支拡張症,④UIPパターンに合致しない所見が認められない)を呈する場合には,その診断の精度と合併症のリスクより外科的肺生検(surgical lung biopsy:SLB)は不要とされている[1].

- 特に日本人においては,急性増悪のリスクが欧米諸国と比較して高頻度であることより,臨床的に明らかなIPFに対する肺生検はSLBだけでなく経気管支肺生検(transbronchial lung biopsy:TBLB)も控えるべきである.よって現在では,臨床的に診断されたIPF以外のびまん性肺疾患において,診断目的の肺生検が考慮されることになる.

- 実際には,胸部HRCTでpossible UIP pattern (上記の①②④のみ)やinconsistent with UIP patternを呈した症例に対して,確定診断のための外科的肺生検を行うことが望ましいとされている[1].

- 一方で,間質性肺炎患者に対するSLBによる死亡率は1.7〜4.4%とされ[2,3],診断目的の生検における合併症としては決して無視できない数値でもあり,低侵襲で合併症の少ない

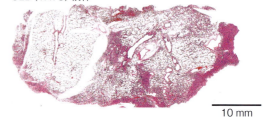

1 TBLBとSLB(VATS)肺生検による検体のサイズ比較

TBLB検体

SLB(VATS)検体

10 mm

TBLBに期待される部分があるのも事実である.

- そこで本稿では,びまん性肺疾患の診断におけるTBLBの位置づけについて概説する.

TBLBの実際

- まずはビデオ下胸腔鏡手術(video-assisted thoracoscopic surgery:VATS)による肺組織検体(3〜5 cm)とTBLBによる検体のサイズ(1〜3 mm)のスケール感を知るべきであり(**1**),必然的に得られる情報は非常に制限される.

- びまん性肺疾患に対するTBLBの診断寄与率はおよそ75%にすぎず,そもそも8%は肺胞実質が採取されていなかったという報告もある[4].採取された検体のサイズと個数も重要であり,診断寄与率との相関が示されている[5].また陰影の強弱がみられる場合には,複数箇所からの採取も診断のうえで有用である[6].

- 採取部位としては,鉗子が胸膜下肺胞領域に到達しやすく,かつ透視下で接線方向が描出

★1 UIP診断におけるHRCTの基準
2011年のATS/ERS/JRS/ALAT statementに明記された胸部HRCTにおける診断基準.すなわち①胸膜直下・肺底部優位,②網状陰影,③蜂巣肺±牽引性気管支拡張,などの所見を評価して,UIP pattern, possible UIP pattern, inconsistent with UIP patternの3つに分類される[1] (p.72 **6** 参照).本ガイドラインにより,非侵襲的である胸部HRCT所見が非常に重視されるようになった.

2 びまん性肺疾患におけるTBLBの診断的意義

TBLB所見で診断が確定する疾患	TBLB所見と臨床所見で診断可能な疾患	TBLB所見では病理学的に診断確定ができない疾患（SLBが必要）
悪性腫瘍（特に癌） 肺感染症 　クリプトコックス症 　アスペルギルス症 　ノカルジア症 　ニューモシスチス症 　抗酸菌症 　サイトメガロウイルス肺炎 リンパ脈管筋腫症 肺胞蛋白症 肺胞微石症	サルコイドーシス 過敏性肺臓炎 じん肺 　珪肺 　石綿肺 　慢性ベリリウム肺 鉄肺症 好酸球性肺炎 急性間質性肺炎（AIP） 特発性器質化肺炎（COP） Langerhans細胞組織球症	特発性間質性肺炎（IIPs） 　特発性肺線維症（IPF） 　非特異性間質性肺炎（NSIP） 　呼吸細気管支炎関連間質性肺病変（RB-ILD） 　剥離性間質性肺炎（DIP） 膠原病関連間質性肺炎 閉塞性細気管支炎群 びまん性汎細気管支炎 多発血管炎性肉芽腫症（Wegener肉芽腫症） リンパ増殖性肺疾患

（特発性間質性肺炎診断と治療の手引き．改訂第2版．南江堂；2011．p.17[8]）より）

されるS2b, 3a, 4a, 8a, 9a領域が選ばれる．また採取された組織は，鉗子による圧挫を受けているため，生理食塩水をいれたシリンジで陰圧をかける必要がある．十分に肺胞領域を拡張させることで，肺胞腔内の線維化や肺胞壁の炎症細胞浸潤の評価が可能となる．

- すなわちTBLBにおいては，十分な検体量や個数（複数葉から最低5～6個）[7]，拡張処理が重要であり，これらをしてはじめて有効なTBLB検査となりうる．

適応症例

- IIPsにおける病理診断のgold standardはSLBによる生検であり，得られた病理標本は以下のようなポイントをもって診断がなされている．
  ① 蜂巣肺の有無
  ② 小葉内線維化分布パターン
  ③ 細胞浸潤の程度
  ④ 細気管支病変の評価
  ⑤ 胸膜病変の評価
- そのため経気道的なアプローチであるTBLBでは，②小葉内線維化分布パターンや⑤胸膜病変の評価は不可能であり，数ミリという検体のサイズより①蜂巣肺の有無の評価も非常に困難である．したがって原則的にTBLBは，IIPsの診断ガイドラインからは診断ツールとしては除外されており，あくまでも肺悪性疾患や感染症の除外診断目的に施行される検査と位置づけられている．
- 一方で特徴的な所見が得られれば，臨床的背景を加味することで診断可能な病態も存在する．すなわち，サルコイドーシスや過敏性肺臓炎といった肉芽腫性疾患や肺胞蛋白症などは，有意な所見が得られれば診断可能である．
- またIIPsの中でもAIPであればびまん性肺胞障害（DAD）パターンにみられる硝子膜所見が得られた場合や，COPであればOPパターンにみられるポリープ型の腔内線維化巣が採取された場合には，臨床所見と併せて診断可能とされている（2）[8,9]．
- 参考にTBLBで診断した，慢性IPの経過観察中に出現したすりガラス状陰影を急性増悪と診断した症例（3）と，小葉間隔壁肥厚などの広義間質病変を癌性リンパ管症と診断した症例（4）を提示する．

IPF/UIP診断に対する有用性

- IPFとそれ以外では治療方針（抗線維薬 orステロイド（±）免疫抑制薬）や予後が異なってくるため，HRCTでpossible UIP patternを

3 DADパターン（石綿肺の急性増悪例）

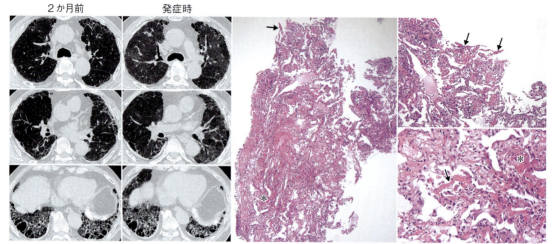

CT：両側肺底部に蜂巣肺を認めている．発症時には，両肺野びまん性にすりガラス状陰影が出現している．
病理：肺胞壁は粘液浮腫状に肥厚し，フィブリンの析出，硝子膜形成，腫大したⅡ型肺胞上皮の増生が認められた．
→：硝子膜形成，＊：フィブリンの析出．

4 癌性リンパ管症

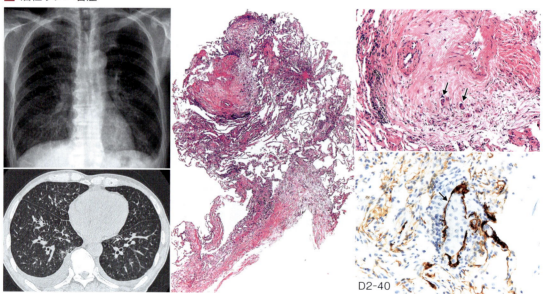

CT：両側胸水貯留．小葉間隔壁や気管支血管束など広義間質の肥厚を認めた．
病理：血管周囲間質などのリンパ管内に異型細胞の侵襲が認められ，癌性リンパ管症と診断した．
→：異型細胞のリンパ管侵襲．

呈した症例の診断が問題となってくる．しかしながら，全身状態の問題や合併症の懸念から同意が得られないなどの理由で，SLBが施行できないことは，臨床現場でよく経験することである．

- そういった臨床医のジレンマを反映すべく，TBLBによるIPF/UIP診断への有用性を検討している論文は，多数報告されており，そ

- の有用性については議論が繰り返されてきた．
- Berbescuらは，外科的肺生検や臨床的に診断されたUIP症例に対してTBLBを施行し，32％（7/22症例）にUIPに特徴的な所見，すなわち①線維芽細胞巣，②パッチワーク型線維化，③蜂巣肺変化がともに認識されたとしており，TBLBの有用性を報告している[10]．
- Tomassettiらも同様に，30％（12/40例）のUIP症例にTBLBを施行したところ，最低でも①②③のどれか一つを認めていたという報告を行っている[5]．
- 一方でShimらは，同様の検討を行ったものの，①②③の所見がともに認められたのはわずか9.4％（3/32例）にとどまったとして，その有用性に疑問を投げている[11]．
- 同様の検討でも得られる結果が異なることより，十分な検体量の採取や採取部位の適切性の問題や，たとえUIP症例でも①②③といった所見が得られなければ診断に至らないという，TBLBの不確実性が結果に影響した可能性が考えられる．
- またChurgらに至っては，そもそも①②③といった所見はIPFに特異的な所見ではなく，過敏性肺臓炎や石綿肺・膠原病肺でも認められるとして，やはりSLBこそがgold standardであるとの基本姿勢を打ち立てている[12]．
- 2011年にATS/ERS/JRS/ALATより，IPF診断は臨床・病理・放射線画像による総合的議論（MDD）★2によって正確性が増すといった声明がなされた[1]．その声明を踏襲して，間質性肺炎の診断において，TBLB所見に臨床情報および胸部HRCT所見を組み合わせ

★2 MDD (multidisciplinary discussion)
2011年のATS/ERS/JRS/ALAT statementより提案された声明．すなわちIPFにおいては臨床・病理・放射線専門医といった多職種による総合的議論を施行することで，より正確な診断が得られるということが明記された[1]．現在では，本邦においてもびまん性肺疾患に対する全国規模の症例集積とMDD診断が施行されている．

た結果と，SLBで得られた結果との整合性を検討した研究が行われた[13]．その際に用いられたTBLBによる病理所見としては，以下の6項目が評価された．
①構造改築（組織破壊性瘢痕or蜂巣肺変化）
②線維化のパッチワーク分布
③線維芽細胞
④肺胞壁の線維化
⑤腔内器質化（器質化肺炎）
⑥肺胞壁と気管支壁の炎症細胞浸潤
- そして得られた病理所見を用いて以下のA，B，Cに分類し，SLB結果との比較を行っている．
A．①②③のすべてを満たした場合は，UIP pattern
B．①②③の中で2つ以上が認められた場合は，UIPないしUIP patternを示唆する所見
C．それ以外の場合は，UIP以外か診断不能/不適切検体と判断
- 結論としては，約20～30％においてSLBと一致した診断結果が導き出されており，いくつかの症例においてはSLBを避けられる可能性が示された．十分な検体量が採取されていることが前提条件にはなるが，SLBが施行できない際には，これらの病理所見に加えて臨床的背景・画像所見を参考にするのも有用であろう．
- 参考として，CT画像でpossible UIP patternと考えてTBLBを施行し，臨床病理的にIPFと診断した症例を提示する（ 5 ）．

薬剤性肺障害に対する有用性

- 近年では，悪性疾患や自己免疫疾患などといった難治性病態の分子メカニズムが明らかになるとともに，生物学的製剤や分子標的薬，免疫チェックポイント阻害薬といった新規薬剤が多数使用されるようになってきている．同時に薬剤性肺障害も頻発しており，癌の浸潤（リンパ管症）や感染症などを鑑別して治療方針を決定するうえで比較的低侵襲か

5 臨床＋画像＋TBLB所見でIPFと診断した症例

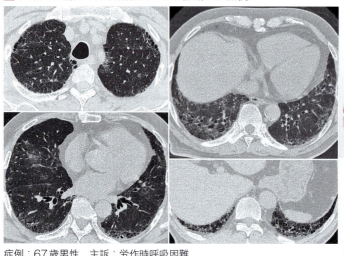

症例：67歳男性．主訴：労作時呼吸困難．
膠原病を示唆する身体所見なし，吸入歴なし．
ANA（－），各種膠原病特異抗体陰性，KL-6 1335.5，SP-D 327.6
BAL：Cell $5.5×10^5$/mL，Mφ 88％，Lym 10％，Neu 2％，Eos 0％
CT：possible UIP pattern．
病理：肺胞壁は線維性に肥厚し，肺胞腔内には線維芽細胞による壁在〜閉塞型の早期線維化巣が認められる．強い線維化による構造改築を認め，細気管支上皮化と粘液貯留を認めている．古い線維化と比較的新しい線維化が混在している．
＊：線維芽細胞巣，←：細気管支上皮化を伴う構造改築．

つ簡便なTBLBは，一つの重要なツールとなりうる．

- 薬剤性肺障害に特異的な病理所見とされるものはないが，薬剤によってはある程度特徴的な病理像が得られることがある．代表的な薬剤肺障害のパターンとしては，以下の5パターンがあげられる．
  ① びまん性肺障害パターン
  ② 器質化肺炎パターン
  ③ 非特異性間質性肺炎パターン
  ④ 好酸球性肺炎パターン
  ⑤ 肉芽腫性間質性肺炎・過敏性肺臓炎パターン
- 一般に薬剤性肺障害による傷害の特徴は，肺胞壁のみにとどまらず，気道や血管，胸膜にまで及ぶ．そして，時に各種パターンが混在して存在するために，得られる病理像は非常に多彩となる．
- 炎症細胞はリンパ球・マクロファージに加え，好酸球浸潤がみられる症例が多く，肺胞上皮は異型化・多核化して，時に強い傷害により剥離がみられる[14]．これらの病理所見と臨床的背景を組み合わせることで，総合的に診断に寄与していくと考えられる．
- 参考として，PD-1阻害薬（ペンブロリズマブ）とmTOR阻害薬（エベロリムス）による薬剤性肺障害の症例を提示する（ 6 7 ）．

まとめ

- びまん性肺疾患に対するTBLBは，比較的低侵襲で簡便かつ安全で，再検査も可能というメリットがある．しかしその反面で，診断可能な疾患が限定されてしまうことや，不適切検体や検体量不足による診断困難例も生じてしまうといったデメリットもある．
- 一方でSLBは，広範な検体が採取されることで診断に深く結びつくが，合併症のリスクや中枢病変に対する診断には適さないといっ

6 OPパターン＋リンパ球性胞隔炎（ペンブロリズマブによる薬剤性肺障害）

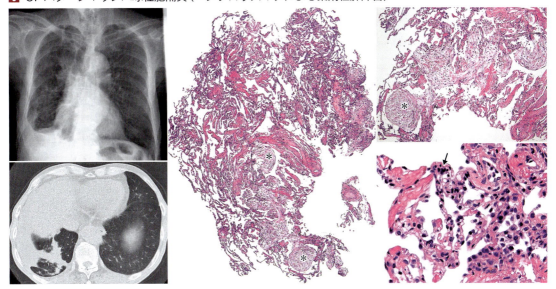

CT：右肺底部に非区域性の浸潤影と右胸水貯留を認めた.
病理：リンパ球と少数の好酸球浸潤を伴う腫大・増生した再生被覆上皮とポリープ型腔内線維化が認められる.
→：リンパ球浸潤，＊：ポリープ型腔内線維化.

7 OPパターン＋リンパ球性胞隔炎＋肉芽腫性変化（エベロリムスによる薬剤性肺障害）

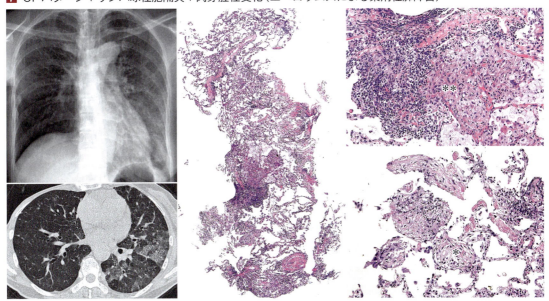

CT：左肺野にモザイク状の汎小葉性すりガラス状陰影が認められた.
病理：著明なリンパ球浸潤を伴う胞隔炎が認められ，ポリープ型の腔内線維化と肉芽腫様変化がみられている.
＊＊：肉芽腫様変化，＊：ポリープ型腔内線維化.

- IPF診断におけるTBLBの位置づけとしては，臨床的背景や画像所見を組み合わせることで，SLBを避けられる症例が一定数存在する可能性が示唆されてはいるが，その有用性は限定的で確実なものとは言い難い．
- 各症例に対して，どのようなアプローチが適切であるかの判断は，それぞれのリスク・ベネフィットを考慮して慎重に判断する必要がある．
- また詳細は他項に譲るが，近年では経気道的ではあるが，TBLBよりはるかに大きな検体が採取可能なcryobiopsyによる有用性の報告が集積されてきており，その実用性が期待される（次項参照）．

（國保成暁，林　宏紀）

文　献

1) Raghu G, et al. An official ATS/ERS/JRS/ALAT statement：idiopathic pulmonary fibrosis：evidence-based guidelines for diagnosis and management. Am J Respir Crit Care Med 2011；183：788-824.
2) Utz JP, et al. High short-term mortality following lung biopsy for usual interstitial pneumonia. Eur Respir J 2001；17：175-9.
3) Kreider ME, et al. Complications of video-assisted thoracoscopic lung biopsy in patients with interstitial lung disease. Ann Thorac Surg 2007；83：1140-4.
4) Ensminger SA, Prakash UB. Is bronchoscopic lung biopsy helpful in the management of patients with diffuse lung disease? Eur Respir J 2006；28：1081-4.
5) Tomassetti S, et al. Transbronchial biopsy is useful in predicting UIP pattern. Respir Res 2012；13：96.
6) Curley FJ, et al. Transbronchial lung biopsy：can specimen quality be predicted at the time of biopsy? Chest 1998；113：1037-41.
7) Du Rand IA, et al. British Thoracic Society guideline for diagnostic flexible bronchoscopy in adults：accredited by NICE. Thorax 2013；68 Suppl 1：i1-i44.
8) 日本呼吸器学会びまん性肺疾患診断・治療ガイドライン作成委員会編．特発性間質性肺炎診断と治療の手引き，改訂第2版．南江堂；2011．p.17.
9) American Thoracic Society；European Respiratory Society. American Thoracic Society/European Respiratory Society International Multidisciplinary Consensus Classification of the Idiopathic Interstitial Pneumonias. This joint statement of the American Thoracic Society (ATS), and the European Respiratory Society (ERS) was adopted by the ATS board of directors, June 2001 and by the ERS Executive Committee, June 2001. Am J Respir Crit Care Med 2002；165：277-304.
10) Berbescu EA, et al. Transbronchial biopsy in usual interstitial pneumonia. Chest 2006；129：1126-31.
11) Shim HS, et al. Histopathologic findings of transbronchial biopsy in usual interstitial pneumonia. Pathol Int 2010；60：373-7.
12) Churg A, Schwarz M. Transbronchial biopsy and usual interstitial pneumonia：a new paradigm? Chest 2006；129：1117-8.
13) Sheth JS, et al. Utility of Transbronchial vs Surgical Lung Biopsy in the Diagnosis of Suspected Fibrotic Interstitial Lung Disease. Chest 2017；151：389-99.
14) Kubo K, et al. Consensus statement for the diagnosis and treatment of drug-induced lung injuries. Respir Investig 2013；51：260-77.

診断の進め方

気管支鏡検査の位置づけ
cryobiopsyの優越性と留意点

- 現在まで，びまん性肺疾患の病理診断のゴールドスタンダードは外科的肺生検となっている[1]．また，特発性肺線維症以外の特発性間質性肺炎の難病申請では，外科的肺生検が必須となっている．しかし，外科的肺生検は全身麻酔が必要で，手技に慣れた呼吸器外科医の存在が不可欠であり，多くの施設で行える検査ではない．また，1週間前後の入院が必要であり，合併症および加齢による手術耐容能の問題で外科的肺生検を受けることができないこともある．なによりも「検査のための手術」への患者自身の心理的抵抗も強い．
- 一方，鉗子による経気管支肺生検(TBLB)は，多くの施設で施行可能で，安全性が高いものの，得られる検体が径2mm前後と小さく，採取時の挫滅も加わるため，サルコイドーシス，癌性リンパ管症などの特異的な所見を有する疾患以外の診断には不向きである．
- この外科的肺生検および鉗子生検による問題を解決する可能性のある検査手技としてcryobiopsyが登場した．

cryobiopsyとは

- 経気管支クライオバイオプシー(transbronchial lung cryobiopsy：TBLC)とは，クライオプローブを用いて肺組織を採取する手技である．
- クライオプローブは中空の二層構造になっており，圧縮されたCO_2ガスがプローブ内筒先端から外筒内に出るときに膨張し，−79℃まで低下し(Joule-Thomson効果)，先端の金属チップが冷却される．金属チップに触れた組織は秒単位で凍結し，プローブを体外に引き抜くことにより，凍結組織を引きちぎり，挫滅の少ない大きな検体が得られる．CO_2ガスそのものは，プローブ外筒を通って本体に戻るため，体内にCO_2が入ることはない．
- 2017年3月にERBECRYO 2システム(ERBE社)が，気管支鏡下の肺生検および異物除去を目的として，医薬品医療機器総合機構(PMDA)から薬事承認を得た．
- cryobiopsyは，通常の鉗子による肺生検と同様に，内視鏡検査室で軟性気管支鏡を用いて鎮静下で施行可能である．外科的肺生検と異なり，緊急検査が可能で，1泊2日の入院で施行可能であり，経済性も優れ，経過中に病態把握のために繰り返し生検することもできる．外科的肺生検に比べれば検体は小さいが，鉗子による生検に比べ，挫滅の少ない径5mm前後の大きな組織が得られる(**1**)．
- 一方，大きな検体を得るためには，気道出血，気胸のリスクが高まるため，導入・施行にあたっては十分なトレーニングが必要となる．

手技の実際と検体処理(**2**)

■採取部位

- 目的とする採取部位は通常の鉗子生検や外科的肺生検と同様に，CTで病変が認められ，かつ蜂窩肺などの進行性病変でない部位を選択する．病変が同様であれば，透視で胸壁からの距離がわかりやすいS^2，S^{3a}，S^8，S^9などの外側に分布する領域が採取しやすい．可能であれば同側他葉から複数回の採取が必要である．
- 気管支肺胞洗浄を同時に行う場合には，洗浄部位での生検は残存した生理食塩水が凍結にどのような影響を及ぼすか不明なため避けておく．

1 生検検体の比較

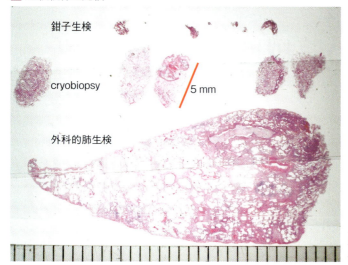

上から鉗子生検，cryobiopsy，外科的肺生検にて採取した検体(それぞれ別症例). 検体の大きさの違いがわかる.

2 cryobiopsyの流れ

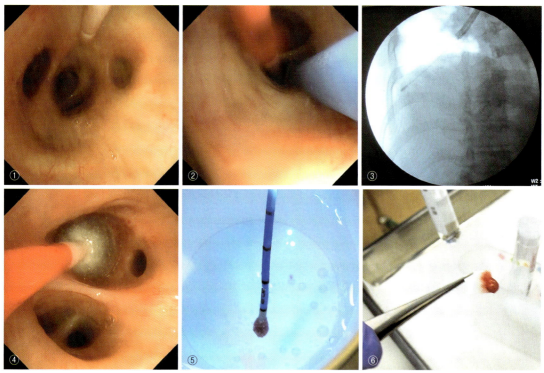

①バルーンカテーテルの留置，②クライオプローブの挿入，③透視で胸壁からの距離を確認，④凍結，クライオプローブの引き抜き直後にバルーンを膨張，⑤生理食塩水での解凍，⑥濾紙でプローブから採取後にシリンジにて伸展，ホルマリン固定.

■出血に対する予防

- cryobiopsyでは，得られる組織が大きく出血量が多い．また，検体が大きいゆえに鉗子チャンネルを通過せず，採取時に気管支内視鏡を検体・クライオプローブごと気管支内腔から引き抜く必要があり，内腔を観察できない時間が数十秒生じる．そのために気道出血に対しての予防的な処置が必要であり，採取時にはブロッカーとしてバルーンカテーテルの留置を行っている[2]．
- バルーンカテーテルを用いずに，検体採取時にすぐに別の気管支内視鏡を挿入して出血に対応する報告もあるが，後から挿入した内視鏡が採取した気管支にきちんと到達できるか不安は残る．迅速な内視鏡操作，凍結したプローブによる気道損傷の予防，安定したバルーンカテーテルの留置，深い鎮静に対する気道確保のために経口挿管下に手技を行う．

■採取

- 採取時にはクライオプローブの位置を透視下に確認するが，胸膜から近いところの採取は，末梢の肺組織が得られ，びまん性肺疾患の診断には有用ではあるが，気胸のリスクは上昇する．一方，胸膜から離れた部位での採取は気胸のリスクは減るが，肺胞領域の少ない気管支壁主体の組織となり，病理診断が困難になるだけでなく，出血のリスクも上昇する．このバランスが取れたところが一般的には胸壁から1 cm離れた部位での採取といわれている．
- 膜性細気管支に病変が生じる閉塞性細気管支炎では，胸膜から2 cm離れて採取したとの報告がある[3]．
- 長い凍結時間は大きな検体を得ることができるが，合併症リスクが増す．1.9 mmプローブでは6秒前後の凍結時間とし，2回目以後の採取では，1回目の採取による血液の混入を防ぐためと，診断精度を高めるために異なった亜区域・区域で複数回の採取を行う[4]．

■検体処理

- 採取した検体は生理食塩水で解凍後に生理食塩水を入れたシリンジ内で陰圧伸展するか，ホルマリンを注射針にて注入し伸展固定する．
- 鉗子生検で得られる検体よりは大きいものの，外科的肺生検よりは小さいため，ホルマリン固定後に半割して複数の面をつくるか，連続切片を作成すると，診断に有用である（**3**）．
- 剝離した気管支上皮が肺胞腔内に混入することがあるが，cryobiopsy独特の変化であり，病的な意義はない．

■病理診断

- 外科的肺生検と比べ，検体が小さいだけでなく，胸膜あるいは小葉間隔壁といったランドマークが多くの症例で含まれないことと，やや内層の領域で採取されていることが，病理診断に困難さを生じるため，検鏡の慣れが必要となる[5,6]．

cryobiopsyの有用性

■びまん性肺疾患の診断

- クライオプローブは1960年代から，中枢気管支の腫瘍性閉塞に対する治療に用いられてきた．びまん性肺疾患に対するcryobiopsyは2004年の少数例の報告の後，2009年に通常の鉗子生検と比較した報告がなされている[7]．軟性気管支鏡下に通常の鉗子生検に引き続き，クライオプローブにて生検を行ったびまん性肺疾患41例を後ろ向きに解析した．
- 得られた検体の大きさの平均は，通常の鉗子生検では5.82 mm^2（0.58〜20.88 mm^2）であるのに対して，cryobiopsyでは15.11 mm^2（2.15〜54.15 mm^2，$p<0.01$）であった．病歴・臨床検査値・画像所見と鉗子生検の病理診断をあわせると41例中24例で診断に至ることができたが，さらにcryobiopsyによる病理診断を加えると41例中39例で確定診断が得られた．

3 cryobiopsyで得られた検体の連続切片

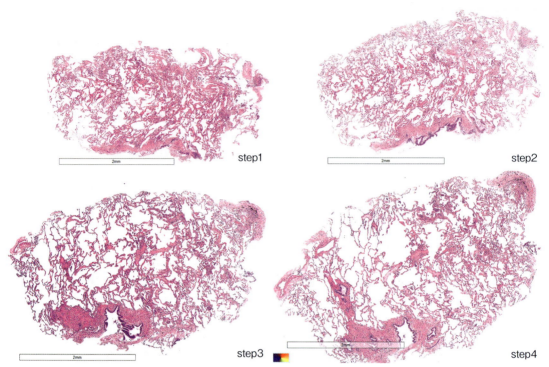

3 μmの厚さで薄切していき，15〜20枚を捨てて，その後に切り出した切片を標本として作製．上図はstep1からstep4へ順に深切りした標本である．切片の大きさ，微妙な病変の違いがわかる．各スケールは 2 mm．

- 2014年のPajaresらは，びまん性肺疾患77例をcryobiopsyと鉗子生検の2群にランダム化した試験を行っている（**4**）[8]．cryobiopsyでは大きく，アーチファクトの少ない検体が得られ，病理学的な診断率は，鉗子生検に比べ高かった（74.4% vs 34.1%，$p<0.001$）．
- また，内視鏡の楔入もしくは冷食塩水注入が必要な出血（grade 2）は，cryobiopsyでは鉗子生検に比べ多くみられたが（56.4% vs 34.2%），気胸は同等であった（7.7% vs 5.2%）．
- これらにより，びまん性肺疾患の診断における鉗子生検に対するcryobiopsyの有用性が示された．

■ **特発性肺線維症の診断**
- Tomassettiらは，特発性肺線維症の多職種診断（multidisciplinary diagnosis：MDD）におけるcryobiopsyの有用性を外科的肺生検と比較して報告している[9]．高分解能CTで典型的なUIP patternのない慢性間質性肺炎の患者のうち，cryobiopsy 58例と外科的肺生検59例の診断および診断確診度の評価を臨床医，放射線科医，病理医が独立して行い，その後に段階的に多職種で行った．
- 臨床画像情報のない状況では，3人の病理によるUIP診断の一致率はcryobiopsyでは $\kappa = 0.59$（95% CI 0.44-0.74）に対し外科的肺生検では $\kappa = 0.86$（同 0.70-1.00）とcryobiopsyではUIP診断の一致率が低かった．また，UIPの病理診断の確診度も外科的肺生検に比べて，cryobiopsyでは低かった．
- 一方，MDDでは，高い確診度で特発性肺線維症と診断される症例の比率が，cryobiopsyでは外科的肺生検と同様に臨床画像診断に病

4 びまん性肺疾患に対するcryobiopsyと鉗子生検の比較

	cryobiopsy n＝39	鉗子生検 n＝38
年齢	60.3±10.3歳	64.7±11.5歳
症例あたりの検体数	3.7±0.9	3.5±1.2
径	4.1±1.5 mm	1.8±1.0 mm
大きさ	14.7±11 mm^2	3.3±4.1 mm^2
肺胞の数	68.2±61.2	22.0±39.8
75％アーチファクトがない領域（全体に対する比率）	66.6％	31.6％
病理診断率（％）	29（74.4％）	13（34.1％）
出血 grade 2（％）	22（56.4％）	13（34.2％）
grade 3（％）	0（0％）	0（0％）
気胸	3（7.7％）	2（5.2％）

grede 2の出血：内視鏡によるwedgeもしくは冷食塩水注入が必要な出血．
grade 3の出血：内視鏡ではコントロール不能な出血で外科的処置が必要もしくは集中治療室への入室が必要な症例．

（Pajares V, et al. Respirology 2014；19：900-6[8]）をもとに作成）

5 特発性肺線維症の診断（確診度high）

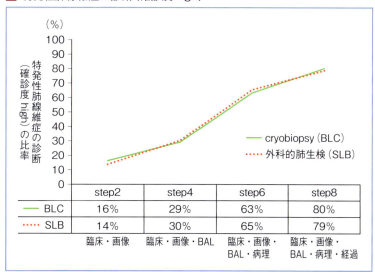

段階的な多職種診断によりcryobiopsyおよび外科的肺生検にて特発性肺線維症の確診度が"high"とされた症例の比率の推移を示す．cryobiopsyでは外科的肺生検と同様に，病理診断を加えることにより特発性肺線維症の確診度が高い症例が増えることがわかる．

（Tomassetti S, et al. 2016；193：745-52[9]）をもとに作成）

理診断を加えることにより上昇した（cryobiopsy：29％から63％，外科的肺生検：30％から65％．**5**）．また，臨床画像診断で特発性肺線維症以外の間質性肺炎が疑われていた症例のうちcryobiopsyでは17％，外科的肺生検では19％が病理診断を加えることにより，特発性肺線維症と診断されている．これにより，特発性肺線維症のMDDにおける

cryobiopsyの外科的肺生検に対して同等の有用性が示されたと考えられる．
- しかし，cryobiopsyを受けた症例の4例のみしか外科的肺生検を受けていないため，cryobiopsyによるMDDの結果が正しいのかは不明である．また，この報告ではUIP診断を意識して小葉辺縁領域の採取を試みたのかわからないが，ドレーン留置が必要であった気胸がcryobiopsy 58例中15例（25%）と高頻度でみられた．

■ **安全性**
- びまん性肺疾患に対する待機的外科的肺生検の死亡率は1.7%といわれている[10]．cryobiopsyと外科的肺生検の安全性を後ろ向きに比較した研究では生検に伴う死亡はcryobiopsy 1例/297例（0.3%）に対し外科的肺生検では4例/150例（2.7%）と安全性に対する優位性が示されている[11]．

■ **課題**
- Fleischner Societyの特発性肺線維症の診断クライテリアでは，慢性間質性肺炎の診断におけるcryobiopsyの役割は不明確で，ゴールドスタンダードは外科的肺生検と記載されている[12]．外科的肺生検とくらべ，検体が小さく診断率が劣ること，胸膜から離れた中枢側が採取されていること，診断率や合併症頻度が術者の技量に依存することなどが理由としてあげられている．
- 手技の標準化[13]やcryobiopsy検体と外科的肺生検検体の一致性などの今後のデータの蓄積により，cryobiopsyのびまん性肺疾患診断の位置づけが明確になると考えられる．

おわりに
- 現在まで，外科的肺生検を行える症例・施設は限定され，多くの症例は臨床・画像情報と鉗子生検の小さな病理検体で診断がなされ，主治医も不安を抱えたまま治療方針が決められていた．今後，安全にクライオバイオプシーが多くの施設で行われ，びまん性肺疾患診療の最適化・最良化につながっていくものと考える．

（馬場智尚）

文 献

1) Travis WD, et al. An official American Thoracic Society/European Respiratory Society statement：Update of the international multidisciplinary classification of the idiopathic interstitial pneumonias. Am J Respir Crit Care Med 2013；188：733-48.
2) Poletti V, et al. Transbronchial Cryobiopsy in Diffuse Parenchymal Lung Disease：Need for Procedural Standardization. Respiration 2015；90：275-8.
3) Lentz RJ, et al. Transbronchial Cryobiopsy Can Diagnose Constrictive Bronchiolitis in Veterans of Recent Conflicts in the Middle East. Am J Respir Crit Care Med 2016；193：806-8.
4) Ravaglia C, et al. Transbronchial Lung Cryobiopsy in Diffuse Parenchymal Lung Disease：Comparison between Biopsy from 1 Segment and Biopsy from 2 Segments－Diagnostic Yield and Complications. Respiration 2017；93：285-92.
5) 奥寺康司．肺疾患の新たな診断手技としてのクライオバイオプシー――病理診断の実際．呼吸臨床 2017；1：e00004.
6) Colby TV, et al. Transbronchial Cryobiopsy in Diffuse Lung Disease：Update for the Pathologist. Arch Pathol Lab Med 2017；141：891-900.
7) Babiak A, et al. Transbronchial cryobiopsy：a new tool for lung biopsies. Respiration 2009；78：203-8.
8) Pajares V, et al. Diagnostic yield of transbronchial cryobiopsy in interstitial lung disease：a randomized trial. Respirology 2014；19：900-6.
9) Tomassetti S, et al. Bronchoscopic Lung Cryobiopsy Increases Diagnostic Confidence in the Multidisciplinary Diagnosis of Idiopathic Pulmonary Fibrosis. Am J Respir Crit Care Med 2016；193：

745-52.
10) Hutchinson JP, et al. In-Hospital Mortality after Surgical Lung Biopsy for Interstitial Lung Disease in the United States 2000 to 2011. Am J Respir Crit Care Med 2016 ; 193 ; 1161-7.
11) Ravaglia C, et al. Safety and Diagnostic Yield of Transbronchial Lung Cryobiopsy in Diffuse Parenchymal Lung Diseases : A Comparative Study versus Video-Assisted Thoracoscopic Lung Biopsy and a Systematic Review of the Literature. Respiration 2016 ; 91 ; 215-27.
12) Lynch DA, et al. Diagnostic criteria for idiopathic pulmonary fibrosis : a Fleischner Society White Paper. Lancet Respir Med 2018 ; 6 ; 138-53.
13) Hetzel J, et al. Transbronchial Cryobiopsies for the Diagnosis of Diffuse Parenchymal Lung Diseases : Expert Statement from the Cryobiopsy Working Group on Safety and Utility and a Call for Standardization of the Procedure. Respiration. 2018 ; 95 ; 188-200.

診断の進め方

外科的肺生検の病理診断

間質性肺炎における外科的肺生検

- びまん性肺疾患では診断目的に，多くの疾患を対象に外科的肺生検（surgical lung biopsy：SLB）が実施されるが，本稿では間質性肺炎に対するSLBにフォーカスする．間質性肺炎の診断においてSLBは，経気管支的肺生検（TBLB）や気管支肺胞洗浄（BAL）で診断が確定しえないびまん性肺疾患で，手術が禁忌でない患者に推奨される．特に，臨床所見や画像所見が特発性肺線維症（IPF）に非典型的な際の確定診断に用いられる．
- 過日に報告されたFleischner Society White Paperによる間質性肺炎の診断クライテリアでは，CTでtypical UIPもしくはprobable UIPであれば臨床所見と併せてIPFの確定診断が可能とされた[1]．また，特発性間質性肺炎（IIPs）との鑑別が必要な，腫瘍性疾患，肉芽腫性疾患，血管炎，好酸球性肺炎，過敏性肺炎，じん肺などでも確定診断に用いられる[2]（「特発性肺線維症（IPF）」の **4**，p.179参照）．TBLBと比較してSLBはさらに侵襲の大きな検査であり，リスクを冒しても患者に有益と判断される場合にのみ施行される検査である．
- 慎重な適応のもと，SLBにより採取された検体は適切に処理され診断されるべきであり，診断においてはMDD（multidisciplinary discussion，臨床・画像・病理診断）が推奨される．このMDDにより診断の一致率および確信度が向上することが知られている[3]．ダイナミックに病変が変化する可能性をもつ間質性肺炎の病理診断は，ある時期の肺のごくわずかな領域を観察しているにすぎず，経験の豊富なメンバーによるMDD診断を経ることで，多面的な再評価が行われ，診断の正確性向上に寄与する[4]（後述）．

外科的肺生検とは

- 外科的肺生検には，胸腔鏡下肺生検（video-assisted thoracoscopic lung biopsy：VATS肺生検）と開胸下肺生検（open lung biopsy：OLB）があるが，現在では，ほとんどがVATSである．ただし，胸膜の癒着が高度な場合などには，OLBが選択されることもある．
- 採取に際し，複数の葉から検体を採取することが望ましいが，蜂巣肺など病変が完成された部位や，きわめて軽い病変がみられる部位からの採取は確定診断に適しておらず，避け

TOPICS

Fleischner Society White Paper[1]

　昨今Fleishner Societyから白書が発表された[1]．これにより，既述のガイドラインは近い将来に変更されることとなろう．白書によると，not UIPという短絡的なUIPの否定は項目から外され，IPF以外の疾患を疑う際にFeatures Suggestive of Alternative Diagnosisと判定することが記載されている．つまり，病理医の力量にゆだねられる部分が増加するわけであるが，その判定においてどの程度個人差が生じるかについて明瞭なデータはない．

1 検体の取り扱い方

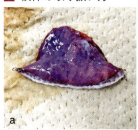
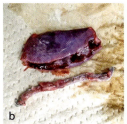
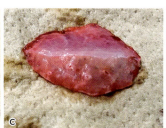
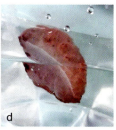

a. 提出された検体. b. ステイプルを外した状態. c. ホルマリンを注入後. d. ホルマリン固定.

るべきであろう．推奨される採取部位としては，蜂巣肺ではないが病勢の比較的強い部位，比較的初期変化があると疑う部位，さらにはこれらの中間的な病変の3か所から指頭大の大きさで採取することが望ましいとされている[2]．

- また，病変によっては胸膜直下に変化が乏しいこともあり，術前のカンファレンスで外科医と病変部位についてディスカッションを行うか，内科医も手術に参加し，術野を観察したうえでサンプリング部位を確認することも推奨されよう．
- 肺尖部にfibroelastosisを有すPPFEや過敏性肺炎などの疾患，顕著なブラや気腫を有する病変，end stage lungで線維化と囊胞が混在する部位などは，生検後に治療抵抗性の気胸を引き起こす可能性があり，できれば避けるべきである．

外科的肺生検の適応，禁忌

- 前述したように，非特異性間質性肺炎（NSIP），特発性器質化肺炎（COP）などIPF以外のIIPsの診断時，あるいは臨床所見や画像所見で典型的なIPFといえない場合に，SLBの適応が検討される．また，IIPsが鑑別となるが，治療方針が病理所見によって異なりうる腫瘍性疾患，肉芽腫性疾患，血管炎，好酸球性肺炎，過敏性肺炎，じん肺などでもSLBが確定診断に用いられる．
- SLBによる死亡率は約1〜10%，合併症の発生率は約8〜20%とされている[5]．合併症で最も重篤なものは急性増悪であり，そのほかに出血や術後気漏があげられている．種々の報告で頻度に対しては隔たりがあるが，SLBでの院内死亡率は2%とする報告がある[3]．阪本らは，合併症は7.3%で死亡率は6.4%ほどと報告している[6]．

肺生検検体の取り扱い方

- 外科的肺生検検体の取り扱い手順を以下に示す（**1**）．
  ① 採取された検体は，切除時に使用されたステイプルを丁寧にハサミで取り除き，10%ホルマリン緩衝液での固定を行うことが推奨される．
  ② 検体は，注射針もしくはサーフロー留置針を用いて数か所からホルマリンを注入する．
  ③ ホルマリンの量は，もとの肺の含気と同じ程度．
  ④ 肺を伸展させた後に，ホルマリンに浸漬する．
  ⑤ 1日程度のホルマリンによる固定期間をおく．
  ⑥ 3 mm幅で切片を作成する．割面で病変部の観察を行い，疾患や所見によって適宜ブロックを作成する．1検体につき，1から2ブロックが適当である．スライドガラス一杯に広がる組織は観察に不適切であるので，中央部2×3 cm程度の範囲に収ま

るように作成する．
⑦HE標本および弾性線維染色標本を作製し，その他の染色は必要に併せて行うのが望ましい．
- 最も大切な過程は，固定前にステイプルを抜去し，検体をホルマリンに浸すだけでなく，肺内部へまんべんなくホルマリンを注入し，肺胞を広げることである．これにより後述する病理診断はより正確なものとなる．ステープラーを外さずにそのまま固定液に入れると人工的な虚脱が病変をマスクし，誤診につながることが少なくないため，避けるべきである．

間質性肺炎の病理診断

■病理所見の読み方のコツ

- 間質性肺炎は，肺の間質を首座としてびまん性に炎症が広がる病態をいう．肺の間質は，肺胞隔壁とそれ以外に大きく二分される．後者を，広義間質とよぶこともある．
- 広義間質の中には，気管支血管周囲間質，小葉間隔壁などが含まれ，これらが病変の首座となるものも存在する．肺の病理診断において解剖学的構造の適切な理解は必須の項目である．種々の原因にて間質に発生した炎症反応は，種々の程度の線維化や炎症細胞浸潤を引き起こし，間質を破壊していく．間質性肺病変の病理診断は一見複雑で，苦手意識をもたれることが多いが，以下の4つのポイントに注目することで，比較的わかりやすくアプローチできるかと思われる．
  ①病変の構成成分：著明な固い線維化が主体か，それとも炎症細胞浸潤が中心の病変か．もしくは，浮腫や器質化など滲出性変化主体の病変か．
  ②病変の分布：まずは，検体内で小葉のフレームワークを認識する必要性がある．その後，小葉内においてはびまん性に分布する病変かもしくは，正常肺を介して斑状に分布する病変か．また斑状ならば，病変の首座が小葉辺縁性か小葉中心性か，あるいはリンパ路と関連ある分布か，胸膜と強く関連する疾患か．
  ③病変の時相：一様な時相か，新旧の異なる時相の混在を伴っているか．
  ④特徴的な所見：炎症細胞浸潤，フィブリンなどの亜急性炎症成分，マッソン小体の有無，リンパ濾胞の有無，肉芽腫の有無，など．
- これらのアプローチを基本にして，次に各疾患の病理像について解説を行う．

主要な間質性肺炎の病理像

■UIPの組織像 **2**

- 通常型間質性肺炎（usual interstitial pneumonia：UIP）を認識し，それ以外と区別できれば，病理診断の半分は終了したと考えてもよい．UIPの特徴は，①固い線維化が主体で肺の構造を破壊，②正常肺と異常肺が混在する斑状の分布で，胸膜直下や小葉辺縁に偏った分布，③時相の異なる線維芽細胞巣が慢性の線維化と混在している，④それ以外の特徴的所見がほとんどない，といった4つのポイントに当てはめることができる．
- 線維芽細胞集簇巣は今まさに新規の線維化病変が隣接する正常肺を食いつぶしていく様を表しており，正常構造の破壊消失と弾性線維の断裂をきたし不可逆的な転機をとる．一方，肉芽腫や器質化肺炎の存在はIPFにみられるUIPを否定する所見と認識されており，2011年にATSから出されたガイドライン[6]（**3**）では，not UIP patternと判断する根拠となっている．UIP patternはリウマチ肺や過敏性肺炎など種々の疾患でみられ，④で観察される所見が目立つ場合，IPFではないその他の機序によるUIPパターンを主に鑑別することとなる．

■NSIPの組織像 **4**

- 非特異性間質性肺炎（nonspecific interstitial pneumonia：NSIP）の組織像の特徴は以下の

2 UIPの組織像

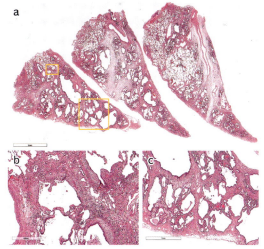

a. UIP/IPFの組織像の特徴：①硬い線維化病変が主体で，肺の構造破壊をみる．②斑状の病変で，胸膜直下や小葉辺縁に分布．③線維芽細胞巣を認める．④それ以外の特徴的病変なし．
b. 線維芽細胞巣．c. 蜂巣肺

4 NSIPの組織像

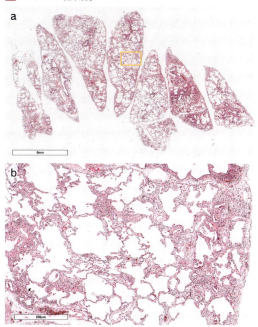

NSIPの組織像の特徴：①疎な柔らかい線維化病変が主体，②びまん性に分布，③時相は均一，④それ以外の特徴的病変なし．

3 2011年のATS/ERS/JRS/ALATによるIPFガイドラインにおけるIPF/UIPの病理診断criteria

UIP pattern （4つをすべて満たすこと）	probable UIP pattern	possible UIP pattern （3つをすべて満たすこと）	not UIP pattern （6つのどれがあっても）
・胸膜直下/小葉間隔壁近傍優位に，著しい線維化/肺の構築破壊がみられる（蜂巣肺の有無を問わず） ・肺実質内の斑状の線維化 ・線維芽細胞巣 ・UIP以外の診断を示唆する所見がない（not UIP patternの項参照）	・著しい線維化/肺の構築破壊がみられる（蜂巣肺の有無を問わず） ・斑状の分布，線維芽細胞巣のうち，どちらか一方がない ・UIP以外の診断を示唆する所見がない（not UIP patternの項参照） または ・蜂巣肺のみ	・斑状またはびまん性に分布する線維化で，炎症細胞浸潤の有無を問わず ・UIPのほかのクライテリアがない（UIP patternの項参照） ・UIP以外の診断を示唆する所見がない（not UIP patternの項参照）	・硝子膜※ ・器質化肺炎※† ・肉芽腫（複数）† ・蜂巣肺から離れた部位にみられる著しい炎症細胞浸潤 ・気道中心性優位の病変 ・ほかの診断を示唆する所見

※：IPFの急性増悪と関連しうる
†：孤立性の肉芽腫やごく軽度の器質化肺炎は，偶発的にUIPパターンに共存しうる
（「日本呼吸器学会びまん性肺疾患診断・治療ガイドライン作成委員会編：特発性間質性肺炎診断と治療の手引き，改訂第3版，p.52, 2016, 南江堂」より許諾を得て転載）

ようである．
①間質へのリンパ球や形質細胞の浸潤や線維化による肥厚が病態で，肺の基本構造は保たれていることが多い．線維化は，固い線維化でも疎な柔らかい線維化でもかまわない．
②病変はびまん性に分布し，小葉全体に病変が認められる．完全な正常肺がほとんど存

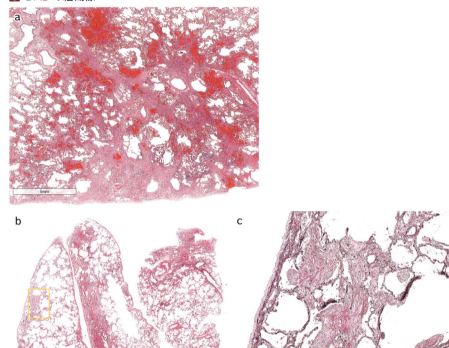

5 DADの組織像

a：びまん性に分布する硬い線維化を背景に，硝子膜を伴うDADと広範な肺胞出血がみられる．
b．器質化肺炎の組織像
c．器質化肺炎の組織像（EVG染色）

在しないことを確認することが重要である．
③病変の時相は比較的均一に進行する．
④急性肺傷害や肉芽腫を伴う病変がないことが特徴で，UIPに比較すると良好な予後を有している．ただし，完全な蜂巣肺をびまん性病変と見誤ることがあるので，要注意である．

■亜急性病変の組織像（**5**）

- 亜急性の病変として採取される検体の主体は急性肺傷害（びまん性肺胞傷害diffuse alveolar damage：DAD）と器質化肺炎（organizing pneumonia：OP）であるが，これらの組織像が外科的生検に回る場合，類似することが少なくない．共通した特徴としては以下のようである．

①浮腫，疎な線維化，リンパ球浸潤などが主体で，構築の破壊が少なく，OPではMasson小体とよばれる気腔内へポリープ状に飛び出す病変がみられる．器質化病変は弾性線維を含まないので，弾性線維染色を行うとくっきりと浮き上がる．
②分布はDADではびまん性，OPは比較的斑状となる．
③固い線維化を伴わず，時相は均一となる．
④やはりいずれも肉芽腫は認めない．

■原因の特定できる間質性肺炎の組織像

- 膠原病に起因するものでは，リンパ濾胞や形質細胞が目立つ，NSIPとUIPもしくはNSIPとOPなど複数の組織像が混在したような像をとることが多い．また，NSIPと診断したものの多くは何らかの膠原病背景を有するこ

> **ADVICE**
>
> **MDD実施に必要なこと**
>
> 　間質性肺炎の診断には，全症例にMDDを行うことが推奨されている．しかしながら，呼吸器専門病理医は国内にごくわずかであり，全施設で全症例を行うのは不可能である．一般病理医に，間質性肺炎の専門的な診断を求めることは酷なことである．ただでさえ，一人病理医で診療を行われている先生方には，呼吸器だけでなくその他の臓器別のカンファレンスに出席する時間さえままならないと考えられる[4)]．本文に述べたとおり，ICTツールを応用した遠隔カンファレンスを活用することが強く推奨される．また，MDDはずっと同じメンバーで実施するとチームとしてバイアスがかかると考えられる．時に異なるメンバーを招いて精度管理や標準化を意識することが望ましいであろう．

とが多く，診断時に特発性と判断しても，注意深い経過観察およびリウマチ科等への対診が重要であろう．

- 過敏性肺炎はトリコスポロンなどのカビや鳥類由来の蛋白など，その他種々の蛋白を吸引することによるⅣ型アレルギーで，リンパ球浸潤と組織球反応，特に肉芽腫形成が炎症の主体となる．亜急性の病変はほとんど外科的生検されることはなく，慢性型のUIPと鑑別が困難な病変がしばしば生検対象となる．特徴は気道中心性の病変分布と部分的に器質化肺炎合併，リンパ球浸潤と肉芽腫形成であるが，この判定はエキスパート間でもばらつきがみられ，病理診断によった診断は避けるべきであろう．
- 比較的簡便に高頻度で出される間質性肺炎の病理についてサマリーしたが，個々の症例において判定を下すことに困難を感じることは少なくない．判定することが難しいあいまいな所見や，非定型的な像を混在した症例も多く，次に述べるMDDを行うことが強く推奨される．

MDDによる診断

- 間質性肺炎の診断においてはMDDが推奨されており，このMDDにより診断の一致率および各進度が向上することが知られている．以下，その概要と問題点，MDDの一例を紹介する．

■MDDの重要性

- 間質性肺炎はその病態により進行度が異なり，さらには同一患者でも時期により病勢が異なるため，診断には困難を感じることも少なくない．そこでMDD診断による多方面からの情報（どのような経過で生検に至ったのか，治療歴はあるのか，どの部位から採取したのかなど）をインプットしたうえで十分考慮し，診断の確定と治療方針を決定することが有用である．
- MDDはエキスパートの知識を交換する場でもあり，若手医師には教育的な効果も期待される．

■MDDの実際

- 当科[★1]では，毎週1～2回それぞれ1～2時間程度，全国から送付される外科的肺生検MDDにより診断を行っている．主に，病理医，公立陶生病院の呼吸器内科医，近畿中央病院の放射線科医のウェブ上ディスカッション（Cisco WebEx）により進行されるが，東京から沖縄まで全国から数か所参加し，意見交換を実施している．
- 臨床側からの症例提示に始まり，放射線画像の解説，病理画像の解説を行い，病態，診断のすり合わせを行う．筆者らはさらに，初回のMDD診断をもとに治療を行った症例に関し，半年から1年以上経過した時点で再度

★1　長崎大学病院病理診断科，亀田総合病院病理診断科

MDDおよび治療経過，診断の妥当性の検討を追加している．経過により診断が変更される症例はほとんどないが，治療効果などをみて診療方針を変更することはまれに起こりえる．ICTが発達した現在，距離は大きな問題とならず，遠距離でも十分に有効なMDDが実施可能である．

■ **ウェブカンファレンスを行う際の注意点**
- ウェブシステムはセキュリティの確立したものを使用し，個人情報の取り扱いについては十分に注意する必要がある．場合によっては各施設の倫理委員会の承認を得ることも必要になろう．

（黒田揮志夫，福岡順也）

文　献

1) Lynch DA, et al. Diagnostic criteria for idiopathic pulmonary fibrosis：a Fleischner Society White Paper. Lancet Respir Med 2018；6：138-53.
2) 日本呼吸器学会びまん性肺疾患診断・治療ガイドライン作成委員会編．特発性間質性肺炎診断と治療の手引き，改訂第3版．南江堂；2016.
3) Walsh SLF, et al. Multicentre evaluation of multidisciplinary team meeting agreement on diagnosis in diffuse parenchymal lung disease：a case-cohort study. Lancet Respir Med 2016；4：557-65.
4) 田中判典，福岡順也．病理医からみた間質性肺炎のMDD診断．医学のあゆみ 2017；260：653-6.
5) Hutchinson JP, et al. In-Hospital Mortality after Surgical Lung Biopsy for Interstitial Lung Disease in the United States. 2000 to 2011. Am J Respir Crit Care Med 2016；193：1161-7.
6) 阪本孝司ほか．びまん性肺疾患に対する外科的肺生検の検討—合併症，診断効率と早期死亡について．日呼吸会誌 2006；44：675-80.
7) Raghu G, et al. An official ATS/ERS/JRS/ALAT statement：idiopathic pulmonary fibrosis：evidence-based guidelines for diagnosis and management. Am J Respir Crit Care Med 2011；183：788-824.

4章

管理と治療

治療の目標と管理

治療目標の設定

■一般的な治療目標の設定方法

- 「間質性肺炎」という疾患群全体をまとめた形での治療目標を設定することは，非常に困難である．その理由として間質性肺炎，とりわけ「特発性間質性肺炎(idiopathic interstitial pneumonias：IIPs)」の各病型が，それぞれに異なった治療反応性，生命予後を示すためである[1]．つまり，理想的な治療目標の設定には，正確な間質性肺炎病型の診断が必要になる．

- さらに近年の大きな進歩として特発性肺線維症(idiopathic pulmonary fibrosis：IPF)に対する治療法の登場[2]があげられる．この進歩によって呼吸器科医は，その生命予後がとりわけ不良な疾患であるIPFをその他のIIPsと可能な限り分類し，IPFに対する治療機会を逸しないように配慮する必要性に迫られている．

- 今日の臨床において，本邦で開発された間質性肺炎のバイオマーカー(KL-6，SP-D，SP-A)を用いることで，間質性肺炎を典型的な細菌性肺炎や心原性肺水腫と鑑別することは，ほぼ可能になったといえよう．しかしながら，IIPs病型の中でIPFのみを選別するバイオマーカー，IPF以外のIIPs各病型に特異的なバイオマーカー，あるいはしばしばIPFとの鑑別が困難とされる慢性過敏性肺臓炎(chronic hypersensitivity pneumonitis：CHP)をIPFと識別するバイオマーカーなどは，現時点で存在しない．

- 正確なIIPs病型診断のためには，近年強調されているように「MDD(ないしはMDA)システム」[★1]を用いることが望ましい．しかし，市中病院のみならず大学病院においてもMDDを施行できる施設は非常に限られているという現状があり，現在の臨床上の問題点でもある．

- MDDが実施可能な場合においても不可能な場合においても，臨床的になるべく正確と思われるIIPs病型診断を確定したうえで，**1**に示されるような病型ごとの治療ゴールを設定し[1,3]，患者に提示する．すなわち，可逆的な病態で治癒が目指せるIIPs病型においては治癒を目標とし，IPFに代表される不可逆的な病態で疾患の進行がやむをえないIIPs病型に対しては，疾患進行スピードをなるべく緩徐にすることを治療ゴールに設定する．

■患者説明で心がけるべき点

- 上記のごとく，IIPs病型診断は診断を確定した時点での最も可能性が高いと考えられる病型の臨床的な診断名である．臨床経過中に膠原病を示唆する臨床所見が出現し，IIPsの診断が膠原病関連間質性肺炎に変更されることや，安定した病態が期待されるIIPs病型の診断がなされた症例が，予想に反して進行性かつ不可逆性の臨床経過を示す可能性は珍しくない．

- そのため，IIPs病型診断は，その後の臨床経過によって変更される可能性がしばしばあることを患者本人(および本人の希望があれば

★1 MDD (multidisciplinary discussion，ないしは MDA：multidisciplinary approach) システム
IIPs症例に対してIIPsの診断に精通した呼吸器臨床医，放射線画像診断医，病理医などの専門家チームによる集学的な検討と診断を行うことで，呼吸器臨床医単独による診断と比較して，より正確なIIPs病型の最終診断を得るためのシステムである．

1 臨床経過からみた特発性間質性肺炎分類

臨床経過	治療目標	モニタリング期間／期間中の目標
可逆性で自然治癒が期待できる （例）RB-ILD	可能性のある原因の除去	短期間（3〜6か月）の観察／疾患軽減の確認
可逆性が期待できるが，進行するリスクもある （例）NSIP, DIP, COP	治療反応性を確認できれば，長期的な治療継続	短期間／治療反応性の確認 長期間／治療反応性維持の確認
安定しながらも後遺症を残す （例）fibrotic NSIP	現状維持	長期間／臨床経過の評価
進行性，不可逆性であるが，安定する場合もある （例）fibrotic NSIP	安定化	長期間／臨床経過の評価
治療介入によっても，進行性，不可逆性 （例）IPF, fibrotic NSIP	疾患進行の抑制	長期間／臨床経過の評価 肺移植や緩和医療の導入

臨床経過，肺機能やHRCT所見から得られる重症度などから疾患から予想される臨床経過ごとに治療目標とモニタリング期間を設定している。
COP：特発性器質化肺炎，DIP：剥離性間質性肺炎，IPF：特発性肺線維症，NSIP：非特異性間質性肺炎，RB-ILD：呼吸細気管支炎を伴う間質性肺疾患。

(Travis WD, et al. Am J Respir Crit Care Med 2013 ; 188 : 733-48[1] より)

患者家族にも）わかりやすく説明しておくことが望ましい。

- 高分解能CT（HRCT）の結果，蜂巣肺所見が明らかな症例に関してはIPFと診断することが困難でない場合も少なくないが，蜂巣肺が不明瞭なIPFを診断することはMDDを行ったうえでも困難である。

- IPFの疾患進行スピードは，個々の臨床経過においてもさまざまではあるが，IPFは確実に進行し悪化していく病型をとるという点を常に意識しておく[4]。言い換えると，「よくなったり悪くなったり」はIPFらしからぬ所見であり，「不変ないしは悪くなる」症例ではIPFの可能性がある。そのため，蜂巣肺が明らかでない症例においても，臨床経過が悪化し続ける場合には，常にIPFと臨床診断を変更する可能性を念頭におく。

疾患の管理に有用な臨床的指標

■ IPF重症度分類

- 本邦においてはIIPsと診断される場合に指定難病の申請が可能である。なかでもIPFに関しては動脈血酸素分圧（PaO_2）および6分間歩行試験（6MWT）における経皮的動脈血酸素飽和度（SpO_2）の低下を指標として重症度分類がなされ（2a），この重症度分類が指定難病の医療費助成のみならず，予後指標として有用であることが示されている。

- Hommaらによると，重症度が比較的軽症であるStage ⅠおよびⅡでは生存期間中央値が4年を超える（Stage Ⅰ；62か月，Stage Ⅱ；51か月）のに対して，重症度がより重症であるStage ⅢおよびⅣでは生存期間中央値が2年に達しなかった（Stage Ⅲ；21か月，Stage Ⅳ；19か月）。また，Stageが重症化するにつれ，致命的な病態である急性増悪の頻度が増加するとされている[5]。

- IPFの予後指標として，Stage Ⅲ，Ⅳは有効であるが，より軽症であるStage Ⅰ，Ⅱの有効性が不十分であるとの報告がある[6]。現行のIPF重症度分類では，Stage Ⅰに労作時SpO_2低下の有無が加味されていない。そこ

2 本邦におけるIPF重症度分類

a. 現在利用されている重症度分類

重症度	安静時動脈血酸素分圧	6分間歩行時SpO₂
I	80 Torr以上	
II	70 Torr以上 80 Torr未満	90%未満の場合はIIIにする
III	60 Torr以上 70 Torr未満	90%未満の場合はIVにする (危険な場合は測定不要)
IV	60 Torr未満	測定不要

(難病情報センターHP，http://www.nanbyou.or.jp/upload_files/File/085-201704-kijyun.pdf)

b. 重症度分類改訂案

重症度	安静時動脈血酸素分圧	6分間歩行時SpO₂
I	80 Torr以上	90%未満の場合はIIにする
II	70 Torr以上 80 Torr未満	90%未満の場合はIIIにする
III	60 Torr以上 70 Torr未満	90%未満の場合はIVにする (危険な場合は測定不要)
IV	60 Torr未満	測定不要

(Kondoh Y, et al. Respirology 2017；22：1609-14[6]より)

3 modified Medical Research Concilスコア

Grade0	激しい運動時のみ息切れを感じる．
Grade1	平地を急いで歩いたとき，あるいは，緩い坂道を登ったときに息切れを感じる
Grade2	息切れのため同年齢の人よりもゆっくり歩く，あるいは，自分自身のペースで平地を歩いているときに息継ぎのため立ち止まらなければならない．
Grade3	平地を約100mあるいは数分間歩いた後，息継ぎのため立ち止まる．
Grade4	息切れが強くて外出できない，あるいは，衣服の着脱だけでも息切れを感じる．

で改訂重症度分類（2b）を用いて予後を再検討すると，現行の重症度分類と比較して予後予測能が改善され，IPFの管理指標としての有用性が向上する，というものである．

■ 呼吸困難

- 健常者では意識しないままに呼吸運動を行っているが，呼吸困難とは「不快感や努力感を伴う呼吸運動の自覚」を指し，「息切れ」とは同義の用語である．呼吸困難の原因には心因性などさまざまな要因が含まれるが，一般的には化学的刺激（低酸素・高炭酸ガス），呼吸仕事量の増大，脳の要求と呼吸筋応答の乖離などが関与しているとされる．

- 呼吸困難の程度の把握にもさまざまなスコアが存在するが，臨床的に頻用されているスコアとしてmodified Medical Research Concilスコア（modified MRCまたはMMRCスコア）がある（3）．このMMRCスコアは外来診療の中で簡単な問診を行うことで確認できるため，日常診療における患者病状把握のツールとして有用である．

- Nishiyamaらは診断時MMRCスコアが上昇（＝呼吸困難が悪化）するごとに，IPF症例の生存予後が明らかに悪化することを報告している．具体的には，診断時MMRCスコアが0-1の症例では，生存期間中央値が5年を超える（66か月）のに対して，呼吸困難がより高度であるスコア2で30.9か月，スコア3で

治療の目標と管理

は1年に満たない（10.2か月）という結果であった[7]。

■ 肺機能検査のパラメータ

肺活量／努力肺活量(vital capacity：VC/forced vital capacity：FVC)

- 肺機能検査のパラメータはIPF重症度分類の項目として使用されていないが，IPF症例において，FVC低下の割合が生存に関連することが多数報告されており，予後指標として有用性が高い．

- 肺機能に関しては，診断時の対標準VCないしはFVC（%VCないしは%FVC）が用いられる場合と，経時的に測定されたVCないしはFVCの変化率が用いられる場合があり，ともに予後指標としての有用性が報告されている．本邦での大規模なIPF後ろ向き研究である「北海道STUDY」において%VCは，年齢，対標準肺拡散能とともに多変量解析で独立した予後予測因子であった[8]．

- IPF症例におけるVCないしはFVC測定値に関しては，%VCが80％を超える症例で生存期間中央値が5年近く（57か月）であったのに対し，%VCが60〜80％で29か月，40〜60％で19か月，40％未満では1年に満たない（9か月）という結果が報告されている[5]．

- IPF症例におけるVCないしはFVC値の経時的変化に関しては，「我々の想像よりもわずかな低下であったとしても予後不良に関連する」，言い換えると「鋭敏な指標である」と考えられている．

- IPF症例を6か月間でのFVC低下の割合により，「不変群（FVC低下が5％未満）」「境界群（5％以上10％未満の低下）」「低下群（10％以上の低下）」の3群に分けて比較した場合，死亡に対するハザード比は，「不変群」に対して「低下群」で2.80であったが，「不変群」に対して「境界群」でも2.31と有意に高く，「境界群」と「低下群」のあいだには差を認めなかった[9]．

- FVC測定値の低下のみでなく，%FVC低下も予後指標である．do Boisらは「臨床的に生命予後予測に意義のある%FVC低下の割合」を検討した結果，6か月間で2〜6％の%FVC低下がそれにあたると報告した．この検討の中で，6か月での%FVC低下が5％未満の群を対照とすると，%FVC低下が5％以上10％未満の群では次の1年に死亡する割合が2.1倍，10％以上低下する群では4.8倍であることを報告している[10]．

- 本邦においてはピルフェニドン研究の集団に対する事後解析を行い，3か月と比較的早期の経過観察においてもVCが5％以上低下する「急速悪化群」は，予後不良であることが示されている[11]．この結果を受けて，3から6か月ごとに肺機能検査を行い，治療の追加や変更などを検討することが妥当であると考えられる．

肺拡散能(diffusing capacity for carbon monoxide：DLco)

- DLcoの低下もまた，予後不良因子であることが報告されている．対標準DLco（%DLco）が60％以上の症例では，生存期間中央値が5年を超える（>80％で64か月，60〜80％で73か月）のに対して，%DLcoが40〜60％では35か月，40％未満では2年程度（28か月）であったと報告されており[5]，前述の「北海道STUDY」においても%DLcoは，年齢，%VCとともに多変量解析で独立した予後予測因子であった[8]．

- %DLco低下に関しては15％以上の低下を有意な低下と位置付ける報告が多い．Zappalaらは，前述したようにFVC低下の割合でIPF症例を3群に分けて検討したが，同様に6か月間でのDLco低下の割合により，「不変群（DLco低下が7.5％未満）」「境界群（7.5％以上15％未満の低下）」「低下群（15％以上の低下）」の3群に分けてその生命予後への影響を比較した．FVCの際とは異なり，死亡に対する影響は「低下群」のみで認められ，「境界群」と「不変群」のあいだには差を認めなかっ

131

4 IPF症例に認められる典型的な労作時低酸素血症

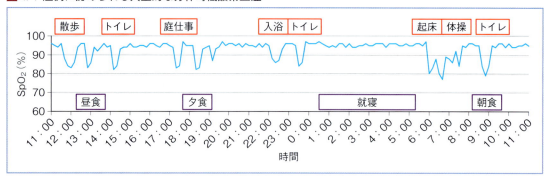

82歳男性の自験例を示す．安静時と労作時の乖離が顕著な典型例である．

た[9]．
- DLcoの欠点として，その測定に「息こらえ」や「死腔の洗い出し」が必要となることがあげられる．そのため，肺機能がひどく低下した症例においては測定が困難になる．

6分間歩行試験(6-minutes walk test：6 MWT)

- 間質性肺炎，特にIPF症例では，安静時にSpO_2が保たれているにもかかわらず，軽度の労作により容易に低酸素血症を示す症例が珍しくない．4 に82歳男性・IPF症例に24時間SpO_2モニタリングを施行した自験例を示す．このような例は，呼吸器科医がしばしば遭遇する典型例と考えられる．
- このように患者は，トイレ，入浴，食事などの日常生活での軽度から中等度の労作によって日常的に低酸素血症にさらされているが，外来診察室での安静時評価のみでは，その症例の低酸素血症の程度を過小評価するおそれがある．
- さらに，IPF症例では慢性閉塞性肺疾患 (chronic obstructive pulmonary disease：COPD)症例と比較して，より高度の労作時低酸素血症をきたしたものの，呼吸困難の程度は軽度であったとの報告がある[12]．すなわちIPF症例では，日常生活においてしばしば低酸素血症に曝露されているためか，低酸素血症を過小評価する可能性があるものと考えられる．
- このような労作時の低酸素血症および運動耐容能の評価として6 MWTが頻用されている．そして，以前から6 MWT検査中の低酸素血症の存在は，IPFを主とした間質性肺炎の生命予後不良を予測する因子として有用であることが指摘されてきた．EatonらはIPFを主体とし，一部fibrotic NSIPを含む30症例における検討で，6 MWTにおいて低酸素血症(SpO_2<88％)を呈した群は，低酸素血症を呈さなかった群と比べて有意に生命予後が不良であったことを報告した[13]．
- 本邦においては，前述したとおりIPF重症分類に6 MWTにおける低酸素血症(SpO_2<90％)が組み込まれており，低酸素血症が存在する症例は重症度を1ステージ高くするシステムがとられている．重症度により生命予後が異なることは前述のとおりであり，労作時低酸素血症の存在が生命予後に与える悪影響は確かなものと考えてよいだろう．
- さらに，6 MWT後に歩行で増加した心拍数の回復が遅れる症例では生命予後不良との報告がある．このメカニズムとして，前述のようにIPF重症例ではすでに低酸素血症に曝露されているためか，あるいは呼吸困難の自覚が軽度であるためか，6 MWT時に心拍数の増加が遅れ結果的にSpO_2低下がより顕著となる．具体的には6 MWT終了後にSpO_2はやっと最低値を迎える．おそらくこれら心拍

数増加の遅れ，より高度な低酸素血症，双方の結果により，心拍数のベースラインへの回復が遅れるというものである[14]．

おわりに

- 間質性肺炎治療の目標と管理について解説した．確定診断が難しいことに加えて，「どのような疾患か」ということを患者や患者家族に正しく理解いただくことも難しい疾患である．各時点での最良の診断を目指し，臨床で得られるさまざまな指標を活用して定期的に病状の把握に努め，治療介入のポイントを見逃さないように心がけたい．
- 間質性肺炎，特にIPF症例では労作時に高度の低酸素血症をきたすわりに呼吸困難の自覚に乏しい例がある．呼吸器科医は，IPF患者に急な動作，連続した動作，素早い動作などを回避させることで，致命的な低酸素血症から患者を守るような指導を根気強く繰り返す必要がある．

（中島　拓，服部　登）

文　献

1) Travis WD, et al. An official American Thoracic Society/European Respiratory Society statement : Update of the international multidisciplinary classification of the idiopathic interstitial pneumonias. Am J Respir Crit Care Med 2013 ; 188 : 733-48.
2) Raghu G, et al. An Official ATS/ERS/JRS/ALAT Clinical Practice Guideline : Treatment of Idiopathic Pulmonary Fibrosis. An Update of the 2011 Clinical Practice Guideline. Am J Respir Crit Care Med 2015 ; 192 : e3-19.
3) 日本呼吸器学会びまん性肺疾患診断・治療ガイドライン作成委員会編．管理総論．特発性間質性肺炎診断と治療の手引き，改定第3版．南江堂；2016．p.111-2.
4) Kondoh Y, et al. Disease progression in idiopathic pulmonary fibrosis without pulmonary function impairment. Respirology 2013 ; 18 : 820-6.
5) Homma S, et al. Usefulness of a disease severity staging classification system for IPF in Japan : 20 years of experience from empirical evidence to randomized control trial enrollment. Respir Investig 2015 ; 53 : 7-12.
6) Kondoh Y, et al. Disease severity staging system for idiopathic pulmonary fibrosis in Japan. Respirology 2017 ; 22 : 1609-14.
7) Nishiyama O, et al. A simple assessment of dyspnoea as a prognostic indicator in idiopathic pulmonary fibrosis. Eur Respir J 2010 ; 36 : 1067-72.
8) Natsuizaka M, et al. Epidemiologic survey of Japanese patients with idiopathic pulmonary fibrosis and investigation of ethnic differences. Am J Respir Crit Care Med 2014 ; 190 : 773-9.
9) Zappala CJ, et al. Marginal decline in forced vital capacity is associated with a poor outcome in idiopathic pulmonary fibrosis. Eur Respir J 2010 ; 35 : 830-6.
10) du Bois RM, et al. Forced vital capacity in patients with idiopathic pulmonary fibrosis : test properties and minimal clinically important difference. Am J Respir Crit Care Med 2011 ; 184 : 1382-9.
11) Taniguchi H, et al. The clinical significance of 5% change in vital capacity in patients with idiopathic pulmonary fibrosis : extended analysis of the pirfenidone trial. Respir Res 2011 ; 12 : 93.
12) Nishiyama O, et al. Dyspnoea at 6-min walk test in idiopathic pulmonary fibrosis : comparison with COPD. Respir Med 2007 ; 101 : 833-8.
13) Eaton T, et al. Six-minute walk, maximal exercise tests : reproducibility in fibrotic interstitial pneumonia. Am J Respir Crit Care Med 2005 ; 171 : 1150-7.
14) Swigris JJ, et al. Heart rate recovery after 6-min walk test predicts survival in patients with idiopathic pulmonary fibrosis. Chest 2009 ; 136 : 841-8.

管理と治療

日常生活の管理

特発性肺線維症（IPF）における日常生活管理の重要性

- 特発性間質性肺炎の管理において，時間経過を考慮した病態の変化（behavior）に応じた治療目標が設定され，IPFでは，治療にもかかわらず進行性，非可逆性であり，進行を遅らせることが目標とされている[1]．
- この目標を達成するためには，経時的な呼吸機能悪化に対し有意な抑制効果を示し承認された抗線維化薬による薬物療法のみならず，病態を理解し，その自然経過と合併症を理解した生活指導が必要である．特に，IPF患者の死因として大きなウエイトを占める急性増悪の予防と早期対応は重要である．

健康関連QOLの維持と向上

- IPFのような治癒を得ることが困難な慢性疾患に対する治療介入の目的は，生命の量を伸ばすこと，生命の質の維持・向上であり，後者においては，健康関連QOL（quality of life）も含めたpatient-reported outcome★1の評価が重要である．
- 健康関連QOLは，医療評価のためのQOLとして，個人の健康に由来する事項に限定した概念であり，代表的なプロファイル型包括的尺度であるMedical Outcome Study Short Form 36（SF-36）を用いた横断的[2,3]，また経時的検討[3]では，IPF患者は，身体的健康のみならず，精神的健康も障害されており，さらに経時的にも身体的健康が悪化していくことが示されている（**1**）．
- このような患者に日常生活の管理を行う目的は，増悪を防ぎ，日常生活動作（activities of daily living：ADL），QOLを維持・向上させることである．

IPF患者における身体活動性★2

- IPFにおいても，COPD同様，呼吸困難は，身体機能，社会生活，精神状態に影響し，悪循環を形成していく（**2**）[4]．この悪循環を断ち切る手段として，呼吸リハビリテーションが重要視されているが，気腫合併間質性肺炎（CPFE）におけるその短期効果は，COPDと比較して明らかに低く[5]，また，IPFを含む間質性肺炎におけるその効果の持続は，COPDよりも短期間であること[6]が報告されている．
- そこで，ふだんの日常生活において身体活動性を高めるアプローチも重要である．間質性肺炎においても，COPD同様，身体活動性は生命予後と有意に関連しており（**3**）[7]，活動的な生活習慣を維持するよう指導すべきである．

IPF急性増悪の予防

- 2016年の国際作業部会レポートによるIPF

★1　patient-reported outcome
患者から直接得られる情報や報告される治療結果などの，患者の視点に立脚した主観的なアウトカム．IPFにおけるpatient-reported outcomeとしては，咳や呼吸困難，睡眠障害などの症状や，より広い概念である健康状態や健康関連QOLが含まれる．

★2　身体活動性
身体活動とは，安静にしている状態よりも多くのエネルギーを消費するすべての動作を指す．日常生活における労働，家事，通勤などの「生活活動」と，体力の維持・向上を目的とし，計画的・継続的に実施される「運動」の2つに分けられる．COPDでは，さまざまな予後因子の中で，身体活動性は最も強い予後予測因子とされている．

1 IPFとCOPD患者のSF-36による健康関連QOL

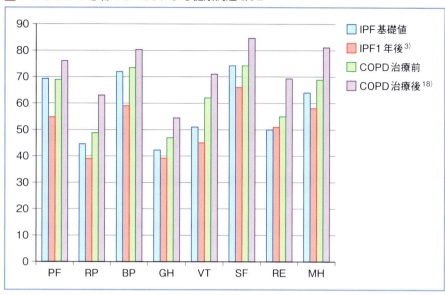

PF：physical function 身体機能，RP：role-physical 日常役割機能（身体），BP：body pain 身体の痛み，GH：general health 全体的健康感，VT：vitality 活力，SF：social functioning 社会生活機能，RE：role-emotional 日常役割機能（精神），MH：mental health 心の健康．

（文献3, 18を参考に作成）

2 IPF患者における身体，社会，精神状態―息切れの悪循環

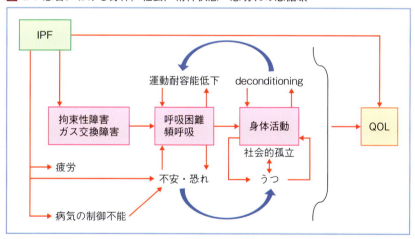

（Swigris JJ, et al. Respir Med 2008；102：1675-80[4]）より）

急性増悪の新しい診断基準[8]では，感染，誤嚥など誘引のある場合も，「誘因のある急性増悪（triggered acute exacerbation）」として提案された．

- IPFの急性増悪は，明らかな原因菌が証明されなくとも，上気道感染症状がきっかけとなる場合が多く，冬季に多いとされている[9]．そこで，外出時のマスクの着用，手洗い，うがいの励行，インフルエンザワクチンや肺炎球菌ワクチンの予防接種などを勧め，空気の悪い場所や人ごみを避け，感冒症状のある人との接触を避けるよう指導する．

3 線維化性特発性間質性肺炎における身体活動性と予後(歩数計による評価)

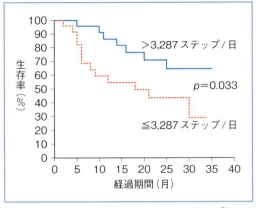

(Wallaert B, et al. Chest 2013 ; 144 : 1652-8[7] より)

- 誤嚥の予防としては,口腔ケアを行う,食事時の姿勢を整え,食事の一口量を少なくし,ゆっくりしたペースを心がける,食後すぐ臥位にならない,などの指導を行う.誤嚥の誘引となる鎮静薬,睡眠薬の安易な処方に注意し,就寝時の体位は頭位(上半身)の軽度挙上が望ましい.
- 胃食道逆流(GER)につながる肥満も,IPFの急性増悪のリスクとされており,肥満に注意する.
- IPFでは,臨床経過のどの時期であっても急性増悪をきたし,致死的になる可能性があることを患者に説明する.

IPF患者の日常生活管理・指導の実際[10, 11]

■息切れ,呼吸困難に対する日常生活指導

- 息切れ,呼吸困難は患者の日常生活を制限し,さらにはQOLの低下や身体活動性の低下に大きく関与している[2, 12, 13]ため,その対応は日常生活指導のうえで最も重要である.
- 息切れは客観的に表現するのが難しく,患者によってその訴え方は異なるが,修正Medical Research Council(MRC)スケールや,息切れの程度を定量化するためのスケールである修正Borgスケールなどを用いて評価を行う.そして,患者自身が息切れを自己管理していけるように指導する.

息苦しくなる動作を理解する:
- どんな動作で息苦しくなるのかを患者自身でリストアップし把握する.

自ら呼吸を整えることを覚える:
- 基本的なADLの際には呼気と動作を同調させる呼吸法を指導し,動作時に呼吸を止めることで低酸素血症に陥ることを防ぎ,可能なADLを増やして行く.
- 強い息切れが起こった際はパニックコントロールに従って,落ち着いた呼吸とともに,安楽な姿勢,特に上肢で体を支持するような前傾座位や前傾立位などの姿勢をとり,気持ちを落ち着かせる.

負担のかからない動作や要領を習得する:
- 前かがみ,上肢を挙上する,などの動作は負担がかかり,息切れを強くするため,避けるように指導する.

ゆっくりと動作を行う(特に入浴動作):

計画的に休息をとる:
- 息苦しくなるまで動作を続けるのではなく,息切れが出現する前に計画的に休息をとるように指導する.

適切な酸素吸入を行う:

食事は少量ずつ数回に分ける:
- 食事は1回量が多いと,横隔膜挙上による呼吸困難の増強につながるため,少量ずつ数回に分ける.便秘による横隔膜圧迫は呼吸困難を悪化させ,食欲低下にもつながるため,便通コントロールは重要である.

居住環境の整備:
- 浴室脱衣所にも椅子を置き,更衣動作や休憩に使用する.和式トイレは腹部を圧迫し息切れも増強しやすく,座位で休むことができる洋式へ,寝具はベッドに,また手すりの設置など,可能な範囲で環境整備を行うよう指導する.

■増悪予防のための生活指導
感染予防・急性増悪の予防（前述）：
禁煙：
- 禁煙はすべての慢性呼吸器疾患における治療の基本である．喫煙はIPF発症の重要な環境要因とされ，また，予後にも影響するとされる[14]．さらに，IPF患者は肺癌発症のリスクが高いこと，また，酸素療法を行っている患者では，喫煙は火災，火傷事故につながるため，厳重な指導が必要である．

定期診察：
- 定期的な診察は疾患の管理上重要であり，症状や呼吸機能，画像などの定期的な評価により，治療薬や在宅酸素療法の適応を評価し，また，気胸や肺癌の合併の発見につながる．

■治療継続のための生活指導
酸素療法
- IPFをはじめとする間質性肺炎では，安静時に比べ労作時に著明なSpO_2の低下がみられる．また，低酸素血症のわりに息切れの訴えが乏しい患者も多く，労作時の低酸素血症は身体に大きな負担を与えることを理解させる．
- ADLトレーニングの際には，パルスオキシメータでSpO_2をモニターし，数値を示しながら患者に低酸素血症を認識させる．労作時に酸素を投与することで，労作により増幅される低酸素血症を軽減し，運動耐容能の向上をはかる．携帯酸素を外出などの労作時に使用することを見られたくないという患者もいるので，労作時には酸素を増量して使用すべきであることを繰り返し指導する．

服薬指導
- IPFの治療目標は進行を遅らせることであり，薬物治療の意義をよく説明し，治療効果の実感がない状況においても服薬を継続することの重要性を指導する．
- 慢性期IPFの治療薬として推奨されている抗線維化薬（ニンテダニブ，ピルフェニドン）は，どちらも主な副作用として消化器症状があり，あらかじめその対応を指導しておく．肝機能障害が起こる場合があり，悪心，嘔吐，腹痛などがあれば，医療機関受診を指導する．
- ピルフェニドン特有の副作用である日光過敏症については，日焼け止めの使用や長袖，帽子の着用などを指導する．
- 慢性安定期のIPF患者に対してステロイド療法は基本的に行われなくなったが，急性増悪を契機に開始される場合があり，その用法，用量をきちんと守るよう指導する．急な中断は急性増悪の誘引となる．また，ステロイド服用中の特に閉経後の女性では，骨粗鬆症のリスクが高まるため，転倒に注意した居住環境の整備も必要となる．

運動療法（「間質性肺疾患に呼吸リハビリテーションは有効か」の項参照，p.164）
- IPF患者においても下肢骨格筋機能が運動耐容能を規定する因子として重要であり[15]，毎日の歩行または一定負荷での自転車運動は日課として優れたものである．
- 頸部や肩甲帯周囲筋のストレッチやマッサージは，自覚的な症状の軽減につながる可能性がある．間質性肺炎患者は胸郭の可動性が低下するため，肺活量や1回換気量の低下をきたし，その結果，少ない1回換気量で換気を維持しようとするため，代償的に呼吸数が増加する浅く早い（rapid shallow）呼吸になっており，胸郭のストレッチなどにより可能な限り胸郭の動きを維持していく．
- 呼吸リハビリテーションのみならず，先に述べた身体活動性を高めるべく，積極的な社会参加や趣味をもつなど，活動的な生活習慣を維持するよう指導する．

■増悪時の対応について
- 急性増悪に対する早期治療介入の必要性と，患者の自己管理能力を向上させるために，増悪状態に早く気づき，対処するアクションプラン（行動計画）を作成し，実行できるように指導する．

4 IPF患者の増悪の徴候

呼吸	いつもより苦しい，安静時でも苦しい
咳	いつもより回数が多く，激しい
喀痰	粘稠で，色のついた痰がでる
体温	37.5℃以上
心拍数	安静時の脈拍が増えた，動悸がする
むくみ	足首や脚部がむくむ
体重	1～2日で2～3 kgの増加
尿量	急な減少
胸痛	急な胸痛

- 具体的には，連絡をとるべき医療関係者（訪問看護師，かかりつけ医，専門医，酸素業者）のリストをあらかじめ用意し，**4**に示すような増悪の徴候があれば，対応方法を指導し，必要な連絡先にコンタクトをとれるようにしておく．

■ **精神的配慮と福祉**

- 予後も含めた疾患の説明と検査の意義を十分に説明する．IPFは癌に準じて予後が不良であり，治癒に向かう治療法はなく，病名告知については，細心の注意が必要である．また，終末期医療について，挿管・人工呼吸の希望などについても，事前に患者および家族とよく相談しておく必要がある．
- 外科的肺生検では危険性と利益を十分に説明し，その上で検査に対する不安を緩和する配慮が必要である．先に述べたように，IPF患者は精神的健康も障害されており，また，特に呼吸困難がある患者ではうつ状態であるとの報告[16]もなされており，精神的なサポートも重要である．
- 福祉的な面では，指定難病としての特定疾患や身体障害者（呼吸機能障害）制度など，社会福祉サービスを受けることができることを説明する．

■ **その他**

- 規則正しい生活を基本とし，安定した室温と適度な加湿により，快適な生活を心がける．外出時には衣類の調節をして温度差を少なくする．
- body mass index（BMI）が予後とも関連している点[17]も考慮し，定期的な体重測定を日常管理として行い，体重減少に注意する．
- 肺高血圧を合併している患者では，塩分制限を指導する．
- 高齢者では，咳嗽が肋骨骨折の原因となることもあり，鎮咳薬の適切な使用を考慮する．

〈冨岡洋海〉

文献

1) Travis WD, et al：ATS/ERS Committee on Idiopathic Interstitial Pneumonias. An official American Thoracic Society/European Respiratory Society statement：Update of the international multidisciplinary classification of the idiopathic interstitial pneumonias. Am J Respir Crit Care Med 2013；188：733-48.
2) Martinez TY, et al. Evaluation of the short-form 36-item questionnaire to measure health-related quality of life in patients with idiopathic pulmonary fibrosis. Chest 2000；117：1627-32.
3) Tomioka H, et al. Health-related quality of life in patients with idiopathic pulmonary fibrosis-cross-sectional and longitudinal study. Intern Med 2007；46：1533-42.
4) Swigris JJ, et al. Pulmonary rehabilitation in idiopathic pulmonary fibrosis：a call for continued investigation. Respir Med 2008；102：1675-80.
5) Tomioka H, et al. Combined pulmonary fibrosis and emphysema：effect of pulmonary rehabilitation in comparison with chronic obstructive pulmonary disease. BMJ Open Resp Res 2016；3：e000099.
6) Kozu R, et al. Difference in response to pulmonary rehabilitation in idiopathic pulmonary fibrosis and chronic obstructive pulmonary disease. Respiration 2011；81：196-205.
7) Wallaert B, et al. Physical activity in daily life of patients with fibrotic idiopathic interstitial pneumonia. Chest 2013；144：1652-8.

8) Collard HR, et al. Acute exacerbation of idiopathic pulmonary fibrosis. An international working group report. Am J Respir Crit Care Med 2016；194：265-75.
9) Azadeh N, et al. The role of infection in interstitial lung diseases：A Review. Chest 2017；152：842-52.
10) 日本呼吸器学会びまん性肺疾患診断・治療ガイドライン作成委員会編．特発性間質性肺炎診断と治療の手引き，改訂第3版．南江堂；2016．p.113-4.
11) 冨岡洋海．間質性肺炎患者への生活指導．呼吸器ケア 2009；7：206-10.
12) Nishiyama O, et al. Health-related quality of life in patients with idiopathic pulmonary fibrosis. What is the main contributing factor? Respir Med 2005；99：408-14.
13) Kozu R, et al. Evaluation of activity limitation in patients with idiopathic pulmonary fibrosis grouped according to Medical Research Council dyspnea grade. Arch Phys Med Rehabil 2014；95：950-5.
14) Antoniou KM, et al. Idiopathic pulmonary fibrosis：outcome in relation to smoking status. Am J Respir Crit Care Med 2008；177：190-4.
15) Nishiyama O, et al. Quadriceps weakness is related to exercise capacity in idiopathic pulmonary fibrosis. Chest 2005；127：2028-33.
16) Ryerson CJ, et al. Depression and functional status are strongly associated with dyspnea in interstitial lung disease. Chest 2011；139：609-16.
17) Alakhras M, et al. Body mass index and mortality in patients with idiopathic pulmonary fibrosis. Chest 2007；131：1448-53.
18) Sato S, et al. Possible maximal change in the SF-36 of outpatients with chronic obstructive pulmonary disease and asthma. J Asthma 2004；41：355-65.

薬物療法の目標と評価

疾患群ごとの治療目標

- 特発性間質性肺炎(IIPs)は複数の疾患群に分かれており，治療目標や評価方法がまったく異なる（**1**）[1]．どの疾患群にあてはまるのか診断分類が重要になってくるが，すべての症例に外科的肺生検が可能なわけではないため，現実的には診断分類ができない症例も存在する．そのため，2013年に改訂された米国胸部医学会(ATS)／欧州胸部疾患学会(ERS)によるIIPsの国際ステートメントでは，病気の臨床経過に基づいた新分類が提唱され，治療目標も記載されている（**1**）[1]．

- 呼吸機能の低下など，進行経過(behavior)を総合して臨床特発性肺線維症(IPF)と判断する症例がある．逆に，治療にもかかわらずIPFでは，進行を遅らせることが治療目標になる．疾患挙動が多様な分類不能型IIPsや非特異的IPでは，臨床経過からこの分類にあてはめ，治療目標や評価を設定することが推奨されている[1]．

- IIPsに対する薬物治療の理想の目標は，「生命予後の改善」であり，そのために「死亡率の低下」「疾患の発症率の低下」「入院率の低下」「健康状態・健康関連QOLの向上」「副作用の低減」などが評価項目として望ましい[2]．

- しかし，COPやNSIPなど疾患群によってはこれらのイベント発生率が低くなることが推測されるため，治験や臨床試験によるエビデンスを獲得するには膨大な症例数と長期観察期間が必要となる．イベント発生率が多いIPFであっても，死亡率の低下を評価項目とした試験は，入院率を評価項目とした試験の約10倍の症例数を要する[3]．このように死亡率の低下を主要評価項目とした試験は現実的ではないため，代用の評価項目として，短期間で評価可能である肺機能検査や運動耐容能が用いられている．

- 従来のIIPsの治療戦略として「慢性の胞隔の炎症から肺障害や線維化に至る過程」をコントロールすることを目標としてきた[4]．このため治療の中心はステロイドであり，これに

1 特発性間質性肺炎―病気の臨床経過に基づいた分類と戦略

臨床経過	治療の目標	モニタリングの方法
可逆性あり，時に自然軽快 （例：RB-ILD）	可能性のある原因を除去	疾患の寛解を確認するため短期間観察（3〜6か月）
可逆性あるが悪化のリスクあり （例：NSIPの一部，DIP，COP）	初期の反応性をみて，有効な長期治療を行う	治療反応性確認のため短期間観察 効果が持続するか確認するため長期間観察
病気は持続するも安定 （例：NSIPの一部）	状態の維持	臨床経過を評価するため長期間観察
進行性，安定化する可能性があるが非可逆性 （例：fibrotic NSIPの一部）	安定化	臨床経過を評価するため長期間観察
治療にもかかわらず，進行性，非可逆性 （例：IPF，fibrotic NSIPの一部）	進行を遅くする	臨床経過を評価するため移植あるいは緩和医療の要否を評価するため長期間観察

(Travis WD, et al. Am J Respir Crit Care Med 2013；188：733-48[1] より)

薬物療法の目標と評価

2 IPFの薬物治療に対する国際ガイドライン2015における推奨の程度

使用を 強く推奨	使用を 条件付きで弱く推奨	使用しないことを 条件付きで弱く推奨	使用しないことを 強く推奨
該当なし	・ニンテダニブ ・ピルフェニドン ・抗酸素療法	・エンドセリン受容体拮抗薬（マシテンタン，ボセンタン） ・PDE5阻害薬（シルデナフィル） ・NAC単剤療法 ・抗PH治療	・抗凝固療法（ワルファリン） ・ステロイド＋AZA＋NAC ・エンドセリン受容体拮抗薬（アンブリセンタン） ・イマチニブ

（Raghu G, et al. Am J Respir Crit Care Med 2015；192：e3-19[14]より）

免疫抑制薬を併用するか否かは疾患群によって推奨が異なっていた．その方針はIPF以外のIIPsの治療戦略として今も変わらない．

- 予後不良群であるIPFに関しては，以前は明らかに有効な薬物療法が認められていなかったため，少量ステロイドと免疫抑制薬の併用療法が行われていた[5]．しかし，その後の臨床試験の結果から，ステロイド治療はむしろ慢性期のIPFには有害である可能性が示され[6]，代わりに線維化の進行を抑制させる2種類の抗線維化薬の有用性が報告されている[7-13]．しかしいまだにIPFに対して強く推奨されるほどの薬物療法が確立していないので，患者と十分に対話し理解を得て治療選択する必要がある（**2**）[14]．

- **3**に，治療反応性と臨床経過の相関図を示す[4]．この図における治療反応性とは，抗炎症作用のある薬剤（ステロイドや免疫抑制薬）の反応性を示していると考えられる．つまり，同じ薬剤の投与でも治療目標や効果判定基準が疾患群により異なるという理解が必要となる．疾患群ごとの治療薬剤の選択や投与量などは各論を参照いただき，本項では薬物療法ごとの治療目標と評価法について検討する．また，IPFに対しては治療ガイドライン[2]が刊行されており，こちらの内容も並列して記載する．

ステロイド（プレドニン®，プレドニゾロン®）

■作用機序

- 1990年代初めに抗炎症作用としての作用機

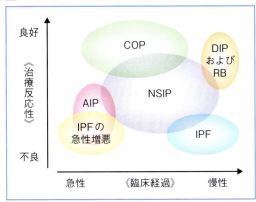

3 臨床病理学的疾患名と治療反応性

（「日本呼吸器学会びまん性肺疾患診断・治療ガイドライン作成委員会編：特発性間質性肺炎診断と治療の手引き，改訂第3版，p.116，2016，南江堂」より許諾を得て転載）

序が明らかとなって以降，さまざまな炎症性疾患に対する治療薬として用いられている．細胞質内に存在する糖質ステロイド受容体と結合して核内に移行し，転写因子と干渉することによって炎症性サイトカインを抑制する作用をもつ．

■治療目的

対象疾患①

- COPやRB-ILD/DIPなど，HRCT上で浸潤影あるいは牽引性気管支拡張のないすりガラス影が多い症例には，ステロイド反応性は良好でありステロイド単剤治療が用いられる．これらの症例では，病理所見上で細胞浸潤や肺胞マクロファージの滲出といった炎症性の変化を伴っていることが多く，ステロイドによりこれらの炎症を抑えることが治療目的となる．

141

対象疾患②

- NSIPの一部，主に細胞浸潤性（cellular）NSIPで，HRCT上で浸潤影あるいは牽引性気管支拡張のないすりガラス影が認められる症例は，やはり病理学的にも炎症細胞が認められることが多い．ステロイド反応性は良好でありステロイド治療による抗炎症作用が期待できる．
- 一方で線維化性（fibrotic）NSIPでは牽引性気管支拡張のあるすりガラス影を認め，ステロイド反応性が不良である．そのため炎症細胞性変化が乏しくステロイド単剤による治療反応性が乏しい症例が多い．

対象疾患③

- IIPsの急性増悪など急性に進行する病態では，HRCT上ですりガラス影を認めるものの，病理学的には炎症細胞よりも線維芽細胞やフィブリンの蓄積が多く認められる．急性の進行で致死的であるため，病態の一部分である炎症性変化に対する治療として大量のステロイドパルス投与が行われているが，治療反応性が乏しい部分も存在している点を留意しておく必要がある．
- なお，IPF治療ガイドライン上のIIPsの急性増悪に対するステロイドパルスは，エビデンスレベル★1がDとなっている[2]．エビデンスレベルが低いのは，倫理的な立場から，現時点でステロイドパルス投与を行わない対照比較試験を今後行うことが難しいためであり，高い致死率も考慮してステロイドパルス投与を行うことを提案している．

対象疾患④

- IPFはHRCT上では浸潤影が乏しくすりガラス影も目立たない．病理学的に線維化病態が中心で炎症細胞浸潤に乏しく，ステロイド投与による改善はあまり期待できない．一方で，MDDにて分類不能型IIPsとなる症例に対し，試験的に投与して治療反応をみることは一つの選択肢になるかもしれない．
- なお，慢性期のIPFに対するステロイド単独療法は，IPF治療ガイドラインでのエビデンスレベルはDとされている[2]．ステロイド単独療法による生存率改善のエビデンスが乏しいこと，ステロイドの減量中に急性増悪を引き起こす可能性があること，他の薬剤の導入が有用であるというエビデンスが出てきたことから，使用しないことが推奨されている．

■ 治療評価

対象疾患①

- HRCTだけでなく胸部X線上でも病変部位が確認可能であり，治療による抗炎症作用の画像評価が容易である．
- 一方，線維性変化が乏しいこのタイプの疾患では肺機能検査やKL-6値に変化がみられないことがある．

対象疾患②

- 炎症性病変と線維性病変が混在しているため，一方のみの評価は間違った治療評価となる可能性がある．炎症性病変を示すすりガラス影や浸潤影の減少・消失は治療効果を示している部分もあれば，肺の線維化進行とともに病変部位が縮んだだけにすぎないこともある．線状網状影が残存している，または増加している場合は，適宜治療強化の検討が必要である．
- 治療評価としては，X線やHRCTによるすりガラス影や浸潤影の減少とともに，肺全体・病変局所の肺容積の減少がないかどうかの評価も望ましい．また，自覚症状や肺機能検査の評価も有用である．NSIPパターンをとる膠原病合併IPではKL-6やSP-Dが経過のモニタリングに有用であり，特発性NSIPでも同様である[15]．

★1 エビデンスレベル

IPFの治療ガイドライン2017では，システマティックレビューの結果，今後の研究の結果から効果推定値や確信度が変わる可能性が少ないものをエビデンスレベルA，推定値や確信度が変わる可能性があるものをエビデンスレベルB，推定値や確信度が変わる可能性が高いものをエビデンスレベルCとしている．また，あらゆる効果推定値が不確実なものはエビデンスレベルDとなっている．

対象疾患③
- 致死的な状態であることから，早期に効果判定を行い追加治療の必要性の有無について検討する必要がある．急速進行性の疾患であり，評価間隔を考えると肺機能検査もあまり有用といえない．KL-6などの線維性マーカーは当初は低値を示すことも多く，予後予測には用い難いが，SP-Dは短時間で変動があり時間経過の推移は治療反応性に有用なことがある．
- 自覚症状や熱型，酸素化（P/F比）が急性期の治療評価として有用であり，これらの改善が乏しいときはステロイドパルスに加え他治療の追加併用の検討が望ましい．
- 線維性病変が多くを占めているため，画像上の浸潤影やすりガラス影の改善のみで治療効果を過大評価してしまうのは大変危険である．

対象疾患④
- 慢性疾患であり，肺機能検査値により治療評価を行う．ステロイド投与により画像上での改善効果が大きい場合は，根底に炎症性病変を伴う二次性UIP（非IPF）である可能性，または複数タイプの混合疾患を念頭に入れることが望ましく，診断の見直しが必要である．

免疫抑制薬

■作用機序

シクロホスファミド（エンドキサン®）
- アルキル化薬に分類され，肝代謝酵素CYP2B6で代謝され薬理活性を発現する．DNAやRNA，蛋白同士の共有結合や架橋結合を促進し，DNAの複製や転写を阻害することによって，細胞死を起こし細胞内機能を変化させる．液性免疫と細胞性免疫の両方を抑制するが，T細胞よりもB細胞に対してより強く抑制する．

アザチオプリン（イムラン®）
- プリン拮抗薬で，腸管から吸収され肝臓で6-メルカプトプリンに変換され作用活性をもつ．細胞周期に特異的に作用し，DNA合成期にプリン合成を阻害する．免疫抑制作用としてはT細胞に比較的特異的に作用し，T細胞の増殖抑制作用をもっている．

シクロスポリン（ネオーラル®）
- 真菌の一種 *Tolypocladium inflatum* から抽出された環状ポリペプチドで，T細胞の細胞質内でシクロフィリンと複合体を形成した後にカルシニューリンと結合，その活性化を阻害する．脱リン酸化による転写因子NF-ATの核内移行が阻害され，IL-2，IL-5，IFNγ，TNFαといったサイトカイン産生を抑制することで，T細胞の増殖や活性化を選択的に抑制する．TGFβの産生抑制作用も認められ，抗線維化作用を有することが明らかになっている[16]．この抗線維化作用はシクロホスファミドやアザチオプリンでは認められていない．
- また，薬剤抵抗性を引き起こすP糖蛋白の活性を低下させる機序も有しており，ステロイド抵抗性の改善にも有効である[17]．

タクロリムス（プログラフ®）
- 日本で開発された薬剤であり，土壌から分離された放線菌（*Streptomyces tsukubaensis*）の培養液中から抽出された23員環マクロライドである．FK結合蛋白と複合体を形成してカルシニューリンと結合することで，カルシニューリン活性化を阻害する．T細胞の増殖や活性化を選択的に阻害する．
- シクロスポリンと比較するとトラフレベルが1/10程度であり，*in vitro* では100倍程度の活性をもつ．こちらも抗線維化作用を有することが報告されている[18]．

■治療目的

ステロイドとの併用
- IIPsに対してはいずれの免疫抑制薬も保険収載されておらず，適用外使用となる．しかし，IPF以外のIIPsでステロイド抵抗性を示す症例，ステロイドにより重篤な副作用が出現した症例，ステロイドによる副作用のリス

クが高い症例などは，ステロイドに免疫抑制薬を併用することで病態のコントロールが行われている．
- 従来のIIPsの治療戦略は，胞隔の炎症から肺障害や線維化をきたす過程をコントロールすることと考えられており，ステロイドの治療反応性が乏しい疾患に対し，免疫抑制薬を併用することでさらなる抗炎症作用が期待されていた．しかしIPFの病態が線維化主体で炎症性の要素が乏しいと理解されるようになってからは，IPFに対してはステロイド単剤または免疫抑制薬との併用療法はむしろ有害である可能性が高くなっている[6]．IPFに対してステロイドと免疫抑制薬の併用療法はIPF治療ガイドラインではエビデンスレベルはCであり，ステロイドと免疫抑制薬の併用療法は行わないことを推奨している[2]．

治療反応性に応じた投与
- 疾患群ごとに治療反応性は異なるが，同じ疾患群の中でも治療反応性はさまざまである．たとえばNSIPでは，cellular NSIPは治療反応性や予後が良好であるが，fibrotic NSIPは病態の一部分が線維化によるものであり抗炎症作用をもった薬剤のみでは治療反応性に乏しい．この場合はシクロスポリンやタクロリムスなど抗線維化作用をもった免疫抑制薬の併用が望まれる．
- また，線維化が主体とされているIPFであっても，複数の画像や病理パターンが混在し分類不能型間質性肺炎と区別が難しい症例，膠原病の診断基準を満たさないものの各種自己抗体が陽性となっている症例などでは，ステロイドと免疫抑制薬の併用療法が有効となる症例も認められる．
- 病理所見でリンパ球浸潤が目立つ症例，画像所見ですりガラス影が目立つ症例などでは，病態として炎症性の要素も存在していると考えられるため，ステロイドや免疫抑制薬の投与を試みることが合理的な場合があることも念頭に入れておくことが望ましい．

■治療評価
- 炎症性病変が主体の病態では，自覚症状，胸部X線やHRCTで浸潤影やすりガラス影の減少・消失をもって治療効果の判断が可能である．また一部線維性病変も伴っている場合は肺機能検査や血清KL-6値での効果判定も有用である．
- 線維性病変が主体の病態で，浸潤影やすりガラス影が乏しい症例では，胸部X線では肺の容積変化ぐらいしか評価が難しい．HRCTでは可逆性を伴う線維性病変が改善・消失することがあるため，線状網状影に変化がないかチェックする．間質への炎症細胞浸潤が多い症例では厚みのある網状影が薄くなることも治療効果と判断できる．
- 線維化の改善とともに肺機能検査や血清KL-6値の改善も認められる．時に，IPFと同様にFVCの低下が抑制されることが治療有効であると判断する例もある．

抗線維化薬

■作用機序
ピルフェニドン（ピレスパ®）
- 当初はシクロオキシゲナーゼ（COX）阻害作用を有しない抗炎症薬として開発された．そのため，TNFα，IFNγ，IL-6などの炎症性サイトカインの産生抑制作用をもっている．また，開発の過程で線維芽細胞のコラーゲン産生抑制が認められたことから，抗線維化作用を有することが認識されるようになった．IPFでは肺障害に対して異常修復が起こりその結果過剰な線維化をきたし肺構造の破壊をもたらすと考えられている．この過程においてTGFβやPDGFなどが線維化の促進因子として働くが，ピルフェニドンはブレオマイシン誘発マウス肺線維症モデルにおいて，用量依存的にこれらの因子に対する抑制作用を伴っている．

臨床試験：
- 日本で行われたIPFの第Ⅱ相無作為化二重盲

検比較試験では，ピルフェニドン1,800 mg投与群とプラセボ投与群で比較試験が行われ，ピルフェニドン群におけるVCの低下の抑制効果が認められた[7]．また，ピルフェニドン1,800 mg投与群と1,200 mg投与群，プラセボ投与群の3群比較で行われた第Ⅲ相無作為化二重盲検比較試験では，ピルフェニドン投与群（2群とも）はプラセボ群と比較してVCの低下を約半分に抑制し，無増悪生存期間を延長させた[8]．

- 海外でも米国食品医薬品局（Food and Drug Administration：FDA）の認可を得るために2つの臨床試験（国際第Ⅲ相無作為化二重盲検比較試験：CAPACITY試験）が行われた[9]．1つの試験は日本での臨床試験結果と同様にFVCの低下抑制と無増悪生存期間の延長を認めたものの，もう1つの試験ではプラセボ群でFVCが安定していたこともあり，進行抑制効果をもつピルフェニドン群との有意差は認めなかった．追加試験として行われたASCEND試験で，%FVCの低下抑制や6分間歩行距離の低下抑制を認めている[10]．
- 上記の5つの臨床試験[7-10]の結果から，IPF治療ガイドラインにおけるピルフェニドン投与はエビデンスレベルがBとなり，ピルフェニドンを治療薬として用いることを提案している[2]．また，保険上はIPFに限定されている．

ニンテダニブ（オフェブ®）

- インドリノン骨格を有する低分子トリプルチロシンキナーゼ阻害薬であり，血小板由来増殖因子（PDGF）受容体，線維芽細胞増殖因子（FGF）受容体，血管内皮増殖因子（VEGF）受容体を標的としている．IPFでは線維化や血管新生などの組織修復の異常が病態に大きく関与していると考えられており，これらを標的にする薬剤として期待されている．
- ニンテダニブはブレオマイシン誘発モデルにおいて，TGFβによる線維芽細胞から筋線維芽細胞への誘導阻害効果，プロコラーゲンⅠ遺伝子発現抑制効果，そしてctgf遺伝子発現抑制効果が認められている．
- また，ヒト腫瘍の異種移植片を用いた実験では，ニンテダニブは血管新生を阻害することで腫瘍細胞増殖を抑制するため，抗腫瘍薬としても開発されている．

臨床試験：

- TOMORROW試験（国際第Ⅱ相無作為化二重盲検比較試験）では，プラセボ群と比較してニンテダニブ150 mg 1日2回群においてFVCの低下を68％抑制し，用量依存的に急性増悪の頻度を抑えた[11]．IPFの承認に向けて平行して行われた2つの第Ⅲ相無作為化二重盲検比較試験（INPULSIS-1試験，INPULSIS-2試験）でも，FVCの低下を有意に抑制し，急性増悪の頻度も減少させた[12,13]．
- これらの大規模臨床試験の結果[11-13]から，IPF治療ガイドラインにおけるニンテダニブ投与はエビデンスレベルがBとなり，ニンテダニブを使用することを提案している[2]．また，こちらもピルフェニドンと同様，保険適用はIPFに限られている．

■治療目標

- IPFの典型的な病理所見として，線維芽細胞の増生が著明にみられる一方で，間質におけるリンパ球などの細胞浸潤が乏しいことが特徴である．つまり典型的なIPF症例では抗炎症療法による治療反応性が乏しい．そのため，病状進行を抑制することが，IPFの，つまり抗線維化薬の治療目標となる．
- プラセボ群と比較する臨床試験の効果判定と異なり，患者ごとに抗線維化薬の効果判定を行う実臨床の場合は，線維化進行の抑制を客観的に評価することが望ましい．つまり，薬剤投与前期間と比較して抗線維化薬投与後に進行が抑制されていることを確認することが抗線維化薬の正確な評価となる．IPFの臨床経過はさまざまであるため，中には進行性に乏しい症例も含まれている（**4**）[19]．進行性に乏しい症例では無治療でも進行しない症例

4 IPFの臨床経過

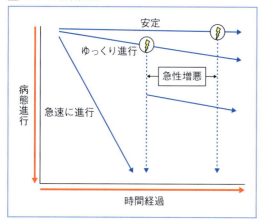

(Raghu G, et al. Am J Respir Crit Care Med 2011；183：788-824[19]をもとに作成)

なのか抗線維化薬により進行が抑えられているのか区別が困難となる．
- 一方で，軽症例でも抗線維化薬が有効であることが報告されており[13]，進行症例を見極めることが重要である．FVCの低下の程度によりIPFの予後が異なり[20]，わずかな変化であっても臨床的に意味のある変化となりうる（minimal clinical important difference：MCID）★2ことを考えると[21,22]，今後の進行が予測される場合には早めの抗線維化薬治療が望ましいと推測できる．

■治療評価

- 慢性進行性疾患に対する治療であり，VCやFVCの低下の抑制効果があるかどうかが治療評価となる．また臨床試験の結果同様に，6分間歩行試験の結果やSGRQ総スコアの変化も症例ごとの評価として有用である．画像上の変化は病変進行の評価としては有用かもしれないが，進行抑制の評価には客観性に乏しく現時点ではあまり有用とはいえない．
- 慢性経過であるにもかかわらずすりガラス影

や浸潤影が目立つIPF症例は，他疾患が混在している可能性がある．抗線維化薬の投与により肺機能検査や画像検査の改善がみられることがあるが，これらは抗線維化薬，特にピルフェニドンによる抗炎症効果を示している可能性がある．

その他の薬物療法

■NAC（N-アセチルシステイン）

作用機序

- 肺胞上皮被覆液の中には抗酸化物質が含まれており，中でもグルタチオンが多くを占めている．グルタチオンはグルタミン，システイン，グリシンの3つのアミノ酸から合成されており，肺の中心的な抗酸化物質と考えられている．IPF患者における気管支肺胞洗浄液（bronchoalveolar lavage fluid：BALF）または喀痰中にはグルタチオンが減少しており，進行例にはこの傾向が顕著となる．そのため，グルタチオンの補充は病態悪化を抑制する可能性があると考えられた．NACはグルタチオンの前駆物質であり抗酸化作用を有するだけでなく，内因性オキシダントである活性酵素種（reactive oxygen species：ROS）のスカベンジャーとして作用し，炎症性サイトカインの産生を抑制することで，抗炎症・抗線維化作用を発揮すると考えられている[23,24]．
- また，in vitroの実験では，上皮間葉転換（epithelial-mesenchymal transition：EMT）がNAC投与により抑制されることが示唆されている．
- 日本ではムコフィリン®吸入液として使用されているが，欧米ではNACは錠剤として使用されている．

臨床試験

- 海外におけるIPFの臨床試験では，NAC内服によるBALF中のグルタチオン量の増加や，VCやDLcoの改善の報告がある[23,24]．2005年に行われたIFIGENIA試験では，コントロール群と比較してNAC内服群のほう

★2 MCID
治験と異なり実地臨床では，評価項目における意味のある最小変化量が重要になってくる．FVCのMCIDは2〜6%，6分間歩行距離のMCIDは24〜45mと報告されている．

が，VCやDLcoの経時的低下が有意に抑制された[25]．しかし，その後に行われたプラセボを含めた3群比較の臨床試験（PANTHER試験）では，NAC＋プレドニゾロン＋アザチオプリン群は死亡率が高くなり早期中止，NAC単剤群とプラセボ群ではFVCの経時的低下量に有意差を認めなかった[26]．この試験の結果から，IPFに対する有効な治療薬としてNACの推奨度は低下している．

- 日本におけるIPFの臨床試験では，NAC単独吸入療法での有用性が報告されている．NAC吸入群とプラセボ群との比較で，6分間歩行試験時の最低酸素飽和度，血清KL-6値，胸部HRCT画像所見において，NAC吸入群で有意に改善したと報告された[27]．この結果をもとに厚生労働省びまん性肺疾患調査研究班が主導となって行われた全国多施設共同無作為化比較試験では，早期のIPF（重症度I度またはII度で6分間歩行試験による最低酸素飽和度90％以上）に対するFVCの経時的低下の抑制効果において，NAC吸入療法の有用性が報告されている[28]．
- 海外と日本の報告から，現在NACの内服治療は推奨度が低い．またNAC吸入単独療法についても大多数のIPF患者に有効といえるわけではなく，IPF治療ガイドラインではNAC吸入単独療法のエビデンスレベルはC，使用しないことが提案されている[2]．ただし，有害事象も乏しい治療であり，初期のIPF患者など少数には合理的な選択肢となりうるともされている．
- なお，IPF以外の疾患に対するNAC単独吸入療法の有用性を十分検討した報告は認めていない．

治療評価

- NACによる治療評価としては，臨床試験同様のVCやDLcoの経時的低下の抑制効果のほか，血清バイオマーカーとしてCCL-18やMMP-7の推移が有用であるとされている．

■PMX療法
作用機序

- ポリミキシン吸着カラムを用いたエンドトキシン吸着法（polymyxin-B immobilized column direct hemoperfusion：PMX-DHP）は，敗血症性ARDS症例の循環動態や酸素化の改善をきたすことがわかっている．PMX-DHPが炎症性サイトカインを吸着することで活性化好中球を抑制し，びまん性肺胞障害（DAD）による炎症を改善させる．IPFの急性増悪でも同様にDADの状態にあると考えられるため，ARDSと同様の効果が期待されている．

臨床試験

- IPFの急性増悪に対するPMX療法の介入群と非介入群を比較した国内の臨床試験では，介入群では有意に12か月生存率やP/F比が改善した[29]．症例を選択すれば有用な治療選択肢の一つと考えられるが，透析設備が必要であること，保険収載されていない治療法であることから，治療可能な施設は限定される．
- ランダム化比較試験の報告もないため，IPF治療ガイドラインのエビデンスレベルはCである[2]．IPFの急性増悪に対してPMX療法を行わないことを提案する形になっている．

治療評価

- PMX療法は透析回路を用いるため，一過性に酸素化の改善を認める症例が多くみられる．一方で治療初期の酸素化の改善と中長期的な予後が一致しない症例もみられる．そのため，初期の酸素状態の変化だけでPMX療法の治療評価を行うことは過大評価になりかねない．症例ごとの治療評価には，PMX療法終了後も含めた酸素状態の推移や画像経過の検討が望ましい．

■リコンビナントトロンボモジュリン療法
作用機序

- リコンビナントトロンボモジュリン（rTM）は，抗トロンビン作用に加え，トロンビン-トロンボモジュリン複合体がプロテインCを

活性化させることで抗凝固作用をもつ．さらに炎症性サイトカイン産生を抑制することで抗炎症作用も発揮する．現在はDICの治療薬として用いられている．

臨床試験

- IIPsについての臨床研究では，日本から後ろ向き研究の報告が行われており，IPFの急性増悪に対してrTM投与群で1〜3か月の生存率の上昇を認めている[30-32]．こちらも症例を選択すれば有用な治療選択肢の一つになりうると考えられるが，高額な薬価であること，間質性肺炎として保険収載されていない治療法であることから，さらなるエビデンスの構築が必要である．
- IPF治療ガイドラインではエビデンスレベルはCであり，現時点ではrTM療法を使用しないことを提案している[2]．

治療評価

- rTM療法の治療評価としては中長期的に生存できるかどうかであり，ステロイドパルス療法などを併用していることからも症例ごとの有効性の判断は困難と考えられる．

おわりに

- IIPsはその疾患群によって治療反応性が異なるため診断分類は重要である．しかし，IIPsの診断に精通した臨床医・放射線科医・病理医による集学的検討（multidisciplinary discussion：MDD）が行われても，確定診断に至らない，複数パターンの存在などの理由で分類不能型IIPsと診断される症例が存在する．また疾患群に非典型的な治療反応性を示す症例も存在する．治療ガイドラインはあくまでエビデンスに基づいたガイドラインであり，過去の臨床試験の結果をもとに薬剤の推奨の程度を表記しているにすぎない．推奨度が低くても症例によっては有効な治療薬となりうることも注釈として記載されている．薬剤ごとにターゲットとなる機序や病態が異なることを念頭に入れ，標準治療における治療反応性が乏しい症例には診断分類の再検討，もしくは治療薬の再検討を考える流れが望ましい．

（仲川宏昭，小倉高志）

文 献

1) Travis WD, et al. An official American Thoracic Society/European Respiratory Society statement：Update of the international multidisciplinary classification of the idiopathic interstitial pneumonias. Am J Respir Crit Care Med 2013；188：733-48.
2) 厚生労働科学研究費補助金難治性疾患政策研究事業「びまん性肺疾患に関する調査研究」班特発性肺疾患の治療ガイドライン作成委員会編．特発性肺線維症の治療ガイドライン2017．南江堂；2017.
3) Collard HR, et al. Study design implications of death and hospitalization as end points in idiopathic pulmonary fibrosis. Chest 2014；146：1256-62.
4) 日本呼吸器学会びまん性肺疾患診断・治療ガイドライン作成委員会編．特発性間質性肺炎診断と治療の手引き，改定第3版．南江堂；2016, p.116-22.
5) American Thoracic Society. Idiopathic pulmonary fibrosis：diagnosis and treatment. International consensus statement. American Thoracic Society (ATS), and the European Respiratory Society (ERS). Am J Respir Crit Care Med 2000；161：646-64.
6) Raghu G, et al. Prednisone, azathioprine, and N-acetylcysteine for pulmonary fibrosis. N Engl J Med 2012；366：1968-77.
7) Azuma A, et al. Double-blind, placebo-controlled trial of pirfenidone in patients with idiopathic pulmonary fibrosis. Am J Respir Crit Care Med 2005；171：1040-7.
8) Taniguchi H, et al. Pirfenidone in idiopathic pulmonary fibrosis. Eur Respir J 2010；35：821-9.
9) Noble PW, et al. Pirfenidone in patients with idiopathic pulmonary fibrosis (CAPACITY)：two randomised trials. Lancet 2011；377：1760-9.
10) King TE Jr, et al. A phase 3 trial of pirfenidone in patients with idiopathic pulmonary fibrosis. N

Engl J Med 2014 ; 370 : 2083-92.
11) Richeldi L, et al. Efficacy of a tyrosine kinase inhibitor in idiopathic pulmonary fibrosis. N Engl J Med 2011 ; 365 : 1079-87.
12) Richeldi L, et al. Design of the INPULSIS™ trials : two phase 3 trials of nintedanib in patients with idiopathic pulmonary fibrosis. Respir Med 2014 ; 108 : 1023-30.
13) Richeldi L, et al. Efficacy and safety of nintedanib in idiopathic pulmonary fibrosis. N Engl J Med 2014 ; 370 : 2071-82.
14) Raghu G, et al. An Official ATS/ERS/JRS/ALAT Clinical Practice Guideline : Treatment of Idiopathic Pulmonary Fibrosis. An Update of the 2011 Clinical Practice Guideline. Am J Respir Crit Care Med 2015 ; 192 : e3-19.
15) Yamakawa H, et al. Serum KL-6 and surfactant protein-D as monitoring and predictive markers of interstitial lung disease in patients with systemic sclerosis and mixed connective tissue disease. J Thorac Dis 2017 ; 9 : 362-71.
16) Eickelberg O, et al. Molecular mechanisms of TGF-(beta) antagonism by interferon (gamma) and cyclosporine A in lung fibroblasts. FASEB J 2001 ; 15 : 797-806.
17) Litman T, et al. Pumping of drugs by P-glycoprotein : a two-step process? J Pharmacol Exp Ther 2003 ; 307 : 846-53.
18) Nagano J, et al. Use of tacrolimus, a potent antifibrotic agent, in bleomycin-induced lung fibrosis. Eur Respir J 2006 ; 27 : 460-9.
19) Raghu G, et al. An official ATS/ERS/JRS/ALAT statement : idiopathic pulmonary fibrosis : evidence-based guidelines for diagnosis and management. Am J Respir Crit Care Med 2011 ; 183 : 788-824.
20) Zappala CJ, et al. Marginal decline in forced vital capacity is associated with a poor outcome in idiopathic pulmonary fibrosis. Eur Respir J 2010 ; 35 : 830-6.
21) du Bois RM, et al. Forced vital capacity in patients with idiopathic pulmonary fibrosis : test properties and minimal clinically important difference. Am J Respir Crit Care Med 2011 ; 184 : 1382-9.
22) du Bois RM, et al. Six-minute-walk test in idiopathic pulmonary fibrosis : test validation and minimal clinically important difference. Am J Respir Crit Care Med 2011 ; 183 : 1231-7.
23) Meyer A, et al. The effect of oral N-acetylcysteine on lung glutathione levels in idiopathic pulmonary fibrosis. Eur Respir J 1994 ; 7 : 431-6.
24) Behr J, et al. Antioxidative and clinical effects of high-dose N-acetylcysteine in fibrosing alveolitis. Adjunctive therapy to maintenance immunosuppression. Am J Respir Crit Care Med 1997 ; 156 : 1897-901.
25) Demedts M, et al. High-dose acetylcysteine in idiopathic pulmonary fibrosis. N Engl J Med 2005 ; 353 : 2229-42.
26) Martinez FJ, et al. Randomized trial of acetylcysteine in idiopathic pulmonary fibrosis. N Engl J Med 2014 ; 370 : 2093-101.
27) Tomioka H, et al. A pilot study of aerosolized N-acetylcysteine for idiopathic pulmonary fibrosis. Respirology 2005 ; 10 : 449-55.
28) Homma S, et al. Efficacy of inhaled N-acetylcysteine monotherapy in patients with early stage idiopathic pulmonary fibrosis. Respirology 2012 ; 17 : 467-77.
29) Enomoto N, et al. Treatment of acute exacerbation of idiopathic pulmonary fibrosis with direct hemoperfusion using a polymyxin B-immobilized fiber column improves survival. BMC Pulm Med 2015 ; 15 : 15.
30) Isshiki T, et al. Recombinant human soluble thrombomodulin treatment for acute exacerbation of idiopathic pulmonary fibrosis : a retrospective study. Respiration 2015 ; 89 : 201-7.
31) Kataoka K, et al. Recombinant Human Thrombomodulin in Acute Exacerbation of Idiopathic Pulmonary Fibrosis. Chest 2015 ; 148 : 436-43.
32) Tsushima K, et al. Thrombomodulin for acute exacerbations of idiopathic pulmonary fibrosis : a proof of concept study. Pulm Pharmacol Ther 2014 ; 29 : 233-40.

管理と治療

合併症の対策と予防

IPFの経過と合併症

- 特発性肺線維症(IPF)は，慢性進行性に肺組織が線維化をきたし，不可逆性に肺構造の改築が進む原因不明の難治性疾患である[1]．診断時からの生存期間の中央値は2～3年，平均生存期間は3～5年とされ，予後不良な消耗性の疾患である[2]．

- 近年，抗線維化薬として登場したピルフェニドンやニンテダニブは，各々の第Ⅲ相臨床試験において努力肺活量(FVC)の経年低下を有意に抑制することが示された[3,4]．さらにこれらの臨床試験のpost hoc解析では，抗線維化薬治療が急性増悪のリスクを減ずる可能性，さらにはIPF患者において全生存期間を改善する可能性も示され[5-7]，米国，欧州および本邦においてもIPFの治療薬として承認されるに至った．

- 2017年に上梓された本邦のIPF治療ガイドライン[8]においても，両薬剤ともにそれぞれ「慢性安定期のIPF患者に投与することを提案する(推奨の強さ2，エビデンスの質B)」と記載されており，ともに一般臨床の場で広く用いられている．

- しかしながら両薬剤ともに根治性はなく，現状ではIPFそのものに対する治療の選択肢は限られているうえに，その効果も限定的である．すなわち，薬物治療下であっても経時的な息切れの悪化，日常生活動作(ADL)の低下が進み，生活の質(QOL)が著しく損なわれ，死に至ることは免れない．つまり現時点でのIPFの診療目標として，QOLの維持は重要な位置づけになるといえる．

- 一方，疫学的な特徴としてIPF患者は診断時の年齢中央値が65歳[9]という高齢者集団であり，複数におよぶ他疾患の合併も珍しくはない[10]．

- IPF患者で合併症が多くみられるメカニズムは明らかにされていないが，IPF患者の肺で増生された化学メディエーターが全身性に作用している可能性[11,12]や，加齢に伴うテロメア短縮がIPFのみならず他疾患の発症リスクを上昇させている可能性[13]などがいわれている．

- IPFには合併しやすい病態がいくつか知られており，呼吸器関連合併症と非呼吸器合併症とに大別される[14]．前者として慢性閉塞性肺疾患(COPD)/肺気腫や肺高血圧(PH)，肺癌，感染症など，後者として胃食道逆流(GER)，冠血管障害，肺血栓塞栓症，閉塞性睡眠時無呼吸(OSA)，甲状腺機能低下症，糖尿病，うつなどがあげられる(**1**)．

- IPFの診療を考えるとき，疾患自体に対する治療選択肢が限定される現状では，これら合併症を正確に同定し，適切な治療を提供することで，QOLの維持を含めたIPFの臨床経過を改善しうる．さらにIPF患者では，これら合併症が高率に予後規定因子となることが知られ[15]，その観点からも合併症の管理は診療上で大変重要となる．

- 合併症のなかでも冠血管障害や肺血栓塞栓症などの心血管イベント，肺癌，肺高血圧，急性増悪などは生命予後にかかわるもので，臨床上で重要な位置づけとなる．また疾患の管理上，このほかにも発症や予後にかかわる胃食道逆流あるいは感染症，糖尿病なども重要であるが，これらについては他章の各論で詳しく述べられているので参照されたい．

1 特発性肺線維症（IPF）にみられる合併症とその有病率

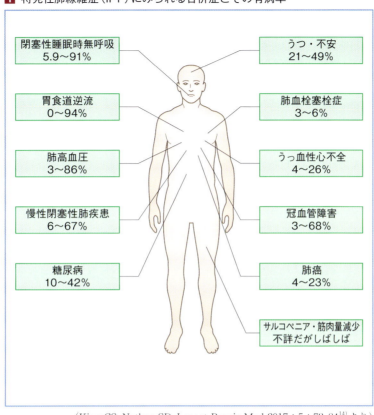

（King CS, Nathan SD. Lancet Respir Med 2017；5：72-84[14]より）

- 本稿ではこれら合併症のうち，COPD/肺気腫，気胸・縦隔気腫，肺血栓塞栓症，閉塞性睡眠時無呼吸（OSA）について概説する．

COPD/肺気腫（気腫合併肺線維症）

■ 疾患概念

- 間質性肺炎と肺気腫はいずれも喫煙と加齢が危険因子として関与する病態であり，両者が共存することがしばしば経験される．肺線維症に気腫性病変が合併するという概念は，Wigginsらが1990年にはじめて報告し[16]，両者が併存することにより病状に比して肺機能が保たれることを記している．本邦においても，1991年の厚生省特定疾患びまん性肺疾患調査研究班の第3次改訂案「特発性間質性肺炎（IIPs）の臨床的診断基準」において，気腫を合併したIIPsの非特異例を「慢性型非定型（B群）」として記載されている[17]．
- 2005年にはCottinら[18]が，画像所見（CT）で肺線維症に気腫性変化を伴う病態としてcombined pulmonary fibrosis and emphysema（CPFE）という概念を提唱し，以後多数の報告が集積されつつある．

■ 気腫と線維化

- 肺の気腫性変化および肺線維化は，喫煙や粉塵曝露という原因により共通の病態メカニズムで発生するものの，最終的には気腫形成あるいは肺線維化の進行という異なる表現型を呈するようになる可能性が示されている．
- 動物モデルの検討では，TNFα，IL-13，TGFβ，PDGFβなどのサイトカインは，肺の気腫化および線維化反応の両者に関与している可能性が示されている[19,20]．とりわけTGFβとSmadのシグナル伝達経路は，肺の

傷害に対する修復過程において、肺局所に生じる線維化や気腫化の病態形成に重要な役割を担っている可能性が示されている[21]。

- また、IPFの進行性線維化病変の原因のひとつと目されているテロメア短縮が、肺の気腫化にも関連していることが示されており、喫煙感受性の高い個体にテロメア短縮が生じることで、気腫化と線維化という2つの異なる病態が同時に形成されていく可能性が示唆されている[22]。

■診断

- CPFEの診断は「CT所見で上肺野優位の肺気腫、下肺野優位の肺線維症が認められる慢性肺疾患」という簡単な定義に基づく画像診断によっており[18]、疾患としての統一的な診断基準がない。肺気腫病変の広がりの程度に関して定まった基準はなく、肺線維症の定義も定まっていない。また肺気腫と肺線維症のどちらが主たる病態かによって治療法や予後も異なる可能性があるが、病型や重症度に関する分類も確立したものはなく、結果として有病率や予後などは報告によって異なっている。

- CPFEは独立した疾患概念としてとらえるというよりも、特発性肺線維症（IPF）を中心とした種々の肺線維症における症候群として認識するほうがよいと思われる[23]。

■特徴

- 現時点で認識されている特徴としては、①病因として喫煙が大きく関与していること、②FVCを中心とした肺機能が比較的よく保たれるものの、拡散能（DLco）が強く障害されること、③気腫性変化を伴わないIPFと比較して肺高血圧や肺癌をより合併しやすいこと、④IPFと同様に急性増悪をきたしうること、などがあげられる。

- 一般的にCPFEではスパイロメトリーの異常が軽度であることを述べたが、これはこの疾患概念が肺の気腫化と線維化という異なる生理学的特徴を併せもっているという特性による。呼吸病態生理として、肺気腫では肺コンプライアンスの上昇と弾性収縮力の低下が生じ、肺容積の増加が特徴である。一方、肺線維症では肺コンプライアンスの低下と肺容積の減少が認められる。これらが肺機能上で相殺しあうことに加え、線維化の進行に伴う気管支の牽引により、肺気腫によって生じていた細気管支の虚脱が抑制されるため、肺機能が見かけ上では保たれることになる。また、気腫化や線維化に伴って肺血管床が損なわれるため、肺拡散能の低下が著明となる。

■疫学

- CPFEの有病率に関する報告は多様であり、肺気腫の程度や肺線維症診断の基準は各報告により異なっている。COPDコホートを対象とした検討では、CTで間質性病変を呈している症例の頻度は7.5～9.5％[24]となっている一方、肺線維症に気腫性変化を合併する頻度は8～51％と報告によりばらついている[23,25]。ほとんどが男性の喫煙者であり、年齢はおよそ60歳代後半で最も多い[19]。

- 関節リウマチや強皮症などの膠原病に関連したCPFEも報告されているが、この群には女性に多く、より若年という傾向がある[26]。やはり喫煙との関連が強いが、IIPsに合併するCPFEに比して予後は良好とされる。

■併存症

- 肺高血圧や肺癌の合併が、この症候群の特徴のひとつでありそれぞれ予後規定因子となり、臨床的に重要である。このため定期的なHRCT撮影による厳密な画像監視や、血清BNP値や心エコーを用いた定期的な右心系の評価が求められる。

- Cottinら[18]は、CPFE患者における肺高血圧症の有病率は47％と報告しているが、肺高血圧が併存すると予後が著しく不良であり、1年生存率が60％という厳しい報告も存在する[27]。

- 気腫を合併していないIPFに比して、CPFEではより肺癌を合併しやすいことが知られ

る[28]. 肺癌の治療法として通常選択される外科手術, 放射線療法, 化学療法のいずれもが, 背景となっている肺線維症の急性増悪を惹起する危険性が高いこともあり, CPFE患者の肺癌治療の手段は限られることが多い.

- Usuiらは連続肺癌症例1,143例の後方視検討で, 肺癌に合併するのは肺線維症のみ（気腫なし）よりもCPFE症例のほうが高頻度であること, CPFE合併肺癌の生存中央値が10.8か月と予後不良であることを報告している[29].
- 併存する肺高血圧や肺癌の診断, あるいは治療に関しての詳細は, 7章の各項を参照されたい.

■治療

- 疾患としての統一的な診断基準がなく, 病型や重症度に関する分類も確立したものがないことを反映して, 臨床試験も実施されておらずCPFEそのものに対する治療は確立していない. 禁煙の徹底とワクチン接種による感染予防は必ず求められる対応で, 必要に応じて身体活動性の向上を目指したリハビリテーションも検討される.
- 薬物治療としては, COPD症状がある場合, 気管支拡張薬の使用は少なくとも症状の管理上検討すべきだろう. ただ薬物治療の対象は, 基礎疾患である間質性肺炎が中心になる. CPFEに合併する間質性肺炎の多くはIPFであり, IPFに準じて抗線維化薬の投与が行われることが多いが, エビデンスは十分ではない. ニンテダニブの第三相試験のサブ解析では, 気腫合併のIPF症例においても病態の進行を抑制することが示されている.
- CPFEにおいてはFVCの経時低下がもともと少ないため, これらの治療薬の臨床効果の評価が難しく, 治療効果判定の検討も今後の課題である.

気胸, 縦隔気腫

■疾患概念

- 間質性肺炎でしばしば合併する気胸や縦隔気腫は, 一般に難治性であり対応に難渋することが多い. 間質性肺炎症例では原病の進行に伴い, 肺実質の構造破壊による組織脆弱化と線維化による静肺コンプライアンスの低下が進む. IPFでは病変による組織の構造改築が胸膜直下に強いことが特徴であるが, 特に蜂巣肺やこれに準じた囊胞性病変は, 肺胞道を中心とした気腔の囊胞状拡張が経時的に拡大したものであり, 組織が脆弱で破綻しやすい. これらが胸膜直下に並ぶことで, 臓側胸膜の囊胞性隆起と菲薄化が顕在化し, 急な圧変化などで囊胞が破綻することで気胸, 縦隔気腫が生じると考えられている[30].
- また気胸の発症そのものが, 背景となる間質性肺炎の経過の予後不良因子と考えられ, 井上らはIPF4例を含む慢性線維性間質性肺炎21例の気胸併発症例の検討で, 初回気胸発症からの生存期間中央値（MST）は214日と短く, 予後不良因子であると報告している[31].

■特徴

- IPF患者における気胸・縦隔気腫の発生頻度は, 単純写真を用いた検討ではIPF患者の3.6〜7.6％, CTによる検討では11.5％と報告されている[32,33].
- このような間質性肺炎（特にIPF）に合併する気胸の治療に難渋する原因として, ①線維化による静肺コンプライアンスの低下により, ドレナージなどの治療操作にもかかわらず肺の十分な再膨張が得られにくいこと, ②間質性肺炎の治療としてステロイドが投薬されている場合, 肺組織が脆弱になって破綻しやすくなること, ③さらに肺組織の修復能が低下すること, ④治療選択によっては急性増悪をきたす危険性があること, などがあげられる.
- 余談ではあるが, 気胸そのものが契機となってIPF急性増悪を発症する場合も少なくない. この場合には, 気胸が生じていない健側肺優位に異常陰影が出現することがしばしばあり, 注意を要する.

■気胸に対する治療

- 気胸に対する治療戦略としては，①酸素吸入と安静，②持続ドレナージによる脱気，③胸膜癒着術，④手術，⑤気管支充填術（endobronchial Watanabe-Spigot：EWS）などがあげられるが，治療法選択に関する明確な判断基準はなく，気胸の程度，背景肺の状況，ドレナージの有効性，急性増悪のリスクや耐術能などの種々の条件を考慮しながら総合的に判断する．
- 間質性肺炎に併発する気胸では，上記のように肺コンプライアンスの問題で遷延しやすく，ドレナージのみでは改善しない症例も多い．その場合にまず考慮されるのは，簡便で侵襲性が低い胸膜癒着術である．ただしドレナージによる肺拡張が不十分な症例では治療効果が期待しにくい．また癒着術そのものが肺コンプライアンスの低下を招来し，拘束性換気障害を増長するという側面がある．さらに選択する癒着剤の種類によっては，急性増悪を惹起するリスクがあることも認識しておく必要がある．癒着剤としては血液や薬剤など種々用いられるが，本稿では自己血および高張ブドウ糖液を用いた癒着術について述べる．

胸膜癒着術

自己血：

- 患者の自己血を胸腔内に注入することで，エアリークの原因である気胸孔を閉鎖し，さらに血餅の粘着と瘢痕化により胸膜を癒着させる方法である．Aiharaら[34]は，間質性肺疾患を背景とした気胸34症例の59イベントにつき後方視的に検討しており，自己血癒着術を用いた22イベントのうち，72.7％で術後2日以内にエアリークが消失した．その後の再発が50％にみられたが，これはエアリーク消失率も含め，起炎症性薬物を用いた癒着術と比して差はなく，自己血癒着術は呼吸器合併症がみられない安全な治療法だと報告している．

高張ブドウ糖液：

- 癒着の機序として粘度の高い高張ブドウ糖液で直接的に気胸孔を塞ぎ，胸膜を癒着させるという機序や，浸透圧差により胸膜を刺激して胸膜肥厚を惹起し，エアリークを消失させる機序，あるいはメディエーター産生の誘導による胸膜炎症の惹起などが推測されるが明らかではない．
- Tsukiokaら[35]は手術不能の気胸13症例（18イベント）に50％ブドウ糖液200〜500 mLを用いて癒着術を実施したところ，間質性肺炎症例1イベントを含む全例でエアリークが消失したと報告している．2イベントで膿胸を合併し，6イベント（33.3％）で3か月以内に再発している．
- また藤野ら[36]は間質性肺炎合併症例2例を含む気胸患者11例に対し，50％ブドウ糖液200 mLを用いて癒着術を施行したところ，9例でエアリークが消失したと報告している．胸痛や高血糖などを発症した患者も少数あったが，間質性肺炎症例でも使用でき，簡便かつ安全で医療コストの面からも優れた治療法だとしている．
- るい痩を伴うIPF末期症例に発生した気胸の自験例においても，複数回の自己血癒着術が奏功しなかったものが，50％ブドウ糖液100 mLを用いた癒着術でエアリークの消失と肺の再拡張が得られたものがある．副作用や安全性，そしてその有効性からも治療オプションとして考慮すべき治療のひとつである．

その他の治療法

- 間質性肺炎に合併した気胸の治療法としては，これら胸膜癒着術のほか，EWSを用いた気管支充填術や，胸腔鏡下でフィブリン糊を用いて気胸孔を塞ぐ閉鎖法あるいは胸腔鏡下および開胸下の外科的治療があげられる．

■縦隔気腫に対する治療

- 縦隔気腫も発生機序は気胸と同様であるが，縦隔内の軟部組織にエアリークが生じる．間

質性肺炎に合併する縦隔気腫は，気胸や皮下気腫を伴っていることが多く，発生頻度は不明である．気胸に対するドレナージ治療や安静により改善することが多いが，ごくまれに緊張性縦隔気腫になって縦隔ドレナージを要する場合や，合併感染により縦隔炎をきたすことがあるので，注意を怠ってはならない．

肺血栓塞栓症

- IPF患者と非IPF群との比較では，IPF患者群において静脈血栓塞栓症（venous thromboembolism：VTE）の発生率が高いことが多くの研究で示されている[37,38]．米国の健康統計センターの記録を解析したところ，IPF患者の1.74％にVTE関連のイベントが認められたが，これは実にIPF以外のコホートと比して発生率が34％も高いことになる[38]．

- 米国の保険請求データベース上の9,000人以上の患者の後方視的検討では，IPF患者の2.7％に肺塞栓症（pulmonary embolism：PE）の診断名がついていた[39]．一方，マッチ・コントロールされたIPF以外の患者でのPE発生率は0.4％であり，PEの相対危険度は6.97（95％CI：4.92-9.89）となる[39]．

- 英国のcase-control解析でも，IPF患者の2％にVTEが認められ，これはIPF以外のコホートでの有病率の約2倍にあたる[40]．

- 1980～2007年の期間中のデンマークの全人口を対象とした解析では，VTEの既往があるグループでは，既往がない群と比較して特発性間質性肺炎（IIPs）が発症しやすいことが示されている[41]．IPF患者の全死亡のうち0.4～3％はVTEが原因となっている[15,42]．

- 以上より，臨床医は肺機能が安定しているIPF患者をみる場合も，呼吸苦などの臨床症状が進行するケースではPEの評価を怠るべきではない．また呼吸状態が急性・亜急性に悪化するIPF患者では急性増悪についての検討ばかりでなく，PEの可能性についても十分に調べるべきである．そのためには肺の脈管構造と肺実質の詳細な観察が必要であり，造影HRCTが有用で塞栓の診断の感度が高い．また造影剤アレルギー患者やCT撮影も困難な重症者には，下肢の静脈を詳細にみるための下肢静脈超音波検査を考慮する．

- IPF患者においてVTEが増加する理由は不明である．IPF患者の運動量が減少していることがVTEの発症リスクを上昇させているのかもしれない．また，VTEとIPFはその原因をたどると共通の遠因がある可能性も指摘されている．肺線維症患者では凝固系が活性化していることが知られ，肺線維症患者からの肺胞洗浄液中にはトロンビンが増加しているが[43]，トロンビン自体も線維化を促すようなサイトカインの産生を惹起するのである[44]．

- 以上のような血液凝固と肺線維症の関係から推測して，IPFの治療薬として抗凝固薬への関心が高まり，いくつかの臨床試験が実施されている．IPF患者を対象としたワルファリンとプラセボの比較試験[45]では，中間解析の段階でワルファリン群のほうが死亡率が高いことが判明し，同試験は早期中止となった．

- またIPFの臨床試験3つのデータセットを用いたpost hoc解析でも，ワルファリン療法によりIPF関連死が増加することが示された[46]．抗凝固薬がリスクなのか，同薬投与の原因となった合併疾患（VTEや心房細動など）がより重大なリスクなのかは明らかでない．

- 抗凝固療法を要するような合併症をもつIPF患者に対して，現時点ではワルファリン療法を用いるべきではないとまでは断言できない．抗凝固療法の適応があるIPF患者においてどのような治療が最適か，その期間がどれくらいが妥当かなどにつき，今後のデータ集積が求められる．

閉塞性睡眠時無呼吸

- 閉塞性睡眠時無呼吸（OSA）は，睡眠中の上気道の閉塞に伴い無呼吸・低呼吸が生じる病

態である．1時間あたりに10秒以上のあいだ継続する無呼吸・低呼吸の頻度(apnea-hypopnea index：AHI)により診断と重症度の分類がなされる．OSAは睡眠障害のほか，低酸素血症による心血管イベントや代謝障害などを引き起こすため，患者はQOLを損なわれるのみならず，予後を規定する危険性のある重要な合併症である．

- IPF患者でのOSAの合併頻度は報告によって異なり，米国の保険請求データベース上のIPF患者9,286人の解析[39]ではOSA合併は5.9％とされる一方，ギリシャの間質性肺疾患外来の患者31名に対してポリソムノグラフィを用いた検討[47]ではOSA合併は91％と高頻度にのぼった．
- OSAの発症や重症度は肥満度と関連しているが，IPF患者においても同様で，よりbody mass index (BMI) が高い患者でOSAが合併する傾向がみられた．
- Lancasterら[48]は，IPF患者のなかでOSAの有病率は88％であり，OSA合併患者の平均BMIは33±6.7 kg/m^2，合併がないIPF患者の平均BMIは26±2 kg/m^{2}と，OSA合併患者では有意にBMIが高値だったと報告している．ただBMI値が高くないOSA患者も存在することに留意すべきである．
- OSAによる夜間睡眠中の低酸素血症は，IPFの予後因子とされる呼吸機能(％DLco)や運動耐容能，右室圧などと相関しており，診療上では注意を払う必要がある．OSAの有病率が決して低くはない事実を鑑み，IPF患者の診療では睡眠の質の確認と，場合によっては積極的に睡眠試験を検討すべきだろう．
- 中等症以上のOSAと診断できれば，持続的気道陽圧(continuous positive airway pressure：CPAP)を導入する．Mermigkisら[49]は，IPF患者においてOSA合併症例にCPAPを導入することで，QOLの改善と死亡率の低下が得られたと報告している．
- ただ，IPF患者におけるOSAへの酸素療法を中心とした治療介入による，肺高血圧の発症・進行抑止の可否や，長期予後に関するデータは十分でなく，今後の検討課題である．

(泉　信有)

文　献

1) 日本呼吸器学会びまん性肺疾患診断・治療ガイドライン作成委員会編．特発性間質性肺炎の診断と治療の手引き，改訂第3版．南江堂；2016．
2) Raghu G, et al. An official ATS/ERS/JRS/ALAT statement：idiopathic pulmonary fibrosis：evidence-based guidelines for diagnosis and management. Am J Respir Crit Care Med 2011；183：788-824.
3) King TE Jr, et al. A phase 3 trial of pirfenidone in patients with idiopathic pulmonary fibrosis. N Engl J Med 2014；370：2083-92.
4) Richeldi L, et al. Efficacy and safety of nintedanib in idiopathic pulmonary fibrosis. N Engl J Med 2014；370：2071-82.
5) Noble PW, et al. Pirfenidone for idiopathic pulmonary fibrosis：analysis of pooled data from three multinational phase 3 trials. Eur Respir J 2016；47：243-53.
6) Richeldi L, et al. Nintedanib in patients with idiopathic pulmonary fibrosis：Combined evidence from the TOMORROW and INPULSIS® trials. Respir Med 2016；113：74-9.
7) Nathan SD, et al. Effect of pirfenidone on mortality：pooled analyses and meta-analyses of clinical trials in idiopathic pulmonary fibrosis. Lancet Respir Med 2017；5：33-41.
8) 厚生労働科学研究費助成金難治性疾患政策研究事業「びまん性肺疾患に関する調査研究」班特発性肺線維症の治療ガイドライン作成委員会編．特発性肺線維症の治療ガイドライン2017．南江堂；2017．
9) Lederer DJ, Martinez FJ. Idiopathic Pulmonary Fibrosis. N Engl J Med 2018；378：1811-23.
10) King TE Jr, et al. Idiopathic pulmonary fibrosis. Lancet. 2011；378：1949-61.

11) Navaratnam V, et al. Presence of a prothrombotic state in people with idiopathic pulmonary fibrosis：a population-based case-control study. Thorax 2014；69：207-15.
12) Tsoutsou PG, et al. Cytokine levels in the sera of patients with idiopathic pulmonary fibrosis. Respir Med 2006；100：938-45.
13) Kreuter M, et al. Impact of Comorbidities on Mortality in Patients with Idiopathic Pulmonary Fibrosis. PLoS One 2016；11：e0151425.
14) King CS, Nathan SD. Idiopathic pulmonary fibrosis：effects and optimal management of comorbidities. Lancet Respir Med 2017；5：72-84.
15) Panos RJ, et al. Clinical deterioration in patients with idiopathic pulmonary fibrosis：causes and assessment. Am J Med 1990；88：396-404.
16) Wiggins J, et al. Combined cryptogenic fibrosing alveolitis and emphysema：the value of high resolution computed tomography in assessment. Respir Med 1990；84：365-9.
17) 本間行彦ほか．特発性間質性肺炎（IIP）の臨床的診断基準—第3次改訂案．厚生省特定疾患びまん性肺疾患調査研究班，平成3年度研究報告書：20, 1992.
18) Cottin V, et al. Combined pulmonary fibrosis and emphysema：a distinct underrecognised entity. Eur Respir J 2005；26：586-93.
19) Papiris SA, et al. Combined pulmonary fibrosis and emphysema. Expert Rev Respir Med 2013；7：19-31.
20) Cottin V. The impact of emphysema in pulmonary fibrosis. Eur Respir Rev 2013；22：153-7.
21) Gauldie J, et al. Smad3 signaling involved in pulmonary fibrosis and emphysema. Proc Am Thorac Soc 2006；3：696-702.
22) Alder JK, et al. Telomere length is a determinant of emphysema susceptibility. Am J Respir Crit Care Med 2011；184：904-12.
23) Jankowich MD, Rounds SIS. Combined pulmonary fibrosis and emphysema syndrome：a review. Chest 2012；141：222-31.
24) Putman RK, et al.；Evaluation of COPD Longitudinally to Identify Predictive Surrogate Endpoints（ECLIPSE）Investigators；COPD Gene Investigators. Association Between Interstitial Lung Abnormalities and All-Cause Mortality. JAMA 2016；315：672-81.
25) Ryerson CJ, et al. Clinical features and outcomes in combined pulmonary fibrosis and emphysema in idiopathic pulmonary fibrosis. Chest 2013；144：234-40.
26) Akira M, et al. Usual interstitial pneumonia and nonspecific interstitial pneumonia with and without concurrent emphysema：thin-section CT findings. Radiology 2009；251：271-9.
27) Cottin V, et al. Pulmonary hypertension in patients with combined pulmonary fibrosis and emphysema syndrome. Eur Respir J 2010；35：105-11.
28) Lin H, Jiang S. Combined pulmonary fibrosis and emphysema（CPFE）：an entity different from emphysema or pulmonary fibrosis alone. J Thorac Dis 2015；7：767-79.
29) Usui K, et al. The prevalence of pulmonary fibrosis combined with emphysema in patients with lung cancer. Respirology 2011；16：326-31.
30) Abolnik I, et al. Spontaneous pneumomediastinum. A report of 25 cases. Chest 1991；100：93-5.
31) 井上幸久ほか．続発性気胸を合併した間質性肺炎の臨床的検討．日呼吸会誌 2010；48：724-8.
32) Picado C, et al. Spontaneous pneumothorax in cryptogenic fibrosing alveolitis. Respiration 1985；48：77-80.
33) Franquet T, et al. Spontaneous pneumothorax and pneumomediastinum in IPF. Eur Radiol 2000；10：108-13.
34) Aihara K, et al. Efficacy of blood-patch pleurodesis for secondary spontaneous pneumothorax in interstitial lung disease. Intern Med 2011；50：1157-62.
35) Tsukioka T, et al. Pleurodesis with a 50% glucose solution in patients with spontaneous pneumothorax in whom an operation is contraindicated. Ann Thorac Cardiovasc Surg 2013；19：358-63.
36) 藤野孝介ほか．50％ブドウ糖液を使用した胸膜癒着術の有効性．日呼外会誌 2013；27：670-4.
37) Hubbard RB, et al. The association between idiopathic pulmonary fibrosis and vascular disease：a population-based study. Am J Respir Crit Care Med 2008；178：1257-61.

38) Sprunger DB, et al. Pulmonary fibrosis is associated with an elevated risk of thromboembolic disease. Eur Respir J 2012 ; 39 : 125-32.
39) Collard HR, et al. Burden of illness in idiopathic pulmonary fibrosis. J Med Econ 2012 ; 15 : 829-35.
40) Hubbard RB, et al. The association between idiopathic pulmonary fibrosis and vascular disease : a population-based study. Am J Respir Crit Care Med 2008 ; 178 : 1257-61.
41) Sode BF, et al. Venous thromboembolism and risk of idiopathic interstitial pneumonia : a nationwide study. Am J Respir Crit Care Med 2010 ; 181 : 1085-92.
42) Olson AL, et al. Mortality from pulmonary fibrosis increased in the United States from 1992 to 2003. Am J Respir Crit Care Med 2007 ; 176 : 277-84.
43) Hernández-Rodriguez NA, et al. Role of thrombin in pulmonary fibrosis. Lancet 1995 ; 346 : 1071-3.
44) Alagha K, et al. We should prohibit warfarin in idiopathic pulmonary fibrosis. Am J Respir Crit Care Med 2015 ; 191 : 958-60.
45) Noth I, et al. A placebo-controlled randomized trial of warfarin in idiopathic pulmonary fibrosis. Am J Respir Crit Care Med 2012 ; 186 : 88-95.
46) Kreuter M, et al. Unfavourable effects of medically indicated oral anticoagulants on survival in idiopathic pulmonary fibrosis. Eur Respir J 2016 ; 47 : 1776-84.
47) Kolilekas L, et al. Sleep oxygen desaturation predicts survival in idiopathic pulmonary fibrosis. J Clin Sleep Med 2013 ; 9 : 593-601.
48) Lancaster LH, et al. Obstructive sleep apnea is common in idiopathic pulmonary fibrosis. Chest 2009 ; 136 : 772-8.
49) Mermigkis C, et al. Obstructive sleep apnea should be treated in patients with idiopathic pulmonary fibrosis. Sleep Breath 2015 ; 19 : 385-91.

管理と治療
間質性肺炎・肺線維症に対する酸素療法

間質性肺炎・肺線維症と低酸素血症

- 間質性肺炎ならびに肺線維症では病状が進行するとPaO_2の低下，肺胞気動脈血酸素分圧較差（A-aDO_2）の拡大をきたすが，それ以前に運動中の低酸素血症が特徴的に出現する．その原因は主として運動中の換気血流比（$\dot{V}/\dot{Q}$）ミスマッチによるA-aDO_2拡大によるもので，拡散障害の影響は少ないと考えられている．また心拍出量低下や活動筋の酸素消費の増大による混合静脈血O_2の低下も影響する[1]．
- 6分間歩行試験時のdesaturationはIPF死亡のリスクファクターの一つであり，わが国の指定難病認定の重症度判定基準にも採用されており，IPFの病状経過観察において重要な評価項目である．

安静時低酸素血症に対する酸素療法

- 安静時低酸素血症に対する在宅酸素療法の有効性は1970年代後半に実施された重症COPDに対するBritish MRC（medical research council）trial[2]とNOTT（Nocturnal Oxygen Therapy Trial）[3]の2つのランドマークスタディによる．対象は安静時PaO_2 55 mmHg以下もしくはPaO_2 59 mmHg以下で右心不全徴候を有するCOPD患者で，結果は酸素投与群が非投与群に比べて，終日酸素投与群が夜間のみ酸素投与群に比べて生存期間の延長を認めた．
- 安静時低酸素血症を有するIPFについては上記のような検討がまったく行われていないため，IPFガイドライン（2011 ATS/ERS）[4]では上記COPDデータを外挿して酸素処方を強く推奨している．そのため「安静時低酸素血症を伴うIPF患者は在宅酸素療法を受けるべきか？」のクリニカルクエスチョンに対して，「臨床的に明らかな安静時低酸素血症（$SpO_2 < 88\%$）のある場合は強い推奨，ただしエビデンスレベルはきわめて低い」となっている．酸素処方による有益性に対する不便さおよびコストのバランスについては不明であり，推奨は生理学的な合理性，明らかな低酸素血症を呈する患者に差し控えることの倫理的問題の理由による．また酸素投与開始の基準値も提示されておらず，開始時期の判断は主治医に任せざるをえない．
- IPFに肺高血圧を合併するとDLcoの低下や心拍出量の低下，安静時ならびに特に労作時の低酸素血症が著明となり，組織低酸素，混合静脈血酸素分圧低下がもたらされる．肺高血圧の合併は予後不良の徴候であり[5,6]，組織低酸素や低酸素性血管収縮（hypoxic vasoconstriction）を防ぐために，わが国ではPaO_2レベルによらず在宅酸素療法の適応とされている[7]．

労作時低酸素血症に対する酸素療法

- 間質性肺炎・肺線維症における労作時低酸素血症に対する酸素療法の根拠はほとんどない．安静時低酸素血症については重症COPDのデータを外挿して間質性肺炎でも酸素処方を行う根拠としているが，労作時についてはCOPDにおいてもその効果は懐疑的である．
- 2016年に軽度の安静時低酸素血症（89〜93％）および中等度の6分間歩行中の低酸素血症（$SpO_2 < 90\%$ 10秒，>80％ 5分）を有する安定期COPD患者に対する在宅酸素療法の有効性に関するランダム化比較試験の結果が公

表されたが，死亡や入院までの期間，入院率，COPD増悪率などに差は出なかった（Long Term Oxygen Treatment Trial Research Group：2016jc）．

- 一方，間質性肺炎・肺線維症ではその病態特性から特に労作時の低酸素血症，呼吸困難が顕著となりやすく，それに伴う運動耐容能の低下に対して酸素療法が何らかの有用性をもたらす可能性はCOPD以上に大きいと考えられる．
- 事実通常の在宅酸素療法のレベルを越えた高流量FiO_2 60%の酸素投与下では，労作時desaturationの改善とともにpeak $\dot{V}O_2$，運動持続時間，最大運動負荷とも改善し[8]，運動持続時間の改善とともに血中の乳酸値も低下することや労作時desaturationが強いほど酸素投与による運動持続時間の改善が顕著であることが示されている（**1**）[9]．
- 実際の在宅酸素療法レベルでの酸素流量によっても後向き観察研究ではあるが酸素投与の有効性が示されている．ブロンプトン病院における52例の間質性肺炎患者について酸素投与もしくは酸素増量によって6分間歩行距離は255mから286mに有意に改善し，終了時のSpO_2，ボルグスコア，心拍数およびそれらの回復時間のいずれもが有意な改善を得ている（**2**）[10]．
- また70例のIPFで，6分間歩行検査中のdesaturationが90%以下にならない流量に調整する★1ことで，6分間歩行距離（いったん停止したらそこまでの距離とする）が検査前の酸素使用の有無にかかわらず有意に改善している[11]．
- しかしこれらの研究はいずれも非盲検試験でありプラセボ効果の影響が避けられない．安静時低酸素血症のない間質性肺炎に対して，経鼻カニュラによる通常の酸素投与の盲検下

1 労作時desaturationレベルと酸素投与による運動耐容能改善

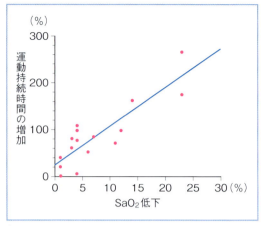

(Bye PT, et al. Am Rev Respir Dis 1982；126：1005-12[9] より)

ランダム化比較試験を集めたCochraneレビュー[12]で解析対象となったのは3つの臨床試験のみであるが，6分間歩行距離，シャトルウオークでは差が出ず，定常負荷の運動持続時間のみで有意差を認めた．

- この中で6分間歩行距離を主要評価項目としたNishiyamaら[13]の研究では，安静時低酸素血症がなく6分間歩行でdesaturation＜88%となるIPF患者に対して経鼻4Lを酸素と空気で交互に盲検化しているが，歩行距離，心拍数，呼吸困難，足疲労に差を認めなかった．ただし酸素群でも運動中のdesaturationは残存していた（**3**）．
- Cochraneレビューで採用され唯一有意差の出たArizonoら[14]の研究ではIPF 72例で6分間歩行時SpO_2＜90%となる患者に対して一定量の定常運動負荷を4L/分の酸素と空気を盲検下にランダムに比較した．運動中のmin SpO_2は92.7% vs 87.6%で酸素投与群のdesaturationは消失し，運動持続時間は546.5秒 vs 427.8秒で有意差を認めた（$p<0.05$）．
- 同様に定常負荷の運動持続時間を主要評価項目としてみた近年の盲検ランダム化比較試

★1 90%以下になったら中止して2L/分ずつ増量して90%以下にならないようにする．

2 酸素投与もしくは増量による6分間歩行距離の改善（後ろ向き非盲検）

N＝52	6 MWTベースライン	6 MWT酸素付加	p値
距離 (m)	255.1±16.8	286.0±14.9	<0.00001
SpO_2 (%)（終了時）	76.3±1.1	84.7±1.1	<0.00001
ボルグスコア（終了時）	4.75	3.75	<0.00001
心拍数（終了時）	120.4±2.0	115.9±2.3	0.03
心拍数回復時間（秒）	218.5±19.9	145.5±10.4	<0.00001
ボルグスコア回復時間（秒）	185.3±21.2	133.7±12.8	0.0002
SpO_2 回復時間（秒）	183.6±20.2	102.7±8.5	<0.00001

±はSE.

(Visca D, et al. Eur Respir J 2011；38：987-90[10]より)

3 酸素投与が6分間歩行距離にもたらす効果（二重盲検試験）

N＝20	酸素	空気	p値
歩行距離 (m)	400 (80)	387 (80)	0.61
終了時			
SpO_2	84 (5)	80 (6)	0.02
心拍数	116 (15)	110 (13)	0.24
呼吸困難：ボルグスコア	5.8 (2.2)	6.2 (2.2)	0.57
足疲労：ボルグスコア	3.4 (2.5)	3.6 (2.5)	0.73

mean (SD).
(Nishiyama O, et al. Respir Med 2013；107：1241-6[13]より)

4 酸素投与が運動耐容能にもたらす効果（二重盲検試験）

N＝11	空気	酸素	p値
運動持続時間（秒）	425 (228)	524 (240)	0.002
心拍数 (bpm) peak	126 (20)	127 (19)	0.5
SpO_2 (%) nadir	88 (7)	96 (3)	0.001
収縮期血圧 (mmHg) peak	155 (17)	144 (14)	0.006
拡張期血圧 (mmHg) peak	71 (12)	72 (11)	0.9
呼吸困難：ボルグスコア	4 (1)	3 (1)	0.02
疲労：ボルグスコア	4 (2)	4 (1)	0.8

mean (SD)
(Dowman LM, et al. Respirology 2017；22：957-64[15]より)

験[15]では，安静時SpO_2＞85％，在宅酸素療法なしのIPFを対象としてベンチュリマスクFiO_2 50％の酸素投与は室内気と比較して最大運動負荷量85％のendurance負荷で，運動持続時間99秒の改善（MID＝70秒），運動中のdesaturaiton，息切れ（ボルグスコア 1＝MID）の改善をもたらし，酸素群では運動中のdesaturationは認めなかった（**4**）．したがってプラセボ効果を排除した二重盲検試験であっても，定常運動負荷の運動持続時間では酸素投与による有効性の差が出やすいものと考えられる．

●これらのことから労作時低酸素血症をきたす間質性肺炎・肺線維症において，少なくとも運動中のdesaturationを解除できるレベルの十分な酸素投与が行われると，一定の運動耐容能改善が得られるものと考えられる．この点を踏まえると労作時低酸素血症をきたす間質性肺炎患者については，リハビリテーションなどの一定の運動負荷時に高流量酸素を投与することは有益と考えられる．

●現在，ニンテダニブ投与下に週3回8週間の運動療法を高流量酸素（FiO_2 60％）または通常量酸素で比較して，定常運動負荷の運動継続時間を比較する臨床研究（HOPE-IPF study）

が実施中である[16]．

緩和ケアとしての酸素療法

- 間質性肺炎・肺線維症の臨床現場では，呼吸困難増強の訴えが酸素処方につながりやすいといわれている[17]．すなわち症状緩和，呼吸困難軽減目的の酸素療法が一般的である．IPFの呼吸困難に関するレビュー[18]では，この点に関するエビデンスが不足していることが示されていて，「呼吸困難を伴うIPF患者に酸素処方を行うべきか？」というクリニカルクエスチョンに対して，特定のIPF患者には推奨されるがweak recommendation, very low quality evidenceとなっている．特に安静時低酸素血症のない患者の呼吸困難に対する酸素投与の効果は不明とされている．

- 一方，安静時低酸素血症を認める際は，前述のようにエビデンスは少ないものの酸素療法がほぼ必須となっている．そのような進行期ないし終末期の患者では労作時にはさらに顕著な低酸素血症となるため，一時的にでも高流量で酸素投与せざるをえない．

- 近年急速に使用拡大している高流量鼻カニュラ（HFNC）酸素療法は，単なる高濃度酸素投与に留まらず，種々の生理学的効果（**5**）[19]によってIPF患者の呼吸困難軽減，呼吸数低

5 高流量鼻カニュラ酸素療法の有用性

想定される機序	臨床的有用性
密閉しない小さい鼻プロング（カニュラ）	快適性向上
加温加湿 　粘液の水分量増加 　呼吸に伴う代謝コスト減少	快適性向上 分泌物の可動性改善 気道乾燥と上皮障害の回避 呼吸仕事量の減少
高流量	室内気による希釈が減少し，安定したFiO₂の供給
上気道死腔のウオッシュアウト	換気効率改善 酸素化の改善
PEEP	auto PEEPの拮抗 呼吸仕事量低下

（Spoletini G, et al. Chest 2015；148：253-61[15]より）

下をもたらすため[20]，特に低酸素血症を有するときの呼吸困難軽減には有効と考えられる．また加湿効果やインターフェイスの快適さもあってQOLが維持されやすく，通常の酸素マスクより患者の受け入れがよく緩和目的にも有用である．

（富井啓介）

ADVICE

在宅酸素療法の支援

在宅呼吸ケア白書2010によるとわが国の在宅酸素療法患者数は約20,000人で，そのうち間質性肺炎・肺線維症は18％約3,600人に処方されている．在宅酸素療法は呼吸困難の緩和，運動耐容能の改善を目的として処方される場合が多いが，患者は得られる身体機能やQOLの改善に比し身体的心理的制限が多いことに気づき，その受け入れに時間を要する場合が多いとされる[17]．その解決にはリハビリ，技術指導，機種選択などの教育や支援が重要であるが，特に間質性肺炎・肺線維症は複雑な病態と予後予測の困難さで疾患理解が容易でないため，在宅酸素療法導入にあたっては多職種のチームによる支援体制が望まれる．米国胸部疾患学会（ATS）が2017年に行った在宅酸素療法患者に対するインターネット調査[21]（n＝1,926）によると，全体で約半数（間質性肺疾患は51％）の患者が機械の作動不良，ポータブル用機器の身体的負担，高流量対応不能などの問題を抱え，外出に制限のあることがわかった．専門家による患者教育や個々の患者に応じた適切な機器の選択が必要とされる．

文　献

1) Troy LK, et al. Exercise pathophysiology and the role of oxygen therapy in idiopathic interstitial pneumonia. Respirology 2016；21：1005-14.
2) Long term domiciliary oxygen therapy in chronic hypoxic cor pulmonale complicating chronic bronchitis and emphysema. Report of the Medical Research Council Working Party. Lancet 1981；1：681-6.
3) Continuous or nocturnal oxygen therapy in hypoxemic chronic obstructive lung disease：a clinical trial. Nocturnal Oxygen Therapy Trial Group. Ann Intern Med 1980；93：391-8.
4) Raghu G, et al. An official ATS/ERS/JRS/ALAT statement：idiopathic pulmonary fibrosis：evidence-based guidelines for diagnosis and management. Am J Respir Crit Care Med 2011；183：788-824.
5) Patel NM, et al. Pulmonary hypertension in idiopathic pulmonary fibrosis. Chest 2007；132：998-1006.
6) Lettieri CJ, et al. Prevalence and outcomes of pulmonary arterial hypertension in advanced idiopathic pulmonary fibrosis. Chest 2006；129：746-52.
7) 日本呼吸ケア・リハビリテーション学会酸素療法マニュアル作成委員会，日本呼吸器学会肺生理専門委員会編．酸素療法マニュアル．メディカルレビュー社；2017.
8) Harris-Eze AO, et al. Oxygen improves maximal exercise performance in interstitial lung disease. Am J Respir Crit Care Med 1994；150：1616-22.
9) Bye PT, et al. Bicycle endurance performance of patients with interstitial lung disease breathing air and oxygen. Am Rev Respir Dis 1982；126：1005-12.
10) Visca D, et al. Ambulatory oxygen in interstitial lung disease. Eur Respir J 2011；38：987-90.
11) Frank RC, et al. Ambulatory oxygen in idiopathic pulmonary fibrosis：of what benefit？ Eur Respir J 2012；40：269-70.
12) Sharp C, et al. Ambulatory and short-burst oxygen for interstitial lung disease. Cochrane Database Syst Rev 2016；7：CD011716.
13) Nishiyama O, et al. Effect of ambulatory oxygen on exertional dyspnea in IPF patients without resting hypoxemia. Respir Med 2013；107：1241-6.
14) Arizono S, et al. Benefits of supplemental oxygen on exercise capacity in IPF patients with exercise-induced hypoxemia. Eur Respir J 2015；46：OA4971.
15) Dowman LM, et al. Greater endurance capacity and improved dyspnoea with acute oxygen supplementation in idiopathic pulmonary fibrosis patients without resting hypoxaemia. Respirology 2017；22：957-64.
16) Ryerson CJ, et al. High Oxygen Delivery to Preserve Exercise Capacity in Patients with Idiopathic Pulmonary Fibrosis Treated with Nintedanib. Methodology of the HOPE-IPF Study. Ann Am Thorac Soc 2016；13：1640-7.
17) Olson AL, et al. Tracking dyspnea up to supplemental oxygen prescription among patients with pulmonary fibrosis. BMC Pulm Med 2017；17：152.
18) Ryerson CJ, et al. Dyspnea in idiopathic pulmonary fibrosis：a systematic review. J Pain Symptom Manage 2012；43：771-82.
19) Spoletini G, et al. Heated Humidified High-Flow Nasal Oxygen in Adults：Mechanisms of Action and Clinical Implications. Chest 2015；148：253-61.
20) Braünlich J, et al. Effects of nasal high flow on ventilation in volunteers, COPD and idiopathic pulmonary fibrosis patients. Respiration 2013；85：319-25.
21) Jacobs SS, et al. Patient Perceptions of the Adequacy of Supplemental Oxygen Therapy. Results of the American Thoracic Society Nursing Assembly Oxygen Working Group Survey. Ann Am Thorac Soc 2018；15：24-32.

管理と治療
間質性肺疾患に呼吸リハビリテーションは有効か

間質性肺疾患に対する呼吸リハビリテーションの動向

- 慢性呼吸器疾患に対する呼吸リハビリテーション（pulmonary rehabilitation：PR）の目的は，呼吸困難感の軽減，運動耐容能の改善，QOL（quality of life）およびADL（active daily life）の向上，不安や抑うつ症状の改善にある．
- 慢性呼吸器疾患の中でも，慢性閉塞性肺疾患（COPD）に対するPRの効果については多くのエビデンスがあり，呼吸困難感の軽減，QOLおよびADLの改善，不安や抑うつ症状の改善，運動耐容能の改善が得られやすい．
- 間質性肺疾患（ILD），特に特発性肺線維症（IPF）に対するPRの効果については，運動療法に伴う顕著な低酸素血症が支障となり，高強度の運動負荷をかけられないことや，症状の悪化や急性増悪を招く引き金になりかねないこと，予後が不良で効果的な薬物療法がないことなどから，効果が得られにくいとされてきた．しかし，最近になって呼吸困難感，運動能力，疾患関連QOLが改善することが多く報告され，ILDに対して積極的にPRが行われるようになってきた[1]．

ILDの予後規定因子

- IPFの予後を予測する因子として，日常生活での呼吸困難感，一酸化炭素肺拡散能力（DLco），肺胞気動脈血酸素分圧較差（A-aDO$_2$），6分間歩行距離（6MD），6分間歩行試験（6MWT）時の低酸素の程度（SpO$_2$＜88％），6MWT後の脈拍の改善，高感度CTでの画像所見，組織学的所見，肺高血圧の有無，気管支肺胞洗浄液中の好中球数などがあげられている（**1**）．
- ダイナミックな因子として，努力肺活量（FVC）＞5％または10％の低下，DLco＞10％の低下，A-aDO$_2$＞15 mmHgの増加等がより強く予後を予測することが示されている[2]．
- ILDにおいて，運動能力は安静時の呼吸機能指標に比べ，より予後を反映する．たとえば，IPFの患者において，6MD＜250 mの患

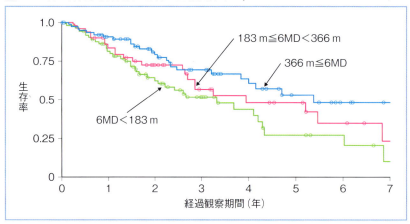

1 197名の特発性肺線維症患者の生存曲線（Kaplan-Meier survival curve）

観察開始時の6分間歩行距離（6MD）がよい，すなわち運動能力の高い患者では予後が良好である．
（Flaherty KR, et al. Am J Respir Crit Care Med 2006；174：803-9[4]より）

2 間質性肺疾患患者（ILD）と健常者（Control）の筋肉量と筋力

	ILD	Control	p-value
筋肉量			
大腿直筋の断面積（cm^2）	7.6±2.1	9.4±2.4	0.034*
腓腹筋とひらめ筋層の厚さ（cm）	2.8±0.6	3.4±0.7	0.023*
大腿二頭筋の厚さ（cm）	2.6±0.4	2.8±0.3	0.209
筋力			
膝伸展のピークトルク（Nm）	119±35	147±39	0.022*
足首の底屈のピークトルク（Nm）	37±19	50±15	0.044*
足首の背屈のピークトルク（Nm）	29±10	30±7	0.740
上腕二頭筋のピークトルク（Nm）	39±19	42±16	0.650

数値は平均±SD；*$p<0.05$，Nm：ニュートン・メートル．
（Mendes P, et al. Respirology 2015；20：953-9[6]）より）

者では2倍死亡率が高い[3]．6MDが6か月間に50 m低下する群ではそうでない群と比較して3倍死亡率が高く，SpO_2が88％以下のdesaturationを示す患者の50％生存率は3.21年と，SpO_2が88％以下に低下しない患者の6.83年に比べ予後が悪い[4]．以上のことから，運動能力および運動時のdesaturationを改善させれば予後を改善させることが可能かもしれない．

ILDの運動制限因子

- ILD患者の運動制限因子として，ガス交換障害，肺循環障害，換気機能障害，骨格筋の機能障害が考えられるが，この中で，換気機能障害，骨格筋の機能障害，特に後者がPRによって改善できる可能性がある．

- COPDでは全身性の炎症によって比較的早期から骨格筋の機能障害が認められることは周知のことであるが，ILDでは特発性のfibrotic interstitial pneumoniaにおいて大腿四頭筋の筋力および持続力が健常人と比較して低下していること[5]，肺移植を待っている重症IPFでは，筋肉量と筋力の低下が認められ，筋肉の萎縮と筋力の低下は上肢よりも下肢に強いことも報告されている（**2**）[6]．

- 骨格筋の機能障害の原因として，治療として投与される副腎ステロイドホルモンや免疫抑制薬の影響[7]，日常活動性の低下による廃用性の萎縮や栄養障害，ILDによる酸化ストレスの関与[8]が示唆されている．しかしながら，このような患者にPRを行うと，活動量が改善を示すことが示唆されているが[9]，十分な証拠はいまだ得られていない．

ILDに対するPRの効果について

- ILDに対する短期のPR効果についてのエビデンスは蓄積されつつある．

- 9つの無作為コントロール試験（RCT）を対象としたメタ解析が報告されている[10]．このうち4つのRCTは主にIPFの患者が対象である．PRの期間は5〜12週で，6MDが44.34 m，peak $\dot{V}O_2$が1.24 mL/kg/分の意味のある改善が認められており，運動能力は有意に改善を示した（**3**）．これらの改善はIPFのサブグループにおいても確認されている．さらに，呼吸困難感および健康関連QOLの改善も認められている．

- 長期の予後については不明であるが，中には3〜6か月の経過を追った試験はあり，運動能力やQOLに対する効果が持続することは認めていない．しかしながら，下肢筋力とSGRQ（St George's Respiratory Questionnaire）で評価されたQOLは，PR 11か月においても運動療法を施行した群では有意差をもって維持されていたと報告されている[11]．しかし，30か月後の生存率には有意な差は

3 間質性肺疾患に対する呼吸リハビリテーションの効果に関するメタ解析

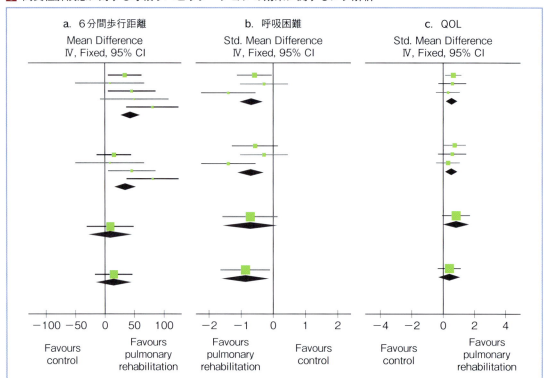

9つのRCT（randomized control trial）のメタ解析において，5〜12週間の呼吸リハビリテーションプログラムは，6分間歩行距離で表される運動能力の改善，呼吸困難感の軽減，健康関連QOLの改善に有効であることが示されている．
（Dowman L, et al. Cochrane Database Syst Rev 2014；(10)：CD006322[10]）より抜粋）

- みられていない．
- ILDに対するPRに関して，ATS/ERSガイドラインでは，意味のある短期的な効果はあるとしている[12]．NICE（The National Institute of Health and Care Exellence）ガイドラインでは，6〜12か月ごとにPRを行えば医療経済的効果（cost-effective）がある[13]．
- しかしながら，英国ガイドラインでは推奨されていない．その理由として，ILDには多様な患者が含まれており，運動能力に対する効果以外に包括的な評価の報告が少ないこと，一部の急速に悪化する患者においては効果が得られにくいことがあげられている[14]．

PRが対象となるILD患者について

- ILDの原因および種類によって効果が異なるのかについては十分なエビデンスは得られていない．たとえば，IPFとIPF以外のILDとの違いについては，頻度の少ない疾患であるため十分なエビデンスはない．
- しかし，メタ解析[10]ではIPFにおいてもIPF以外と同様に6MDの意味のある改善が示されている．
- 他の疾患は数が少ないため評価は困難であるが，リンパ脈管筋腫症（lymphangioleiomyomatosis：LAM）患者では，12週間の呼吸リハビリテーションは6MD，運動持続時間，筋力，呼吸困難感，QOLは改善すると報告されている[15]．
- 以上から背景にある疾患にかかわらず，労作時の息切れ症状があればPRを提供できる．
- ILDの重症度との関連では，FVCが保たれている患者，6MWTでSpO$_2$の低下の程度が軽い患者，活動性の高い患者においては，

4 慢性呼吸器疾患増悪後早期の運動療法の効果

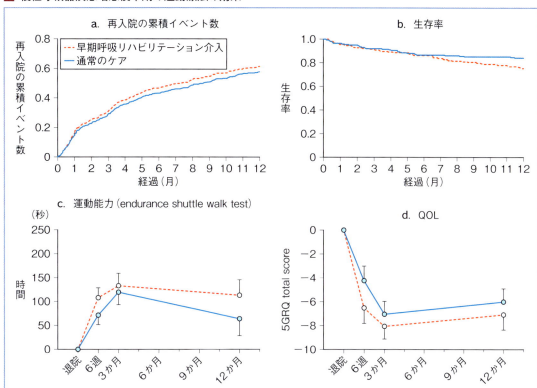

入院後からの6週間の呼吸リハビリテーションで運動療法を開始しているが, 早期に呼吸リハビリテーションを行った群では, 運動能力およびQOLの改善は良好に維持されているが, 再入院率には効果はなく, 12か月の経過で死亡率は有意に高かった.

(Greening NJ, et al. BMJ 2014 ; 349 : g4315[19] より)

PRは運動能力をより改善させる[16,17]. また, 労作時息切れ症状が強い患者では6か月後の呼吸困難を改善させる[17]. 前向きコホート研究では, 6MDが短い患者では6MDの改善が大きい[18]. IPFでは病期がまだ進行していない早期に導入することが, 良好なアウトカムが得られると報告されている[17].

ILD増悪後のPRはどうか

- COPDの増悪後のPRは有効であることは周知のことであるが, ILD増悪後のPRについては一致した見解はない[12,14].
- 21例のILDを含む慢性呼吸器疾患増悪後早期の運動療法の効果についての大規模臨床試験では, PRは逆効果であったと報告されている[19]. 入院早期から6週間のプログラムで運動療法を開始しているが, PRを行った群では, 生理学的機能や再入院率には効果はなく, むしろ12か月の経過で死亡率は有意に高かった (**4**).
- 増悪後の早期に体を動かすことは早期の退院, 日常生活への復帰には貢献するが, 注意深い対処が必要である. 特に, 急性期において安静時や運動時に顕著な低酸素を呈する患者ではリスクが高い.

どのようなPRが有効か

- ガイドラインにおいては, 運動療法, 教育, 精神的支え, 栄養療法, 行動変容を含む包括的なPRプログラムが推奨されている[12].

- 特にILDでは負荷を加える運動療法（resistant training：RT）と定常持続運動療法（endurance training：ET）の両者を含む運動療法が基本的な部分となる[20-23]．
- 注意をしなくてはいけないのは，運動療法時のdesaturationと急速なILDの進行であるため，個々の患者に適した運動療法プログラムは立てる必要がある．
- ETにおける初期の運動強度は，6MWTでは歩行速度の70〜80％の速度，あるいはエルゴメーターによるCPET（cardiopulmonary exercise test）ではpeak $\dot{V}O_2$の70〜80％の負荷量とされる．少なくとも週2回の監視下での運動療法を各々のセッションで30分行うのが標準である．
- 運動トレーニング中の酸素投与については，ATS/ERS statementによるとILD患者の運動療法中の低酸素に対しては酸素投与を行うことが推奨されている[12]．しかし，運動療法中に酸素投与を行うことによって運動能力やQOLの改善が得られるというエビデンスはない．日常診療では対象疾患とは無関係に運動療法でSpO_2が85％未満になる場合には，$SpO_2>88$％を維持するように酸素投与を行う．
- またATS/ERS statementではinterval trainingは定常運動療法より少ない症状で行うことができることが示唆されているが，ILDではほとんど報告がなく，今後検討する必要がある．
- PRは運動療法だけでなく運動療法以外の患者教育，セルフマネージメントの習得，精神的サポート，栄養療法，呼吸困難を軽減させるための指導，終末期の対応を含む包括的なPRでなくてはいけない．

ILDに対するPRの将来の展望と課題

- ILDに対するPRの効果についてのエビデンスが蓄積するにつれ，その有用性は確かなものとなっているが，PRの方法，有効性がどの程度続くのか，どのようにILDの多様性に対応していくのか，たとえば進行した症例や終末期の患者にどのような包括的PRを提供するのが最適なのか，医療経済的な効果についてはどうなのかといった点は今後さらにエビデンスを重ねていく必要がある．
- PRはILD患者に対する包括的ケアにおいて重要な部分であり，運動能力を高め，呼吸困難感およびQOLを改善させる．
- これまでの研究では予後を改善させる効果は示されていないが，ILDの多様性に対応しながら，PRの適応，方法について，運動療法以外の教育，栄養療法，行動変容，精神的サポート，症状に対する対処も含めた包括的PRとしてエビデンスを蓄積していく必要がある．

（藤本圭作）

文　献

1) Nakazawa A, et al. Current best practice in rehabilitation in interstitial lung disease. Ther Adv Respir Dis 2017；11：115-28.
2) 西山理ほか．特発性肺線維症に対する多面的評価と呼吸リハビリテーション．日本呼吸ケア・リハビリテーション学会誌 2011；21：232-6.
3) du Bois RM, et al. 6-Minute walk distance is an independent predictor of mortality in patients with idiopathic pulmonary fibrosis. Eur Respir J 2014；43：1421-9.
4) Flaherty KR, et al. Idiopathic pulmonary fibrosis：prognostic value of changes in physiology and six-minute-walk test. Am J Respir Crit Care Med 2006；174：803-9.
5) Mendoza L, et al. Quadriceps strength and endurance in fibrotic idiopathic interstitial pneumonia. Respirology 2014；19：138-43.
6) Mendes P, et al. Skeletal muscle atrophy in advanced interstitial lung disease. Respirology 2015；20：953-9.

7) Levin OS, et al. Steroid myopathy in patients with chronic respiratory diseases. J Neurol Sci 2014；338：96-101.
8) Jackson RM, et al. Exercise limitation in IPF patients：a randomized trial of pulmonary rehabilitation. Lung 2014；192：367-76.
9) Wickerson L, et al. Physical activity profile of lung transplant candidates with interstitial lung disease. J Cardiopulm Rehabil Prev 2013；33：106-12.
10) Dowman L, et al. Pulmonary rehabilitation for interstitial lung disease. Cochrane Database Syst Rev 2014；(10)：CD006322.
11) Vainshelboim B, et al. Long-term effects of a 12-week exercise training program on clinical outcomes in idiopathic pulmonary fibrosis. Lung 2015；193：345-54.
12) Spruit M, et al. An official American Thoracic Society/European Respiratory Society statement：key concepts and advances in pulmonary rehabilitation. Am J Respir Crit Care Med 2013；188：e13-64.
13) National Clinical Guideline Centre (UK). Diagnosis and Management of Suspected Idiopathic Pulmonary Fibrosis：Idiopathic Pulmonary Fibrosis. NICE Clinical Guidelines, No.163. London：Royal College of Physicians (UK)；2013.
14) Bolton CE, et al. British Thoracic Society guideline on pulmonary rehabilitation in adults. Thorax 2013；68：ii1-30.
15) Araujo MS, et al. Pulmonary rehabilitation in lymphangioleiomyomatosis：a controlled clinical trial. Eur Respir J 2016；47：1452-60.
16) Kozu R, et al. Differences in response to pulmonary rehabilitation in idiopathic pulmonary fibrosis and chronic obstructive pulmonary disease. Respiration 2011；81：196-205.
17) Holland AE, et al. Predictors of benefit following pulmonary rehabilitation for interstitial lung disease. Respir Med 2012；106：429-35.
18) Ryerson CJ, et al. Pulmonary rehabilitation improves long-term outcomes in interstitial lung disease：a prospective cohort study. Respir Med 2014；108：203-10.
19) Greening NJ, et al. An early rehabilitation intervention to enhance recovery during hospital admission for an exacerbation of chronic respiratory disease：randomized controlled trial. BMJ 2014；349：g4315.
20) Holland AE, et al. Short-term improvement in exercise capacity and symptoms following exercise training in interstitial lung disease. Thorax 2008；63：549-54.
21) Nishiyama O, et al. Effects of pulmonary rehabilitation in patients with idiopathic pulmonary fibrosis. Respirology 2008；13：394-9.
22) Jackson RM, et al. Exercise limitation in IPF patients：a randomized trial of pulmonary rehabilitation. Lung 2014；192：367-76.
23) Vainshelboim B, et al. Exercise training-based pulmonary rehabilitation program is clinically beneficial for idiopathic pulmonary fibrosis. Respiration 2014；88：378-88.

管理と治療

肺移植の適応と対象疾患

肺移植の現況

- 国際心肺移植学会の2017年の報告[1]によると6万例あまりの肺移植が世界各国で実施され，末期肺移植の有効な治療法として脳死肺移植は定着している．
- 一方日本では，脳死ドナー問題から，1998年の筆者らによる岡山大学での両側生体肺移植が初めての成功例である．2000年には，待望の脳死肺移植が大阪大学と東北大学で成功したが，脳死ドナー数は少なく，肺移植実施数は日本全体で年間10〜20例にとどまっていた．
- 2010年に臓器移植法が改正され，家族の判断で臓器提供が可能になると，脳死ドナー数は約5倍に増加した．近年では，年間約60例の肺移植が行われるようになった．2018年2月までに行われた日本国内での肺移植数は610例（脳死肺移植402例，生体肺移植208例）である（**1**）．

肺移植の適応と対象疾患

- 日本では，2015年に肺移植関連学会協議会が定めたレシピエントの適応基準（**2**）がある．一般的に，最大限の内科的治療にもかかわらず病状が進行するために余命が限られている患者が肺移植の適応である．脳死片肺移植は60歳未満，脳死両肺移植は55歳未満が対象である．生体肺移植は，脳死肺移植が待機できない重症例が適応となる．年齢は，京都大学では65歳未満としている．
- **2**に示すように，適応疾患は多岐にわたっている．感染性疾患，肺高血圧疾患は原則的に両肺移植が適応となる．少ないドナーの有効利用という面から，そのほかの疾患，たとえば特発性間質性肺炎，肺リンパ脈管筋腫症は

1 日本の肺移植数の推移

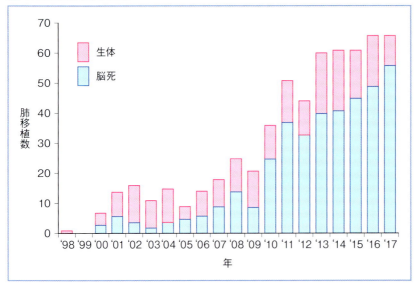

2010年に臓器移植法が改正され，脳死肺移植数が約5倍に増加した．

2 肺移植レシピエントの適応基準（肺移植関連学会協議会2015年）

Ⅰ．一般的適応指針
1) 治療に反応しない慢性進行性肺疾患で，肺移植以外に患者の生命を救う有効な治療手段が他にない
2) 移植医療を行わなければ，残存余命が限定されると臨床医学的に判断される
3) レシピエントの年齢が，原則として，両肺移植の場合55歳未満，片肺移植の場合には60歳未満である
4) レシピエント本人が精神的に安定しており，移植医療の必要性を認識し，これに対して積極的態度を示すとともに，家族および患者をとりまく環境に十分な協力体制が期待できる
5) レシピエント症例が移植手術後の定期的検査と，それに基づく免疫抑制療法の必要性を理解でき，心理学的・身体的に十分耐えられる

Ⅱ．適応となりうる疾患
1 肺高血圧症
　1.1 特発性/遺伝性肺動脈性肺高血圧症
　1.2 薬物/毒物誘発性肺動脈性肺高血圧症
　1.3 膠原病に伴う肺動脈性肺高血圧症
　1.4 門脈圧亢進症に伴う肺動脈性肺高血圧症
　1.5 先天性短絡性心疾患に伴う肺動脈性肺高血圧症（アイゼンメンジャー症候群）
　1.6 その他の疾患に伴う肺動脈性肺高血圧症
　1.7 肺静脈閉塞症（PVOD）/肺毛細血管腫症（PCH）
　1.8 慢性血栓塞栓性肺高血圧症
　1.9 多発性肺動静脈瘻
　1.10 その他の肺高血圧症
2 特発性間質性肺炎（IIPs）
　2.1 特発性肺線維症（IPF）
　2.2 特発性非特異性間質性肺炎（INSIP）
　2.3 特発性上葉優位型間質性肺炎（IPPFE）
　2.4 上記以外のIIPs
3 その他の間質性肺炎
　3.1 膠原病合併間質性肺炎
　3.2 薬剤性肺障害
　3.3 放射線性間質性肺炎
　3.4 慢性過敏性肺炎
　3.5 上記以外のその他の間質性肺炎
4 肺気腫
　4.1 慢性閉塞性肺疾患（COPD）
　4.2 α₁アンチトリプシン欠乏症

5 造血幹細胞移植後肺障害
　5.1 閉塞性GVHD
　5.2 拘束性GVHD
　5.3 混合性GVHD
6 肺移植手術後合併症
　6.1 気管支合併症（吻合部および末梢も含む）（狭窄など）
　6.2 肺動脈吻合部合併症（狭窄など）
　6.3 肺静脈吻合部合併症（狭窄など）
7 肺移植後移植片慢性機能不全（CLAD）
　7.1 BOS
　7.2 RAS
　7.3 その他のCLAD
8 その他の呼吸器疾患
　8.1 気管支拡張症
　8.2 閉塞性細気管支炎
　8.3 じん肺
　8.4 ランゲルハンス細胞組織球症
　8.5 びまん性汎細気管支炎
　8.6 サルコイドーシス
　8.7 リンパ脈管筋腫症
　8.8 嚢胞性線維症
9 その他，肺・心肺移植関連学会協議会で承認する進行性肺疾患

Ⅲ．除外条件
1) 肺外に活動性の感染巣が存在する
2) 他の重要臓器に進行した不可逆的障害が存在する
　悪性腫瘍，骨髄疾患，冠動脈疾患，高度胸郭変形症，筋・神経疾患，肝疾患（T-Bil＞2.5 mg/dL），腎疾患（Cr＞1.5 mg/dL，Ccr＜50 mL/分）
3) 極めて悪化した栄養状態
4) 最近まで喫煙していた症例
5) 極端な肥満
6) リハビリテーションが行えない，またはその能力が期待できない症例
7) 精神社会生活上に重要な障害の存在
8) アルコールを含む薬物依存症の存在
9) 本人及び家族の理解と協力が得られない
10) 有効な治療法のない各種出血性疾患及び凝固能異常
11) 胸膜に広汎な癒着や瘢痕の存在
12) HIV（human immunodeficiency virus）抗体陽性

原則的に片肺移植が適応となる．欧米では，長期予後がわずかながら良好な両肺移植が主流となっている．

- 日本の肺移植適応疾患を **3** にまとめた．間質性肺炎，肺高血圧症，肺リンパ脈管筋腫症，閉塞性細気管支炎が多かった．閉塞性細気管支炎の多くは，造血幹細胞移植後肺障害として発症したものであった[2]．

適応決定までのプロセス

■ 脳死肺移植

- 脳死肺移植を希望する患者は，肺移植認定9施設[★1]のいずれかで精密検査を受けなくて

★1　東北大学，獨協医科大学，東京大学，千葉大学，京都大学，大阪大学，岡山大学，福岡大学，長崎大学の9施設．

3 日本の肺移植適応疾患

	脳死肺移植	生体肺移植	合計
間質性肺炎	134	85	218
肺高血圧症	63	35	98
肺リンパ脈管筋腫症	81	7	87
閉塞性細気管支炎	28	48	76
気管支拡張症	35	9	43
肺気腫	29	1	29
再肺移植	12	9	21
その他	20	14	34
合計	402	208	610

4 生体肺移植ドナーの適応基準(京都大学)

(1) 医学的条件
基本的にドナーが安全に臓器提供手術を受けられること,および提供された臓器がレシピエントにとって満足すべきものであることが条件となる.
　1) 年齢:20歳以上60歳以下.
　2) ABO血液型:血液型が一致あるいは適合
　3) 臨床的に有意な既往症がないこと.
　4) 最近ウィルス感染症に罹患していないこと.
　5) 心電図・心エコー検査において心機能が正常と認められること.
　6) 胸部X線・CT検査で提供する側の胸部に明らかな異常がないこと.
　7) 室内気下で動脈血中酸素分圧が80 mmHg以上であること.
　8) 肺機能検査にて一秒量・努力性肺活量がともに予測値の85%以上であること
　9) 臓器提供側の胸部手術歴がないこと.
　10) ドナー希望者が喫煙者の場合,ドナー申し出の段階で禁煙し,術後も禁煙を守れるもの.
　11) レシピエントの配偶者あるいは,3親等以内の血族であること.
(2) 社会的・倫理的条件
　1) 精神的に正常であることが精神科専門医によって確認されること.
　2) 本人の自発的意思による臓器提供申し出であることが確認されること.

はならない.そして,十分なインフォームド・コンセントの後,それぞれの施設内で適応の判定を受ける必要がある.
- 続いて,それぞれの認定施設から提出された肺移植適応検討申請書をもとに中央肺移植検討委員会でさらに客観的に審査される.ここで肺移植適応と判断されると,日本臓器移植ネットワークに登録することができる.
- 脳死ドナーが出現すると,血液型が一致し,予測肺活量が70〜130%の範囲内の待機患者のうち,最も待機期間の長い患者がレシピエントして選ばれる.現時点では疾患の重症度は考慮されない.

■生体肺移植
- 生体肺移植は,脳死肺移植を待機できない重症例に行われる術式である.
- 生体肺移植は,他のレシピエントと競合しないこともあり,臓器移植ネットワークに登録する必要はなく,各施設の判定委員会や倫理委員会での承諾を受けて実施されている.
- 4 に,京都大学における生体肺移植ドナーの適応基準を示した.ドナーには負担の大きな手術であり,慎重な適応判定が望まれる[3].

肺移植の成績
- 1998年10月から2018年2月までに日本国内では9施設において610例の肺移植(脳死肺移植402例,生体肺移植208例)が施行された.日本における5年生存率は脳死肺移植,生体肺移植ともに70%を超えており,両者間に有意差はみられなかった(5).
- 南カリフォルニア大学は,123例の生体肺移植後の5年生存率が45%であったと報告しており,また,国際心肺移植学会の脳死肺移植成績は50%台であるとしている[1].
- これらを比較すると,日本の肺移植の成績が非常に良好であることがわかる.

今後の課題と展望
- 日本の肺移植は,数が少ないものの成績は良好で,脳死ドナー不足から生体肺移植の比重が約35%であった.2010年7月に臓器移植法が改正され,脳死肺移植数が飛躍的に増加し,待機患者には福音となった.しかしながら,脳死肺移植数は日本全体でも年間60例弱にとどまっている.
- 一方で待機患者は増加の一途をたどり,現在

5 肺移植後生存率

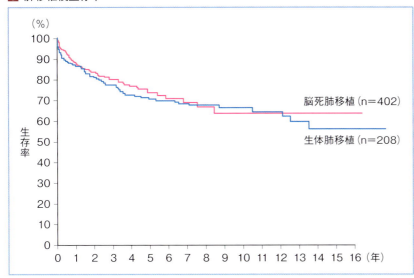

日本における5年生存率は脳死肺移植，生体肺移植ともに70％を超えており，両者間に有意差はみられなかった．国際心肺移植学会の報告では5年生存率は53％であり，日本の成績がきわめて良好であることがわかる．

では約300名を超える呼吸不全患者が臓器移植ネットワークに登録されている．その結果，待機期間は平均850日を超え，50％近くの患者が待機中に死亡している．脳死ドナー数のさらなる増加が待たれる．当面の間，日本においては，脳死肺移植と生体肺移植の両術式が必要であろう．

（伊達洋至）

文　献

1) Chambers DC, et al. The Registry of the International Society for Heart and Lung Transplantation：Thirty-fourth Adult Lung And Heart-Lung Transplantation Report-2017；Focus Theme：Allograft ischemic time. J Heart Lung Transplant 2017；36：1047-59.
2) Date H. Current status and problems of lung transplantation in Japan. J Thorac Dis 2016；8（Suppl 8）：S631-6.
3) Date H. Living-related lung transplantation. J Thorac Dis 2017；9：3362-71.

3 肺移植レシピエントの適応基準（肺移植関連学会協議会 2015 年）

Ⅰ．一般的適応指針
1) 治療に反応しない慢性進行性肺疾患で，肺移植以外に患者の生命を救う有効な治療手段が他にない
2) 移植医療を行わなければ，残存余命が限定されると臨床医学的に判断される
3) レシピエントの年齢が，原則として，両肺移植の場合 55 歳未満，片肺移植の場合には 60 歳未満である
4) レシピエント本人が精神的に安定しており，移植医療の必要性を認識し，これに対して積極的態度を示すとともに，家族および患者をとりまく環境に十分な協力体制が期待できる
5) レシピエント症例が移植手術後の定期的検査と，それに基づく免疫抑制療法の必要性を理解でき，心理学的・身体的に十分耐えられる

Ⅱ．適応となりうる疾患
1 肺高血圧症
  1.1 特発性／遺伝性肺動脈性肺高血圧症
  1.2 薬物／毒物誘発性肺動脈性肺高血圧症
  1.3 膠原病に伴う肺動脈性肺高血圧症
  1.4 門脈圧亢進症に伴う肺動脈性肺高血圧症
  1.5 先天性短絡性心疾患に伴う肺動脈性肺高血圧症（アイゼンメンジャー症候群）
  1.6 その他の疾患に伴う肺動脈性肺高血圧症
  1.7 肺静脈閉塞症（PVOD）／肺毛細血管腫症（PCH）
  1.8 慢性血栓塞栓性肺高血圧症
  1.9 多発性肺動静脈瘻
  1.10 その他の肺高血圧症
2 特発性間質性肺炎（IIPs）
  2.1 特発性肺線維症（IPF）
  2.3 特発性非特異性間質性肺炎（INSIP）
  2.3 特発性上葉優位型間質性肺炎（IPPFE）
  2.4 上記以外の IIPs
3 その他の間質性肺炎
  3.1 膠原病合併間質性肺炎
  3.2 薬剤性肺障害
  3.3 放射線性間質性肺炎
  3.4 慢性過敏性肺炎
  3.5 上記以外のその他の間質性肺炎
4 肺気腫
  4.1 慢性閉塞性肺疾患（COPD）
  4.2 α_1 アンチトリプシン欠乏症
5 造血幹細胞移植後肺障害
  5.1 閉塞性 GVHD
  5.2 拘束性 GVHD
  5.3 混合性 GVHD
6 肺移植手術後合併症
  6.1 気管支合併症（吻合部および末梢も含む）（狭窄など）
  6.2 肺動脈吻合部合併症（狭窄など）
  6.3 肺静脈吻合部合併症（狭窄など）
7 肺移植後移植片慢性機能不全（CLAD）
  7.1 BOS
  7.2 RAS
  7.3 その他の CLAD
8 その他の呼吸器疾患
  8.1 気管支拡張症
  8.2 閉塞性細気管支炎
  8.3 じん肺
  8.4 ランゲルハンス細胞組織球症
  8.5 びまん性汎細気管支炎
  8.6 サルコイドーシス
  8.7 リンパ脈管筋腫症
  8.8 嚢胞性線維症
9 その他，肺・心肺移植関連学会協議会で承認する進行性肺疾患

Ⅲ．除外条件
1) 肺外に活動性の感染巣が存在する
2) 他の重要臓器に進行した不可逆的障害が存在する 悪性腫瘍，骨髄疾患，冠動脈疾患，高度胸郭変形症，筋・神経疾患，肝疾患（T-Bil > 2.5 mg/dL），腎疾患（Cr > 1.5 mg/dL，Ccr < 50 mL/分）
3) 極めて悪化した栄養状態
4) 最近まで喫煙していた症例
5) 極端な肥満
6) リハビリテーションが行えない，またはその能力が期待できない症例
7) 精神社会生活上に重要な障害の存在
8) アルコールを含む薬物依存症の存在
9) 本人及び家族の理解と協力が得られない
10) 有効な治療法のない各種出血性疾患及び凝固能異常
11) 胸膜に広汎な癒着や瘢痕の存在
12) HIV（human immunodeficiency virus）抗体陽性

原則的に片肺移植が適応となる．欧米では，長期予後がわずかながら良好な両肺移植が主流となっている．

- 日本の肺移植適応疾患を **3** にまとめた．間質性肺炎，肺高血圧症，肺リンパ脈管筋腫症，閉塞性細気管支炎が多かった．閉塞性細気管支炎の多くは，造血幹細胞移植後肺障害として発症したものであった[2]．

適応決定までのプロセス

■ 脳死肺移植

- 脳死肺移植を希望する患者は，肺移植認定 9 施設[★1]のいずれかで精密検査を受けなくて

★1 東北大学，獨協医科大学，東京大学，千葉大学，京都大学，大阪大学，岡山大学，福岡大学，長崎大学の 9 施設．

3 日本の肺移植適応疾患

	脳死肺移植	生体肺移植	合計
間質性肺炎	134	85	218
肺高血圧症	63	35	98
肺リンパ脈管筋腫症	81	7	87
閉塞性細気管支炎	28	48	76
気管支拡張症	35	9	43
肺気腫	29	1	29
再肺移植	12	9	21
その他	20	14	34
合計	402	208	610

4 生体肺移植ドナーの適応基準(京都大学)

(1) 医学的条件
基本的にドナーが安全に臓器提供手術を受けられること,および提供された臓器がレシピエントにとって満足すべきものであることが条件となる.
1) 年齢:20歳以上60歳以下.
2) ABO血液型:血液型が一致あるいは適合
3) 臨床的に有意な既往症がないこと.
4) 最近ウィルス感染症に罹患していないこと.
5) 心電図・心エコー検査において心機能が正常と認められること.
6) 胸部X線・CT検査で提供する側の胸部に明らかな異常がないこと.
7) 室内気下で動脈血中酸素分圧が80 mmHg以上であること.
8) 肺機能検査にて一秒量・努力性肺活量がともに予測値の85%以上であること
9) 臓器提供側の胸部手術歴がないこと.
10) ドナー希望者が喫煙者の場合,ドナー申し出の段階で禁煙し,術後も禁煙を守れるもの.
11) レシピエントの配偶者あるいは,3親等以内の血族であること.

(2) 社会的・倫理的条件
1) 精神的に正常であることが精神科専門医によって確認されること.
2) 本人の自発的意思による臓器提供申し出であることが確認されること.

はならない.そして,十分なインフォームド・コンセントの後,それぞれの施設内で適応の判定を受ける必要がある.

- 続いて,それぞれの認定施設から提出された肺移植適応検討申請書をもとに中央肺移植検討委員会でさらに客観的に審査される.ここで肺移植適応と判断されると,日本臓器移植ネットワークに登録することができる.
- 脳死ドナーが出現すると,血液型が一致し,予測肺活量が70〜130%の範囲内の待機患者のうち,最も待機期間の長い患者がレシピエントして選ばれる.現時点では疾患の重症度は考慮されない.

■ 生体肺移植

- 生体肺移植は,脳死肺移植を待機できない重症例に行われる術式である.
- 生体肺移植は,他のレシピエントと競合しないこともあり,臓器移植ネットワークに登録する必要はなく,各施設の判定委員会や倫理委員会での承諾を受けて実施されている.
- **4**に,京都大学における生体肺移植ドナーの適応基準を示した.ドナーには負担の大きな手術であり,慎重な適応判定が望まれる[3].

肺移植の成績

- 1998年10月から2018年2月までに日本国内では9施設において610例の肺移植(脳死肺移植402例,生体肺移植208例)が施行された.日本における5年生存率は脳死肺移植,生体肺移植ともに70%を超えており,両者間に有意差はみられなかった(**5**).
- 南カリフォルニア大学は,123例の生体肺移植後の5年生存率が45%であったと報告しており,また,国際心肺移植学会の脳死肺移植成績は50%台であるとしている[1].
- これらを比較すると,日本の肺移植の成績が非常に良好であることがわかる.

今後の課題と展望

- 日本の肺移植は,数が少ないものの成績は良好で,脳死ドナー不足から生体肺移植の比重が約35%であった.2010年7月に臓器移植法が改正され,脳死肺移植数が飛躍的に増加し,待機患者には福音となった.しかしながら,脳死肺移植数は日本全体でも年間60例弱にとどまっている.
- 一方で待機患者は増加の一途をたどり,現在

5 肺移植後生存率

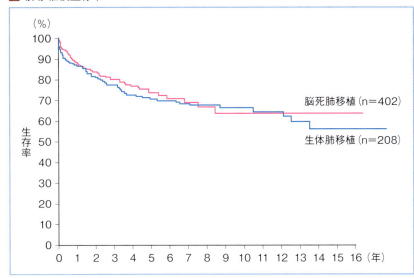

日本における5年生存率は脳死肺移植，生体肺移植ともに70％を超えており，両者間に有意差はみられなかった．国際心肺移植学会の報告では5年生存率は53％であり，日本の成績がきわめて良好であることがわかる．

では約300名を超える呼吸不全患者が臓器移植ネットワークに登録されている．その結果，待機期間は平均850日を超え，50％近くの患者が待機中に死亡している．脳死ドナー数のさらなる増加が待たれる．当面の間，日本においては，脳死肺移植と生体肺移植の両術式が必要であろう．

〈伊達洋至〉

文献

1) Chambers DC, et al. The Registry of the International Society for Heart and Lung Transplantation：Thirty-fourth Adult Lung And Heart-Lung Transplantation Report-2017；Focus Theme：Allograft ischemic time. J Heart Lung Transplant 2017；36：1047-59.
2) Date H. Current status and problems of lung transplantation in Japan. J Thorac Dis 2016；8（Suppl 8）：S631-6.
3) Date H. Living-related lung transplantation. J Thorac Dis 2017；9：3362-71.

特発性間質性肺炎

5章

特発性間質性肺炎

慢性の線維化をきたす間質性肺炎
特発性肺線維症（IPF）

概念，定義

- 特発性肺線維症（idiopathic pulmonary fibrosis：IPF）は，原因不明の，肺胞隔壁を炎症・線維化病変の場とし，慢性進行性の線維化を特徴とする特発性間質性肺炎（idiopathic interstitial pneumonias：IIPs）の一型で，最も頻度が高くかつ予後不良の疾患群である．

- 最終的に不可逆的な蜂巣肺を形成し，高度の拘束性換気障害および肺拡散能障害を呈する．その病理組織パターンは通常型間質性肺炎（usual interstitial pneumonia：UIP）であり，空間的および時相的に不均一な肺胞構造改変をきたす密な線維化病変が特徴である．

- 種々の遺伝的背景のもとに外因的あるいは内因的刺激により肺胞上皮または基底膜が傷害され，その修復過程における線維芽細胞・筋線維芽細胞の増殖，細胞外基質の過剰産生により肺正常構造が破壊され，線維化が進行することで肺の硬化が進行することにより，呼吸機能障害が引き起こされる[1-5]．

- IIPsの中で55～60％を占めるIPFにおいては，いまだに根治に至らしめる治療薬はなく，2015年のIPF新ガイドラインにおいても，key drugとしての抗線維化薬は2種類しか推奨されておらず，それらの効果も進行を抑制するにとどまっている．

- これまでのIPFの診断は，2000年のATS/ERS[*1]のinternational consensus statementとして発表され[2]，続いて2002年にはIIPsの国際的分類が，外科的肺生検の組織パターンに基づいて7つの疾患に分類され，これらのstatementに準じて，臨床・画像，病理学的に診断されてきた[3]．しかしながら，2011年のIPF国際ガイドラインでは，胸部高分解能CT（high-resolution computed tomography：HRCT）におけるUIPパターンを重視するといった大きな変更点があった[4]．

- IPFの臨床経過はさまざまで，患者の大多数は緩徐に進行していくが，一部の患者では急速進行性に悪化することが知られている．また，緩徐に進行する患者の中にも急性増悪をきたし，死亡あるいは段階的に悪化する患者も認められる（**1**）[4]．さらに，ある時点ではIPFとしては非典型的な所見あるいは他のIIPsと考えられる所見を有していても，その後の経過で典型的なIPFに変化する症例も認められる．このようにIPFの自然経過は種々であり，こうした疾患多様性を有するIPFの病態解明は，今後の重要な研究課題の一つである．

- 2013年のATS/ERSによるIIPs改訂国際新分類ではmajor IIPsとして6型，rare IIPsとしてpleuroparenchymal fibroelastosis（PPFE），リンパ球性間質性肺炎（lymphoid interstitial pneumonia：LIP）の2型，さらに分類不能型（unclassifiable）IIPsの計9型に分類された（**2**）．また，時間経過を踏まえた「疾患経過（disease behavior）」が新たな試みとして提示され，治療目標，モニタリング方法が明示されている（**3**）[6]．

疫学，予後

- IPFの発症率と有病率に関して，日本のコホート研究調査によると年間発症率は10万

[*1] ATS/ERS
米国呼吸器学会（American Thoracic Society）／欧州呼吸器学会（European Respiratory Society）

1 IPFの自然経過

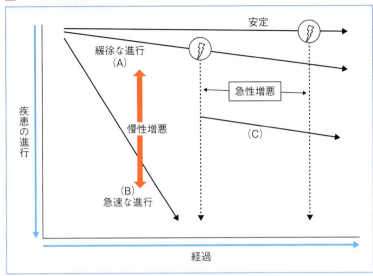

患者の大多数は緩徐に進行していくが(A)，一部の患者では急速進行性に悪化することが知られている(B)．また，緩徐に進行する患者の中にも急性増悪をきたし，死亡あるいは段階的に悪化する患者も認められる(C)．
(Raghu G, et al. Am J Respir Crit Care Med 2011；183：788-824[4]より)

2 特発性間質性肺炎の分類（ATS/ERS 2013）

カテゴリー		臨床病理学的疾患名	病理組織パターン
major IIPs	chronic fibrosing IP	IPF	UIP
		NSIP	NSIP
	smoking-related IP	RB-ILD	RB
		DIP	DIP
	acute/subacute IP	COP	OP
		AIP	DAD
rare IIPs		LIP	LIP
		PPFE	PPFE
unclassifiable IIPs			

UIP：通常型間質性肺炎，NSIP：非特異性間質性肺炎，COP：特発性器質化肺炎，OP：器質化肺炎，DIP：剝離性間質性肺炎，RB-ILD：呼吸細気管支炎を伴う間質性肺疾患，LIP：リンパ球性間質性肺炎，AIP：急性間質性肺炎，DAD：びまん性肺胞傷害，PPFE；pleuroparenchymal fibroelastosis.

人対2.23人，有病率は10万人対10.0人とされている．IPFは中年以降の男性に多く，発症時の平均年齢は64〜68歳である．
- 平均生存期間は3〜5年といわれているが，患者間差は大きく，正確な予後予測は困難である．予後不良因子として急性増悪，肺癌，肺高血圧の合併などがあり，重症度が高くなるほど合併率も高くなる[7]．

診断

臨床症状，身体所見

- IPFは原因が特定できない間質性肺炎であるIIPsの一つで，最も頻度が高い．間質性肺炎をみた場合，まず原因の明らかな間質性肺炎（膠原病肺，薬剤性・過敏性肺炎，じん肺，サルコイドーシスなど）を除外する必要がある．職業歴や住居，アスベストなどの粉じん

3 疾患経過による臨床分類（ATS/ERS 2013）

疾患経過	疾患例	治療目標	モニタリング方法
可逆性，自然治癒	RB-ILD	原因除去	短期間（3〜6か月）での疾患寛解の確認
可逆性＋進行する可能性あり	cellular NSIP，一部のfibrotic NSIP，DIP，COP	初期治療の反応をみて，有効な治療を継続する	短期間での治療反応性を確認．長期効果維持の観察
病変残存するも安定維持	一部のfibrotic NSIP	現状維持	疾患経過を長期観察
進行性で安定することもあるが非可逆性	一部のfibrotic NSIP	病状安定	疾患経過を長期観察
進行性で治療にもかかわらず非可逆性	一部のfibrotic NSIP，IPF	緩徐進行	疾患評価や肺移植および緩和治療の必要性のための長期観察

NSIP：非特異性間質性肺炎，COP：特発性器質化肺炎，DIP：剝離性間質性肺炎，RB-ILD：呼吸細気管支炎を伴う間質性肺疾患，IPF：特発性肺線維症．

曝露，自宅の日当たりや腐木の有無（カビの曝露），ペット飼育歴，鳥類との濃厚接触，羽毛布団の使用，市販薬や健康食品を含む薬剤の使用歴などの詳細な問診が重要となる．

- 二次的な要因を認めない場合には，IIPsとして後述のように，HRCT所見や胸腔鏡下肺生検による病理組織学的検査などの所見からIIPsの鑑別をすすめ，IPFを診断する．
- 『特発性間質性肺炎診断と治療の手引き，改訂第3版』では，胸部HRCTにより肺底部，胸膜直下優位に数層の数mmから10 mm大の囊胞状構造が集まった蜂巣肺の所見が得られ，①50歳以上，②緩徐な発症，③3か月以上の経過，④両側肺野の捻髪音，の4項目中3項目以上を満たせば，肺生検を行わなくとも典型的なIPFとして臨床診断が可能であるとしていた[1]．
- 一方で，2011年のIPF国際ガイドラインおよび『特発性間質性肺炎診断と治療の手引き，改訂第3版』では，IPFの診断基準項目から年齢，罹病期間，胸部聴診所見，呼吸機能検査などの臨床，検査所見が削除され，①他の既知のびまん性肺疾患を除外する，②外科的肺生検が施行されていない患者では胸部HRCTでUIPパターンを認める，③外科的肺生検を施行した患者では胸部HRCT所見と病理組織学的所見の組み合わせで診断する，ことが推奨されている（4）．また，最終診断の精度を高めるには，間質性肺炎の診断に精通した臨床医，放射線画像診断医，病理医による集学的検討（multidisciplinary discussion：MDD）が重要とされている．このように近年では，胸部HRCTと外科的肺生検におけるUIPパターンの存在の重み付けが同等にされている[4]．
- IPFの進行は通常緩徐で，初期には無症状の場合もあるが，一般に初発症状は乾性咳嗽や労作時呼吸困難である．聴診上，特に背下部に吸気終末時の捻髪音（fine crackles）を聴取する．病変の進行に伴って，肺底部から上方に拡大していく．ばち指は，数年にわたり肺の線維化が進行していることを示唆する所見であるが，25〜50％前後に認められる．疾患の進行に伴い，チアノーゼ，肺性心，末梢性浮腫などが認められる．その他全身症状として，体重減少，倦怠感，易疲労感を訴えることがある．
- 膠原病を示唆するような皮膚・関節症状，口腔粘膜所見，筋痛や筋力低下の有無とともに表在リンパ節腫脹や眼・鼻・副鼻腔所見なども検索すべきである．その際には，膠原病専門医をはじめとする他科領域の専門医との連

4 IPF診断のためのフローチャート

```
            間質性肺疾患疑い
                  ↓
                  → 原因の特定できる間質性肺疾患
                  ↓
                HRCT
         ┌────────┼─────────────────────┐
        UIP    possible UIP, inconsistent with UIP
         │        ↓
         │    気管支鏡検査
       MDD-D  ┌──┴──┐
         │  not diagnostic but
         │  compatible with UIP
         │     ↓
        MDD-C  │
         │   外科的肺生検 ──────────┐
         │     ↓                    │
         │   MDD-B                MDD-A
         ↓     ↓                    ↓
      clinical IPF    IPF         not IPF
```

MDD(multidisciplinary discussion)の取り扱い

MDD：下記のとおり，呼吸器内科医，画像診断医，病理診断医が総合的に判断する．

MDD-A：画像上他疾患が考えられる場合，気管支鏡検査あるいは外科的肺生検で他疾患が見込まれる場合．

MDD-B：外科的肺生検は積極的UIP診断の根拠になる場合が多いため，患者のリスクを勘案のうえ，可能な限り施行する．

MDD-C：IPF症例で非典型的な画像（蜂巣肺が不鮮明など）を約半数で認めるため*，呼吸機能の低下など，進行経過（behavior）を総合して臨床的IPFと判断する症例がある．

MDD-D：病理検査のない場合の適格性を検討する．

各MDDにおいて最終診断が変わりうる可能性がある．

*Sverzellati N：Respir Res 2013：14(Suppl 1)：S3

（「日本呼吸器学会びまん性肺疾患診断・治療ガイドライン作成委員会編：特発性間質性肺炎診断と治療の手引き，改訂第3版，p.5，2016，南江堂」より許諾を得て転載）

携が不可欠である．さらには，IPFの経過中に発熱を認める場合は，感染症の合併，IPF急性増悪ならびに間質性肺炎が膠原病発症に先行する肺野先行型の膠原病肺などを疑う必要がある．

■ 検査成績，重症度

- 呼吸機能検査で拘束性換気障害（肺活量〈VC〉の低下）や拡散能（DLco）の低下，ガス交換障害（A-aDO$_2$の開大，安静時または運動時のSpO$_2$，PaO$_2$の低下）などの異常が認められる．特に努力性肺活量（FVC，%FVC）はIPFの予後を予測するサロゲートマーカーと考えられており，多くのIPFの臨床試験における主要評価項目となっている．

- IPFの経過において，6〜12か月でFVCあるいはVCが10%以上低下する場合は生存率が有意に低下するとされ，最近では5%の低下であっても死亡率の上昇に関与することが明らかになっている[8]．

- 喫煙者における気腫合併肺線維症（combined pulmonary fibrosis and emphysema：CPFE）の場合，気腫化部分の過膨張のため，VCはFVCが正常な場合があり，経過においてもFVCが低下しづらく，病勢の進行を十分反映しない場合がある．

- DLcoはFVCの低下に先立って低下すること

5 重症度分類判定表（安静時室内気）

重症度	安静時動脈血ガス PaO$_2$	6分間歩行時 SpO$_2$
I	80 Torr 以上	
II	70 Torr 以上 80 Torr 未満	90％未満の場合はIIIにする
III	60 Torr 以上 70 Torr 未満	90％未満の場合はIVにする（危険な場合は測定不要）
IV	60 Torr 未満	測定不要

（「日本呼吸器学会びまん性肺疾患診断・治療ガイドライン作成委員会編：特発性間質性肺炎診断と治療の手引き，改訂第3版，p.6, 2016，南江堂」より許諾を得て転載）

が多く，IPFにおいては，肺胞換気量（VA）も低下するため，DLco/VAで評価すると，DLcoの低下が過小評価される．DLcoも6～12か月の経過で低下する場合も予後が不良であり，15％を超える低下が悪化の基準とされている．

- したがって，FVCやDLcoの低下が治療の導入や有効性の判断として有用であり，3～6か月ごとの呼吸機能のモニタリングが望ましいとされている[1,4]．
- 本邦におけるIPFの重症度分類では，安静時の動脈血酸素分圧値と歩行時のdesaturationの有無により重症度I度からIV度までに分類されている[1]（**5**）．海外においては，性別（gender），年齢（age），生理学的指標（physiology〈FVC，DLco〉）の結果を取り入れたGAPインデックスが用いられ，予後との相関が示されている[9]．

■血液検査所見

- IPFの確定診断に有用な血液検査はないが，血清KL-6，SP-A，SP-Dの上昇が本疾患の存在を疑わせる契機，病勢のモニタリング，治療反応性の評価などに用いられる．これらのマーカーの上昇はIPFの87～93％で認められるが，必ずしも高値とならない場合があることに留意する．
- 自己抗体では，抗核抗体やリウマチ因子がIPF患者の10～20％で陽性となるが，高力価は膠原病の存在を疑わせる．MPO-ANCA陽性間質性肺炎や抗アミノアシルtRNA合成酵素抗体陽性の筋炎に伴う間質性肺炎，肺病変先行型の膠原病も存在するため，診断時のみではなく定期的な自己抗体の測定を考慮する．

■画像所見

- 胸部単純X線写真では，両側下肺野優位の線状網状陰影，輪状影，すりガラス状陰影を認めるが，軽微な症例においては異常を認識できない場合もある．進行例においては，下葉の容積減少を認め，経年的に進行する．
- 胸部HRCTは，わずかな間質性肺病変もとらえることができ，さらに肺全体の病変分布を把握することができるため，IPFの診断には必須である．IPFの胸部HRCTの特徴は肺底部，胸膜直下優位に数層の数mmから10 mm大の囊胞状構造が集まった蜂巣肺の所見が認められる（**6**）．通常の水平断のCTに加えて，冠状断，矢状断の画像を再構成することで，空間的分布がより理解しやすくなる．
- HRCT所見は国際ガイドラインの分類に従い，3つの画像パターン（UIP，possible UIP，inconsistent with UIP）に分類し（**7**），UIP patternであれば外科的肺生検は施行せずにIPFと診断可能である．HRCTにおけるUIP patternは，①胸膜直下，肺底優位，②網状陰影，③蜂巣肺，牽引性気管支拡張，④UIP以外の診断を考える所見がない，といった4

6 胸部CT画像

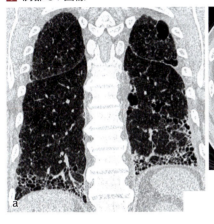
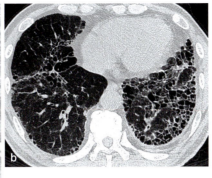

a. 冠状断：両側下葉，肺底部胸膜下優位に蜂巣肺形成を認め，上方に進展している．肺容積は減少し，牽引性気管支拡張もみられる．
b. HRCT：両側下葉胸膜下優位に壁厚の囊胞が重層している（蜂巣肺）．

7 IPFの胸部HRCT診断基準

UIP pattern（下記4つを満たすこと）	possible UIP pattern（下記3つを満たすこと）	inconsistent with UIP pattern（下記7つのどれか）
・胸膜直下，肺底部優位 ・網状影 ・蜂巣肺（牽引性気管支拡張±） ・UIPに合致しない所見（inconsistent with UIP pattern）をもたないこと	・胸膜直下，肺底部優位 ・網状影 ・UIPに合致しない所見（inconsistent with UIP pattern）をもたないこと	・上中肺野優位な分布 ・気管支血管周囲に優位 ・広範なすりガラス影（網状影より範囲が広い） ・多数の粒状影（両側性ないし上肺野優位） ・囊胞散在（多発性，両側性，蜂巣肺から離れた領域に分布） ・びまん性モザイクattenuation/airtrapping（両側性，3葉以上） ・区域，葉に及ぶ浸潤影
↓	↓	↓
UIP pattern	外科的肺生検を検討	

(Raghu G, et al. Am J Respir Crit Care Med 2011；183：788-824[4]）より)

つの所見がすべてある場合をUIP patternと診断する．
- 蜂巣肺以外の上記所見を満たす場合はpossible UIP patternに分類し，UIPとして合致しない次のいずれかの所見，①上・中肺野優位，②気管支血管束周囲に優位，③広範なすりガラス状陰影（網状影より広い），④多数の微小結節（両側性，上葉優位），⑤孤発囊胞（多数，両側性，蜂巣肺より離れた場所），⑥びまん性mosaic濃度/air-trapping（両側性，3葉以上），⑦区域性浸潤影，がある場合にはinconsistent with UIPと診断する[4]．

- definite UIP patternでない場合には，可能な限り外科的肺生検を施行し，病理組織学的検討を行うことが推奨されている．CPFEでは画像所見が非典型的となり，パターン分類が難しい場合もある．

■ 病理組織所見

- IIPsでの経気管支肺生検（TBLB）の診断的意義は少ないため，画像上UIP patternでない症例においては可能な限り外科的肺生検を考慮すべきである．外科的肺生検から得られる病理組織学的所見から，IIPsの確定診断および治療反応性，予後を推測することが可能で

8 IPFの病理組織診断基準

UIP pattern （4つすべてを満たす）	probable UIP pattern	possible UIP pattern	not UIP pattern （6つのうちどれか）
・著しい線維化と構造改変，蜂巣肺±（胸膜下，傍隔壁に分布） ・斑状の線維化病変 ・線維芽細胞巣 ・not UIP patternを示さない	・著しい線維化と構造改変，蜂巣肺± ・斑状の線維化分布，あるいは線維芽細胞巣がない（両者がないものは除外） ・not UIP patternを示さない あるいは ・蜂巣肺のみ	・間質性炎症の有無にかかわらず，斑状あるいはびまん性の線維化病変 ・UIP patternの欠如 ・not UIP patternを示さない	・硝子膜 ・器質化肺炎 ・肉芽腫 ・蜂巣肺以外の間質への高度の炎症細胞浸潤 ・顕著な気道中心性変化 ・他疾患を示唆する病変

（Raghu G, et al. Am J Respir Crit Care Med 2011；183：788-824[4]）より）

9 胸部HRCTと病理パターンの組み合わせによるIPFの診断

胸部HRCT pattern	外科的肺生検 pattern	IPFの診断
UIP	UIP probable UIP possible UIP non classifiable fibrosis	Yes
	not UIP	No
possible UIP	UIP probable UIP	Yes
	possible UIP non classifiable fibrosis	probable
	not UIP	No
inconsistent with UIP	UIP	possible
	probable UIP possible UIP non classifiable fibrosis not UIP	No

（Raghu G, et al. Am J Respir Crit Care Med 2011；183：788-824[4]）より）

ある．ただし，術後の急性増悪，気胸の遷延などの可能性が少なからずあるため，十分な適応の検討とインフォームドコンセントが必要である．

- 2011年の国際ガイドラインでは，病理組織所見は4つのパターン（UIP, probable UIP, possible UIP, not UIP）に分類し（8），HRCTパターンと病理組織パターンの組み合わせにより最終診断することが推奨されている（9）．①胸膜直下／小葉間隔壁近傍優位に，著しい線維化，肺の構築破壊がみられる（蜂巣肺の有無を問わない），②肺実質内の斑状の線維化，③線維芽細胞巣，④UIP以外の診断を示唆する所見がない，といった4つの所見をすべて満たす場合には病理学的にUIP patternと診断する．

- また一方でUIPとして典型的でない以下の所見，①硝子膜，②器質化肺炎，③複数の肉芽腫，④蜂巣肺から離れた部位にみられる著しい炎症細胞浸潤，⑤気道中心性優位の病変，⑥ほかの診断を示唆する所見，の存在のうちいずれか一つが認められればnot UIP patternと診断する．UIP patternやほかのIIPsに当てはまらない線維化病変はnonclassifiable fibrosisと定義されている．

- 最終的にMDDにおいても診断が得られない場合は，分類不能型（unclassifiable）のカテゴリーに入れておくことが推奨されている[4]）．

■気管支肺胞洗浄液所見

- 気管支肺胞洗浄（bronchoalveolar lavage：BAL）は，低侵襲で比較的安全に肺局所の情報を得ることができるため，びまん性肺疾患の診断や病態解析に広く用いられている．BALのIIPs診断における有用性は限定的である．IIPsの鑑別診断の補助として，さらに

その活動性の評価において，回収総細胞数，細胞分画，CD4/CD8比の組み合わせが有用であるとの報告もあるが[10]，補助診断的な色彩が強い．しかしIPFとして非典型的な画像所見を呈する診断困難例では，臨床・画像・病理学的評価の補助としてBALが有用な場合がある．また，感染症や悪性疾患の除外，IIPs類似の所見を呈するびまん性肺疾患を除外するうえでも重要な検査である．

- IIPsにおいてBALは，HRCT上definite UIP patternでない比較的安定した症例において，慢性過敏性肺炎（chronic hypersensitivity pneumonitis：CHP）や非特異性間質性肺炎（nonspecific interstitial pneumonia：NSIP），膠原病的背景をもつ間質性肺炎（idiopathic interstitial pneumonia with autoimmune features：IPAF）などとの鑑別に有用なことがある．

- IPFにおいては，病変の強い下葉でのBAL液の回収率の悪いこと，BAL施行による急性増悪発症のリスク（2.4％程度と報告されている[11]）などを考慮すると，日常臨床においては，HRCT画像上IPFに診断がほぼ確定的なdefinite UIP patternを呈する症例に関して，診断目的でBALを行う意義は少ない．

- 2011年のIPF国際ガイドラインでは，IPFが疑われる患者の評価においては，BALの最も重要な役割はCHPの除外にあるとし，40％以上の著明なリンパ球増多症を認めた場合はCHPを考慮すべきと記載されている[4]．

■ IPF診断の問題点

- 前述のような検査を行っても確定診断が難しい場合もあり，臨床医（呼吸器専門医），画像専門医，病理専門医が集学的な議論（MDD）を行い，最終診断を確定するというプロセスを経て確定診断をすることが推奨されている．

- しかしながら，びまん性肺疾患専門の呼吸器内科医，胸部放射線診断専門医，呼吸器病理専門医の3者すべてが，一つの施設で揃っていることはまれで，施設内でMDD診断が可能な医療機関は限られており，IPF診断の大きなハードルとなっている．

治療

■ 慢性期の治療

- IPFの治療薬として，抗炎症作用のみならず，慢性進行性の線維化を抑制する薬剤が望まれ，線維化が顕著となる以前からの早期治療導入が必要であると考えられるようになっている．2000年の米国/欧州呼吸器学会のガイドラインでは，ステロイドと免疫抑制薬が暫定的に推奨治療とされてきたが，治療の主眼が抗炎症から抗線維化へパラダイムシフトし，2014年にIPFの新規治療薬の大規模臨床試験の結果が報告され，抗線維化薬で主にTGFβや血小板由来増殖因子（PDGF）などの増殖因子の産生抑制作用のあるピルフェニドン[12,13]，PDGF，線維芽細胞増殖因子（FGF），血管内皮増殖因子（VEGF）受容体の拮抗薬（低分子チロシンキナーゼ阻害薬）であるニンテダニブのFVC低下抑制効果が示された[14-17]．

- 抗酸化作用とともに，抗線維化作用のあるN-アセチルシステイン（NAC）単剤経口投与の有効性は示されなかったが，本邦では未治療早期IPF患者を対象にNAC単独吸入療法の有用性を検討する臨床研究が行われ，有効群が存在することが確認されている[18]．

- 2015年に治療部分が改訂された国際ガイドラインが発表され，ピルフェニドンとニンテダニブはそれぞれ条件つき推奨と記載された[5]．また日本の『特発性肺線維症の治療ガイドライン2017』においても上記2剤を投与することを提案すると記載されている[19]．

■ IPFの急性増悪とその治療

- IPFの経過中に両肺に新たな浸潤陰影，すりガラス状陰影が出現し，著明な低酸素血症をきたすことがあり，その原因が肺炎や肺塞栓，気胸，心不全などによらず不明な場合は

急性増悪と定義される．
- HRCT画像所見では，既存の慢性経過のIPFを示唆する網状影や蜂巣肺所見に加え，新たに両側性にすりガラス影や浸潤影などの濃度上昇域が加わる．日本における診断基準はIPFの経過中に，1か月以内の経過で，①呼吸困難の増強，②HRCT所見で蜂巣肺所見＋新たに生じたすりガラス状陰影・浸潤影，③動脈血酸素分圧（PaO_2）の低下（同一条件下でPaO_2 10 mmHg以上），のすべてがみられる場合を「急性増悪」とすると定義している．
- その診断においては，明らかな肺感染症，気胸，悪性腫瘍，肺塞栓や心不全を除外し，参考所見として，①CRP，LDHの上昇，②KL-6，SP-A，SP-Dなどの上昇，などをあげている[1]．
- 一方，欧米ではIPFの急性増悪は，長年IPFの自然経過や肺炎の合併と理解されていたが，近年では，欧米でもIPFの急性増悪に対する理解が深まり，2016年に国際作業部会から診断基準が示された．この基準においては，感染，手術後，検査手技後，薬剤性，誤嚥など，誘因の推定できる場合をtriggered acute exacerbation，誘因が認められない場合をidiopathic acute exacerbationと定義している．
- 診断は，①過去あるいは増悪時のIPFの診断，②通常1か月以内の急性の悪化あるいは呼吸困難の進行，③HRCT所見で背景のUIP patternに矛盾しない所見の存在と，新たなすりガラス状陰影and/or浸潤影の出現，④心不全あるいは体液過剰のみでは説明できない，といった項目のすべてを満たす場合をIPF急性増悪とし，欠損データがある場合は，急性増悪疑いとすると定義している[20]．
- 治療としてパルス療法を含めたステロイド薬，免疫抑制薬，好中球エラスターゼ阻害薬などが投与されるが，予後はきわめて不良である．

（坂本　晋）

文　献

1) 日本呼吸器学会びまん性肺疾患診断・治療ガイドライン作成委員会編．特発性間質性肺炎診断と治療の手引き，改訂第3版．南江堂；2016．
2) American Thoracic Society. Idiopathic pulmonary fibrosis : diagnosis and treatment. International consensus statement. American Thoracic Society (ATS), and the European Respiratory Society (ERS). Am J Respir Crit Care Med 2000 ; 161 : 646-64.
3) American Thoracic Society ; European Respiratory Society. American Thoracic Society/European Respiratory Society International Multidisciplinary Consensus Classification of the Idiopathic Interstitial Pneumonias. Am J Respir Crit Care Med 2002 ; 165 : 277-304.
4) Raghu G, et al. An official ATS/ERS/JRS/ALAT statement : idiopathic pulmonary fibrosis : evidence-based guidelines for diagnosis and management. Am J Respir Crit Care Med 2011 ; 183 : 788-824.
5) Raghu G, et al. An Official ATS/ERS/JRS/ALAT Clinical Practice Guideline : Treatment of Idiopathic Pulmonary Fibrosis An Update of the 2011 Clinical Practice Guideline. Am J Respir Crit Care Med 2015 ; 192 : e3-19.
6) Travis WD, et al. An official American Thoracic Society/ European Respiratory Society statement : Update of the international multidisciplinary classification of the idiopathic interstitial pneumonias. Am J Respir Crit Care Med 2013 ; 188 : 733-48.
7) Natsuizaka M, et al. Epidemiologic survey of Japanese patients with idiopathic pulmonary fibrosis and investigation of ethnic differences. Am J Respir Crit Care Med 2014 ; 190 : 773-9.
8) Zappala CJ, et al. Marginal decline in forced vital capacity is associated with a poor outcome in idiopathic pulmonary fibrosis. Eur Respir J 2010 ; 35 : 830-6.
9) Ley B, et al. A multidimensional index and staging system for idiopathic pulmonary fibrosis. Ann Intern Med 2012 ; 156 : 684-91.

10) Meyer KC, et al. An official American Thoracic Society clinical practice guideline : the clinical utility of bronchoalveolar lavage cellular analysis in interstitial lung disease. Am J Respir Crit Care Med 2012 ; 185 : 1004-14.
11) Sakamoto K, et al. Acute exacerbation of IPF following diagnostic bronchoalveolar lavage procedures. Respir Med 2012 ; 106 : 436-42.
12) Noble PW, et al. Pirfenidone in patients with idiopathic pulmonary fibrosis (CAPACITY) : two randomized trials. Lancet 2011 ; 377 : 1760-9.
13) King TE Jr, et al. A phase 3 trial of pirfenidone in patients with idiopathic pulmonary fibrosis. N Engl J Med 2014 ; 370 : 2083-92.
14) Richeldi L, et al. Efficacy of a tyrosine kinase inhibitor in idiopathic pulmonary fibrosis. N Engl J Med 2011 ; 365 : 1079-87.
15) Richeldi L, et al. Efficacy and safety of nintedanib in idiopathic pulmonary fibrosis. N Engl J Med 2014 ; 370 : 2071-82.
16) Costabel U, et al. Efficacy of nintedanib in idiopathic pulmonary fibrosis across prespecified subgroups in INPULSIS. Am J Respir Crit Care Med 2016 ; 193 : 178-85.
17) Kolb M, et al. Nintedanib in patients with idiopathic pulmonary fibrosis and preserved lung volume. Thorax 2017 ; 72 : 340-6.
18) Homma S, et al. Efficacy of inhaled N-acetylcysteine monotherapy in patients with early stage idiopathic pulmonary fibrosis. Respirology 2012 ; 17 : 467-77.
19) 厚生労働科学研究費補助金難治性疾患政策研究事業「びまん性肺疾患に関する調査研究」班特発性肺線維症の治療ガイドライン作成委員会編．特発性肺線維症の治療ガイドライン2017．南江堂；2017．
20) Collard HR, et al. Acute Exacerbation of Idiopathic Pulmonary Fibrosis. An International Working Group Report. Am J Respir Crit Care Med 2016 ; 194 : 265-75.

特発性間質性肺炎

慢性の線維化をきたす間質性肺炎
非特異性間質性肺炎（NSIP）

概念，疫学

- 非特異性間質性肺炎（nonspecific interstitial pneumonia：NSIP）は1994年にKatzensteinにより最初に報告された．病理所見は特発性間質性肺炎の中で最も多い特発性肺線維症とは異なり，時間的にも空間的にも均一な線維化を呈し線維芽細胞巣は乏しいのが特徴であった[1]（**1**）．

- 当初は炎症成分と線維化成分の比率で炎症が主体のGroup Ⅰ，炎症と線維化の比率がほぼ同程度のGroup Ⅱ，主として線維化のGroup Ⅲに分類されていた．その後の臨床・画像・病理を照合した症例の集積でcellularとよばれる細胞浸潤性とfibroticとよばれる線維化性の2群に分類されるようになってきた[2]．

- 当初，臨床経過は亜急性から慢性まで幅広くとらえられていたが，2013年の国際ガイドラインではメジャーなグループで慢性の経過をたどると分類されている（**2**）[3]．

- 中年女性の非喫煙者に比較的多い．わが国の疫学調査で約4％に家族歴がある（**3**）[4]．

診断

■ 臨床症状

- 数週から数か月の経過の乾性咳嗽や労作時呼吸困難が最も多い症状である（**4**）．膠原病が背景にあると微熱や体重減少がみられることもある．

■ 身体所見

- 経過が長い患者では頸部の呼吸補助筋の中斜角筋の肥大がみられる．
- 胸部聴診所見では吸気終末にアクセントのあるfine cracklesが大部分の患者で聴取される

1 特発性間質性肺炎の分類

主要な特発性間質性肺炎
　特発性肺線維症
　非特異性間質性肺炎
　呼吸細気管支炎関連間質性肺炎
　剥離性間質性肺炎
　特発性器質化肺炎
　急性間質性肺炎
稀少特発性間質性肺炎
　特発性リンパ性間質性肺炎
　特発性胸膜実質弾性線維症
分類不能間質性肺炎

(Travis WD, et al. Am J Respir Crit Care Med 2013；188：733-48[3] より)

2 主要な特発性間質性肺炎の分類

分類	臨床・画像・病理診断	関連する画像病理形態学的パターン
慢性線維性間質性肺炎	IPF INSIP	UIP NSIP
喫煙関連間質性肺炎	RB-ILD DIP	RB DIP
急性/亜急性間質性肺炎	COP AIP	OP DAD

IPF：特発性肺線維症，UIP：通常型間質性肺炎，INSIP：idiopathic nonspecific interstitial pneumonia，RB-ILD：呼吸細気管支炎を伴う間質性肺疾患，DIP：剥離性間質性肺炎，COP：特発性器質化肺炎，AIP：急性間質性肺炎，DAD：びまん性肺胞傷害．
(Travis WD, et al. Am J Respir Crit Care Med 2013；188：733-48[3] より)

（**5**）[4]．線維化が高度な場合には二次性の肺高血圧を合併して胸骨近傍で汎収縮期雑音を聴取する．

- 四肢では重要な鑑別疾患である膠原病を意識して関節痛，筋肉痛，皮疹などに注意する．また，ばち指はわが国の調査で約20％の患者にみられる[4]．

3 NSIPの疫学

	診断名								
	IPF 321例		NSIP 82例		その他 15例		未入力 18例		計 436例
	例数	%	例数	%	例数	%	例数	%	例数
性別									
男性	253	78.8	36	43.9	10	66.7	14	77.8	313
女性	68	21.2	46	56.1	5	33.3	4	22.2	123
年齢(歳)									
≦60	67	20.9	32	39.0	7	46.7	4	22.2	110
61-65	67	20.9	20	24.4	3	20.0	6	33.3	96
66-70	68	21.2	16	19.5	2	13.3	2	11.1	88
71-75	77	24.0	10	12.2	1	6.7	3	16.7	91
≦76	41	12.8	4	4.9	2	13.3	2	11.1	49
未入力	1	0.3	0	0.0	0	0.0	1	5.6	2
発症年齢									
50歳以上	296	92.2	66	80.5	13	86.7	17	94.4	392
50歳未満	20	6.2	14	17.1	2	13.3	1	5.6	37
未入力	5	1.6	2	2.4	0	0.0	0	0.0	7
家族歴									
あり	28	8.7	3	3.7	2	13.3	3	16.7	36
なし	265	82.6	78	95.1	13	86.7	11	61.1	367
不明	25	7.8	1	1.2	0	0.0	2	11.1	28
未入力	3	0.9	0	0.0	0	0.0	2	11.1	5
喫煙歴									
喫煙者	55	17.1	7	8.5	1	6.7	4	22.2	67
元喫煙者	178	55.5	30	36.6	8	53.3	4	22.2	220
非喫煙者	80	24.9	45	54.9	6	40.0	3	16.7	134
未入力	8	2.5	0	0.0	0	0.0	7	38.9	15
合併症									
なし	196	61.1	65	79.3	12	80.0	9	50.0	282
肺癌	10	3.1	3	3.7	0	0.0	2	11.1	15
COPD	13	4.0	0	0.0	1	6.7	0	0.0	14
糖尿病	32	10.0	2	2.4	2	13.3	2	11.1	38
その他	51	15.9	9	11.0	0	0.0	2	11.1	62

(Bando M, et al. Respir Investig 2015;53:51-9[4] より)

■ **血液検査**
- CRP(C反応性蛋白)や赤沈などの炎症のマーカーが上昇する．薬剤性肺障害との鑑別のために白血球分画を提出して好酸球数をみることも重要である．間質性肺炎の古典的マーカーであるLDH(lactate dehydrogenase)は上昇し，KL-6(Krebs von den Lungen-6)は1,000 IU/L以上あるいは5,000前後と他の特

4 わが国のNSIPの臨床症状

	診断名								
	IPF 321例		NSIP 82例		その他 15例		未入力 18例		計 436例
	例数	%	例数	%	例数	%	例数	%	例数
初診時症状									
労作時呼吸困難（DOE）	145	45.2	47	57.3	7	46.7	7	38.9	206
咳	72	22.4	21	25.6	3	20.0	4	22.2	100
胸部X線異常陰影	91	28.3	11	13.4	5	33.3	4	22.2	111
その他	3	0.9	1	1.2	0	0.0	0	0.0	4
未入力	10	3.1	2	2.4	0	0.0	3	16.7	15
発症のタイプ									
慢性（3か月以上）	306	95.3	61	74.4	6	40.0	15	83.3	388
亜急性（1〜3か月）	10	3.1	18	22.0	4	26.7	0	0.0	32
急性（1か月以内）	1	0.3	2	2.4	5	33.3	0	0.0	8
未入力	4	1.2	1	1.2	0	0.0	3	16.7	8

（Bando M, et al. Respir Investig 2015；53：51-9[4]）より）

発性間質性肺炎に比較して高値をとることが多い[5]）．
- 腎機能の低下がみられた場合には，ANCA（anti-neutrophil cytoplasmic antibody）による肺腎症候群の可能性も考えて血液検査でのMPO（myelo-peroxidase）-ANCA の提出や尿沈渣で顕微鏡的血尿の有無を評価する．膠原病などの背景因子の検索のためにリウマチ因子，抗核抗体なども提出しておく[6-8]）．

■肺機能検査
- 肺活量の低下の有無を確認すると同時に全肺気量も80％を下回っているかにも注目する．努力肺活量（FVC）は生命予後の代替指標になることがこれまで多くの論文で報告されており，診断時の値とともに経時的に10％以上の低下がないかを確認して治療戦略にも役立てる[9]）．
- 肺拡散能（DLco）は15％以上の低下は有意といわれており，FVCとともに肺機能の項目の中で重要な指標になる．
- FVC/DLcoの比が大きくなると肺高血圧の進行を疑う[10]）．

■気管支肺胞洗浄液
- 目的は感染症，薬剤性，過敏性肺炎などの除外である．びまん性に陰影がある場合には中葉または舌区で施行する．下葉の背側のみに陰影が分布している場合にはやむをえず下葉の陰影の強い箇所で洗浄を行うが回収率が悪いことが多い．下葉で施行する場合には洗浄側を上にして横臥位で行うと回収率が上がる場合がある．
- 洗浄液のリンパ球が30％以上の場合には常に過敏性肺炎の可能性も考えて問診に立ち返る[11-14]）．好酸球が10％以上の場合に薬剤性あるいは好酸球性肺炎の可能性も考える．

■胸部画像所見
- 両側下肺野の容積減少，下肺野末梢優位にすりガラス影，浸潤影，網状影などがみられることが多い[15,16]）．Silvaらの報告では典型例では末梢がスペアされることがある[17]）．特発性肺線維症に比べると蜂巣肺があまりみられず，容積減少を伴う牽引性気管支拡張所見が前面に出ることが多い[18]）．
- 濃い浸潤影が両側下肺野の気管支血管束に

5 わが国のNSIPの身体所見

	診断名								
	IPF 321例		NSIP 82例		その他 15例		未入力 18例		計 436例
	例数	%	例数	%	例数	%	例数	%	例数
fine crackles									
あり	308	96.0	78	95.1	13	86.7	9	50.0	408
なし	10	3.1	3	3.7	2	13.3	0	0.0	15
不明	1	0.3	0	0.0	0	0.0	0	0.0	1
未入力	2	0.6	1	1.2	0	0.0	9	50.0	12
ばち指									
あり	106	33.0	16	19.5	3	20.0	1	5.6	126
なし	189	58.9	64	78.0	12	80.0	6	33.3	271
不明	21	6.5	1	1.2	0	0.0	0	0.0	22
未入力	5	1.6	1	1.2	0	0.0	11	61.1	17
KL-6上昇									
あり	260	81.0	77	93.9	11	73.3	6	33.3	354
なし	44	13.7	2	2.4	3	20.0	1	5.6	50
不明	3	0.9	1	1.2	0	0.0	0	0.0	4
未入力	14	4.4	2	2.4	1	6.7	11	61.1	28
SP-D上昇									
あり	213	66.4	57	69.5	9	60.0	3	16.7	282
なし	52	16.2	5	6.1	2	13.3	2	11.1	61
不明	48	15.0	19	23.2	4	26.7	2	11.1	73
未入力	8	2.5	1	1.2	0	0.0	11	61.1	20

KL-6：Krebs von den Lungen-6.
SP-D：surfactant protein-D.

(Bando M, et al. Respir Investig 2015；53：51-9[4]）より)

沿ってみられる場合には基礎疾患として抗ARS（アミノアシルt RNA合成酵素）抗体症候群に代表される多発性筋炎を考え，組織所見の予測としては器質化肺炎の合併した線維化を考える[19]．
- 細胞浸潤性では比較的濃厚な陰影が末梢をスペアしながら気道に沿って分布する傾向がある．
- 線維化性はこれらの所見に加えて網状影や牽引性気管支拡張の面積が大きくなることが多い．線維化性は特発性肺線維症との画像上の鑑別が難しいが蜂巣肺が乏しい傾向にあって

すりガラス影の範囲がやや多く，牽引性気管支拡張が主病変であること，左右の線維化の分布が比較的均等で局所での正常肺を含めた不均一さに乏しい傾向があることなどが鑑別のポイントになる．
- 長期間観察すると蜂巣肺が出現する場合があり進行すると鑑別はますます困難になり，早期の画像があればそれを確認することで本質がつかめる[20]．線維化性（f-）の具体例を胸部単純X線写真（**6 7**）と胸部単純CT（**8**〜**14**）で示す．

6 70歳女性．f-NSIP（胸部単純X線正面写真）

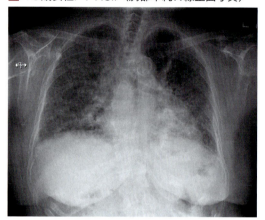

びまん性の陰影があり両側下肺野の容積減少が目立つ．

7 70歳女性．f-NSIP（胸部単純X線側面写真）

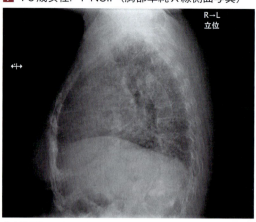

背側優位のびまん性陰影があり肺全体の容積減少がある．

8 46歳男性．f-NSIP

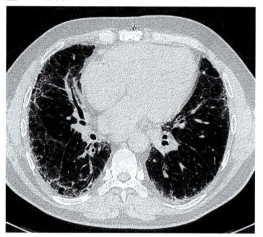

右下肺野末梢優位の網状影と牽引性気管支拡張がある．

9 50歳男性．f-NSIP

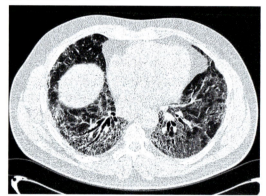

両側下肺野に気管支血管束に沿ってconsolidationと牽引性気管支拡張がみられる．

10 49歳女性．多発性筋炎／皮膚筋炎，f-OP

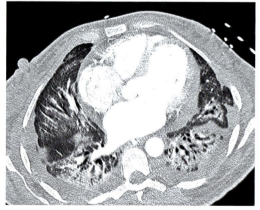

両側下肺野に牽引性気管支拡張を伴った広い範囲のconsolidationが扇状に分布している．

■ 鑑別疾患

- すべての特発性間質性肺炎が鑑別になるが，細胞浸潤性では器質化肺炎，線維化性では特発性肺線維症が重要な鑑別疾患である．また，純粋な非特異性間質性肺炎はまれといわれており，亜急性の経過では皮膚筋炎，慢性の経過では強皮症，関節リウマチ，ANCA関連血管炎，Sjögren症候群などが背景にないかは臨床医として常に念頭に置くべきことである[21]．

- 過敏性肺炎でも非特異性間質性肺炎と類似した経過や画像所見をとる場合があり，自宅お

慢性の線維化をきたす間質性肺炎／非特異性間質性肺炎 (NSIP)

11 69歳女性．多発性筋炎，f-OP

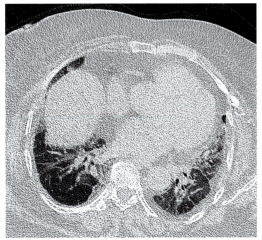

左下肺野の容積減少と両側下肺野の気管支血管束周囲のconsolidationがある．

12 43歳女性．全身性強皮症，f-NSIP

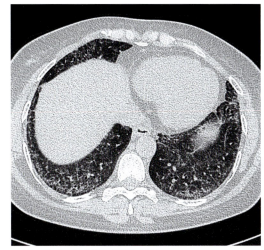

両側下肺野に対称性に網状影がある．

13 46歳女性．全身性強皮症，f-NSIP

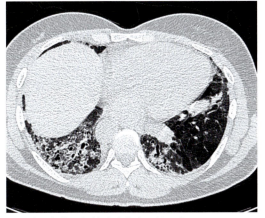

右下肺野優位に気管支血管束に沿ったconsolidationと牽引性気管支拡張がみられる．

14 76歳女性．関節リウマチ，f-NSIP

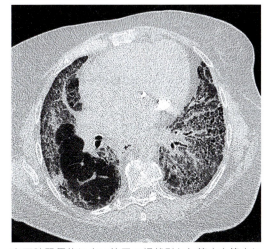

左下肺野優位に広い範囲の網状影と気管支血管束に沿ってconsolidationがみられる．

よび職場などの詳細な問診は核になる．過敏性肺炎では気道中心の病変を反映して胸部CTでair trappingを示唆するモザイク状陰影を呈することがある．
- 薬剤性肺炎はさまざまな画像および病理所見をとり，内服歴を経過をたどりながら確認し，特に最近開始された薬剤で肺障害の報告がある場合には，被疑薬として考えて治療管理にいかしていく．

■病理所見
- 病変は胸膜側から肺の内側までびまん性に均一に分布し，個々の小葉内でも同様にびまん性に分布する．
- 細胞浸潤性では肺の既存構造がほとんど保持され治療反応もよい．時にポリープ型の線維化巣がみられるが器質化肺炎に比べると量的に少ない．
- 線維化性では特発性肺線維症と異なり空間

的・時間的な時相が一様で正常肺は病変のあいだに介在しない．顕微鏡的蜂巣肺がみられることがあるが限局しており，平滑筋の増生も少ない．

■ 治療
- 経口のプレドニゾロンと免疫抑制薬の組み合わせで管理することが多い．
- 基礎疾患に多発性筋炎がある場合にはタクロリムスをプレドニゾロンと併用する．

■ 予後
- 全体で5年生存率が82.3％と特発性肺線維症と比較して予後は良好である．ただし，臨床経過で努力性肺活量の低下が速い群や通常の免疫抑制療法に反応が悪い場合には，特発性肺線維症とほぼ同等の転帰をたどることがある．
- 胸部画像所見で牽引性気管支の面積が大きい患者では進行が早く予後不良のことがある．
- 病理所見でUIPの所見が混在している場合には予後不良のことが多い．

（喜舎場朝雄）

文献

1) Katzenstein AL, et al. Nonspecific interstitial pneumonia/fibrosis. Histologic features and clinical significance. Am J Surg Pathol 1994；18：136-47.
2) Travis WD, et al. Idiopathic nonspecific interstitial pneumonia：report of an American Thoracic Society project. Am J Respir Crit Care Med 2008；177：1338-47.
3) Travis WD, et al. An official American Thoracic Society/European Respiratory Society statement：Update of the international multidisciplinary classification of the idiopathic interstitial pneumonias. Am J Respir Crit Care Med 2013；188：733-48.
4) Bando M, et al. A prospective survey of idiopathic interstitial pneumonias in a web registry in Japan. Respir Investig 2015；53：51-9.
5) Sakamoto K, et al. Serum KL-6 in fibrotic NSIP：correlations with physiologic and radiologic parameters. Respir Med 2010；104：127-33.
6) Kim DS. Idiopathic nonspecific interstitial pneumonia：an unrecognized autoimmune disease? Am J Respir Crit Care Med 2007；176：632-3.
7) Flaherty KR, et al. Histopathologic variability in usual and nonspecific interstitial pneumonia. Am J Respir Crit Care Med 2001；164：1722-7.
8) Travis WD, et al. Idiopathic nonspecific interstitial pneumonia：prognostic significance of cellular and fibrosing pattern：survival comparison with usual interstitial pneumonia and desquamative interstitial pneumonia. Am J Surg Pathol 2000；24：19-33.
9) Latsi PI, et al. Fibrotic idiopathic interstitial pneumonia：the prognostic value of longitudinal functional trends. Am J Respir Crit Care Med 2003；168：531-7.
10) Donato L, et al. Utility of FVC/DLCO ratio to stratify the risk of mortality in unselected subjects with pulmonary hypertension. Intern Emerg Med 2017；12：319-26.
11) Park IN, et al. Clinical course and lung function change of idiopathic nonspecific interstitial pneumonia. Eur Respir J 2009；33：68-76.
12) Jegal Y, et al. Physiology is a stronger predictor of survival than pathology in fibrotic interstitial pneumonia. Am J Respir Crit Care Med 2005；171：639-44.
13) Nagai S, et al. Nonspecific interstitial pneumonia：a real clinical entity? Clin Chest Med 2004；25：705-15.
14) Ryu YJ, et al. Bronchoalveolar lavage in fibrotic idiopathic interstitial pneumonia. Respir Med 2007；101：655-60.
15) Park JS, et al. Nonspecific interstitial pneumonia with fibrosis：radiographic and CT findings in seven patients. Radiology 1995；195：645-8.
16) Akira M, et al. Non-specific interstitial pneumonia：findings on sequential CT scans of nine patients. Thorax 2000；55：854-9.

17) Silva CI, et al. Nonspecific interstitial pneumonia and idiopathic pulmonary fibrosis : changes in patterns and distribution disease over time. Radiology 2008 ; 247 : 251-9.
18) Lee HY, et al. High-resolution CT findings in fibrotic idiopathic interstitial pneumonia with little honeycombing : serial changes and prognostic implications. AJR Am J Roentgenol 2012 ; 199 : 982-9.
19) Waseda Y, et al. Antisynthetase syndrome : Pulmonary computed tomography findings of adult patients with antibodies to aminoacyl-tRNA synthetases. Eur J Radiol 2016 ; 85 : 1421-6.
20) Akira M, et al. Long-term follow-up high-resolution CT findings in non-specific interstitial pneumonia. Thorax 2011 ; 66 : 61-5.
21) 日本呼吸器学会びまん性肺疾患診断・治療ガイドライン作成委員会編．特発性間質性肺炎診断と治療の手引き，改訂第3版．南江堂；2016．

特発性間質性肺炎

慢性の線維化をきたす間質性肺炎
急性増悪

- 特発性肺線維症（IPF）は慢性かつ進行性の経過をたどり，高度の線維化が進行して不可逆的な蜂巣肺をきたす予後不良の疾患であり，わが国の指定難病（特発性間質性肺炎）に認定されている．
- 2003〜2007年の北海道の疫学調査では，IPF確定診断後の生存中央値は35か月であり，死亡原因としては急性増悪が最も多く，40%を占めていた[1]．
- 海外からの報告でも4週間以上の亜急性の経過も含めるとIPF患者の死亡の77%が呼吸不全死であり，非常に予後不良な病態であるとともにその発症は予測困難とされている[2]．

IPF急性増悪の定義

- 本邦では，2004年に谷口らの「びまん性肺疾患調査研究班」報告書に基づき急性増悪の診断基準案が定義された（**1**）[3]．IPF急性増悪の概念は本邦から発信された概念であるが，欧米では2002年時のATS/ERS合同分類の中で取り上げられ，現在では世界共通の認識となっている．2007年にはATS/ERS合同の国際的定義が報告され[4]，気管内吸引または気管支肺胞洗浄による感染症の除外が必須であったが，本邦では気管支鏡検査による病態増悪のリスクを勘案して気管内吸引や気管支肺胞洗浄は必須とはなっていない．
- 2016年，国際的な作業部会により定義・診断基準が改訂となり，「新たに認める広範囲な肺胞障害によって特徴づけられる急性かつ臨床的に意味のある呼吸状態の悪化」と定義され，診断基準として，①過去あるいは増悪時のIPF診断，②1か月以内の急性経過，③HRCTにおいてUIP patternに矛盾しない所

1 本邦でのIPF急性増悪の診断基準

1) IPFの経過中に，1か月以内の経過で，
   ① 呼吸困難の増強
   ② HRCT所見で蜂巣肺所見＋新たに生じたすりガラス陰影・浸潤影
   ③ 動脈血酸素分圧の低下（同一条件下でPaO$_2$ 10 mmHg以上）
   のすべてがみられる場合を「急性増悪」とする
2) 明らかな肺感染症，気胸，悪性腫瘍，肺塞栓や心不全を除外する
   参考所見：(1) CRP，LDHの上昇
            (2) KL-6，SP-A，SP-Dなどの上昇

（日本呼吸器学会びまん性肺疾患診断・治療ガイドライン作成委員会厚生労働科学研究特定疾患対策事業びまん性肺疾患研究班編．特発性間質性肺炎の診断・治療ガイドライン．2004より）

2 IPF急性増悪の国際診断基準

定義
IPF急性増悪は，急性の，臨床的に意味のある呼吸器症状の悪化と定義され，新しい広範囲な肺胞異常を特徴とする．以下の4つの診断基準を満たし，肺実質以外の原因（例：気胸，胸水，肺塞栓症）は除外される．

診断基準（以下のすべてを満たす場合）
- 過去あるいは増悪時のIPF診断
- 通常1か月以内の，呼吸困難の出現または急性悪化
- CTでUIP pattern（通常型間質性肺炎パターン）に合致した背景パターンに，新たな両側性すりガラス状陰影および/またはコンソリデーションの所見がみられる．
- 心不全または体液過剰で完全には説明できない悪化

（Collrad HR, et al. Am J Respir Crit Care Med 2016；194：265-75[5] より）

見と新たな両側性すりガラス状陰影および/または浸潤陰影，④心不全や体液過剰で説明のつかない悪化，の4項目すべてを認めた場合とされた（**2**）[5]．

- これまであった感染症の除外は削除され，誘

因（感染，術後／処置後，薬剤性，誤嚥など）がある急性増悪をtriggered acute exacerbation，誘因がない急性増悪をidiopathic acute exacerbationと病因論的に分類された．感染症や誤嚥の除外がなく現場の臨床家には理解しやすい反面，IPFに合併した肺炎と肺炎を契機としたIPF急性増悪では治療方針が異なるため，本邦の診断基準に示されている鑑別診断は必要である．

病態

■ 基本病態

- IPF急性増悪の基本病態はびまん性肺胞傷害（diffuse alveolar damage：DAD）である．病理検体ではUIPに加えて，急性または器質化したDAD所見が認められ[5]，ARDS（acute respiratory distress syndrome）と共通した機序が推定されるが，詳細な病態生理は明らかではない．

■ 肺胞上皮障害

- 肺胞上皮障害はIPF急性増悪の中で中心的な病態であると考えられている．安定期と急性増悪時を比較したIPF肺組織検体のマイクロアレイの検討では，肺胞上皮細胞に局在するCCNA2とα-defensinsの遺伝子発現が急性増悪時に有意に増加し，さらに血中α-defensinsも有意に上昇していたことが報告されている[6]．
- KL-6は主にⅡ型肺胞上皮細胞に発現が認められるが，急性増悪を発症した患者の初診時のKL-6値は発症しなかった群より有意に高値であり，特に1,300 U/mLをカットオフ値とすると急性増悪のリスクが12倍であったことが報告されている[7]．以上からⅡ型肺胞上皮細胞の障害や分化が急性増悪病態に強く関与していると推測される．

■ サイトカイン，細胞外基質分解酵素（MMPs）

- バイオマーカー探索や治療を目的とした臨床研究からIPFの進行・急性増悪における炎症性サイトカイン，ケモカイン，成長因子，細胞外基質分解酵素（matrix metalloproteinases：MMPs）などの関与が報告されている．
- CCL18は肺胞マクロファージから産生されるケモカインであるが，急性増悪では肺胞洗浄液（BALF）中の好中球比率の上昇と肺胞マクロファージ由来のCCL18値の上昇が報告されている．
- また安定期のBALF中のCCL18値の上昇が急性増悪の予測因子となることが示されており，M2マクロファージの活性化を介した急性増悪の機序が推測されている[8]．
- 急性増悪に対するPMX（polymyxin B-immobilized fiber column）療法で用いたカラムの検討から，MMP-9，HMGB-1，IL-8，VEGF，PDGF-bb，TGFβなど炎症や線維化に関与するメディエーターの吸着や溶出が，酸素化や予後と関連することが示されている[9-11]．
- またMMPsによる分解蛋白の血中濃度がIPF増悪のバイオマーカーとして期待されていること[12]から，炎症・線維化メディエーターや細胞外基質分解酵素は急性増悪の病態に深く関与していると考えられる．

■ 間葉系前駆細胞fibrocyte

- fibrocyteはフローサイトメトリーでCD45（＋）/collagen-1（＋）で定義される間葉系由来の前駆細胞であり，線維芽細胞に分化して組織の修復や線維化に関与する．安定期のIPF患者の血中でも検出されるが，急性増悪時には有意に増加することが報告されている[13]．
- 興味深いことにARDS患者の末梢血中ではfibrocyteは増加していないことから，IPFおよびその急性増悪病態に特異的に作用している可能性がある．

■ 凝固・線溶異常

- ワルファリン治療によりIPF急性増悪の死亡率が有意に減少したという報告から[14]，この病態における凝固系カスケードの重要性が注目されたが，その後のACE-IPF臨床試験で

はワルファリン群での死亡率が高く，試験は中止となっている[15]．

- トロンボモジュリンは，抗トロンビン作用に加えトロンビン-トロンボモジュリン複合体がプロテインCを活性化させることでも抗凝固活性を発揮し，さらに炎症性サイトカイン産生を抑制することで抗炎症作用も発揮する．
- 近年，IPF急性増悪に対する遺伝子組み換えヒトトロンボモジュリン（recombinant human thrombomodulin：rhTM）製剤の有効性が本邦から報告されている[16-18]．IPF急性増悪患者の気管支肺胞洗浄液中のトロンボモジュリンが増加しており，肺の微小血管内皮細胞が障害された際に肺胞領域に放出されたものと考えられることから，IPF急性増悪発症の機序として肺胞上皮障害だけでなく血管内皮障害も関与している可能性が示唆されている．

■ 大気汚染

- 韓国での疫学研究から，発症6週前からの大気中のオゾン（O_3），NO_2濃度上昇がIPF急性増悪に有意に関連していたと報告されている．PM10，SO_2，COなどとの関連は認められなかった．大気汚染による活性酸素種の発生，ウイルス感染やmicro-aspirationを生じることでIPF急性増悪を誘発する可能性が示唆された[19]．

頻度

- 本邦における定義を用いた報告では，IPF患者における急性増悪罹患率は1年間で8.6%，3年間で23.9%とされており[20]，急性増悪の定義を拡大した報告では，10年間で9.8%とも報告されている[21]．Collardらによる急性増悪の定義を用いた海外の報告では，IPF患者における急性増悪の罹患率は1年間で14.2%，3年間で20.7%とされている[22]．

おわりに

- IPF急性増悪の発症機序が明らかではないが，PMXやrhTM製剤による急性増悪治療効果やバイオマーカー探索試験はさらなる発症機序解明の一助となる可能性があり，きわめて難治なこの病態に対する新規治療薬開発にもつながることが望まれる．

（阿部信二）

文献

1) Natsuizaka M, et al. Epidemiologic survey of Japanese patients with idiopathic pulmonary fibrosis and investigation of ethic differences. Am J Respir Crit Care Med 2014；190：773-9.
2) Ley B, et al. Clinical course and prediction of survival in idiopathic pulmonary fibrosis. Am J Respir Crit Care Med 2011；183：431-40.
3) 日本呼吸器学会びまん性肺疾患診断・治療ガイドライン作成委員会編．特発性間質性肺炎診断と治療の手引き，改訂第3版．南江堂；2016．p.72．
4) Collard HR, et al. Acute exacerbations of idiopathic pulmonary fibrosis. Am J Respir Crit Care Med 2007；176：636-43.
5) Collrad HR, et al. Acute Exacerbation of Idiopathic Pulmonary Fibrosis. An International Working Group Report. Am J Respir Crit Care Med 2016；194：265-75.
6) Konishi K, et al. Gene expression profiles of acute exacerbation of idiopathic pulmonary fibrosis. Am J Respir Crit Care Med 2009；180：167-75.
7) Ohshimo S, et al. Baseline KL-6 predicts increased risk for acute exacerbation of idiopathic pulmonary fibrosis. Respir Med 2014；108：1031-9.
8) Schupp JC, et al. Macrophage activation in acute exacerbations of idiopathic pulmonary fibrosis. PLoS One 2015；10：e0116775.
9) Abe S, et al. Neutrophil adsorption by polymyxin B-immobilized fiber column for acute exacerbation

in patients with interstitial pneumonia : a pilot study. Blood Purif 2010 ; 29 : 321-6.
10) Abe S, et al. Reduction in serum high mobility group box-1 level by polymyxin B-immobilized fiber column in patients with idiopathic pulmonary fibrosis with acute exacerbation. Blood Purif 2011 ; 32 : 310-6.
11) Oishi K, et al. Association between cytokine removal by polymyxin B hemoperfusion and improved pulmonary oxygenation in patients with acute exacerbation of idiopathic pulmonary fibrosis. Cytokine 2013 ; 61 : 84-9.
12) Jenkins RG, et al. Longitudinal change in collagen degradation biomarkers in idiopathic pulmonary fibrosis : an analysis from the prospective, multicenter PROFILE study. Lancet Respir Med 2015 ; 3 : 462-72.
13) Moeller A, et al. Circulating fibrocytes are an indicator of poor prognosis in idiopathic pulmonary fibrosis. Am J Respir Crit Care Med 2009 ; 179 : 588-94.
14) Kubo H, et al. Anticoagulant therapy for idiopathic pulmonary fibrosis. Chest 2005 ; 128 : 1475-82.
15) Noth I, et al. A placebo-controlled randomized trial of warfarin in idiopathic pulmonary fibrosis. Am J Respir Crit Care Med 2012 ; 186 : 88-95.
16) Tsushima K, et al. Thrombomodulin for acute exacerbations of idiopathic pulmonary fibrosis : a proof of concept study. Pulm Pharmacol Ther 2014 ; 29 : 233-40.
17) Isshiki T, et al. Recombinant human soluble thrombomodulin treatment for acute exacerbation of idiopathic pulmonary fibrosis : a retrospective study. Respiration 2015 ; 89 : 201-7.
18) Kataoka K, et al. Recombinant Human Thrombomodulin in Acute Exacerbation of Idiopathic Pulmonary Fibrosis. Chest 2015 ; 148 : 436-43.
19) Johannson KA, et al. Acute exacerbation of idiopathic pulmonary fibrosis associated with air pollution exposure. Eur Respir J 2014 ; 43 : 1124-31.
20) Kondoh Y, et al. Risk factors of acute exacerbation of idiopathic pulmonary fibrosis. Sarcoidosis Vasc Diffuse Lung Dis 2010 ; 27 : 103-10.
21) Kishaba T, et al. Staging of acute exacerbation in patients with idiopathic pulmonary fibrosis. Lung 2014 ; 192 : 141-9.
22) Song JW, et al. Acute exacerbation of idiopathic pulmonary fibrosis : incidence, risk factors and outcome. Eur Respir J 2011 ; 37 : 356-63.

特発性間質性肺炎
急性または亜急性の間質性肺炎
特発性器質化肺炎（COP）

- 特発性器質化肺炎（cryptogenic organizing pneumonia：COP）は急性〜亜急性の経過で発症する特発性間質性肺炎のサブタイプの一つである．特徴的な臨床・放射線学的所見を呈し，ステロイド治療に対する良好な治療反応性を示す予後良好な疾患である．
- 診断は特徴的な病理所見の確認と，種々の二次性の器質化肺炎（感染後，薬剤性，膠原病）を呈する疾患の除外を要する．また他のびまん性肺疾患の副所見としてみられるケースや，非特異性間質性肺炎（NSIP）との鑑別が困難なケースもあるため，診断治療に際し放射線所見・病理所見の適切な評価に加えて，注意深い病歴聴取や経過観察を要する．

疾患概念

- 器質化肺炎（organizing pneumonia：OP）という病理パターンは，古くは抗生物質登場以前に，「肺炎の正常な回復機転が失敗し，肺胞内の炎症性滲出物が線維化組織により器質化したもの」として，肺炎症例の剖検肺にみられることが知られていた．
- 1980年代に，同様の病理組織像と特徴的な臨床および放射線学的特徴を有するが，明らかな誘因や基礎疾患をもたない症例群の報告が複数なされ，cryptogenic organizing pneumonia, bronchiolitis obliterans with organizing pneumonia（BOOP）とよばれるようになった[1]．
- 2001年にATS/ERSによる特発性間質性肺炎の国際分類コンセンサス[2]において，それまで主流であったBOOPに替えてCOPの呼称が推奨された．また，特発性（原因不明）であることや，間質にも炎症細胞の浸潤を認めるなど他の特発性間質性肺炎との鑑別を要するため，7つある特発性間質性肺炎のサブタイプの一つとされ，現在に至っている．

病態生理，形成機序

- COPの病態形成機序は明らかではない．現在のところ，COPは何らかの原因による肺胞上皮障害に続発して起こる肺胞腔内の器質化であり，下記の3つの段階を経て進行すると考えられている[3]．
① フィブリノイド-炎症細胞塊の形成：上皮障害に続発して肺胞腔内にフィブリンの滲出とリンパ球を主体とした炎症細胞の集簇が起こる．フィブリンを貪食したマクロファージもみられる．早期のフィブリンはⅢ型コラーゲン，フィブロネクチンやプロテオグリカンより成る．
② 肺胞腔内ポリープ型炎症線維化：フィブリンが分解され炎症細胞が減少，基底膜の隙間から遊走した線維芽細胞が肺胞腔内で増殖する．線維芽細胞はしばしば細胞内フィラメントを形成した筋線維芽細胞へ転換する．肺胞上皮の再生による再上皮化が基底膜上で起こる．
③ ポリープ型線維化の成熟：ポリープ型線維化病変から炎症性細胞およびフィブリンが消失，同心円状に並ぶ線維芽細胞とコラーゲンの層を主体とした結合組織がリング状に肺胞腔内に病変を形成する．COPの膠原線維は主にⅢ型コラーゲンによるものであり，Ⅰ型コラーゲンの著明な沈着像を示すUIP（usual interstitial pneumonia）とは対照的である．線維芽細胞は筋線維芽細胞になっているのが典型的である．

1 COPのHRCT所見

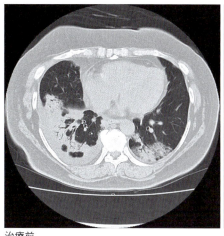
治療前

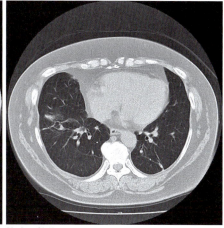
治療開始後1か月

60歳台女性，TBLBにてCOPと診断時のHRCT所見（左）．両側に斑状に分布するconsolidationと少量の胸水を認める．診断後プレドニゾン® 0.75 mg/kg内服治療1か月後のHRCT所見（右）．わずかなすりガラス状陰影を残して両側肺に斑状に分布していたconsolidationおよび胸水はほぼ消失している．

臨床像

- 器質化肺炎の発症の男女比はほぼ同等で，平均50〜60歳代で発症し，小児での発症はきわめてまれである．喫煙との因果関係は否定的である．発症率は報告により異なるが，人口10万人当たり1〜7例/年と報告されている．
- 自覚症状としては，感冒様症状で急性〜亜急性に発症する．発熱，咳嗽（乾性咳嗽が多い），倦怠感と息切れを呈することが多い．食思不振や体重減少，関節痛を呈することもある．まれに血痰を呈する症例もある．
- 身体所見としては，吸気時の断続性ラ音（crackles）を聴取することが多い．その他喘鳴やチアノーゼを認めることがある．ばち指はまれである．一方で，身体所見に目立った異常を認めない症例も多い[3]．
- COPの診断に際しては，OPがしばしば膠原病に合併することを鑑みて，関節痛や皮疹，日光過敏や乾燥症状，脱毛や筋力低下，Raynaud症状といった膠原病を示唆する自覚症状と顔面や手指に至る全身の身体所見を注意深く観察することが肝要である．

診断

■ 画像診断

胸部単純X線写真

- 診断の契機になる胸部単純X線写真では，両側性もしくは多葉に広がる浸潤影が斑状，もしくはびまん性に分布し，しばしば移動するのが典型的である．まれに単発性の結節影を呈するものがあり，悪性腫瘍との鑑別が必要になる．
- その他，両側下肺末梢主体の網状影と容積減少をきたすものをOPのサブタイプとする欧米の報告もあるが，本邦ではNSIPとの鑑別が問題になるものが多いと思われる．

高分解能CT（ 1 ）

- 高分解能CT（HRCT）はCOPの鑑別に非常に有用で，かつ確定診断に必要な生検部位の選択に欠かせない検査である．Johkohらは，その特徴的な所見からCOPをHRCT所見によって他の特発性間質性肺炎と鑑別すること

2 COPのTBLB所見

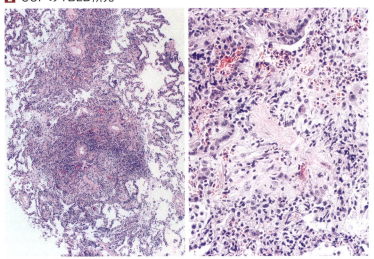

1の症例で得られたTBLB病理組織所見像．病変と周辺の正常部分との境界は比較的明瞭である．肺胞腔内にフィブリン線維の析出と線維芽細胞の遊走，周囲の間質にリンパ球主体の炎症細胞浸潤を認める．

が高い確率で可能であると示している[4]．

- 単純X線より病変の範囲は広範であることが多く，すりガラス状陰影やconsolidationが気管支血管束周囲や胸膜直下に斑状もしくは左右非対称性に認められ，下肺野優位に分布することが多いとされる[5,6]．その他，線状粒状影や帯状影を示す例が報告されている．
- reversed-haloサインはリング状のconsolidationの中心に透過性良好な領域がみられる所見でCOPに特徴的とされている．しかし結核やサルコイドーシス，血管炎など他の炎症性肺疾患でもみられるため留意が必要である[7]．
- まれに（10〜30％）少量の胸水（一側もしくは両側）を認めることがある．

■生理機能，検体検査

- 肺機能検査では，病変の範囲に伴って軽度の拘束性障害パターンとガス拡散能の低下を認めることが多いが，軽症では正常のケースも多い[8]．一般的に低酸素血症は軽度だが，急性経過の重症例では低酸素血症に陥る例もある．採血検査では軽度の白血球増多，CRPの上昇がみられる．

- 気管支肺胞洗浄（BAL）は他疾患との鑑別疾患に必須である．OPパターン形成に先行する感染症の検出のための培養検査や細胞分画により好酸球性肺炎，細胞診で肺癌やリンパ腫との鑑別（flow cytometryによるクローン性の確認）が可能である．
- COPで典型的にみられるBAL液中の細胞分画の所見は，リンパ球，好中球，好酸球の中等度の増多で，リンパ球のCD4/CD8比は一般的には減少する．

■組織病理学的検査

- COPの確定診断は経気管支肺生検（TBLB）（2）および外科的肺生検による器質化肺炎の組織診断と他疾患の除外による．
- OPの典型的病理像は小葉中心部の末梢気腔内に，粗な膠原線維の上に増殖した線維芽細胞・筋線維芽細胞からなる肉芽組織の増殖が，ポリープ型器質化病変（ポリープ型腔内線維化）を形成する．ポリープ型器質化病変はしばしば呼吸細気管支まで進展し気道を閉塞するような所見を呈する．周囲の肺胞壁にリンパ球，形質細胞の浸潤が軽度から中等度認められ，しばしば肺胞腔内に泡沫状マクロ

> **TOPICS**
>
> **cryobiopsyによるびまん性肺疾患の診断**
>
> 　従来びまん性肺疾患の組織診断に用いられてきた外科的肺生検は診断率が高い一方，高侵襲かつIPF症例では急性増悪を誘発しうるという欠点があった．一方，TBLBの鉗子生検で得られる小さな組織では小葉単位の病変分布を確認する必要があるUIPやNSIPの鑑別は実質不可能である．特発性間質性肺炎の中で唯一TBLBによって診断可能とされるCOPに関しても，OPパターンと並存する線維化所見やフィブリン析出などを見逃す可能性がある．近年IIPsをはじめとするびまん性肺疾患の新たな組織診断手法として注目されているクライオバイオプシー (transbroncheal lung cryobiopsy) は，気管支鏡を通して先端が-80℃前後まで冷却できるクライオプローブを気管支内に挿入し，プローブ周囲の組織を凍結させた後，プローブ周囲に接着した組織を回収する手技である．これによって得られる生検組織のサイズは従来の鉗子生検の3～5 mm径から10～15 mm径になる．間質性肺疾患および癌を対象にした鉗子生検との比較研究のメタ解析では，cryobiopsyの優れた診断能が示された一方，問題点としては出血のリスクが増大することがあげられている[13]．びまん性肺疾患の中でもOPはcryobiopsyによって診断能が有意に改善するほか，鑑別のうえで重要であるAFOPとの鑑別の点でも有効である可能性が近年の研究でも示唆されている[14]．（詳細は「cryobiopsyの優越性と留意点」を参照，p.113）

ファージが存在する．ポリープ型腔内線維化の多くは肺胞管を中心に形成され，末梢の肺胞嚢にも散在する．個々の症例では時相は一様で，構造改築を伴った密な線維化巣は認められない．病変は斑状に存在し，正常部との境界は比較的明瞭である．
- 病歴や画像所見などからCOPが検査前に強く疑われる例に関しては，TBLBで上述のような器質化肺炎像の証明が確定診断に有用である．また，近年ではCTガイド化肺生検による診断例も報告されている[9]．
- 一方で，器質化肺炎パターンはNSIPやWegener肉芽腫で高率に認められる所見であり，特発性肺線維症のUIP patternにもしばしば合併する．これらの合併の有無をTBLBで得られる小さな組織片から判断することは困難である．また好酸球性肺炎，過敏性肺臓炎，嚢胞性線維症や閉塞性肺炎など種々の炎症性肺疾患で合併することが知られているため，COPの厳密な診断には組織の特殊染色などの検討が必要で，このために肺生検で十分な組織を得て検討することが鑑別診断に有用である．
- 今後はCOP診断におけるcryobiopsyの有用性が広く検討されていくものと思われる（**TOPICS**参照）．

■ **鑑別診断**
- 組織診断で器質化肺炎所見を認めた例に対しては，①NSIPやUIPなどの他の組織パターンの併存所見である可能性がないか，臨床像や放射線学的に検討することが必要である．また，②肺に二次性の器質化肺炎 (secondary organizing pneumonia：SOP) を惹起することが確認されている併存症や暴露歴を確認のうえ，原因不明のCOPからSOPを除外することが必要である．
- SOPの原因として特定されているものは，**3**のように多岐にわたる．SOPは胸部画像所見や組織所見，治療経過に関してCOPと明確な区別ができないものが多い[8]．
- 悪性腫瘍（肺癌，リンパ腫などの血液腫瘍）の合併はSOPの原因として臨床的に留意すべきで，TBLBでCOPとして診断した場合，治療経過が典型的でなければ再生検を含めてSOPの原因検索を考慮する必要がある．

> **COLUMN**
>
> **AFOP―新たな病理パターン**
>
> Beasleyらは，急性〜亜急性の経過の肺傷害症例の病理学的な検討において，従来の急性肺傷害パターンの組織分類であるOPやDADに分類できない17例を見出し，acute fibrinous and organizing pneumonia (AFOP)という新たな病理パターンとして提唱した[15]．肺胞腔内のフィブリンの析出(fibrin ball)形成と器質化肺炎の混在病変が斑状に分布するのが特徴的な病理像で間質にはリンパ球主体の炎症細胞浸潤を軽度伴う．臨床的には2か月以内の急性の経過で発症し，発熱や息切れ，胸痛をしばしば伴う．X線所見としては両側性の肺底部浸潤影を示す症例が多かった．薬剤や化学物質への曝露例や膠原病合併例のほか，17例中6例は特発性と報告された．予後は急性に進行し不良なものと亜急性の経過でステロイドなどの治療に反応し改善する2パターンに分かれると報告されている．2002年のBeasleyの報告以来現在までにAFOPを呈する症例が散発的に報告されているが，特発性のものはごくわずかである．急性経過の間質性肺炎の診断時にTBLBでOP所見がみられたときに，鑑別として検討されるべき病理パターンであると考えられる．

③ 二次性器質化肺炎の主な原因・誘引

感染性
- 細菌性(肺炎球菌，マイコプラズマ，レジオネラ，クラミドフィラなど)
- ウイルス性(インフルエンザウイルス，アデノウイルス，HIV，サイトメガロウイルスなど)
- 真菌(ニューモシスチス)

膠原病性
- 皮膚筋炎(抗ARS抗体症候群を含む)
- 関節リウマチ
- 全身性エリテマトーデス
- Sjögren症候群
- 強皮症
- CREST症候群

その他の全身炎症性疾患との合併
- 潰瘍性大腸炎，Crohn病，原発性胆汁性肝硬変，Behçet病など

悪性腫瘍
- 肺癌
- 血液腫瘍(リンパ腫，白血病，骨髄異形成症候群)

移植後合併症(移植片対宿主病)
- 血液幹細胞移植
- 肺移植

薬剤性
- ブスルファン，ブレオマイシン，メトトレキサート
- アミオダロン
- 免疫抑制薬(タクロリムス，シロリムスなど)
- 抗リウマチ薬(トシリズマブ，インフリキシマブ，エタネルセプトなど)
- スタチン系
- インターフェロンα・β
  その他，PNEUMOTOX(www.pneumotox.com)を参照されたい

放射線性

治療，予後

- COPは一般的にステロイド治療に対する反応性がきわめて良好で，すみやかに臨床症状と画像所見の改善をみる．しかし，治療に必要なステロイドの用量や適切な減量の方法・投与期間について確立した方法はない．一般的には0.5〜1.0 mg/kg体重程度のメチルプレドニゾロンで治療を開始し，半年から1年をかけて漸減していくのが一般的と考えられるが，治療の漸減中に病態の再燃は高頻度で経験される．

- Ohnishiらは75例のCOPおよびSOPの治療経験で，31例(41%)の再燃を経験したが，その81%がステロイドの漸減中であった．再燃時の平均ステロイド用量は5.2 mgであった[10]．Drakopanagiotakisらは61例のCOP/SOPの治療後1年以内の再燃を37.8%で経験した[8]．いずれの報告においてもSOPとCOPの再燃の頻度はおおむね同等であった．

- 再燃時はステロイドの再増量に対して一般的に良好に反応するが，複数回の再燃をきたすことがある．少量のステロイド投与を長期間要する場合もある[11]．

- ARDS の定義を満たすような重症な OP 症例においては，初期治療にステロイドパルス療法や高用量連日投与療法が用いられる．診断・治療が遅れた場合，重症例では不良な転機に至った報告もある[12]．

(阪本考司，長谷川好規)

文献

1) Cordier JF, et al. Idiopathic bronchiolitis obliterans organizing pneumonia. Definition of characteristic clinical profiles in a series of 16 patients. Chest 1989 ; 96 : 999-1004.
2) American Thoracic Society ; European Respiratory Society. American Thoracic Society/European Respiratory Society International Multidisciplinary Consensus Classification of the Idiopathic Interstitial Pneumonias. This joint statement of the American Thoracic Society (ATS), and the European Respiratory Society (ERS) was adopted by the ATS board of directors, June 2001 and by the ERS Executive Committee, June 2001. Am J Respir Crit Care Med 2002 ; 165 : 277-304.
3) Cordier JF. Cryptogenic organising pneumonia. Eur Respir J 2006 ; 28 : 422-46.
4) Johkoh T, et al. Idiopathic interstitial pneumonias : diagnostic accuracy of thin-section CT in 129 patients. Radiology 1999 ; 211 : 555-60.
5) Schlesinger C, Koss MN. The organizing pneumonias : an update and review. Curr Opin Pulm Med 2005 ; 11 : 422-30.
6) Chung MP, et al. Serial chest CT in cryptogenic organizing pneumonia : Evolutional changes and prognostic determinants. Respirology 2018 ; 23 : 325-30.
7) Zhan X, et al. Reversed Halo Sign : Presents in Different Pulmonary Diseases. PloS One 2015 ; 10 : e0128153.
8) Drakopanagiotakis F, et al. Cryptogenic and secondary organizing pneumonia : clinical presentation, radiographic findings, treatment response, and prognosis. Chest 2011 ; 139 : 893-900.
9) Miao L, et al. Lesion with morphologic feature of organizing pneumonia (OP) in CT-guided lung biopsy samples for diagnosis of bronchiolitis obliterans organizing pneumonia (BOOP) : a retrospective study of 134 cases in a single center. J Thorac Dis 2014 ; 6 : 1251-60.
10) Onishi Y, et al. Factors associated with the relapse of cryptogenic and secondary organizing pneumonia. Respir Investig 2017 ; 55 : 10-5.
11) Lazor R, et al. Cryptogenic organizing pneumonia. Characteristics of relapses in a series of 48 patients. The Groupe d'Etudes et de Recherche sur les Maladles "Orphelines" Pulmonaires (GERM "O" P). Am J Respir Crit Care Med 2000 ; 162 : 571-7.
12) Nizami IY, et al. Idiopathic bronchiolitis obliterans with organizing pneumonia. An acute and life-threatening syndrome. Chest 1995 ; 108 : 271-7.
13) Ganganah O, et al. Efficacy and safety of cryobiopsy versus forceps biopsy for interstitial lung diseases and lung tumours : A systematic review and meta-analysis. Respirology 2016 ; 21 : 834-41.
14) Ussavarungsi K, et al. Transbronchial Cryobiopsy in Diffuse Parenchymal Lung Disease : Retrospective Analysis of 74 Cases. Chest 2017 ; 151 : 400-8.
15) Beasley MB, et al. Acute fibrinous and organizing pneumonia : a histological pattern of lung injury and possible variant of diffuse alveolar damage. Arch Pathol Lab Med 2002 ; 126 : 1064-70.

特発性間質性肺炎

急性または亜急性の間質性肺炎
急性間質性肺炎（AIP）

疾患概念

- 急性間質性肺炎（acute interstitial pneumonia：AIP）は，1986年に，急速進行性の経過をたどる原因不明の間質性肺炎の開胸肺生検症例の検討からKatzensteinらにより提唱された疾患概念であり，特発性間質性肺炎の一つに分類される[1-3]．

- 急性呼吸促迫症候群（acute respiratory distress syndrome：ARDS）と同様の臨床症状を呈するが，誘因（敗血症，肺感染症，外傷，薬剤など）を認めない点が異なり，idiopathic ARDSともよばれる病態である[1-3]とされていたが，最近ではARDSの診断基準として「1週間以内の経過」とされている[4]のに対し，AIPでは1週間以上の経過で進行する症例も報告され，進行経過により幅がある点に留意する必要がある[2,3]．

- AIPは病理学的にもARDSと同様にびまん性肺胞傷害（diffuse alveolar damage：DAD）所見を呈し重篤であるが，完全寛解もありうる疾患であり，慢性の経過をたどる特発性肺線維症（idiopathic pulmonary fibrosis：IPF）とは区別される[1-3]．ただし，IPFの診断前に急性増悪で発症する症例では，両者の鑑別が困難な場合がある[2,3]．AIPの再発は報告されているが，慢性化しIPFに移行することはないと考えられている[2,3]．

- 幅広い年齢で発症しうる．性差はなく，喫煙との関係も認められていない．膠原病（特に皮膚筋炎）との関連の疑われる症例が含まれる可能性がある[2,3]．死亡率は40〜90％と高い．本疾患の長期的予後に関しては今後さらなる検討が必要と考えられる[2]．

臨床像，検査

■ 症候，身体所見

- 数日から数週間で急速に乾性咳嗽，呼吸困難が進行する．中には1〜2か月の経過で進行する症例も経験され，最近のARDSの診断

TOPICS

AIPとARDSをめぐる話題

1994年のアメリカと欧州の合同会議であるAmerican-European Consensus Conferenceでは，ARDSとは「先行する基礎疾患をもち，急性に発症した低酸素血症で，胸部X線写真上では両側性の肺浸潤影を認め，かつ心原性の肺水腫が否定できるもの」と定義され，その組織所見はびまん性肺胞傷害（DAD）であるとされている．しかしながら，最近の研究ではARDSの基準を満たす症例の組織像が必ずしもDADでないことが明らかとなった．また，ARDSと類似の臨床像を呈する急速進行性間質性肺炎の検討でも，組織学的にDADを認めない症例が報告されており，重症の両側陰影を認める急性呼吸不全＝組織学的DADとはいえない．さらに，2012年のベルリン会議においてARDSの新基準が提唱され，発症形式は，既存病態または新しい呼吸器症状の出現や悪化から「1週間以内」と定義され，酸素化能もPEEP/CPAP≧5 cmH$_2$O使用下での人工呼吸管理を行う前提での基準となっている[4]．多くのAIPや急速進行性間質性肺炎はベルリン会議によるARDSとは似て非なる疾患となりそうである．

1 AIP症例の胸部X写真

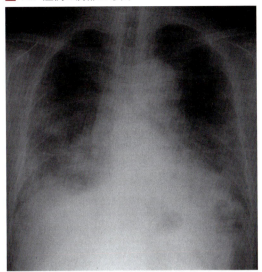

両下肺野主体に両側性の浸潤影を認める．

2 AIP症例の胸部HRCT所見

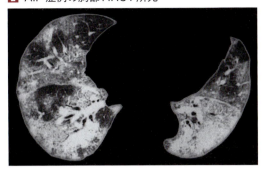

両側下肺野主体のびまん性の淡い濃度上昇域と濃い濃度上昇域の混在を認める．

基準を満たさない症例もある[3,5]．入院時，頻呼吸，低酸素血症を呈する場合が多く，発熱は約半数に認める．全身倦怠感や筋肉痛，関節痛を認めることもある．
- 身体所見では胸部聴診にて捻髪音を聴取するが，通常ばち指は認めない[2]．

■ 検査所見

血液検査
- 白血球増加，血沈の亢進，CRP増加，LDH上昇などを認める．KL-6，SP-A，SP-Dなどの上昇を認める場合が多いが特異性はない．低酸素血症を認める．膠原病関連の血液異常を認める場合がある．また，初期に多臓器不全を呈することはまれである．

肺機能検査
- 拘束性換気障害を呈し，肺活量の低下や拡散能障害がみられるが，検査が困難な場合も少なくない．

気管支肺胞洗浄
- 気管支肺胞洗浄(bronchoalveolar lavage：BAL)では，さまざまな程度の好中球増加やリンパ球増加，肺出血などがみられるが，補助診断としての意味合いが強い．BALは急性好酸球性肺炎や種々の肺感染症に基づくARDSとの鑑別に有用である[2,3]．

画像所見
- 胸部X線写真では両側性のびまん性のすりガラス状陰影や融合性浸潤影が認められる（1）．
- 胸部高分解能CT(HRCT)所見では両側肺野に対称性に広がる濃度上昇域がみられ，下肺野優位，背側優位に広がる場合が多い．両側性のすりガラス状陰影に加え，濃い均等性陰影（airspace consolidation）が認められ，air bronchogramが観察される場合もある（2）．典型的な蜂巣肺所見は認めない．
- HRCT所見と病理所見とを対比した報告では，病理学的に線維芽細胞増殖期や線維化期になるに従い画像所見として，牽引性気管支拡張(traction bronchiectasis)を認める．その広がりは，不可逆性の線維化の可能性を示唆し，予後不良因子となると報告されている[2,3,6]．

病理学的所見
- DAD所見を呈し，その特徴は，①びまん性分布，②時相は均一，③浮腫，器質化，線維化による肺胞隔壁肥厚，④肺胞腔の器質化（斑状あるいはびまん性），⑤硝子膜，に要約される（3）．
- DADの病理所見は発症からの時期によって浸出期，器質化期（線維芽細胞増殖期），線維期に分類されるが，AIPは主に器質化期

3 AIP症例における外科的肺生検所見

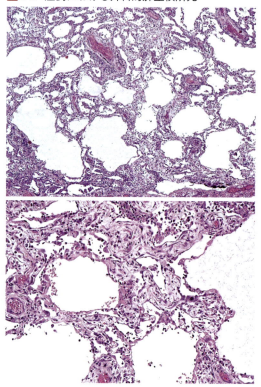

びまん性肺胞障害の所見を認める．

の所見を呈して，一般に硝子膜形成に乏しい[1,2]．

鑑別診断

- 鑑別疾患としては心不全，ARDS，AIP以外の原因不明の急速進行性の間質性肺炎（病理所見としては器質化肺炎パターンや非特異性間質性肺炎パターン）[5]，急性好酸球性肺炎，急性過敏性肺炎，膠原病（特に皮膚筋炎）に伴う間質性肺炎などがある．IPFが診断されていない段階での急性増悪はAIPと鑑別が難しい場合がある[3,5]．症状，身体所見，各種検査所見を駆使して鑑別を行うことが重要である．

- ほとんどの場合で外科的肺生検は施行困難であるので，明らかなARDSの誘因，肺感染症が確認できた場合や，過敏性肺炎，膠原病や血管炎などの診断がつかなければ，「急速進行性間質性肺炎」として対応するのが現実的であろう[3,5]．この際には，予後が不良なAIPやIPF急性増悪と，比較的治療反応性が良好な非特異性間質性肺炎/器質化肺炎（NSIP/OP）が含まれていることに留意して治療方針を考える必要があろう（ **4** ）[3,5]．

4 急速進行性間質性肺炎：外科的肺生検（SLB）での各組織診断と，外科的肺生検までの罹病期間とガス交換障害の関係

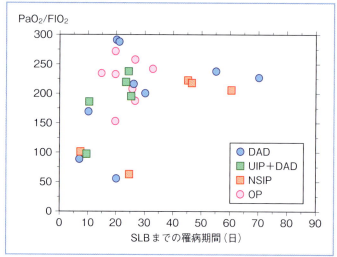

DAD：びまん性肺胞傷害，UIP：通常型間質性肺炎，NSIP：非特異性間質性肺炎，OP：器質化肺炎．
（Kondoh Y, et al. Respirology 2010；15：257-64[5] より）

治療法

■治療方針の立て方

- 確立した治療法はないが，一般にステロイド大量療法(パルス療法)が行われることが多い[2]．免疫抑制薬は重症例で感染症の可能性が否定的と判断された時点で検討する．
- しかしながら，前述のようにほとんどの場合，外科的肺生検は施行できないので，この際には予後が不良なAIPやIPF急性増悪と，比較的治療反応性が良好な非特異性間質性肺炎/気質化肺炎(NSIP/OP)，いずれの可能性も考えて治療方針を立てる必要があろう[3,5]．
- 免疫抑制薬については，膠原病関連の血液異常やBALでのリンパ球比率の増加など，自己免疫異常の関与が疑われると併用の根拠としやすい[3,5]．
- 呼吸管理については，ARDSと同様に，肺保護戦略を意識した管理になる．低一回換気量で，PEEPは中等度(high PEEPは圧損傷のリスクある)が望ましい[3]．ただし，ほとんどの場合，ステロイド薬や免疫抑制薬を使用することとなり，免疫抑制状態に陥るため，高流量鼻カニュラ酸素療法(HFNCOT)や非侵襲的陽圧換気療法(NPPV)を第一選択とすることが推奨される[3,5,7,8]．種々の治療に反応性が不良で線維化が進行性に悪化する場合は予後不良であり，挿管人工呼吸管理の適応決定には慎重を要する．
- 予後不良因子としてのAIPのみでの検討はないが，最近，急速進行性間質性肺炎での検討が報告されている．それによれば，男性，IPF診断，挿管人工呼吸管理かつ/あるいは膜型人工肺管理，24時間以上のICU管理，BMI低値，Simplified Acute Physiology Score (SAPS)-II[★1]高値が報告されている[9]．

★1 SAPS II
集中治療室で用いられる重症度スコアで，12の生理学的変数，年齢，入室形式，3つの基礎疾患(エイズ，血液疾患，転移性悪性腫瘍)の17項目からなる．ポイントが高いほど重症で，予測死亡率が算出できる．

■薬物療法

ステロイド薬および免疫抑制薬

①ステロイド大量療法(パルス療法：メチルプレドニゾロン1,000 mgの3日間点滴静注，1週間間隔で1～2コース，最大4コースまで)
②メチルプレドニゾロン1～2 mg/kg/日(持続で2週間投与，以後漸減)
③治療反応性が乏しい場合は，シクロスポリン療法，タクロリムス療法，アザチオプリン療法，シクロホスファミドパルス療法(500 mg/m^2/日)の併用．

その他の薬物治療薬
- 好中球エラスターゼ阻害薬(シベレスタットナトリウム)が試みられている．

■その他の治療法

呼吸管理
- 挿管人工呼吸管理：肺保護戦略を意識し，低一回換気量で，PEEPは中等度での管理．
- HFNCOT，NPPV：エビデンスは十分ではないが，第一選択として検討してよい[3,5,7,8]．
- 膜型人工肺(extracorporeal membrane oxygenation：ECMO)：可逆性のある重症呼吸不全，あるいは，肺移植への橋渡しの際に適応となる．難治性病態であるAIPにおける適応には議論があるところで，肺移植適応がない場合は否定的な報告[10]がある一方，最近有効性を示す報告が散見される[11]．本疾患における適応基準につき，今後のさらなる検討が必要であろう．

その他
- エンドトキシン吸着療法(PMX-DHP)が試みられることがある．

リハビリテーション

- 呼吸管理中の急性期からの積極的なリハビリテーション介入の意義については議論があるが，その後の経過を改善するとの報告がある．

(近藤康博)

文 献

1) Katzenstein AL, et al. Acute interstitial pneumonia. A clinicopathologic, ultra-structural, and cell kinetic study. Am J Surg Pathol 1986;10:256-67.
2) 日本呼吸器学会びまん性肺疾患および診断・治療ガイドライン作成委員会編. 急性間質性肺炎（AIP）. 特発性間質性肺炎診断と治療の手引き, 改訂第3版. 南江堂；2016. p.83-7.
3) Taniguchi H, Kondoh Y. Acute and subacute idiopathic interstitial pneumonias. Respirology 2016;21:810-20.
4) ARDS Definition Task Force, Ranieri VM, et al. Acute respiratory distress syndrome: the Berlin Definition. JAMA 2012;307:2526-33.
5) Kondoh Y, et al. Prognostic factors in rapidly progressive interstitial pneumonia. Respirology 2010;15:257-64.
6) Ichikado K, et al. Acute interstitial pneumonia: comparison of high-resolution computed tomography findings between survivors and nonsurvivors. Am J Respir Crit Care Med 2002;165:1551-6.
7) 日本呼吸器学会NPPVガイドライン作成委員会編. 間質性肺炎. NPPV（非侵襲的陽圧換気療法）ガイドライン. 南江堂；2015. p.72-6.
8) Horio Y, et al. High-flow nasal cannula oxygen therapy for acute exacerbation of interstitial pneumonia: A case series. Respir Investig 2016;54:125-9.
9) Gannon WD, et al. Outcomes and Mortality Prediction Model of Critically Ill Adults With Acute Respiratory Failure and Interstitial Lung Disease. Chest 2018;pii:S0012-3692(18)30078-3.
10) Trudzinski FC, et al. Outcome of Patients with Interstitial Lung Disease Treated with Extracorporeal Membrane Oxygenation for Acute Respiratory Failure. Am J Respir Crit Care Med 2016;193:527-33.
11) Gonçalves-Venade G, et al. Extracorporeal Membrane Oxygenation for Refractory Severe Respiratory Failure in Acute Interstitial Pneumonia. Artif Organs 2018. doi:10.1111/aor.13075.

特発性間質性肺炎

喫煙関連間質性肺炎

- タバコ煙に含まれるさまざまな有害物質は肺胞上皮細胞や血管内皮細胞の障害を促し，その結果炎症性サイトカイン，ケモカインが産生され，肺内のさまざまな領域へ免疫細胞が誘導される．肺気腫はより一般的な喫煙由来の肺実質障害であるが，形態的にまったく異なる線維化やリモデリングもその形成メカニズムは似た部分があり，喫煙による障害はテロメアの機能異常や細胞老化傾向の違いなどによって気腫になるのか線維化になるのかが決まると考えられる[1]．また線維化にはタバコ煙が直接形質転換増殖因子β1（TGFβ1）や血小板由来成長因子（PDGF）などの線維化関連成長因子を誘導することも関与している．
- 喫煙に関連した間質性肺疾患（ILD）としては，直接の因果関係が示唆される呼吸細気管支炎を伴う間質性肺疾患（RB-ILD），剥離性間質性肺炎（DIP），肺Langerhans細胞組織球症（PLCH），airspace enlargement with fibrosis（AEF），急性好酸球性肺炎（AEP），直接の因果関係は不明であるが発症との関連性の高い特発性肺線維症（IPF），膠原病に伴う間質性肺炎（CTD-IP），喫煙に起因する気腫性変化を背景にもつ間質性肺炎（気腫合併肺線維症：CPFE）などがあげられる．
- 喫煙という共通の因子が影響しているため，これらが同時に存在する場合も多く，臨床，画像上きわめて多彩である．この中で喫煙に関連する間質性肺炎として特発性間質性肺炎の分類に関するステートメント（2013 ATS/ERS）[2]において規定されているのはRB-ILDおよびDIPのみであるが，本稿ではこの中で間質性肺炎とは異なるPLCH，AEPを除いたものを扱うこととする．

呼吸細気管支炎を伴う間質性肺疾患（RB-ILD）

- RB（respiratory bronchiolitis）は喫煙に対する生理学的反応であり呼吸細気管支周囲への細顆粒状褐色色素沈着を伴うマクロファージ（smoker's macrophage）の集簇を特徴とし，現喫煙者全例に共通してみられる所見である．単なる反応性変化の域を超えて周囲間質に病変が広がり，症状や肺機能の変化を伴うものをRB-ILDとするが，その境界は明瞭ではない．
- HRCT画像の特徴は斑状すりガラス状陰影と小葉中心性粒状影，気道壁の肥厚などである．小葉中心性結節が目立つのがRB-ILDの特徴であり，すりガラス状陰影が広範で目立つとDIPと判断される．病変分布には一定の傾向はなく，エアートラッピングを認めることがあっても，蜂巣肺や牽引性気管支拡張は認めない．
- 気管支肺胞洗浄（BAL）では褐色色素沈着を伴うマクロファージを認めるが，リンパ球増多は認めない．この点は画像上類似していて鑑別の必要な過敏性肺炎と異なる点で重要である．
- 肺生検まで行われる例は少なく，禁煙のみで陰影が改善する点で臨床的にRB-ILDと診断されることが多い．逆に禁煙で改善しない場合は肺生検を考慮して診断確定させる必要がある．禁煙でも進行するような場合の治療選択としては0.5～1 mg/kg程度のステロイドが考慮される．

1 症例1：DIP

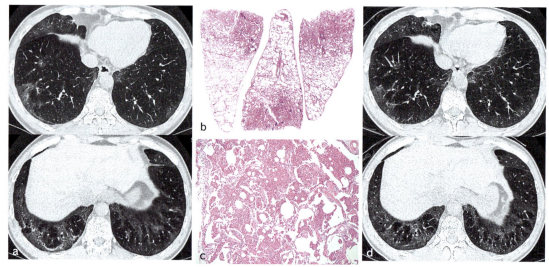

a. HRCT：両側下肺に広がるすりガラス状陰影．右肺底部では内部に小囊胞性陰影を伴う．
b. VATS肺生検組織（右S10，ルーペ像，HE染色）：細胞浸潤が広範に広がるが，線維化はほとんど認められない．
c. VATS肺生検組織（右S10，×200，HE染色）：肺胞腔内にマクロファージの集簇を認める．
d. 禁煙2年後HRCT：すりガラス状陰影の分布はほとんど変わらず小囊胞も同様．肺構造破壊や線維化の進行を示唆する所見はない．

剥離性間質性肺炎（DIP）

- DIPはRB-ILDと同様喫煙と深くかかわり60～90％が喫煙者に生ずるが，喫煙以外に膠原病，職業性の粉塵吸入，薬剤，感染，Gaucher病などでも生ずるとされる．症状や肺機能の障害はRB-ILDより顕著である．HRCT画像の特徴は末梢肺底部主体に胸膜面から内側に向かって広がる比較的境界明瞭なすりガラス状陰影で，内部に線維化を示す線状影や気腫と考えられる小囊胞を含む場合が多いが蜂巣肺は認められない（1a）．RB-ILDと異なり小葉中心性粒状影は認められない．

- 病理学的にはRB-ILD，DIPオーバーラップがきわめて多く，生検場所によって所見も異なる[3]（症例2参照）．

- 臨床的に細胞性非特異型間質性肺炎（cellular NSIP）との鑑別が問題となり，線維化の進行するものはNSIPの合併と考えられる場合もある（症例2）．BALも非特異的所見のみであり診断には外科的肺生検まで要する[4]．

- 病理組織ではRB-ILD同様の細顆粒状褐色色素を含むマクロファージが肺胞内を比較的均一に埋めるのを特徴とする（1c）．UIPと異なり線維化の時相は比較的均一でfibroblastic fociも認められない．

- 治療としては禁煙のみでは20～50％程度しか改善せず，ステロイド投与される場合が多いが，その反応性は一般に良好とされる．

airspace enlargement with fibrosis（AEF）

- 気腫と線維化を併せもった状態の線維化巣はYousem[5]，Kawabata[6]らによりAEFとして報告されている．これはKatzensteinらによって喫煙者に認められる特徴的な病理学的所見として提唱されたSRIF（smoking-related interstitial fibrosis）[7]，すなわち肺胞壁に均一なヒアリン化した膠原線維が沈着した，炎症所見を伴わない線維化所見に相当する．UIPに特徴的な時相の不均一さやfibroblastic fociを欠き，これ自身は予後良好なものと考

えられている.

- 画像上は胸膜下で胸膜より離れて広がる, 蜂巣肺より壁の薄い囊胞性変化（multiple thin-walled cysts：MTWCs）が特徴とされるが, 網状影を伴う場合もある[8]．
- 2013年ATS/ERSステートメント[2]でAEFは喫煙関連IIPsの項目に記載されているが, この中ではAEF自体は偶発的な所見でありIIPsの1病型と考えるべきではないとされている．

喫煙が影響する他のIIPs

- 喫煙関連IIPsとしては分類されていないが, IPFと喫煙の関連は以前より強いことが知られ, 喫煙者のIPF発症オッズ比（OR）は1.6から2.9程度である．またNSIPも喫煙との関連性があり, 喫煙者のNSIPは気腫を合併しやすいことが指摘されている[9]．
- 喫煙で生ずる気腫とこれらのIIPsが合併したものは, 肺機能や臨床像が特徴的な一つの症候群である気腫合併肺線維症（CPFE）として捉えられる（「気腫合併肺線維症」の項参照, p.296）．気腫を合併するとHRCT上線維化の程度や分布（気管支血管周囲性の有無）, 性状, 蜂巣肺の広がりなどがわかりにくくなり, UIPとNSIPの鑑別は困難となる．ただその中で末梢肺の牽引性細気管支拡張（bronchiolectasis）はUIPの特徴として鑑別に有用とされている[10]．
- CPFEの囊胞性変化は壁肥厚を伴うことも伴わないこともあり, 病理学的にはAEF, 気腫, 蜂巣肺のいずれかあるいは合併によると考えられる（症例3参照）．画像上この囊胞性変化は肺気腫ないし線維症単独のものと比較して急速に拡大しやすい[11]．
- IIPsの中で分類不能型とされるものの理由の一つとして,「HRCTおよび／あるいは病理パターンで複数のパターンがある場合」があげられているが[2], 喫煙者ではDIPとNSIP, NSIPとUIPのオーバーラップなどがしばし

ば認められ, 全体でみると分類不能型IIPに相当する場合が多い（症例2, 3参照）．
- またもう一つの分類不能型の理由である「現在のATS/ERS分類では特徴づけられない新しい病気あるいは通常は認めない特殊な場合」に相当するものとして, 気道中心の線維化を伴う囊胞性病変を特徴とするものが喫煙者の間質性肺炎で指摘されている[12]．これはfibroblastic fociを伴う線維化と囊胞性破壊が進行していく点でAEFとは異なるものと考えられている．

症例呈示

症例1：DIP [1]

- 49歳男性．3か月前に胸部X線異常を指摘され, CTで両肺野にすりガラス状陰影を認めた．禁煙で改善なし．症状は1か月前より軽度の咳のみ．
- 喫煙歴：10本／日×25年（3か月前から禁煙）．粉塵曝露歴なし．SpO_2：97％．呼吸音は清．KL-6：703 U/mL．ほかに血清学的検査著変なし．

症例2：RB-ILD, fibrotic NSIP, DIP所見を伴う間質性肺炎 [2]

- 55歳男性．主訴：咳嗽・労作時息切れ．
- 喫煙歴：15本／日．約5年前からの咳嗽, 2年前からの息切れあり．両下肺野のすりガラス状陰影を指摘され禁煙．約3週間後に紹介．自覚症状は少し改善．
- SpO_2：98％, 両下肺で fine crackles．ばち指あり．KL-6：1,610 U/mL．抗核抗体陽性（speckled pattern）, その他自己抗体陰性．肺機能：%VC 69.4％, %DLco 54.3％．BAL：（左B[4]）細胞数$6.9×10^6/mm^3$, M 78％, Neut 9％, Lym 2％, Eos 11％, CD4/8 = 0.86．

症例3：NSIP, AEF, DIP所見を伴う間質性肺炎 [3]

- 59歳男性．主訴：呼吸困難．
- 喫煙歴：40本×40年（1か月前まで）．5か月前より労作時呼吸困難あり．近医受診し両側

2 症例2：RB-ILD，fibrotic NSIP，DIP所見を伴う間質性肺炎

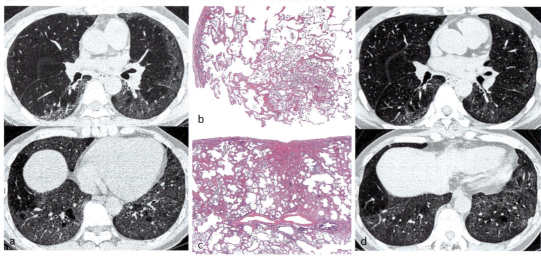

a. HRCT：両肺胸膜下に広範なすりガラス状陰影があり網状影を伴う．
b. VATS肺生検組織（左S6，×100，HE染色）：小葉中心性に肺胞腔内マクロファージの集簇を認める（RB-ILD所見）．
c. VATS肺生検組織（左S8，×100，HE染色）：広範囲に時相のほぼ均一な線維化所見（fibrotic NSIP所見）および肺胞腔内マクロファージ集簇像（DIP様所見）を認める．
d. ステロイド治療後HRCT：すりガラス状陰影は著明に消退しているが，網状影と軽度の牽引性気管支拡張を伴う．

3 症例3：NSIP，AEF，DIP所見を伴う間質性肺炎

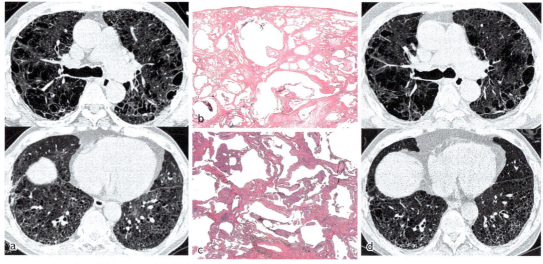

a. HRCT：上肺は比較的大きい囊胞性陰影が壁の厚いもの薄いものが混在して認められる．下肺は広範なすりガラス状陰影内に小囊胞性陰影が連続して認められるが，壁が薄く不明瞭で蜂巣肺とはやや異なる．
b. VATS肺生検組織（右S8，×100，HE染色）：時相が比較的均一な線維化が広がる（fibrotic NSIP所見）が，大きい囊胞周囲は細胞浸潤が目立たず比較的均一なヒアリン化した壁肥厚（AEF所見）を認める．
c. VATS肺生検組織（右S8，×200，HE染色）：線維化で壁肥厚した肺胞腔内にマクロファージ集簇を認める（DIP様所見）．
d. 禁煙1年後HRCT：全体にすりガラス状陰影は消退．小囊胞性陰影は禁煙前と同様で分布や壁の薄さより蜂巣肺とはややいいがたい．

下肺野優位すりガラス状陰影を指摘され紹介.
- SpO$_2$：90％，両側下肺野に吸気終末 fine crackles．ばち指なし．KL-6：1,710 U/mL，各種自己抗体陰性．肺機能：%VC 78.4％，%FEV1 80.4％，%DLco 39.3％．BAL（右B^{4b}）：細胞数6.2×10^6/mm^3，M 67％，Neut 17％，Lym 5％，Eos 11％，CD4/8＝1.06．

（富井啓介）

文献

1) Kumar A, et al. Current Concepts in Pathogenesis, Diagnosis, and Management of Smoking-Related Interstitial Lung Diseases. Chest 2017. doi：10.1016/j.chest.2017.11.023.
2) Travis WD, et al. An official American Thoracic Society/European Respiratory Society statement：Update of the international multidisciplinary classification of the idiopathic interstitial pneumonias. Am J Respir Crit Care Med 2013；188：733-48.
3) Bak SH, Lee HY. Overlaps and uncertainties of smoking-related idiopathic interstitial pneumonias. Int J Chron Obstruct Pulmon Dis 2017；12：3221-9.
4) Margaritopoulos GA, et al. Smoking-related idiopathic interstitial pneumonia：A review. Respirology 2016；21：57-64.
5) Yousem SA. Respiratory bronchiolitis-associated interstitial lung disease with fibrosis is a lesion distinct from fibrotic nonspecific interstitial pneumonia：a proposal. Mod Pathol 2006；19：1474-9.
6) Kawabata Y, et al. Smoking-related changes in the background lung of specimens resected for lung cancer：a semiquantitative study with correlation to postoperative course. Histopathology 2008；53：707-14.
7) Katzenstein A-LA, et al. Clinically occult interstitial fibrosis in smokers：classification and significance of a surprisingly common finding in lobectomy specimens. Hum Pathol 2010；41：316-25.
8) Watanabe Y, et al. Multiple, thin-walled cysts are one of the HRCT features of airspace enlargement with fibrosis. Eur J Radiol 2015；84：986-92.
9) Marten K, et al. Non-specific interstitial pneumonia in cigarette smokers：a CT study. Eur Radiol 2009；19：1679-85.
10) Akira M, et al. Usual interstitial pneumonia and nonspecific interstitial pneumonia with and without concurrent emphysema：thin-section CT findings. Radiology 2009；251：271-9.
11) Matsuoka S, et al. Morphological disease progression of combined pulmonary fibrosis and emphysema：comparison with emphysema alone and pulmonary fibrosis alone. J Comput Assist Tomogr 2015；39：153-9.
12) Iwasawa T, et al. Smoking-related lung abnormalities on computed tomography images：comparison with pathological findings. Jpn J Radiol 2018；36：165-80.

特発性間質性肺炎

まれな間質性肺炎
リンパ球性間質性肺炎（LIP）

概念

- リンパ球性間質性肺炎（lymphocytic interstitial pneumonia：LIP）は，1969年Liebowらにより，当時の分類のいずれの間質性肺炎とも異なった，びまん性にリンパ球浸潤を呈する間質性肺炎として提唱された[1]．その後，一部の症例については悪性リンパ腫との異同や転化[2,3]も問題となったが，検査技術の進展もあり，現在ではおおむね鑑別が可能となった．
- 2002年の特発性間質性肺炎（idiopathic interstitial pneumonias：IIPs）の国際ステイトメントにおいては，病理組織学的には，diffuse lymphoid hyperplasia（DLH）のバリアントとする概念とされた[4]．しかし臨床像，および画像所見からはびまん性肺疾患との鑑別が問題となり，病理でも間質病変が主体の間質性肺炎を呈していることからIIPsの分類にすえ置かれた．
- 2013年の改訂版の国際ステイトメントにおいては，以前に報告された症例の多くがcellular NSIP（nonspecific interstitial pneumonia；非特異性間質性肺炎）に分類されること，また多くの症例が自己免疫性疾患をはじめとした他の疾患に伴うことが多く，特発性はきわめてまれであることがさらに強調され，idiopathic LIPとして，pleuroparenchymal fibroelastosis（PPFE）とともに「まれなIIPs」に分類された[5]．
- 本稿においては，主としてidiopathic LIPの臨床像，画像，病理所見につき解説する．

1 LIPの鑑別診断

- IIPsのほかの病型，特にcellular NSIP
- 悪性リンパ腫
- 膠原病
- multicentric Castleman diseaseあるいはidiopathic plasmatic lymphadenopathy
- 過敏性肺炎
- HIV感染
- IgG4関連肺疾患

（「日本呼吸器学会びまん性肺疾患診断・治療ガイドライン作成委員会編：特発性間質性肺炎診断と治療の手引き，改訂第3版，p.97，2016，南江堂」より許諾を得て転載）

臨床像

- 典型的臨床像として，50歳台前後の女性で緩徐な進行が多いとされるが，多くの患者で進行性の咳嗽や呼吸困難をきたす．発熱，体重減少，胸痛，関節痛が時にみられ，呼吸機能上は拘束性換気障害，拡散障害をきたし，低酸素血症を認める．また軽度の貧血，ガンマグロブリンの多クローン性増加などがみられる．idiopathic LIPは，進行性の著明な線維化やばち指等を呈することは比較的少なく，肺外のリンパ節腫脹などもまれとされている．気管支肺胞洗浄（BAL）液ではリンパ球比率の増加を認める．
- idiopathic LIPには，**1**のような鑑別疾患の存在が報告されているため，精査する必要がある[4,6]．
- LIPの一部は，少なくとも2002年以前の報告においては，悪性リンパ腫やcellular NSIP，あるいはDLHが混在している可能性もある．LIPは稀少疾患でもあり，まとまった報告でも後ろ向きの10〜20例を検討した数報を認

2 LIPの胸部CT画像

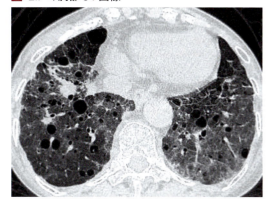

両側に下肺野優位のすりガラス状陰影を認め，一部に浸潤影を認める．また本症例は著明な囊胞形成も認めている．

めるのみで[7-10]．2002年以降はChaらの検討のわずか一報である[10]．

- 性別や年齢はいずれの報告もおおむね一致しているが，特発性は1978年の報告では46％と多いものの，1987年以降の報告では11～20％と低い値にとどまる．逆にSjögren症候群の合併割合が，近年の報告では2000年以降の2論文で45～53％と高い．
- 比較的最近のChaらの報告では，LIP症例15例中3例（20％）が特発性で，興味深いことに，性別では，Sjögren症候群など自己免疫疾患合併例においては，女性が9例中8例（89％）と多かったが，特発性は3例全例が男性であった[10]．

画像所見

- 2002年の国際ステイトメントの記載では，すりガラス状陰影が最も優位なHRCT所見であり，囊胞や，時に蜂巣肺もみられるとされている．網状影（reticular shadow）は約50％にみられ，結節や浸潤影もきたす（2）．
- 一方，上甲らは，病理学的に肺胞隔への細胞浸潤のないDLHはLIPに含めないとする2002年の国際ステイトメント[4]に準じて，それまでLIPと診断されていた症例群を再検討したところ，9例がDLH，6例がLIPの診断となり，これらの画像所見を比較している[11]．
- その結果，すりガラス状陰影は双方とも全例にみられる一方，下肺野優位の分布は有意にLIPでみられ，小葉間隔壁や気管支血管束の肥厚はDLHで多くみられた．したがってLIPの所見としてはすりガラス状陰影が下肺野優位にみられ，病理組織所見に一致して，NSIPに類似するとしている．
- 2013年の改訂版国際ステイトメントにおいては，HRCT所見は著明な囊胞をきたす症例があることが追記されたこと以外は，前記と変わりはない[5]．

病理所見

- LIPはリンパ球，形質細胞の著明な間質への浸潤（3）と，軽度のマクロファージの増加を呈する．リンパ路に沿ったリンパ濾胞の形成もしばしばみられる．ある程度の構造破壊や，非壊死性肉芽腫がみられることもある．気腔内の器質化やマクロファージの集簇像もみられることもあるが，軽度であることが多い．
- 病理学的な鑑別診断としては2002年のガイドラインでは，DLH，nodular lymphoid hyperplasia，悪性リンパ腫，器質化肺炎（organizing pneumonia：OP），NSIP，過敏性肺炎，通常型間質性肺炎（usual interstitial pneumonia：UIP）があげられている．
- 肺胞隔への細胞浸潤のないDLHは以前の研究ではLIPに含まれていた．しかしながら，2002年のガイドラインではある程度のoverlapがあるにせよ，LIPという用語は，広範な肺胞隔への細胞浸潤を伴う症例に限るとしている[4]．一方で，病態的にはDLHが細気管支周囲を主体に病変をきたす濾胞性細気管支炎と類似の病態と考え，LIPはDLHが間質主体に病変をきたすバリアントととらえられている．したがって，悪性リンパ腫との鑑

3 LIPの病理組織像

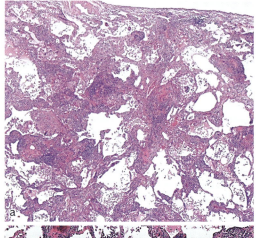
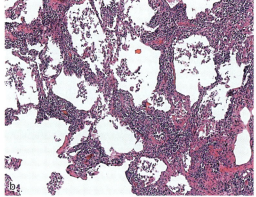

a. 弱拡像, b. 強拡像：リンパ球, 形質細胞, 組織球の間質への著明な細胞浸潤を認め, 間質の肥厚を認めるが, 著明な構造改変はみられない. 一部にはリンパ濾胞の形成も認められる.

別も考慮すると, リンパ増殖性疾患の範疇としても引き続きとらえるべき病態である.

- 鑑別疾患についても, 悪性リンパ腫はきわめて重要である. とくに鑑別が考慮される"marginal zone B-cell lymphoma"は, ヘマトキシリン・エオジン(HE)染色での形態のみでは診断は困難であることが多く, 必要に応じて適切な免疫組織学検査や分子生物学的手法を行い, 免疫グロブリンの偏り, 遺伝子再構成, 遺伝子転座などを検索する.
- cellular NSIP も最も重要な鑑別疾患のひとつで, 実際2008年のNSIP projectにおいて, 過去に集積されたNSIP症例67例が再検討された際も, 54%の症例で中等度以上の肺胞隔への炎症細胞浸潤, 57%にリンパ濾胞の形成所見がみられている[12]. 一方, どの程度の細胞浸潤でcellular NSIPとLIPの鑑別を行うかという細胞浸潤の程度に関する明確な基準がいまだに確立されていない点は, 鑑別上の問題点となっている.
- 過敏性肺炎も, 特に鳥飼病など, 経過が慢性でcellular NSIP様の像の目立つ症例では, 背景に軽度の構造改変を伴う症例があり, 気道中心の分布が比較的弱い部分などは病理組織所見のみでは鑑別の難しい症例が生じうる.
- ほかに, 膠原病をはじめとしたその他の免疫異常を呈する疾患, HIV感染, AIDS関連およびEBVなど他のウイルス関連でもLIPが報告され[13,14], リンパ腫様肉芽腫症(lymphomatoid granulomatosis：LYG)の初期や, 多中心性Castleman病でもLIP様病変を認める.

治療

- 治療については, 当初より詳細についての記載は少なく経験的な報告のみであるが, 多くの症例でステロイド製剤が使用され, おおむね症状の改善には寄与しているようである. シクロホスファミドなどの免疫抑制薬も用いられている.
- 治療反応性の観点からみると改善率は44～64%となっているが[7,9,10], 明らかな進行例も認めている. 前記の最近の報告でも3例中1例にステロイドが奏功し, 1例は治療反応性はやや悪く, 残りの1例は治療は不明であるが進行のすえ死亡していることが報告されており[10], やはり治療反応性の解釈は難しい.
- これらの報告からは, 予後因子および治療が個々の病態の進展に与える影響についても不明である. LIPの診断とともに治療についても, 今後の検討課題である.

まとめ

- idiopathic LIPは，まれな間質性肺炎として分類されているが，主として形態学的な側面からであり，先に述べたごとくDLHの亜型であるとの理解からも病態はリンパ増殖性疾患との関連もあり他のIIPsとは異なる．
- LIPは，最近の報告でも膠原病，とくにSjögren症候群に合併することが多い．実際Chaらの報告でもLIP症例のうち50％以上でSjögren症候群の合併がみられている[10]が，idiopathic LIPと自己免疫性疾患の関連を直接検討した報告はない．
- 最近，膠原病的背景を有する間質性肺炎の研究を促進するという観点からinterstitial pneumonia with autoimmune features（IPAF）[15]の診断基準が提唱された．HRCT画像あるいは病理組織でのLIPパターンは，IPAF診断基準の重要な要素の一つ（「IPAFを考える」の項参照，p.274）であるが，idiopathic LIPがどの程度IPAFの基準を満たすのかは不明である．さらにLIPを呈する膠原病で最も多くを占めるSjögren症候群は，膠原病の中でも潜在例が多いとされていることから，LIPのIPAF症例の検討は意義があると思われ，今後の課題である．
- 我々呼吸器内科医は，膠原病など全身性疾患の診療においても，呼吸器病変の存在する症例にほぼ限られていることから，病変のみかたに偏りが生じやすい．したがって，LIPのような病態を診療する際には，全身性疾患の一表現形である可能性も常に念頭におき，慎重な鑑別を行う必要がある．
- また臨床医が，LIPを疑う症例につき胸部放射線専門医，肺病理専門医のみならず，膠原病リウマチ内科医，皮膚科医，総合内科医などとのmultidisiplinary discussion（MDD）をさらに推進することにより，臨床現場への還元が円滑に行われるとともに，この分野の研究の進展につながるものと期待される．LIPの病態が，一日も早く明らかとなることが望まれる．

謝辞：貴重な症例の胸部CTおよび病理組織画像をご提供いただきました静岡赤十字病院呼吸器内科の松田宏幸先生に深謝いたします．

（中村祐太郎）

文 献

1) Liebow AA. The interstitial pneumonias. In：Simon M, et al, editors. Frontiers of Pulmonary Radiology. 1st edition. Grune & Stratton；1969. p.102-41.
2) Liebow AA, Carrington CB. Diffuse pulmonary lymphoreticular infiltrations associated with dysproteinemia. Med Clin North Am 1973；57：809-43.
3) Kradin RL, et al. Immunoblastic lymphoma arising in chronic lymphoid hyperplasia of the pulmonary interstitium. Cancer 1982；50：1339-43.
4) American Thoracic Society；European Respiratory Society. American Thoracic Society/European Respiratory Society International Multidisciplinary Consensus Classification of the Idiopathic Interstitial Pneumonias. This joint statement of the American Thoracic Society (ATS), and the European Respiratory Society (ERS) was adopted by the ATS board of directors, June 2001 and by the ERS Executive Committee, June 2001. Am J Respir Crit Care Med 2002；165：277-304.
5) Travis WD, et al. An official American Thoracic Society/European Respiratory Society statement：Update of the international multidisciplinary classification of the idiopathic interstitial pneumonias. Am J Respir Crit Care Med 2013；188：733-48.
6) 日本呼吸器学会びまん性肺疾患診断・治療ガイドライン作成委員会編．リンパ球性間質性肺炎（LIP）．特発性間質性肺炎診断と治療の手引き，改訂第3版．南江堂；2016. p.95-8.
7) Strimlan CV, et al. Lymphocytic interstitial pneumonitis. Review of 13 cases. Ann Intern Med 1978；88：616-21.
8) Koss MN, et al. Lymphoid interstitial pneumonia：clinicopathological and immunopathological find-

ings in 18 cases. Pathology 1987;19:178-85.
9) Johkoh T, et al. Lymphocytic interstitial pneumonia: thin-section CT findings in 22 patients. Radiology 1999;212:567-72.
10) Cha SI, et al. Lymphoid interstitial pneumonia: clinical features, associations and prognosis. Eur Respir J 2006;28:364-9.
11) 上甲剛. ATS-ERS02診断基準によるリンパ球性間質性肺炎（Lymphocytic interstitial pneumonia（LIP））のCT所見. びまん性肺疾患に関する調査研究班：平成21年度研究報告書：厚生労働科学研究費補助金難治性疾患克服研究事業. 2010. p.147-50.
12) Travis WD, et al. Idiopathic nonspecific interstitial pneumonia: report of an American Thoracic Society project. Am J Respir Crit Care Med 2008;177:1338-47.
13) Grieco MH, Chinoy-Acharya P. Lymphocytic interstitial pneumonia associated with the acquired immune deficiency syndrome. Am Rev Respir Dis 1985;131:952-5.
14) Kaan PM, et al. Expression of bcl-2 and Epstein-Barr virus LMP1 in lymphocytic interstitial pneumonia. Thorax 1997;52:12-6.
15) Fischer A, et al. An official European Respiratory Society/American Thoracic Society research statement: interstitial pneumonia with autoimmune features. Eur Respir J 2015;46:976-87.

特発性間質性肺炎

まれな間質性肺炎
特発性PPFE

特発性PPFEと上葉限局型ならびに上葉優位型肺線維症について

- 1992年網谷らは，上葉に限局する原因不明の肺線維症を新たに提唱し，特発性上葉限局型肺線維症（idiopathic pulmonary upper lobe fibrosis：IPUF）と命名した[1]．その後，上葉優位型肺線維症という類縁の概念も提唱された．IPUFは提唱者の網谷に敬意を表し，わが国では網谷病という呼称が定着した．
- 2004年Frankelらは，網谷病との類似性を意識しつつ，新たに特発性PPFE（pleuroparenchymal fibroelastosis）という概念を提唱した[2]．これは既存の特発性間質性肺炎（IIPs）のいずれの組織学的分類にも当てはまらない間質性肺炎である．PPFEが提唱されて以降，わが国においてしばらく特発性PPFEと網谷病や特発性上葉優位型肺線維症との異同が論じられたが，現在はあまり厳密な区別はせず，3者をすべて特発性PPFEという呼称でまとめることが多くなった．
- 本稿において，網谷病や特発性上葉優位型肺線維症は，いずれも特発性PPFEという疾患概念の中に含まれるとの立場をとっている．これら3者は，①特発性肺線維症（IPF）や特発性非特異性間質性肺炎（NSIP）と同様に，緩徐に発症する乾性咳嗽や労作時呼吸困難を主症状とする慢性線維化型間質性肺炎としての臨床的態度を有する，②上葉に優勢な線維化病変を有する，③弾性線維の増生にその病理組織学的特徴がある，などの共通項を有しており，網谷病と特発性上葉優位型肺線維症は特発性PPFEと同一の疾患，すなわち同一疾患の異なる表現型とみなしている．以後，特発性PPFEについて解説する．

疾患概念─PPFEの多様な病態

■ 組織学的PPFEと臨床的概念としてのPPFE

- PPFEは組織学的パターンと臨床診断名が同じである．最近はCTの読影パターンの一つとしてPPFEパターンという表現を目にすることがある．したがって，"PPFE"という表現を用いる場合は，その区別を厳密にしなければならない．

■ IIPsの一員としての特発性PPFE

- 2013年に改訂されたIIPsの国際分類[3]によれば，特発性PPFEはIIPsの一員であり，まれな間質性肺炎というサブカテゴリーに入っている（「特発性間質性肺炎の定義」の**1**参照，p.8）．

■ 特発性PPFE，網谷病，特発性上葉優位型肺線維症

- 組織学的PPFEが証明されるIIPsを**1**に示している．赤枠で囲った部分が特発性PPFEに相当する．特発性PPFEは組織学的PPFEが上葉に限局する網谷病と下葉にも線維化病変が存在する上葉優位型肺線維症という2つの表現型を有する．ただし，上葉優位型肺線維症においては下肺野の線維化病変はPPFE以外のパターン[★1]もとりうる．
- **1**において特発性PPFE枠（赤枠）の右側に，肺の一部に組織学的PPFEパターンが存在するが，臨床的に特発性PPFEとはいえない肺線維症の枠を設けた．IPFや分類不能IIP

★1 通常型間質性肺炎（usual interstitial pneumonia：UIP）や非特異性間質性肺炎（nonspecific interstitial pneumonia：NSIP）など．

1 組織学的PPFEパターンが存在する間質性肺炎/肺線維症

臨床病名	上葉限局型肺線維症（網谷病）	上葉優位型肺線維症	IPFなどの特発性PPFE以外の肺線維症
病変占拠部位	上葉＞＞＞中下葉	上葉＞中下葉	上葉≦中下葉
病理組織学的パターン	上葉　PPFE 下葉　病変なし	上葉　PPFE 下葉　non-PPFE 上葉　PPFE 下葉　PPFE	上葉　PPFE 下葉　non-PPFE

(unclassifiable IIP)[3]の一部の症例がこの枠に入るだろう．IPFの上肺野に組織学的PPFE病変が証明されることはまれではない[4]．この一群と特発性PPFEとを一緒にして青枠破線で囲った全体が組織学的PPFEの証明されるIIPsである．

- 特発性PPFE以外の肺線維症と特発性PPFEを峻別する大きな根拠は下葉の線維化病変にある．たとえ上肺野にPPFE病変があっても，下肺野に優勢なUIP病変があれば，臨床的にIPFと診断されるだろう．しかし，数字で表わされる厳密な約束事はなく，"優勢"の印象的度合いで決まる．PPFEかIPFか臨床的診断に迷う場合は分類不能IIPと診断することもあるだろう．

■ 網谷病―「無気肺硬化」あるいは肺線維症？

- 網谷病は致死的ではあるが，10年から20年の長い臨床経過をたどる疾患と理解されている[1]．すなわち従来の慢性経過のIIPsと異なり，両側肺尖部に限局し，長期間動きのない病変は瘢痕性収縮をきたした何らかの陳旧性線維化病変（いわゆる無気肺硬化）ではないかという考え方がある．このような長い臨床経過は，IPFはもちろんのこと，特発性上葉優位型肺線維症とも異なる独立した疾患ではないかという考えにつながる．
- しかし，IPFは従来考えられたような悲惨な予後を示す症例だけとは限らず，長期間安定している症例もあり，多様な臨床経過を呈するIIPであることがわかってきた[3]．また特

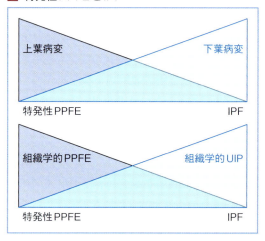

2 特発性PPFEとIPF

発性PPFEにおいても長期間安定している症例から急速に悪化する予後不良症例まで非常に幅が広いことがわかっており[5,6]，網谷病とIPFや上葉優位型肺線維症の境界は必ずしも明瞭ではない．

■ 特発性PPFEとIPF―線維症の進行と表現型の移行

- IPFは特発性PPFEとの鑑別に最も難渋する肺線維症である．特に下肺野の線維化病変が多くなればなるほど，鑑別に迷うことになる．**1** **2** に示すように，上下葉という解剖学的占拠部位のみならず組織学的PPFEと組織学的UIPは特発性PPFEとIPFにおいて，程度の差こそあれ共有する所見である．
- PPFEはいつ診断されるかによって予後が大きく変わる可能性がある．PPFEの初期病変

3 特発性PPFEとIPFの換気機能

	特発性PPFE	IPF
FVC	↓↓	↓
TLC	↓	↓
FVC % pred./TLC % pred.	<1	≒1
RV % pred.	↑	→
RV/TLC	↑	→

FVC：努力肺活量，TLC：全肺気量，RV：残気量．

は上葉にのみ存在する場合がある．疾患が進行することによって下葉病変が顕在化する．また後期には下葉病変が進行し，上葉と下葉病変が均等分布している場合もまれでなく[6]，IPFとの鑑別を要することになる．このように進行の度合いにより，網谷病か上葉優位型肺線維症か，あるいはIPFかという診断が変わりうる．このような場合は，過去に遡って画像をレビューする必要に迫られる．

■ PPFEをPPFEたらしめる生理学特徴 3

- これまで述べてきたように，特発性PPFEには画像や病理だけでは診断が容易でない境界領域があり，単純に割り切れない場合がある．しかし，臨床的PPFEにはIPFのような他のIIPsにはみられない生理学的特徴がある．機能的にPPFEに近いか，IPFに近いか，という切り口で鑑別診断を進めたい．
- PPFEの生理学的特徴は，肺線維症としてのPPFEだけで説明できるものではない．上肺野の線維化が進行することとあいまって胸郭の扁平化が進行する[7]．扁平胸郭は肺と胸壁メカニクスの変化を招来し，PPFEの生理学的特徴を修飾することになる．すなわち，側弯症や強直性脊椎炎のように，胸郭の動きが制限され努力肺活量（forced vital capacity：FVC）が極端に低下するが，残気量（residual volume：RV）が保たれる胸壁疾患[8,9]としての一面を有している．
  ①FVC：肺線維症たるPPFEはFVCを低下させる．扁平胸郭という変形した骨性胸郭は動きが悪く，吸気努力をしても胸郭が思うように拡張しない．その結果，FVCがさらに低下することになる．
  ②全肺気量（total lung capacity：TLC）：肺線維症たるPPFEにおいてTLCは低下する．
  ③FVC % pred./TLC % pred.[★2]：TLCの低下に比して，FVCの低下が特に著しい．これはIPFではみられない傾向である．
  ④RV % pred.：側弯症と同じように，扁平胸郭を呈するPPFEでは低下しない．一般的に間質性肺炎ではTLC，RVともに低下するのが常である．
  ⑤RV/TLC：胸郭の動きが悪く，深呼気においてもRVが低下しないことにより，結果的にRV/TLCが上昇する．これもIPFや他のIIPsと鑑別するための根拠になりうる．

臨床像

■ 臨床背景

①発症様式：緩徐に乾性咳嗽や労作時呼吸困難が出現する．これらの症状はIPFやNSIPと何ら変わりはない．
②発症年齢：発症年齢に大きな幅があり，報告によって異なる．IPFに比して，発症年齢に幅がある分，やや若年の傾向がある．
③性差：報告者によって，まちまちである．
④遺伝的背景：近親者にPPFE，もしくはIPFなどの他の肺線維症を発症する場合がある．
⑤既往歴：非結核性抗酸菌症（NTM症）などの慢性呼吸器感染症を併発する例がある．PPFEの進行により，NTM症を発症しやすい素地ができ，発症する可能性が強いが，NTM症とともにPPFEが進行する可能性もある．アスベスト曝露後，悪性腫瘍の治療後，放射線照射後，造血幹細胞移植

[★2] % pred. =% predicted
予測値に対する百分率

後、肺移植後に発症する例がある。明らかな因果関係が証明されれば、特発性とはいえない。

⑥喫煙歴：IPFと異なり、喫煙の関与は乏しい。

■ 臨床症状

- 緩徐に発症する乾性咳嗽や労作時呼吸困難が主症状である。気胸が多いので、胸痛が初発症状ともなりうる。

■ 身体所見

①やせ：身体所見で最も目立つのはやせである。単に疾患の進行に伴う消耗性のやせではなく、初期からBMIが低値の症例が多い。

②扁平胸郭：疾患の進行につれて胸郭の扁平化が著明になるが、先天的に胸郭が扁平化している症例もあるといわれている。

③ばち指：IPFと異なり、ばち指を呈する症例はまれである。

④fine crackles：IPFと異なり、fine cracklesが聴取される症例は少ない。しかし、下肺野に病変が進行すると聴取されることが多くなる。

■ 血液マーカー

①KL-6：上昇する例もあるが、正常上限をやや超える程度の症例が多い。

②SP-D：上昇する例が多い。

③SP-A：上昇することがある。

病理所見

- 上肺野肺尖部の胸膜下に弾性線維が密に増生する。硝子化し肥厚した臓側胸膜に接する肺実質に弾性線維の増殖巣が存在し、ほぼ正常な肺組織と明瞭に境されている（**4 a**）。正常肺との境界部を拡大すると、弾性線維の増殖の本態は肺胞隔壁を取り囲むように増殖した弾性線維（septal elastosis）である（**4 a** inset）。肺胞内には膠原線維が充満しており、PPFEの線維化は弾性線維と膠原線維の両者の増殖より成り立っている。一方、胸膜直下

4 特発性PPFEの顕微鏡像

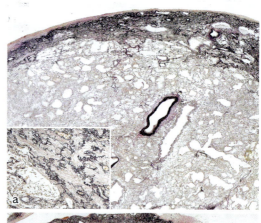

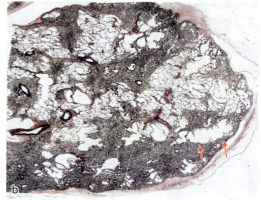

a. 69歳男性：剖検、右中葉
b. 83歳女性：剖検、右上葉．→：拡張した末梢気道（牽引性拡張）．
（エラスチカ・ワンギーソン染色）

の肺実質では弾性線維が密に増殖しており、肺胞構築が確認できない。肺胞がつぶれた像と考えられている。

- 症例によっては、弾性線維の増殖巣が胸膜直下に限らず、内方の肺実質に不規則に伸びている像もみられる。弾性線維の増殖巣内に、肺の線維化・収縮の結果である拡張した末梢気道（牽引性拡張）もみられる（**4 b** 矢印）。弾性線維の増殖巣間に介在する肺組織の構築は保たれている。

- 下肺野の病変は多様である。組織学的PPFEもあるが、過去の報告を総合するとUIPパターンが多いことになっている。しかし、下肺野の組織学的所見については、まとまった

5 PPFE，UIP両者の混在する肺線維症

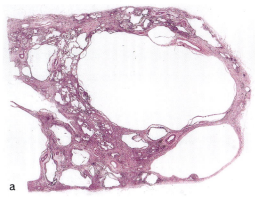
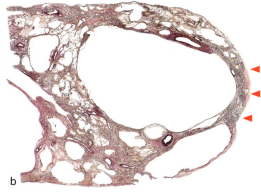

a．HE染色．b．エラスチカ・ワンギーソン染色
83歳女性．剖検．左下葉．線維化巣のあいだに介在する肺組織の構築は保たれUIP様にみえる．しかし，一部に膠原線維で肥厚した胸膜があり，その下に弾性線維が密に増生した肺実質がある（◀）．この部分は組織学的PPFEといって差し支えない．

6 特発性PPFEのCT像

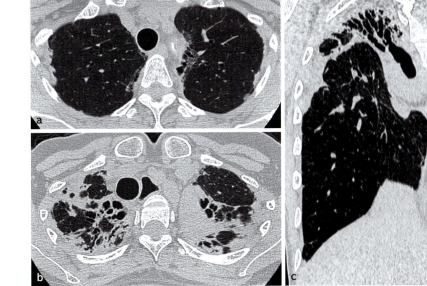

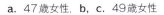

a．47歳女性．b，c．49歳女性

報告が少なく，筆者の限られた経験ではあるが，PPFEともUIPとも断定できない両者の混在する肺線維症（5）がある．PPFEとUIPなどのnon-PPFE病変が衝突することもありうるという意味において，気腫と肺線維症が衝突する気腫合併肺線維症（combined pulmonary fibrosis and emphysema：CPFE）の下肺野病変と同じように複雑な形態になることもある．

画像所見

- 胸膜の肥厚と，4aにみられるような肺実質の板状の弾性線維の増殖巣はCTで区別しにくい．軽度の病変であれば，肺尖部の胸膜か

ら肺実質に向かって膨隆する多発小結節として描出される（6a）．一方，進行すれば，肺門が挙上し，胸膜下に著明な牽引性気管支拡張を伴う線維化病変を作る（6b, c）．

治療

- 4章「管理と治療」の各項を参照されたい．

おわりに

- PPFEは概念が確立してまだ日が浅い．これまで小規模ながら症例を経験し，知見が集積されることでPPFEに対する考え方が少しずつ変わってきたような気がする．PPFEは非常に多様な病態を呈する肺線維症であり，見方によっては「まれなIIP」ではなく[10]，特発性器質化肺炎やNSIPのように，比較的よくみられる特発性間質性肺炎として確固たる地位を築くことになるかもしれない．
- しかしその一方で，臨床疾患単位とせずに，acute fibrinous and organizing pneumoniaのように，組織学的パターンにとどめておくという考え方もあるだろう．まだまだ症例を十分蓄積したうえで結論を出すべきではあるが．

（渡辺憲太朗）

文献

1) 網谷良一ほか．特発性上葉限局型肺線維症．呼吸 1992；11：693-9.
2) Frankel SK, et al. Idiopathic pleuroparenchymal fibroelastosis：description of a novel clinicopathologic entity. Chest 2004；126：2007-13.
3) Travis WD, et al. An official American Thoracic Society/European Respiratory Society statement：Update of the international multidisciplinary classification of the idiopathic interstitial pneumonias. Am J Resipr Crit Care Med 2013；188：733-48.
4) Kinoshita Y, et al. Proliferation of elastic fibers in idiopathic pulmonary fibrosis：a whole-slide image analysis and comparison with pleuroparenchymal fibroelastosis. Histopathology 2017；71：934-42.
5) Watanabe K, et al. Rapid decrease in forced vital capacity in patients with idiopathic pulmonary upper lobe fibrosis. Respir Investig 2012；50：88-97.
6) Yoshida Y, et al. Heterogeneous clinical features in patients with pulmonary fibrosis showing histology of pleruoparenchymal fibroelastosis. Respir Investig 2016；54：162-9.
7) Harada T, et al. The thoracic cage becomes flattened in the progression of pleruoparenchymal fibroelastosis. Eur Respir Rev 2014；23：263-6.
8) Kafer ER. Respiratory function in paralytic scoliosis. Am Rev Respir Dis 1974；110：450-7.
9) Weber B, et al. Pulmonary function in asymptomatic adolescents with idiopathic scoliosis. Am Rev Respir Dis 1975；11：389-97.
10) Nakatani T, et al. Pleuroparenchymal fibroelastosis from a consecutive database：a rare disease entity? Eur Respir J 2015；45：1183-6.

特発性間質性肺炎
まれな間質性肺炎
まれな組織学的パターン

- ATS/ERS[*1]による2013年の特発性間質性肺炎(idiopathic interstitial pneumonia：IIPs)の改訂において、IIPsの6つの基本型に加えて、まれな特発性間質性肺炎として特発性リンパ球性間質性肺炎(ILIP)、特発性PPFE(IPPFE)が新たに含まれ、同時にまれな組織パターンを示す間質性肺炎として急性線維素性器質化肺炎(AFOP)と細気管支中心性間質性肺炎(BCIP)が記載された[1]。
- 本稿ではこの2つのまれな組織型を示す間質性肺炎の臨床・画像・病理像の特徴と、現時点における疾患の独立性について述べたい。

急性線維素性器質化肺炎(AFOP)

- 急性線維素性器質化肺炎(acute fibrinous and organizing pneumonia：AFOP)は2002年にBeasleyによって、急性呼吸不全をきたした17例(男性10例、女性7例、平均年齢62歳：33～78歳)の患者の肺病変について15例の生検と2例の剖検検体の観察から報告された病理組織学的な名称であり、びまん性肺胞傷害(diffuse alveolar damage：DAD)と器質化肺炎(organizing pneumonia：OP)の中間に位置する疾患とされる[2]。
- 臨床的には2か月以内の急性発症で、症状としては発熱、呼吸困難、咳、血痰などがみられた。この報告では基礎疾患として膠原病が3例、ステロイド使用が3例、何らかの職業性曝露歴をもつものが4例あった。その予後は17例中9例がAFOPで死亡しており、予後は悪い疾患と考えられている。

[*1] ATS/ERS
アメリカ胸部医学会(American Thoracic Society)/ヨーロッパ呼吸器学会(European Respiratory Society)

1 AFOPのCT像

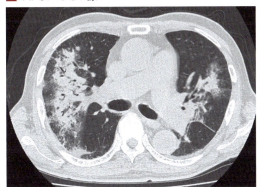

発熱、抗菌薬不応の急性発症の80歳台男性。両側上葉に非区域性の浸潤影、エアブロンコグラムがみられる。

- CTでは両肺底部に目立つ非区域性浸潤影(**1**)、気管支血管束の浸潤影や牽引性気管支拡張像も時にみられる[3]。
- 組織像では肺胞腔内にフィブリン球と称される著明なフィブリン析出がみられ(**2**a、b)、これは標本上平均50％(25～90％)の肺胞腔を占める[2,4]。フィブリン析出の分布は基本的には斑状にみられ、そのあいだに正常肺胞がみられる。フィブリンを取り囲むように肺胞腔内器質化(Masson体)がみられるが、密な膠原線維の沈着はみられない。肺胞中隔にはII型肺胞上皮の腫大、肺胞中隔の浮腫やリンパ球や形質細胞浸潤がみられる(**2**c)。
- まれに好酸球浸潤もあるが、好酸球性肺炎における肺胞腔内への好酸球浸潤はない。急性肺傷害の観点からみると、局所的には肺胞上皮の剥離、肺胞中隔の浮腫、少数の好中球浸潤がみられるが、DADでみられる硝子膜や肺胞管を被覆する膜状器質化はみられない。感染症や血管炎などとの鑑別が重要である。
- AFOPと特発性器質化肺炎(cryptogenic or-

2 経気管支鏡下cryobiopsyによるAFOPの組織像

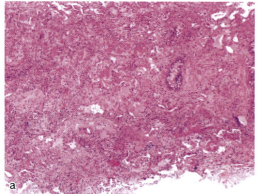
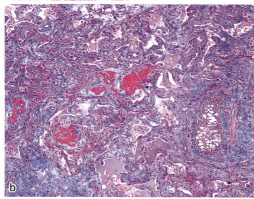
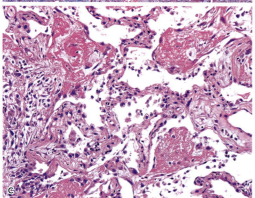

a：肺胞腔内に多量のフィブリン析出がみられ，一部にポリープ状の腔内器質化もみられる．（HE染色，×5）
b：肺胞腔内のフィブリン球（赤染）と，それを取り囲む小さい腔内器質化がみられる．（Masson trichrome染色，×10）
c：Ⅱ型肺胞上皮は軽度腫大し，肺胞腔内にはフィブリン球，それに接する器質化，肺胞上皮の剝離，肺胞中隔の浮腫と軽度の単核細胞浸潤がみられる．（HE染色，×20）

3 AFOP，OP，DADの病理組織学的比較

	COP	AFOP	DAD（急性期）
フィブリン析出	＋	＋＋＋	＋〜＋＋
腔内ポリープ状器質化	＋＋＋	＋	＋＋
Ⅱ型肺胞上皮腫大・過形成	＋	＋＋	＋＋＋
リンパ球・形質細胞浸潤	＋	＋＋	－〜＋
急性肺胞傷害（上皮剝離，好中球滲出など）	－	＋	＋＋＋
硝子膜	－	－	＋＋＋
膜状器質化	－	－〜＋	＋＋＋

COP：特発性器質化肺炎，AFOP：急性線維素性器質化肺炎，DAD：びまん性肺胞傷害．

ganizing pneumonia：COP）の病理組織像の比較では，フィブリン析出の量とその広がり，肺胞中隔のリンパ球，形質細胞浸潤の程度がAFOPでは有意に高いことが報告されている[5]．3 にAFOP，COP，DADの病理像の比較を示す．

- AFOPは多様な疾患，すなわち，好酸球性肺炎[6]，急性過敏性肺炎[7]，膠原病[8]，感染症[9]，薬剤性肺障害[10]などでもみられる組織所見であることから，特発性間質性肺炎として独立した疾患単位には含まれなかった．

細気管支中心性間質性肺炎（BCIP）

- 2013年のIIPs分類の改訂において，細気管支中心性間質性肺炎（bronchiolocentric patterns of interstitial pneumonia：BCIP）がAFOPとともにまれな組織型として記載された．現在までにBCIPに関しては，さまざまな名称で報告されている（4）[11]．
- BCIPの最初の報告はYousemによる2002年の10例の報告であった[12]．この報告では10例中8例が女性であり，2例に胃食道逆流症

4 細気管支中心性間質性肺病変報告例のまとめ

報告者（年）	Yousem & Dacic (2002)	De Carvalho (2002)	Churg (2004)	Fukuoka (2005)	Mark (2008)	Kuranishi (2015)
用語	idiopathic bronchiole-centric IP	centrilobular fibrosis	airway-centered interstitial fibrosis	peribronchiolar metaplasia	bronchiolitis IP	airway-centered interstitial fibrosis
N（M/F）	10（2/8）	12（6/6）	12（4/8）	15（2/13）	31（18/13）	68（29/39）
平均年齢（歳）	47（28〜69）	58.4±11.4	54（23〜69）	57（44〜74）	58（37〜79）	57±12
喫煙	4	4	4	8	NA	29
曝露・吸入	NA	NA	8	2		42
GERD	2	NA				38
膠原病関連	ND	ND	ND	5（RA，MCTDほか）	6	12
組織像	小葉中心性，細気管支中心性線維化，軽度の単核細胞浸潤，細気管支周囲線維化，PBM，FF	細気管支中心性線維化，細気管支上皮変性・壊死，PBM	細気管支中心性線維化，平滑筋増生，PBM	PBM，細気管支周囲線維化	閉塞性細気管支炎，BOOP，肺胞壁線維化，リンパ球浸潤，蜂巣肺	細気管支中心性線維化，細気管支炎，PBM
画像所見	肺底部網状影	肺底部浸潤性	細気管支周囲性，気管支壁肥厚	モザイクパターン	網状影，すりガラス状陰影	網状影，気管支周囲すりガラス状陰影
経過	進行N＝3 安定N＝3	NA	改善N＝3 安定N＝2 進行N＝1	改善N＝5 安定N＝6	改善N＝12 安定N＝1 進行N＝6	平均生存期間116か月
死亡	3/10	NA	4/10	0/11	4/19	22/68（5年間）

IP：間質性肺炎，GERD：胃食道逆流症，NA：not available，PBM：細気管支上皮化生，FF：fibroblastic foci（線維芽細胞巣），BOOP：bronchiolitis obliterans organizing pneumonia（器質化肺炎と閉塞性細気管支炎）．

（Kokosi MA, et al. Respirology 2016；21：600-14[11]をもとに作成）

（GERD）がみられた．平均48か月（4〜108か月）の経過観察中3例が死亡している．その組織像は小葉中心性，細気管支中心性の慢性炎症細胞浸潤（リンパ球，形質細胞）と線維化，細気管支周囲への細胞浸潤と線維化，細気管支周囲の細気管支上皮化生や杯細胞化生がみられる．小葉辺縁部肺胞は病変を免れている．Yousemはこの10例については喫煙関連の呼吸細気管支炎を伴う間質性肺疾患（RB-ILD）や慢性過敏性肺炎とは異なる疾患と考えた[12]．

- 2002年にCarvalhoらはUIP，NSIPを除いた12例を idiopathic centrilobular fibrosis として記載し，原因の一つとして慢性誤嚥を考えた[13]．一方，Churgらは12例の，細気管支の瘢痕と細気管支から周囲肺胞に伸びる線維化からなる慢性間質性肺炎の病理学的検討から，"airway-centered interstitial fibrosis（ACIF）"と名付けた[14]．6例においてさまざまな環境要因，職業性吸入要因があり，全例に経口あるいは吸入ステロイドが治療として使われたが，12例中4例は死亡しているので必ずしも予後良好とはいえない一群である．

- Fukuokaによる細気管支上皮化生（peribronchiolar metaplasia：PBM）を示す間質性肺疾患（PBM-ILD）15例では，13例が女性であ

5 BCIPのHRCT像

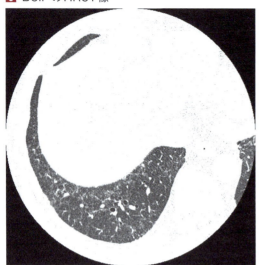

60歳台男性．健診にて異常影指摘．HRCTでは下肺野に，胸膜より内側に目立つ網状，すりガラス状陰影が認められる．

（小倉高志先生提供）

6 **5**と同症例の組織像

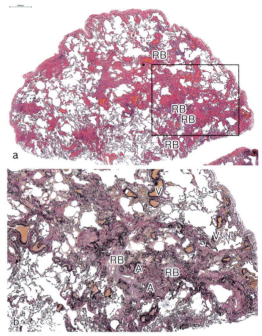

a：呼吸細気管支を中心として太い線維化がみられ，胸膜下は多くの部分でスペアされている．（HE染色，×2）
b：aの四角の部分では細葉中心性の線維化と平滑筋の増生があり，呼吸細気管支内腔に向かって幼弱器質化がみられる．（EVG染色，×5）
RB：呼吸細気管支，A：肺動脈，V：小葉間静脈．

（小倉高志先生提供）

り，2例に曝露歴があった．また膠原病としては混合性結合組織病（MCTD）1例と関節リウマチ（RA）2例が背景疾患として記載されている[15]．PBMは呼吸細気管支やその周囲肺胞上皮の傷害による非特異的な組織反応であり，何らかの経気道吸入による細気管支上皮傷害によって惹起されると考えられている．

- Markの報告では31例中19例にステロイドが投与され，うち6例は進行し，6例中4例は死亡した．病理学的にはすべてに閉塞性細気管支炎がみられ，また肺胞中隔の線維性肥厚も細気管支から離れた部分にも認められ，間質性肺炎として肺胞中隔の線維化が目立つ症例が多い[16]．
- 2015年にKuranishiらは68例の外科的肺生検が施行されたBCIP症例をまとめたが，42例に有機粒子の曝露があった．BCIP 68例の臨床診断は，過敏性肺炎29例，GERD 18例，膠原病4例であり，15例はこれら3疾患のオーバーラップで，特発性は2例のみであった[17]．
- 現在までに報告されたBCIPの比較を**4**に示す[11]．
- BCIPのHRCT像では両側下肺野優位のすりガラス状陰影，小葉中心性粒状が認められる[3]（**5**）．
- 病理像は呼吸細気管支を中心として，その壁から反回枝を含む肺胞壁に線維化と平滑筋の増生，細気管支上皮化生があり，時に線維芽細胞巣に相当する壁在型の幼弱器質化もみられる（**6**）．炎症細胞浸潤は一般に軽微である．また細葉中心性線維化はしばしば小葉間隔壁に連続する．
- これまでの報告からBCIPでは患者背景としては何らかの吸入曝露歴，GERD，自己免疫性疾患があることがわかってきた．したがって本疾患においては，何らかの経気道吸入要

因や免疫学的機序によって細気管支上皮傷害から線維化に進展する機序が考えられる．
- なお，重喫煙者ではしばしば終末細気管支・呼吸細気管支レベルから囊胞化と細気管支を中心とする線維化を示す症例がある．既存肺胞構造の破壊を伴う囊胞内腔には粘液貯留像がみられ，細気管支上皮化生は顕著である．このような病変は喫煙者肺において高頻度でみられ，今回提示したbronchiolocentric IPとは分けるべきと考える．

おわりに

- 2013年のIIPs分類の改訂において，まれな組織パターンの間質性肺炎が記載されたが，いずれも多様な原因で観察される組織像であるために特発性間質性肺炎の中には含まれない．AFOPはOPとDADの中間に位置する急性肺障害の一つの組織像として，またBCIPは経気道吸入要因あるいは自己免疫機序が関与する細気管支における病変と考えられる．「特発性」とは現時点で原因不明ということであるが，肺傷害の病理像から推定される原因を遡及し，適切な治療に至ることが求められる．

謝辞：細気管支中心性間質性肺炎の画像，病理像は神奈川県立循環器呼吸器病センター小倉高志先生，馬場智尚先生，池田慧先生のご厚意によるものであり，深謝します．

（武村民子）

文 献

1) Travis WD, et al. An official American Thoracic Society/European Respiratory Society statement：Update of the international multidisciplinary classification of the idiopathic interstitial pneumonias. Am J Respir Crit Care Med 2013；188：733-48.
2) Beasley MB, et al. Acute fibrinous and organizing pneumonia：a histological pattern of lung injury and possible variant of diffuse alveolar damage. Arch Pathol Lab Med 2002；126：1064-70.
3) Johkoh T, et al. Rare idiopathic interstitial pneumonias（IIPs）and histologic patterns in new ATS/ERS multidisciplinary classification of the IIPs. Eur J Radiol 2015；84：542-6.
4) Beasley MB. The pathologist's approach to acute lung injury. Arch Pathol Lab Med 2010；134：719-27.
5) Feinstein MB, et al. A comparison of the pathological, clinical and radiographical, features of cryptogenic organising pneumonia, acute fibrinous and organising pneumonia and granulomatous organising pneumonia. J Clin Pathol 2015；68：441-7.
6) Tazelaar HD, et al. Acute eosinopilic pneumonia：histopathologic findings in nine patients. Am J Respir Crit Care Med 1997；155：296-302.
7) Hariri LP, et al. Distinct histopathology of acute onset or abrupt exacerbation of hypersensitivity pneumonitis. Hum Pathol 2012；43：660-8.
8) Hariri LP, et al. Acute fibrinous organizing pneumonia in systemic lupus erythematosus：a case report and review of the literature. Pathol Int 2010；60：755-9.
9) Otto C, et al. Acute fibrinous and organizing pneumonia associated with influenza A/H1N1 pneumonia after lung transplantation. BMC Pulm Med 2013；13：30.
10) Piciucchi S, et al. A case of amiodarone-induced acute fibrinous and organizing pneumonia mimicking mesothelioma. Am J Resp Crit Care Med 2015；191：104-6.
11) Kokosi MA, et al. Rare idiopathic interstitial pneumonias：LIP and PPFE and rare histologic patterns of interstitial pneumonias：AFOP and BPIP. Respirology 2016；21：600-14.
12) Yousem SA, Dacic S. Idiopathic bronchiolocentric interstitial pneumonia. Mod Pathol 2002；15：1148-53.
13) de Carvalho ME, et al. Centrilobular fibrosis：a novel histological pattern of idiopathic interstitial pneumonia. Pathol Res Pract 2002；198：577-83.
14) Churg A, et al. Airway-centered interstitial fibrosis：a distinct form of aggressive diffuse lung disease. Am J Surg Pathol 2004；28：62-8.

15) Fukuoka J, et al. Peribronchiolar metaplasia : a common histologic lesion in diffuse lung disease and a rare cause of interstitial lung disease : clinicopathologic features of 15 cases. Am J Surg Pathol 2005 ; 29 : 948-54.
16) Mark EJ, Ruangchira-urai R. Bronchiolitis interstitial pneumonitis : a pathologic study of 31 lung biopsies with features intermediate between bronchiolitis obliterans organizing pneumonia and usual interstitial pneumonitis, with clinical correlation. Ann Diagn Pathol 2008 ; 12 : 171-80.
17) Kuranishi LY, et al. Airway-centered interstitial fibrosis : etiology, clinical findings and prognosis. Respir Res 2015 ; 16 : 55.

特発性間質性肺炎

まれな間質性肺炎
家族性間質性肺炎

家族性間質性肺炎の概念

- 遺伝子変異が原因で発症する間質性肺炎は，家族内に集積を認める場合に家族性間質性肺炎とよばれる．一方，家族歴の有無によらず小児期に発症する場合には「先天性」，原因が遺伝子変異であることに着目する場合には「遺伝性」という用語が選択される．しかし，出生時に症状がない場合には「先天性」，家族歴がない場合には「家族性」という表現がふさわしくないともいえる．
- 新生児期・乳児期に発症した場合には，間質性肺炎と肺胞蛋白症（pulmonary alveolar proteinosis：PAP）を画像診断のみで鑑別することが困難であることから，遺伝性間質性肺疾患（hereditary interstitial lung disease：HILD）という用語を用いることが多い[1,2]．

遺伝性間質性肺疾患の分類

- HILDは，II型肺胞上皮細胞の異常，肺胞マクロファージの異常，肺形成の異常に分類することができる．
- 病態からは，間質性肺炎，先天性肺胞蛋白症（congenital pulmonary alveolar proteinosis：CPAP）およびその他の異常に分類することができる．

■ II型肺胞上皮細胞の異常

- II型肺胞上皮細胞に発現する遺伝子の変異が原因で発症する疾患には，surfactant protein-B（SP-B）欠乏症，SP-C異常症，ATP-binding cassette transporter A3（ABCA3）異常症がある．

SP-B欠乏症

- 肺サーファクタントが表面活性を発揮するためにはSP-BとSP-Cのうち少なくとも一方が必要である．II型肺胞上皮細胞においてpro SP-CからSP-Cが成熟するためには，SP-Bが必要であるため，SP-Bが欠乏するとSP-Cも欠乏して，出生時に肺サーファクタントが機能せず，正期産児であっても呼吸窮迫症候群（respiratory distress syndrome：RDS）を発症する．
- サーファクタント補充療法が一時的には有効だが，次第に乳児型のPAPに移行する．根治療法は肺移植のみである．
- SP-B欠乏症の遺伝形式は常染色体劣性で，欧米では*SFPTB*の121ins2とよばれる変異が多くみられるが，日本ではいまだ確定診断例はない[3]．

SP-C異常症

- SP-Cをコードする*SFPTC*の変異により間質性肺炎あるいはPAPを発症する常染色体優性の遺伝性疾患である．同一の変異を共有する家族間でも発症時期や臨床症状が大きく異なることがある．
- **1**は新生児期発症でCPAPの病像を呈したSP-C異常症である[4]．本症例では，*SFTPC*にc.134T＞G, p.Leu45Argをヘテロ接合性に認めた．
- SP-C異常症による間質性肺炎に対しては，ステロイド薬あるいはヒドロキシクロロキンの投与が有効なことがある．

ABCA3異常症

- 脂質トランスポータのABCファミリーに属するABCA3はII型肺胞上皮細胞に特異的に発現する．ABCA3異常症は常染色体劣性の遺伝性疾患である．ABCA3の機能が著しく低下するとラメラ体が形成されず，出生時に

1 SP-C異常症の乳児例

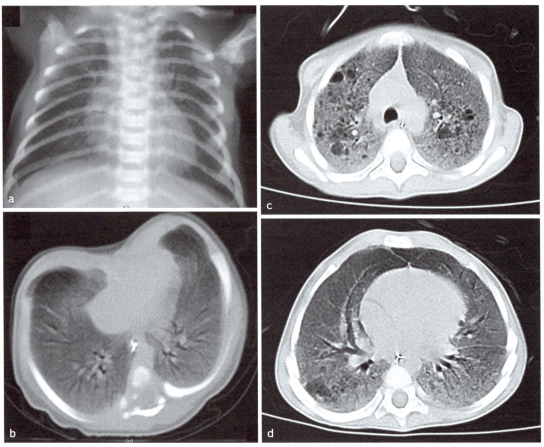

日齢3の胸部X線像（a）と日齢5の肺CT像（b）ではびまん性の透過性低下を認める．1歳0か月の肺CT像（c，d）ではPAPに特徴的なすりガラス状陰影（ground glass opacity：GGO），敷石あるいはメロンの皮様のcrazy-paving patternおよび牽引性気管支拡張による蜂巣状所見を認める．

（大分県立病院小杉雄二郎先生より提供）

RDSを発症する[5]．ABCA3異常症による間質性肺炎はさまざまな病理組織像を呈する．
- ABCA3異常症による間質性肺炎にはステロイド薬，ヒドロキシクロロキンに加えてアジスロマイシンの投与が有効な例がある[6]．

肺胞マクロファージの異常
- 肺胞マクロファージの成熟にはGM-CSFによる刺激が必要である．GM-CSFに対する自己抗体の過剰産生により肺胞マクロファージの機能が障害されると，自己免疫性PAPを発症する．GM-CSFの受容体をコードする*CSF2RA*および*CSF2RB*の変異はPAPの原因となるが，GM-CSF受容体の機能が完全に欠損しているにもかかわらず成人になってから発症する例があり，その機序はいまだ不明である[7]．
- *GATA2*の変異により発症するMonoMAC★1症候群は，常染色体優性の遺伝性疾患で，単球減少と抗酸菌感染症およびPAPの発症を特徴とする疾患である[8]．
- 肺胞マクロファージの異常によるHILDに対しては造血幹細胞移植が有効である．また，培養した肺胞マクロファージの気道内移植が

★1 MonoMAC
monocytopenia and mycobacterial infection

新しい治療法として研究されている[9].

肺形成の異常

ACDMPV

- alveolar capillary dysplasia with misalignment of pulmonary veins（ACDMPV）は肺の血管構築異常に起因する強い肺高血圧を特徴とする疾患であり，多くが出生時より呼吸障害を呈して致死的であるが，発症が遅い例が報告されている[10]．代表的な責任遺伝子は *FOXF1* であり，根治的な治療は肺移植である．

TTF-1 異常症

- thyroid transcription factor-1（TTF-1）をコードする *NKX2.1* の変異による脳肺甲状腺症候群は，HILDのみで発症することがある[11]．

肺外疾患を合併する疾患

- 新生児期発症，家族内発症，特徴的な肺外疾患の合併から遺伝子変異が原因であることが想定されるものの，既知の *HILD* 責任遺伝子に変異が認められない場合，全エキソーム解析や全ゲノム解析により責任遺伝子が同定されることがある．

MARS 異常症

- Réunion島とその周辺に集積して発生するCPAPは小児期に発症して肝機能障害を合併する．全エキソーム解析の結果，責任遺伝子としてmethionyl-tRNA synthetase（MARS）をコードする *MARS* が責任遺伝子として抽出された[12]．

OAS1 異常症

- 筆者らは，4人の同胞のうち3人がCPAPを発症した家系の全エキソーム解析の結果から2′,5′-oligoadenylate synthetase 1（OAS1）をコードする *OAS1* の変異を同定した．OAS1異常症の症例はCPAPに低ガンマグロブリン血症やウイルス感染に対する過剰反応などの共通した特徴をもっている[13]．

（長　和俊）

文献

1) 長　和俊．遺伝性間質性肺疾患．周産期医学 2016；46：1365-8.
2) Nogee LM. Interstitial lung disease in newborns. Semin Fetal Neonatal Med 2017；22：227-33.
3) Akimoto T, et al. Hereditary interstitial lung diseases manifesting in early childhood in Japan. Pediatr Res 2014；76：453-8.
4) 小杉雄二郎ほか．肺サーファクタント蛋白C遺伝子異常による先天性肺胞蛋白症の1例．日本周産期・新生児医学会雑誌 2013；49：1346-51.
5) Wambach JA, et al. Genotype-phenotype correlations for infants and children with ABCA3 deficiency. Am J Respir Crit Care Med 2014；189：1538-43.
6) Thouvenin G, et al. Diffuse parenchymal lung disease caused by surfactant deficiency：dramatic improvement by azithromycin. BMJ Case Rep 2013；bcr2013009988.
7) Tanaka T, et al. Adult-onset hereditary pulmonary alveolar proteinosis caused by a single-base deletion in CSF2RB. J Med Genet 2011；48：205-9.
8) Hsu AP, et al. GATA2 deficiency. Curr Opin Allergy Clin Immunol 2015；15：104-9.
9) Suzuki T, et al. Pulmonary macrophage transplantation therapy. Nature 2014；514：450-4.
10) Ito Y, et al. A late presenter and long-term survivor of alveolar capillary dysplasia with misalignment of the pulmonary veins. Eur J Pediatr 2015；174：1123-6.
11) Hayasaka I, et al. Genetic basis for childhood interstitial lung disease among Japanese infants and children. Pediatr Res 2018；83：477-83.
12) Hadchouel A, et al. Biallelic Mutations of Methionyl-tRNA Synthetase Cause a Specific Type of Pulmonary Alveolar Proteinosis Prevalent on Réunion Island. Am J Hum Genet 2015；96：826-31.
13) Cho K, et al. Heterozygous Mutations in OAS1 Cause Infantile-Onset Pulmonary Alveolar Proteinosis with Hypogammaglobulinemia. Am J Hum Genet 2018；102：480-6.

特発性間質性肺炎

分類不能型特発性間質性肺炎に含まれる概念とその周辺

特発性間質性肺炎（IIP/IIPs）の分類

- 2002年ATS/ERSから特発性間質性肺炎（IIPs）の国際集学的合意分類が発刊されIIPsは7つの疾患に分類された[1]。2013年IIPsの国際集学的合意分類は改訂され、ATS/ERS公式ステートメントとして改訂IIPs国際集学的合意分類（ATS/ERS 2013）が発刊され現在に至る[2]。
- ATS/ERS 2013では慢性線維化性間質性肺炎のカテゴリーとして、特発性肺線維症（IPF）および特発性非特異性間質性肺炎（INSIP）、喫煙関連間質性肺炎のカテゴリーとして呼吸細気管支炎間質性肺疾患（RB-ILD）および剥離性間質性肺炎（DIP）、急性/亜急性間質性肺炎のカテゴリーとして特発性器質化肺炎（COP）および急性間質性肺炎（AIP）、さらに、稀少IIPsとして特発性リンパ球性間質性肺炎（ILIP）、特発性pleuroparenchymal fibroelastosis（IPPFE）、そして分類不能型IIPに分類された（ 1 ）[2]。
- IIPsにはさらに稀少組織パターン（臨床画像病理診断名ではない）として、acute fibrinous and organizing pneumonia（AFOP）、bronchiolocentric patternsが加えられた（ 1 ）[2]（「特発性間質性肺炎の分類」参照、p.8）。

分類不能型IIPの概念と診断

- ATS/ERS 2013では時間をかけた集学的検討（MDD）を行っても最終診断が得られない場合、「分類不能型（unclassifiable）」IIPのカテゴリーを推奨している。
- 2 に示す場合に分類不能型IIPと診断する[1]。つまり、①臨床、画像、あるいは病理データが不適切、②治療の影響、既存分類で説明できない新しい病気、複数のパターンを認める、などの理由で、臨床、画像、病理のあいだで大きな不一致がある場合である[2]。
- また、Ryersonらは類似の概念に幅をもたせた「分類不能型間質性肺疾患（分類不能型ILD）」の概念を提案している[3]。

分類不能型IIPの頻度とその内容

- Ryersonらは、外科的肺生検例の9〜15％が分類不能型ILDであったと報告している[3]。また分類不能型と診断した最も多い理由は、外科的肺生検のリスクが高いため検査が実施できなかったことであり（41％）、次いで、病状が安定し症状がわずかである（26％）、臨床画像・病理像の解離（26％）であった（ 3 ）[3]。
- 筆者らは国立病院機構で外科的肺生検例181例のIIPs患者（ローカル診断）を集積し、集学的検討（MDD）を行った。その結果22.7％が分類不能型IIPであった（Inoue Y, et al. ATS 2016で発表）。
- さらに最近、わが国のIIPsの診断の現状について簡単なアンケート調査を行った。その結果、外科的肺生検やMDDを実施できる施設は限られ、外科的肺生検を実施できる施設でも外科的肺生検は対象患者の10〜20％程度以下の患者に限られていた。
- 前述のとおり、ATS/ERS 2013では、時間をかけたMDDの後でも最終診断が得られない場合、分類不能型IIPと診断する[1]。つまり、現実的には多くのIPF、IIPs患者は、外科的肺生検が実施されず、分類不能型IIP、単にIIPにとどまることが多い（Inoue Y, et al.

1 ATS/ERSによるIIPs改訂集学的合意分類（ATS/ERS 2013）

主要IIPs（major IIPs）
慢性線維化性特発性間質性肺炎　chronic fibrosing interstitial pneumonia
特発性肺線維症　idiopathic pulmonary fibrosis（IPF） 　　特発性非特異性間質性肺炎　idiopathic nonspecific interstitial pneumonia（INSIP）
喫煙関連特発性間質性肺炎　smoking related interstitial pneumonia
呼吸細気管支炎間質性肺疾患　respiratory bronchiolitis interstitial lung disease（RB-ILD） 　　剥離性間質性肺炎　desquamative interstitial pneumonia（DIP）
急性/亜急性特発性間質性肺炎　acute/subacute interstitial pneumonia
特発性器質化肺炎　cryptogenic organizing pneumonia（COP） 　　急性間質性肺炎　acute interstitial pneumonia（AIP）
稀少IIPs（rare IIPs）
特発性リンパ球性間質性肺炎　idiopathic lymphocytic interstitial pneumonia（ILIP） 　　特発性pleuropulmonary fibroelastosis　idiopathic pleuropulmonary fibroelastosis（IPPFE）
分類不能型IIP（unclassifiable IIP）

（American Thoracic Society/European Respiratory Society International Multidisciplinary Consensus Classification of the Idiopathic Interstitial Pneumonias. Am J Respir Crit Care Med 2002；165：277-304[1]）をもとに作成）

2 分類不能型IIPに含まれる状態（ATS/ERS 2013）

（1）臨床，画像，あるいは病理データが不適切である場合
（2）以下の理由で臨床，画像，病理のあいだで大きな不一致がある場合
　（a）治療の影響（例：DIPでステロイド治療されていた場合，NSIPのみ認められることがある）
　（b）現在のATS/ERSの分類では特徴づけられない，新しい病気，あるいは通常は認めない特殊な場合（例：線維化を伴った器質化肺炎など）
　（c）HRCTおよび/あるいは病理パターンで複数のパターンを認める場合.

（Travis WD, et al. Am J Respir Crit Care Med 2013；188：733-48[2]）をもとに作成）

3 分類不能と考えられた理由（n＝105）

臨床・画像所見が分類不能あるいは未分類状態		73（70％）
	生検のリスクが高いため生検未実施	43（41％）
	病状安定し症状がわずか	27（26％）
	患者の希望で生検なし	3（3％）
臨床・画像・病理状態が分類不能	臨床・画像・病理組織所見の不一致	27（26％）
生検を行わなかった理由が不明・他の理由		5（4％）

（Ryerson CJ, et al. Eur Respir J 2013；42：750-7[3]）をもとに作成）

ATS 2017，JRS 2018で発表）．

分類不能型IIPで認められる臨床症状，画像パターン，病理組織パターン

- 分類不能型IIPの臨床症状，検査所見は，IIPsで一般的に認められるさまざまな所見が認められる．分類不能型IIPは定義上，さまざまな病態が含まれ，さらに臨床像，画像所見，病理所見が不一致である症例も少なくないばかりか，一人の患者で複数のIIPsのパターンを認めることもしばしばある．

- Ryersonらは呼吸機能は％FVC 69.0％，％DLco 47.6％の分類不能型ILDで，画像所見はUIPパターン 17.4％，possible UIP パターン49.5％，not UIPパターン 33％であったと報告している[3]．

- Nakamuraらは，分類不能型IIPと診断した33人の患者でstable（n＝19），slowly progres-

4 分類不能型IIPと診断した病理的理由と病勢（n＝33）

	Rapidly (n＝7)	Slowly (n＝7)	Stable (n＝19)	P-value
centrilobular fibrosis	5/2	6/1	11/8	0.48
NSIP overlap	3/4	1/6	9/10	0.38
pleuroparenchymal fibroelastosis (PPFE) -like	2/5	3/4	1/18	0.048
lymphoidfollicle with germinal center	1/6	2/5	3/16	0.83
granuloma	1/6	2/5	2/17	0.57
irregular fibrosis	0/7	0/7	3/16	0.56

（Nakamura Y, et al. Respir Investig 2018；56：40-7[4]）をもとに作成）

5 分類不能型IIPと診断した画像理由と病勢（n＝33）

	possible usual interstitial pneumonia	ground glass opacity	consolidation	organizing pneumonia	multiple nodules	large cysts
Rapidly (n＝7)	2	3	2	0	1	0
Slowly (n＝7)	3	1	3	0	0	0
Stable (n＝19)	7	7	0	3	2	1

（Nakamura Y, et al. Respir Investig 2018；56：40-7[4]）をもとに作成）

sive（n＝7），rapidly progressive（n＝7）と病気の挙動（進行）に応じて分類し，病理組織所見と画像所見を比較した．病理所見ではcentrilobular fibrosisを40％に認め，NSIP overlapを23.6％，PPFE-like 10.9％，lymphoid follicle with germinal center 10.9％，granuloma 9.1％，irregular fibrosis 5.5％に認めた．PPFE-likeにわずかに差を認めた（**4**）．画像所見は12例でpossible UIPパターン，21例はinconsistent with UIPパターン（GGO＝11，consolidation＝5，organizing pneumonia＝3，large cyst＝1，重複あり）であった（**5**）[4]）．

- いわゆる"interstitial pneumonia with autoimmune features（IPAF）"の一部，INSIPの一部も分類不能型IIPsに含まれると考えられるが，IPAFは研究コンセプトであり，その病理パターン，画像パターンの組み合わせでIIPsに準じて診断する[5]）．なお，画像，病理で「分類不能型IIPパターン」とよばれるパターンは一般的に定義されていないので注意が必要である．

- 一般的に病理パターンで問題になるのは，分類不能型IIPでは，非特異性間質性肺炎（NSIP）と器質化肺炎（OP），PPFEと通常型間質性肺炎（UIP），気腫とUIPあるいはNSIPなどであり画像にも類似の内容が含まれるが，病理医間，放射線科医間の診断のκ値は低く，また定義も定められていない．

病気の挙動に応じた臨床分類と患者管理

- ATS/ERS 2013では，分類不能型IIPの患者の管理は，最も可能性の高い診断を推定し，病気の挙動に応じた分類に基づき実施する（**6**）[2]）．

- 前述のとおり実臨床の場では，十分な検査ができないなどの理由で，確定診断できない場合も少なくない．特に分類不能型の症例や，INSIPの一部では，**6**に示す病気の挙動（dis-

6 病気の挙動に応じた臨床分類

臨床的病気の挙動	治療の目標	モニタリングの方法
可逆性あり＆self-limited（例：RB-ILD）	可能性のある原因除去	疾患の寛解を確認するため短期間（3〜6月）
可逆性あるが悪化のリスクあり（例：NSIPの一部，DIP，COP）	初期の反応性をみて，有効な長期治療を行う	治療反応性確認のため短期間観察．効果が持続するか確認するため長期間観察
病気は持続するも安定（例：NSIPの一部）	状態の維持	臨床経過を評価するため長期間観察
進行性，安定化する可能性があるが非可逆性（例：線維化性NSIPの一部）	安定化	臨床経過を評価するため長期間観察
治療にもかかわらず，進行性，非可逆性（例：IPF，線維化性NSIPの一部）	進行を遅くする	臨床経過の評価，そして移植あるいは効果的な緩和の要否を評価するため長期間観察

鑑別は，いくつかの要因を取り入れて検討する．
①一種類の確実なMDD診断，それは推定される「病気の挙動」がしばしば通常推定される「病気の挙動」パターンがある（たとえばIPF）．しかし他の特発性間質性肺炎（たとえば非特異性間質性肺炎〈NSIP〉）では一種類以上の「病気の挙動」パターンがありうるであろう．
②肺機能および/あるいはHRCT：重症のNSIPでは進行性，非可逆性のコースをたどることが多い．
③HRCTや得られるならば生検組織での可逆性か非可逆性があるかの評価
④短期間での「病気の挙動」：「病気の挙動」の分類は個々の患者で長期的な重症度の経時的変化を考慮しながら繰り返し洗練させていくべきである．

(Travis WD, et al. Am J Respir Crit Care Med 2013；188：733-48[2]をもとに作成)

ease behavior）に応じた臨床分類を行い，最も可能性のある疾患に基づいて管理をする．ただしこの分類方法は今後妥当性を立証する必要がある[6]．
● 病気の挙動による分類は外科的肺生検が遅れることになる可能性があり，そのため手術時の合併症リスクを増加させる可能性があるともいわれている[2]．

実臨床，リアルワールドでの診断

● 2011年ATS/ERS/JRS/ALATからIPFに関するエビデンスに基づく世界発の国際公式診療ガイドライン（ATS/ERS/JRS/ALAT 2011）が発表され，IPF診断のルールとしては，現在改訂作業が進行中である[7]．しかし，エビデンスとされる多くの論文は厳しい適格基準に合致した臨床試験対象患者で得られたデータである．診療ガイドラインは，本来，リアルワールド，診療現場ですべてのIPF患者を対象に，その診療にあたる医師，コメデイカルにとっても有用であるべきである[7]．
● IPFはきわめて予後が悪いため，リアルワールド，実臨床の場では，IPFの診断基準を満たさなくても，IPFの可能性がある場合，その適切な診断治療の決断が迫られる場合がある．そのような患者に対し，分類不能型IIPとよぶよりもよりIPF側に立った立場で，英国のWellsらは，積極的にIPFの「作業診断（working diagnosis）」の用語を用いている[6]．類似の診断を「仮診断（tentative diagnosis）」とよぶ研究者もいる．いわゆる「保険病名」は診療報酬のための病名であり若干異なると思われる．
● IPFの作業診断は，常に診断と治療の適切な決定が迅速に求められる実臨床の場では有用な用語である．「作業診断IPF」はその後も繰り返しMDDによる診断の確認が求められる．2018年に国際胸部画像集団であるFleischner Societyから誌上発表されたIPF白書では，IPFの作業診断とMDDについて触れられている[6]．しかし作業診断について，明確な定義やエビデンスはなく，今後妥当性を検証する必要があろう．

今後の課題

● 分類不能型IIPsあるいはILDは，実地臨床

では便利な診断名であり，「ゴミ箱的な診断カテゴリー」に位置づけられているが，検討を十分にせずに気楽に診断した場合も，リスクを恐れるあまり，外科的肺生検を行わなかった場合，HRCTの条件が悪く読影困難な場合，多くの患者が分類不能型IIPsに分類されるであろう．逆にMDD参加者が熱心に討議した結果お互いに譲らず結論が出なかった場合も分類不能型IIPsは多くなる．

- 基本的に必要な検査をガイドライン，ステートメントに従って十分に検査を行い，MDDの検討を行ったうえで慎重かつ平等に診断すべきカテゴリーであろう[8,9]．さらに広義の分類不能型ILDはさらに広い病態の患者を含み，混乱を招く可能性があるとの指摘もされている[6,8]．

（井上義一）

文　献

1) American Thoracic Society/European Respiratory Society International Multidisciplinary Consensus Classification of the Idiopathic Interstitial Pneumonias. This joint statement of the American Thoracic Society (ATS), and the European Respiratory Society (ERS) was adopted by the ATS board of directors, June 2001 and by the ERS Executive Committee, June 2001. Am J Respir Crit Care Med 2002；165：277-304.
2) Travis WD, et al. An official American Thoracic Society/European Respiratory Society statement： Update of the international multidisciplinary classification of the idiopathic interstitial pneumonias. Am J Respir Crit Care Med 2013；188：733-48.
3) Ryerson CJ, et al. Prevalence and prognosis of unclassifiable interstitial lung disease. Eur Respir J 2013；42：750-7.
4) Nakamura Y, et al. Clinico-radio-pathological characteristics of unclassifiable idiopathic interstitial pneumonias. Respir Investig 2018；56：40-7.
5) Oldham JM, et al. Characterisation of patients with interstitial pneumonia with autoimmune features. Eur Respir J 2016；47：1767-75.
6) Lynch DA, et al. Diagnostic criteria for idiopathic pulmonary fibrosis：a Fleischner Society White Paper. Lancet Respir Med 2018；6：138-53.
7) Raghu G, Collard HR, Egan JJ, et al.；ATS/ERS/JRS/ALAT Committee on Idiopathic Pulmonary Fibrosis. An official ATS/ERS/JRS/ALAT statement：idiopathic pulmonary fibrosis：evidence-based guidelines for diagnosis and management. Am J Respir Crit Care Med. 2011；183：788-824.
8) Skolnik K, Ryerson CJ. Unclassifiable interstitial lung disease：A review. Respirology 2016；21：51-6.
9) Cottin V, Wells A. Unclassified or unclassifiable interstitial lung disease：confusing or helpful disease category? Eur Respir J 2013；42：576-9.

類縁疾患の診断と管理

6章

類縁疾患の診断と管理

慢性過敏性肺炎

概念，定義

- 過敏性肺炎は，感受性のある個体において，特定の抗原[*1]に対して特異抗体（Ⅲ型アレルギー）と感作リンパ球（Ⅳ型アレルギー）が肺局所で反応して発症するアレルギー性間質性肺炎である．
- 過敏性肺炎はその臨床像から急性発症と慢性発症に分類される（ 1)[1]．従来，臨床病型は，急性，亜急性，慢性と分けられていたが，急性と亜急性を明確に区別することは難しいので，急性と亜急性を急性とし，慢性を再燃症状軽減型と潜在性発症型に分類している[2]．
- 急性発症する症例は，抗原回避が成功し治癒する場合（急性）と，少量の抗原を持続吸入し急性症状を繰り返しながら症状は徐々に減弱するが肺が線維化する場合（慢性：再燃症状軽減型）に分けられる．
- 慢性発症の場合は急性症状はなく，症状は労作時呼吸困難と咳嗽のみの場合や，さらに症状もなく健診で発見される場合がある（慢性：潜在性発症型）．この潜在性発症型は難病である特発性肺線維症（idiopathic pulmonary fibrosis：IPF）と類似し，予後も不良である[3]．

原因抗原，疫学

- 原因抗原は多数ある．代表的なものを 2 に示す．
- 過敏性肺炎の疾患名は，その発症環境（職業や住居環境）により命名されており抗原自体を表していない．たとえば「農夫肺」は酪農や牧草管理のためにサイロ内で作業することによって発症する．しかし，その原因抗原はさまざまで*Saccharopolyspora rectivirgula*や*Thermoactinomyces vulgaris*などの細菌とされているが，フランスでは*Absidia*，*Eurotium*，*Wallemia*などの真菌が原因であることが多い[4]．
- 原因別の頻度は，鳥関連過敏性肺炎が最も多く，農夫肺，夏型や住居関連の真菌による過敏性肺炎が続く[5,6]．これらの統計は急性・慢性を区別していないので，さらに急性・慢性別の国内疫学調査を 3 に示す．
- 急性の原因は真菌（夏型，*Trichosporon asahii*）が多く（74％）[7]，逆に慢性では，真菌が原因の夏型や住居関連は25％程度と低下し，鳥関連が多くなることがわかる（60％）[8]．つまり，真菌による過敏性肺炎は急性が多く，鳥関連抗原による過敏性肺炎は慢性が多いので，抗原の種類により免疫反応が急性に傾いたり，慢性に傾いたりすることが推測される[4,9]．

病態

- 急性過敏性肺炎の診断基準は1990年に厚生省特定疾患びまん性肺疾患調査研究班によって改定された『過敏性肺臓炎診断の手引きと診断基準』[10]が最新である．その病理学所見には，①肉芽腫形成，②胞隔炎，③Masson体，が記載されている．つまり，急性での病態は，肉芽腫と細気管支炎・胞隔炎が病変の主体となる．一方，慢性での病態では，線維化が主体となる．
- 以下，時間経過に沿って病変形成について解

★1 動物由来蛋白（鳥関連抗原など），真菌・細菌，あるいは無機物（イソシアネートなど）．

1 過敏性肺炎の病型

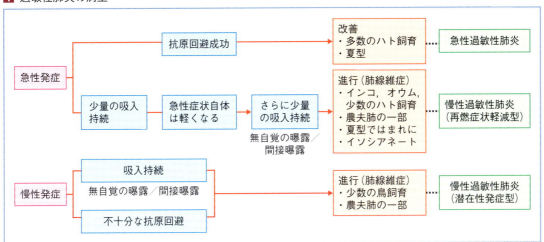

2 過敏性肺炎の原因抗原

疾患名	発生状況	抗原
鳥関連過敏性肺炎	鳥飼育	鳥排泄物
	自宅庭への鳥飛来	鳥排泄物
	鶏糞肥料使用	鳥排泄物
	剝製	羽毛
(羽毛ふとん肺)	羽毛布団使用	羽毛
農夫肺	酪農作業	*Saccharopolyspora rectivirgula, Themoactinomyces vulgaris, Absidia corymbifera, Eurotium amstelodami, Wallemia sebi*
	トラクター運転	*Rhizopus*属
夏型過敏性肺炎	住宅	*Trichosporon asahii, T. dermatis*
住宅関連過敏性肺炎	住宅	*Candida albicans, Aspergillus niger, A.fumigatus Cephalosporium acremonium, Fusarium napiforme Humicola fuscoatra, Peziza domiciliana Penicillium corylophilum, Cladosporium* sp.
加湿器肺	加湿器使用	*Aspergillus flavus? Phoma herbarum?*
塗装工肺	自動車塗装	イソシアネート
機械工肺	自動車工場	*Mycobacterium immunogenum Acinetobactor iwoffii, Pseudomonas fluorescens*
小麦粉肺	菓子製造	小麦粉
コーヒー作業肺	コーヒー豆を炒る作業	コーヒー豆塵埃
温室栽培者肺	ラン栽培（温室）	木材チップ中の真菌
	キュウリ栽培（温室）	不明
きのこ栽培者肺	シイタケ栽培	シイタケ胞子
	エノキダケ栽培	エノキダケ胞子
コルク肺	コルク製造作業	*Penicillium glabrum, A. fumigatus, Chrysonilia sitophilia*
hot-tub lung	ホットタブ，シャワー，ミスト	*Cladosporium, Mycobacterium avium* complex

3 急性・慢性過敏性肺炎の疫学調査

a. 急性過敏性肺炎

疾患名	症例数	%
夏型	621	74.4
農夫肺	68	8.1
空調器肺	36	4.3
鳥飼病	34	4.1
その他	19	2.3
原因抗原不明	57	6.8
計	835	100

(Ando M, et al. Am Rev Respir Dis 1991；144：765-9[7]より)

b. 慢性過敏性肺炎

疾患名	症例数	%
鳥関連	134	60.4
夏型	33	14.9
住居関連	25	11.3
農夫肺	4	1.8
イソシアネート誘発	3	1.4
その他	23	10.4
計	222	100

(Okamoto T, et al. Respir Investig 2013；51：191-9[8]より)

説する[3,11,12]．

■抗原単回(～数回)吸入後の免疫反応(4)

吸入後から4～6時間後まで(超急性期，Ⅲ型アレルギー反応)

- 繰り返す抗原の吸入により感作が成立したヒト(幼少期に鳥を飼っていたエピソードがあるなど)が抗原を吸入すると，呼吸細気管支から肺胞領域において水溶性抗原とIgG抗体による免疫複合体が形成される(Ⅲ型アレルギー反応の始まり)．この免疫複合体が補体を活性化すると，補体レセプターやFcレセプターをもつマクロファージが活性化される(4の活性化マクロファージ)[13,14]．

- 活性化されたマクロファージから分泌されるTNFα(tumor necrosis factor alfa)とIL(interleukin)-17AはⅡ型肺胞上皮細胞を刺激しCXCL(C-X-C motif chemokine ligand)5の分泌を促す．CXCL5はレセプターとなるCXCR(C-X-C motif chemokine receptor)2を介して肺胞内への好中球の流入を促す(4の好中球)[15]．

- 好中球の反応は48時間後には収束するが[11]，MCP(monocyte chemotactic protein)-1やIFNγ(interferon gamma)によってT細胞や単球が流入する．単球はマクロファージに分化してマクロファージの活動性は維持され，Ⅳ型アレルギー反応の起点となる．

48時間後から1週間後(急性期，Ⅳ型アレルギー反応)

- この免疫複合体による反応に引き続いて，MIP-1α(macrophage inflammatory protein-1 alpha)などのケモカインにより，肺および肺間質に集積したマクロファージは類上皮細胞と多核巨細胞に分化し，また活性化されたマクロファージや上皮細胞から分泌されるCXCL10などのケモカインによりリンパ組織からTh(helper T-lymphocyte)1/Th17/Tc(cytotoxic T-lymphocyte)1細胞が肺局所に浸潤し肉芽腫が形成される(4のリンパ球)(Ⅳ型アレルギー反応)[16-18]．

■抗原反復吸入後の免疫反応(5)，月から年の経過

- 慢性過敏性肺炎の病理像をまとめた報告では，肉芽腫の頻度は19%から54%と急性と比べて頻度は下がり，非常に疎な肉芽腫となる．肉芽腫の周辺に治癒過程としての線維化は通常認められず，サルコイドーシスや結核でみられるような線維化の原因ではないと考えられる[19]．しかし，抗原回避後の過敏性肺炎患者のⅢ型およびⅣ型アレルギー反応は長期にわたって残存することが知られていて，慢性化病態にかかわると考えられている[20]．急性に近い再燃症状軽減型では特異抗体は87%で陽性だが，より慢性で線維化の強い潜在性発症型では35%のみ陽性で抗体価も低い[2]．したがって，急性ではⅢ型アレルギー反応が優位であり，逆に慢性ではⅣ型アレルギー反応が重要になってくると推測される．

4 抗原単回(〜数回)吸入後の免疫細胞—サイトカイン・ケモカインの変化

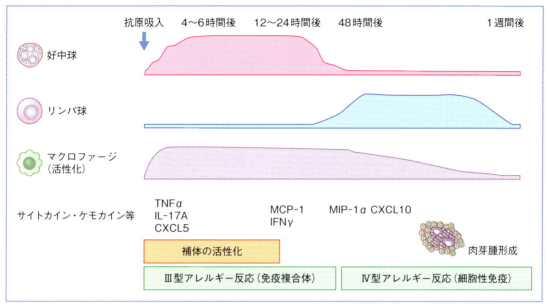

(文献11, 12をもとに作成)

5 抗原反復吸入後の免疫細胞—サイトカイン・ケモカインの変化

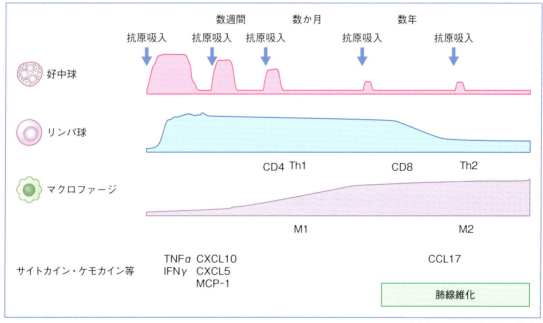

(文献23, 25, 27をもとに作成)

● 急性期は前述のようにTh細胞(CD4陽性細胞)特にTh1およびTh17細胞が発症に重要な役割をもっている。抗原の少量反復吸入により，月や年の単位でCD8陽性細胞が優位になり，Th2細胞が優位になる．これらの変化が慢性化，線維化に重要であるとする研究

結果が示されている[12,21]．慢性期におけるTh細胞の役割が次第に解明されつつある．

- IPFでTh細胞の役割がまず明らかになった．IPFにおいてサルコイドーシスなどの対象疾患群と比較してCXCR3（CXCL10のレセプター）陽性CD4陽性（Th1）細胞がCCR（C-C motif chemokine receptor）4（CCL17のレセプター）陽性CD4陽性（Th2）細胞に対して相対的に低下しBALF中のCXCL10（Th1ケモカイン）が低下していることが報告された[22]．Th1/Th2ケモカインのバランスがTh2へシフトしていると考えられる．
- 筆者らの慢性過敏性肺炎の解析でも，急性，再燃症状軽減型，潜在性進行型の血清およびBALF中のTh1タイプケモカインCXCL10は急性で上昇し，再燃症状軽減型，潜在性発症型の順に低下し，逆にTh2タイプケモカインのCCL17は急性で低下，再燃症状軽減型，潜在性発症型で有意に上昇していた[23]．Th2タイプケモカインであるCCL17は線維化を促進すると考えられている[24]．
- Barreraらも同様の報告をしており，さらに慢性症例では急性において炎症を収束させる働きがある$\gamma\delta$T細胞が低下していたことも興味深い[25]．
- 農夫肺マウスモデルにおいて，Th17は急性の肉芽腫性変化を形成するTh1反応を抑制，炎症を収束させるが，同じモデルで数週間にわたり反復投与するとIL-17は線維化を促進する効果がみられた[18]．IL-17の由来に関しては，Th17細胞であるという論文[18]と，T細胞の関与はなく，好中球由来のIL-17である[26]とする2つがあり，今のところ一定の見解は得られていない．
- 慢性期のマクロファージの変化についてはWojtanらのM1マクロファージ（CD40陽性）とM2マクロファージ（CD163陽性）の報告がある．サルコイドーシス，過敏性肺炎，NSIP，IPFを含む75例のびまん性肺疾患の気管支肺胞洗浄を検討している．M1からM2への偏りは認められなかったが，線維化を示す群ではCD163陽性細胞が有意差はないが増加している傾向にあることを報告している[27]．

診断

■ 病歴，症状

- 原因となる抗原（**2**）を頭に思い浮かべながら，患者の職業，職場環境，自宅周囲環境，趣味に至るまで詳しく病歴を聴取する．急性では抗原の存在を示唆する病歴があることが多いが，慢性では難しいことが多い．
- 潜在性に進行し，労作時呼吸困難や咳嗽で発症するため，IPFとの鑑別が難しくなる．特定の季節や特定の場所で症状が悪化する場合は特に本疾患を疑う．

■ 環境調査

- 可能な限り，患者の自宅および職場の環境調査を行う．診断のヒントになる．原因の一つである真菌の中で，日本で多いトリコスポロンは腐木に繁殖しやすい．風呂場の脱衣所，台所，雨漏りをした天井裏や畳の裏などをよく見て，培養などを行う．落下真菌培養も参考になる．
- 鳥関連抗原は，鳥の飼育はもちろん，羽毛ふとん，ダウンジャケット，鳥剥製もチェックする．さらに自宅周辺に鳥が多い環境がないかチェックする（ハト小屋─都会ではビルの屋上にあることが多い，公園，神社など）．

■ 検査所見，免疫学的所見

- KL-6，SP-Dは急性では著明に上昇し，慢性では中等度の上昇にとどまる．肺機能検査では，拘束性呼吸障害を示すが，特に労作時の低酸素血症を呈する．6分間歩行は診断，治療経過をチェックするのに有効である．
- 特定の抗原に対する特異抗体は診断上有用である．真菌と鳥が原因として多いので，抗トリコスポロン・アサヒ抗体（保険適用あり）や鳥関連抗体（保険適用なし，サーモフィッシャーサイエンティフィック社で測定可能）を測定するとよい．

6 急性過敏性肺炎の画像所見

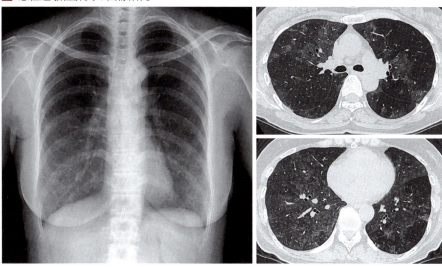

7 慢性過敏性肺炎の画像所見

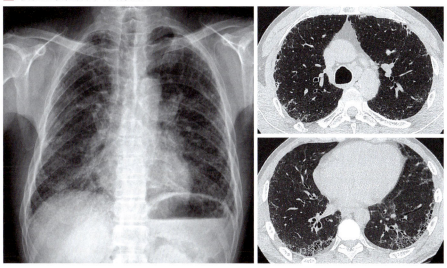

■ 画像所見

- 急性のCT画像は特徴的である（**6**）．小葉中心性の粒状影あるいは辺縁の不明瞭な小結節と，汎小葉性のすりガラス影を呈し，モザイク分布になることもある．すりガラス影は濃淡があり，浸潤影を呈することもある．

- 慢性の画像は，多彩である（**7**）．分布は上肺野優位か上肺野にも下肺野にも病変を認めることが多い．進行例では蜂巣肺を呈し，IPFとの鑑別が難しくなる．

■ 病理所見

- 急性の病理は，①細胞性細気管支炎，②肺間質の肉芽腫と，③間質へのリンパ球を主体としたびまん性慢性炎症細胞浸潤，の3徴を示し，肺既存構造の改変はほとんど認められない[19]（**8**）．

- 慢性では，器質化肺炎（organizing pneumonia：OP）パターン，非特異性間質性肺炎（nonspecific interstitial pneumonia：NSIP）パターン，通常型間質性肺炎（usual intersti-

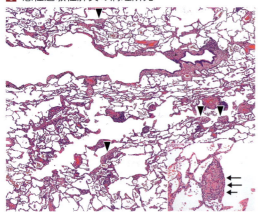

8 急性過敏性肺炎の病理所見

▶：少量のポリープ状の腔内線維化．→：疎な類上皮肉芽腫．
（日赤医療センター 武村民子先生提供）

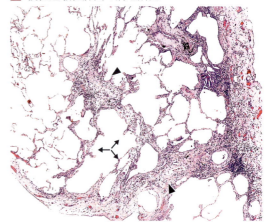

9 慢性過敏性肺炎の病理所見

▶：小葉中心性の線維化．→：架橋線維化．
（日赤医療センター 武村民子先生提供）

tial pneumonia：UIP）パターンとさまざま病理組織パターンを呈し，再燃症状軽減型はOPあるいはcellular NSIP（細胞型非特異性間質性肺炎）パターンのことが多く，潜在性発症型はfibrotic NSIP（線維型非特異性間質性肺炎）あるいはUIPパターンを呈することが多い．

- その後の検討によりこれらの病理パターンに加えて小葉中心性の線維化（centrilobular fibrosis）（9 ▶）および架橋線維化（bridging fibrosis）（9 →）の2つの所見が重要であることがわかってきている[19]．

■ 抗原吸入誘発試験，環境誘発試験

- 誘発試験は，過敏性肺炎の診断としては最も信頼性がある．抗原吸入誘発試験は特定の施設でしか行われていない．濃度を調整した抗原を吸入させ，吸入前，6時間後，24時間後にX線写真（あるいはCT），肺機能検査，動脈血ガス分析，白血球数，CRP，症状，体温をチェックし診断する．急性例や抗原回避不十分な症例，抗体価が高い症例は悪化する可能性があるので吸入誘発は行わない[28]．
- 環境誘発は，さまざまな過敏性肺炎の診断が可能であるが，厳密に抗原を同定することは難しい．誘発に1か月以上必要とした症例もあり，抗原吸入誘発試験のみが陽性の症例の場合も多い．

治療

- 特定された抗原の回避を基本とし，ステロイドや免疫抑制薬によってアレルギー性炎症をコントロールし線維化を抑制する．

■ 急性過敏性肺炎

抗原回避および環境改善

- 夏型過敏性肺炎では改築を含めた環境改善が必要である．特に風呂場や台所などに繁殖するトリコスポロンに注意し，繁殖しやすい腐木，寝具，畳，カーペットを処分する．改善しない場合は転居も考慮する必要がある．
- 鳥関連過敏性肺炎では，鳥飼育の中止，羽毛布団の破棄を行う．鳥の多い環境（駅前，公園，神社）を避ける．
- 農夫肺や塗装工肺では防塵マスクを着用する．加湿器肺ではフィルターの交換と機器の洗浄を十分に行う．軽症例では，抗原回避のみで改善する．

薬物治療

- 診断後はステロイドの短期使用も可能である．中等症以上の呼吸不全症例では，プレドニゾロン20〜40 mg/日で開始し漸減し，計

4週間程度内服する．
- 著明な低酸素血症や呼吸不全を認める重症例では，メチルプレドニゾロン1,000 mg 3日間点滴静注した後，プレドニゾロン40〜60 mg/日を開始し，検査所見をみながら漸減し，計4週間程度内服する．

■ 慢性過敏性肺炎
- 急性と同様に抗原回避は必須で，不十分であるとステロイドを使用しても進行する可能性がある．実地臨床では，線維化が進行する場合や重症の呼吸不全をきたす場合は長期のプレドニゾロン30 mg/日からゆっくり減量する．免疫抑制薬の併用[★2]も考慮する．

予後
- 急性の予後は抗原回避を行えば非常に良好である．しかし慢性の予後はさまざまであり，筆者らの検討では，UIPパターンおよび血清CCL17値が予後と相関していた．OPあるいはcellular NSIPパターンの病理像を呈する患者では5年生存率は100％であったのに対して，fibrotic NSIPやUIPパターンを呈する患者では5年生存率は30〜40％であった[29]．
- また慢性では経過中に急性増悪を発症し死亡率は80％と予後不良である．UIPパターンを呈する患者の2年発症率は11.5％であり，IPF急性増悪の発症率とほぼ同等である[30]．
- 肺癌も予後を決定する因子である．10年間104例の慢性例を検討したところ11例（男性10例，女性1例，平均69歳，10.6％）に肺癌を合併し，IPFの合併率とほぼ同等であった[31]．

（宮崎泰成）

★2　シクロスポリン：トラフで100 ng/mL，内服2時間後血中濃度 500〜600 ng/mLが理想である．腎障害に注意する．

文　献
1) Yoshizawa Y, et al. Chronic hypersensitivity pneumonitis in Japan：a nationwide epidemiologic survey. J Allergy Clin Immunol 1999；103：315-20.
2) Ohtani Y, et sl. Clinical features of recurrent and insidious chronic bird fancier's lung. Ann Allergy Asthma Immunol 2003；90：604-10.
3) 宮崎泰成, 稲瀬直彦. 過敏性肺炎の病態と治療の最前線. 日本内科学会雑誌 2017；106：1212-20.
4) Selman M, et al. Hypersensitivity pneumonitis caused by fungi. Proc Am Thorac Soc 2010；7：229-36.
5) Lacasse Y, et al. Clinical diagnosis of hypersensitivity pneumonitis. Am J Respir Crit Care Med 2003；168：952-8.
6) Hanak V, et al. Causes and presenting features in 85 consecutive patients with hypersensitivity pneumonitis. Mayo Clin Proc 2007；82：812-6.
7) Ando M, et al. Japanese summer-type hypersensitivity pneumonitis. Geographic distribution, home environment, and clinical characteristics of 621 cases. Am Rev Respir Dis 1991；144：765-9.
8) Okamoto T, et al. Nationwide epidemiological survey of chronic hypersensitivity pneumonitis in Japan. Respir Investig 2013；51：191-9.
9) Perez-Padilla R, et al. Mortality in Mexican patients with chronic pigeon breeder's lung compared with those with usual interstitial pneumonia. Am Rev Respir Dis 1993；148：49-53.
10) 米田良蔵. 過敏性肺炎診断の手引きと診断基準. 厚生省特定疾患びまん性肺疾患調査研究班平成2年度報告書. 1990：13-5.
11) Fournier E, et al. Early neutrophil alveolitis after antigen inhalation in hypersensitivity pneumonitis. Chest 1985；88：563-6.
12) Costabel U. The alveolitis of hypersensitivity pneumonitis. Eur Respir J 1988；1：5-9.
13) Nielsen CH, Leslie RG. Complement's participation in acquired immunity. J Leukoc Biol 2002；72：249-61.

14) Shanley TP, et al. Regulatory effects of endogenous interleukin-1 receptor antagonist protein in immunoglobulin G immune complex-induced lung injury. J Clin Invest 1996；97：963-70.
15) Ishizuka M, et al. Interleukin-17A and Neutrophils in a Murine Model of Bird-Related Hypersensitivity Pneumonitis. PLoS One 2015；10：e0137978.
16) Suga M, et al. Mechanisms accounting for granulomatous responses in hypersensitivity pneumonitis. Sarcoidosis Vasc Diffuse Lung Dis 1997；14：131-8.
17) Joshi AD, et al. Interleukin-17-mediated immunopathogenesis in experimental hypersensitivity pneumonitis. Am J Respir Crit Care Med 2009；179：705-16.
18) Simonian PL, et al. Th17-polarized immune response in a murine model of hypersensitivity pneumonitis and lung fibrosis. J Immunol 2009；182：657-65.
19) Takemura T, et al. Pathology of hypersensitivity pneumonitis. Curr Opin Pulm Med 2008；14：440-54.
20) Yoshizawa Y, et al. A follow-up study of pulmonary function tests, bronchoalveolar lavage cells, and humoral and cellular immunity in bird fancier's lung. J Allergy Clin Immunol 1995；96：122-9.
21) Murayama J, et al. Lung fibrosis in hypersensitivity pneumonitis. Association with CD4+ but not CD8+ cell dominant alveolitis and insidious onset. Chest 1993；104：38-43.
22) Pignatti P, et al. Role of the chemokine receptors CXCR3 and CCR4 in human pulmonary fibrosis. Am J Respir Crit Care Med 2006；173：310-7.
23) Kishi M, et al. Pathogenesis of cBFL in common with IPF？ Correlation of IP-10/TARC ratio with histological patterns. Thorax 2008；63：810-6.
24) Belperio J, et al. The role of the Th2 CC Chemokine Ligand CCL17 in pulmonary fibrosis. J Immunol 2004；173：4692-8.
25) Barrera L, et al. Functional diversity of T-cell subpopulations in subacute and chronic hypersensitivity pneumonitis. Am J Respir Crit Care Med 2008；177：44-55.
26) Hasan SA, et al. Role of IL-17A and neutrophils in fibrosis in experimental hypersensitivity pneumonitis. J Allergy Clin Immunol 2013；131：1663-73.
27) Wojtan P, et al. Macrophage polarization in interstitial lung diseases. Cent Eur J Immunol 2016；41：159-64.
28) Ishizuka M, et al. Validation of inhalation provocation test in chronic bird-related hypersensitivity pneumonitis and new prediction score. Annals of the American Thoracic Society 2015；12：167-73.
29) Ohtani Y, et al. Chronic bird fancier's lung：histopathological and clinical correlation. An application of the 2002 ATS/ERS consensus classification of the idiopathic interstitial pneumonias. Thorax 2005；60：665-71.
30) Miyazaki Y, et al. Clinical predictors and histologic appearance of acute exacerbations in chronic hypersensitivity pneumonitis. Chest 2008；134：1265-70.
31) Kuramochi J, et al. Lung cancer in chronic hypersensitivity pneumonitis. Respiration 2011；82：263-7.

類縁疾患の診断と管理

膠原病肺
関節リウマチ関連の間質性肺炎

基礎知識と視点

- 関節リウマチ（rheumatoid arthritis：RA）に関連する間質性肺疾患（ILD）を理解するうえで，必要な知識の整理と考え方の方向性を示す．

■ 間質性肺疾患（ILD）と間質性肺炎（IP）の区別

- まず間質性肺炎（IP）とILDの区別である．IPはIPの分類に示されたもののみを対象とするため，間質に病変をもつ疾患のいくつかは外れる．RAでは特に薬剤性肺炎（drug-induced pneumonitis：DiIP）が入るかどうかは議論があり，ILDの語のほうが近年頻用されている．本稿の中ではIP，ILDの語を適当に使い分ける．

■ 関節リウマチ（RA）の定義について

- 次に，RAの定義への理解である．RAは進行性関節滑膜炎を中心病態とし，諸臓器のさまざまな自己免疫病態を合併する疾患で，膠原病の一つである．近年，RAの治療は劇的に変化し早期診断が重要となり，それが可能な新診断基準がACR/EULAR[★1]によって2010年に作られた[1]．メトトレキサート（MTX）治療に入っても構わない関節滑膜炎を特定するためのもので，1987年のACR基準の対象とは微妙にずれる．1つ以上の腫脹関節が存在することを前提としているため，関節症状なしには絶対診断できない構造をしており，ACPA（anti-cyclic citrullinated peptide antibody），リウマトイド因子（RF）がともに陰性のものはよほど多数の関節が腫れないかぎり診断されない．
- また，RFは他膠原病で頻繁に陽性になるためRFのみ陽性の場合，診断に不慣れなものは他膠原病であるのにRAと診断してしまう危険性がある．
- 極端なことをいえば，関節滑膜炎としてのRAの定義と膠原病としてのRAの定義は少しずれているという認識が必要である．

■ IP診断における問題点

- 次にIP診断に関する問題点を指摘する．
- IPはRAでも特発性の分類に準じて分類される．2013年のATS/ERS[★2]による特発性IPの新分類では
  - 特発性肺線維症（idiopathic pulmonary fibrosis：IPF）．組織ではUIP（usual interstitial pneumonia）
  - 非特異性間質性肺炎（non-specific interstitial pneumonia：NSIP）
  - 特発性器質化肺炎（cryptogenic organizing pneumonia：COP）．組織ではOP（organizing pneumonia）
  - 急性間質性肺炎（acute interstitial pneumonia：AIP）．組織ではDAD（diffuse alveolar damage）
  - 剥離性間質性肺炎（desquamative interstitial pneumonia：DIP）
  - 呼吸細気管支炎を伴う間質性肺炎（respiratory bronchiolitis-interstitial lung disease：RB-ILD）を主要6病型としている[2]．
- それらを3群に分け，

[★1] ACR：American College of Rheumatology, EULAR：European League Against Rheumatism.

[★2] ATS：American Thoracic Society, ERS：European Respiraory Society.

- COP/OP，AIP/DADを急性または亜急性間質性肺炎（A/S-IP）
- IPF/UIP，NSIPを慢性線維化性間質性肺炎（CFIP）
- DIP，RB-ILDを喫煙関連間質性肺炎

と亜分類している．
- UIP（IPF）に関しては2011年にATS/ERSより診断と治療のガイドラインが発表され，組織なしの診断が可能となった．診断は確度によりdefinite UIP, possible UIP, inconsistent with UIP等に分けて表現することになった[3]．
- しかし，NSIPに関する画像診断のガイドラインはなくUIPのそれのみが存在するため，組織診断のないNSIPと考えられる症例はinconsistent with UIPの中に入ってしまい特定できなくなった．NSIPと高い頻度で遭遇する膠原病内科医からすると非常に片手落ちというべき事態になっている．本稿で議論するUIPは基本的にdefiniteなものと考えていただきたい．

RAとIPの関係

- RAにおいてIPは治療選択と生命予後に大きな影響を与える合併症である．約5～20％の患者にIPを合併する[4]．RAに伴うIPでは主要6病型すべてに報告がある．しかし喫煙関連型に関しては偶然の合併の可能性の域を出ず，RAと本質的な関連は示唆されない．残り4病型がRA診療において重要である[5]．
- 特発性のものとそれなりの異同があるが特発性に準じて分類されているのが現状である．膠原病中でRAは特に多彩なIPを合併する．膠原病診療では外科的肺生検が行われるのはまれで，組織なしのIP診断は，病歴，画像，呼吸機能検査などを総合してなされる．画像診断が最も重要であるが，肺小葉内の病変分布の情報が必要なため，普通のCTに有用性はなく必ず高分解能CT（HRCT）を用いなければいけない．**1**にOP，DAD，UIP，NSIPのHRCT画像の例を示す．
- RAでは高頻度にDiIPが起こり，IP合併はRA治療自体に制限を加える．特発性のIPと考えられていたが，後にRAと判明する肺病変先行型RAも多数存在する．

RAに伴うA/S-IP

- A/S-IPは画像・経過により診断は比較的容易であるが，その前に感染症，DiIPの鑑別が必須である．生検ができる症例は限られる．RAではOP，DADともにかなりの頻度で合併する．
- OPは呼吸器科からの組織所見の報告ではIPの10％前後とされている[5]．当科観察では0.72％/年で，他膠原病に比し高い発生頻度であった[6]．大半は1か月以内に軽快し膠原病科である時点で観察すれば頻度は0.1％にも満たないと想像される．しかし他膠原病と比較すれば発生する確率は明らかに高く，OPはRAと何らかの関連を有すると考えたい．必ずしもRA本体の病勢とは連動しない．経過，予後，治療に対する反応性は特発性と変わりなくステロイド治療に反応し予後良好である．
- DADもある程度の頻度で認められ，膠原病中皮膚筋炎に次ぐ頻度である．RAに伴うDADは多彩でCFIPの急性増悪や感染続発，薬剤誘起，皮膚筋炎続発合併などがある．経過，予後，治療に対する反応性は，特発性のものと変わらず不良で，ステロイドパルス，血漿交換などで治療するが，大半は反応しない．しかし，皮膚筋炎続発ではカルシニューリン阻害薬やシクロホスファミド静注による強力な免疫抑制療法に反応することがある．

RAに伴う慢性間質性肺炎

- CFIPの診断は，UIPの画像による診断基準ができたとはいえ，原則的には生検が必要である．しかし，IP発症以前から管理することの多い膠原病科では，生検のタイミングをつかむことが困難で生検例は少ない．また，

1 間質性肺炎の胸部CT

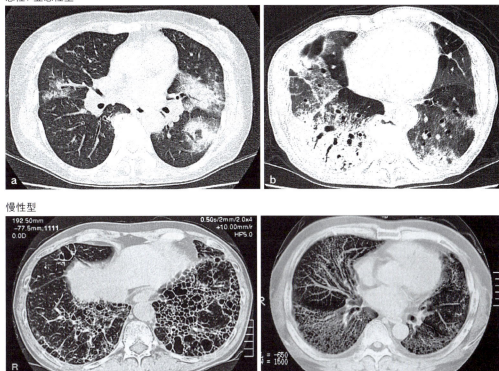

a. COP, b. DAD, c. UIP, d. NSIP

たまにみられる生検例は典型から隔たったものが多く, RAを代表するものと言い難い面もある.

- CFIPの合併率は報告によりまちまちであるが, 総合すると5〜15％と考える[4]. 合併例は高齢者に多く罹患年数につれての合併率増加が報告されており, 加齢とともに増加すると推測する[4].
- RAではUIP, NSIPともに存在する. どちらが多いかについては, UIPが多いとする報告が多いが, 近年両病型に差がないとする報告も出てきた[7]. しかし, 先に述べたようにUIPと診断しやすい画像診断基準が作られたため, 今後の発表ではまたUIPの頻度が増加することが懸念される. 実際, 呼吸器内科であるアメリカのNational Jewish Hospitalの2016年の報告では, 137例中UIP 79％（108例), NSIP 21％（29例）と著明にUIP優位であった[8].
- 一方, 施設の性格によるバイアスも存在する. 同じアメリカのMayo Clinicのリウマチ科の発表では, 181例中UIP 54％（98例), NSIP 40％（73例), OP 6％（10例）であって, UIPの比率は明らかに低い[9].
- 性比に関しては, NSIPは非合併RAと差異なくかなり女性優位であるが, UIPは男性, 喫煙者に多いとの報告が存在する[5]. 喫煙女性でUIP様の病変をみることがあり, 喫煙の影響のほうが大きいのかもしれない.
- 当科[★3]での画像による解析では, **2**のようにUIP 30例, NSIP 28例とほぼ同数であり, 全体で男性優位だが, UIPでは著明に男性優

★3 大阪医科大学リウマチ膠原病内科

2 当科RAのNSIPとUIP

a. 死亡

	全体	男性	女性
UIP	40.0%（12/30）	42.1%（8/19）	36.4%（4/11）
NSIP	3.6%（1/28）	25.0%（1/4）	0.0%（0/24）

b. 死因

	急性増悪	IP進行	肺癌	感染症	無関係
UIP	3/12	1/12	4/12	5/12	2/12（重複3）
NSIP	0/ 1	0/ 1	1/ 1	0/ 1	0/ 1

c. 他膠原病

	合併例	RA単独例	合併疾患
UIP	3/30（男性1：女性2）	27/30（男性18：女性 9）	Ang 2, SSc 2（1重複）
NSIP	9/28（男性1：女性8）	19/28（男性 3：女性16）	SSc 4, DM 5, SLE 1（1重複）

Ang：血管炎，SSc：強皮症，DM：皮膚筋炎．

位でNSIPでは女性優位である[6]．この解析では明らかにUIP，NSIPと判断できるもの以外（約半数）は分類不能に留めている．

- 予後については，RAのUIPは他の膠原病によるものとIPFの中間になるとするものが定説だったが，IPFと同等に予後不良とする報告が出てきた[5]．また，UIP例で肺癌合併，急性転化が多い[10]との報告もある．当科データでは **2** のように5年間でUIP 30例中12例死亡に対し，NSIP 28例中1例死亡であり，UIPで著明に不良であった．
- UIPの死因を詳しくみてみると **2** のように原因の重複があるが，感染症5例，肺癌4例，IP直接関連死4例がみられた．肺癌は非常に高頻度で合併し，この病型の重要な死因となる．NSIPに比し相対リスクは約6倍であった．またUIPでは薬剤性肺炎（DiIP）の危険性も高い．
- 一方，NSIPでは，IPの進行速度は遅く，急性増悪はまれ，DiIP，肺癌のリスクは低いが他膠原病の合併が問題となる．当科症例でも28例中10例に他膠原病を合併していた（**2**）[6]．特に皮膚筋炎の続発とそれに伴う進行性のIPの出現は警戒すべきである．
- UIPのほうがNSIPより進行速度は早い[11]が，UIP，NSIPともに進行が遅い例も多く，そのような例では積極的な治療は不要である．
- 進行するCFIPに対する治療では，ステロイド，シクロホスファミド，アザチオプリン，シクロスポリン，タクロリムス，MMF（ミコフェノール酸モフェチル）などさまざまな免疫抑制薬が試みられているが，特に推奨されているものはない．当科ではステロイド中等量とアザチオプリンまたはタクロリムスの併用で進行を制御できる例が大多数である．
- これらCFIPの診断は画像でつけられるのが一般的だが，NSIP様の画像所見を呈する症例でも，生検組織ではUIPまたはUIPとNSIPの混在（discordant UIPと称し予後的にはUIPと同様に扱う）と診断されることが頻繁にあるということに留意する必要がある．
- また，RAでは気道病変も高頻度で合併するが，IPのまれな特殊病型であるbronchocentric IPが存在し，一部UIPとの異同が問題となる症例もありそうである．

薬剤性肺炎（DiIP）

- DiIPには，OP様，DAD様，NSIP様，UIP様のもの，過敏性反応と称されるすりガラス影主体の病型，急性・慢性の好酸球性肺炎な

ど多くのものがある[12]が，多くの例で十分な病理学的検索をする機会に恵まれず，画像のみで病型を判別せざるを得ないことが多い．

- DAD様のものは予後不良である．どの病型でも起因薬剤を中止せず継続した場合は重症化し，生命予後も不良となりうる．時相はNSIP，UIP以外は急性/亜急性で，DAD以外は起因薬剤中止と場合によりステロイドの使用で治癒または進行抑制が可能な予後良好なものが多い．
- 起因薬剤と画像との関係は一定していない．MTXを例にとると，NSIP，DAD，OP，過敏性反応などがこの薬剤で起こりうるとされている．
- 種々の報告で，RAの治療薬は抗癌薬に次いでDiIPを起こしやすいものであるとしている[12]．RA患者の側にも起こしやすい素因があるのではと考えられる．RAに用いる薬剤はステロイドを除きDiIPを起こす可能性がある．DiIPに関して問題になるのはその発生頻度と重症型であるDAD様病変の発生の有無であると考えられる．その2点を考慮するとレフルノミド，MTXともに危険な薬剤と認識する必要がある．
- レフルノミドは，日本で保険適用になった初期，多くのDAD様病変を起こし多数の死者を出したが，現在は注意して使用され，使用頻度も少なく新たなDiIPの報告はまれである．
- MTXはレフルノミドほど重症型であるDAD様病変の発生はなく，危険度はより低いと考えられるが，RAではアンカードラッグであり使用頻度は近年上昇し7割に達しようとしているため問題点の最も大きい薬剤ともいえる．
- 金剤，ブシラミンでは発生頻度は高いが，DAD様病変の発生はほぼない．その他の薬剤は上記薬剤ほど危険とは考えられない．しかし，間質性肺炎の治療に用いるタクロリムスや生物学的製剤でも報告があり[13]，すべて

3 薬剤性肺炎の危険度

5. LEF
4. MTX
3. Buc
2. SASP/Tac/Biologics (Inf, Eta etc)
1. NSAID/Miz/AZP/CyA
0. ステロイド

LEF：レフルノミド，MTX：メトトレキサート，Buc：ブシラミン，SASP：サラゾスルファピリジン，Tac：タクロリムス，Inf：インフリキシマブ，Eta：エタネルセプト，NSAID：非ステロイド性消炎鎮痛薬，Miz：ミゾリビン，AZP：アザチオプリン，CyA：シクロスポリン．

の薬剤で警戒が必要である．

- 発生頻度は最も高いレフルノミドで1.5〜1.8%，次のMTXで0.4〜1%のオーダーである．薬剤性肺炎を起こしやすい患者側の条件としては既存肺病変(特にUIP様の慢性型間質性肺炎)や高齢，男性，喫煙などがあげられている．
- 治療に関しては，まず原因薬剤の中止を行い，不応例にはステロイドによる治療が行われる．DAD様病変以外は，これら治療に反応し軽快することが多い．
- **3**にリウマチ治療薬の薬剤性肺炎を起こす危険度を5段階評価でまとめた．

IP合併RAの治療・管理

- IPを合併するRAの治療・管理にはいろいろな制限があるが，A/S-IPとCFIPで少し対応が異なる．

■ A/S-IP合併

- A/S-IPは一過性の事象であり，DADは死亡もしくは障害を残して治癒することになるが，OPはほぼ元に戻る．DAD，OPどちらでもIPは持続しないためA/S-IPはIP歴として取り扱うべきである．
- DAD，OPを起こした症例は，それぞれ，もう一度DAD，OPを起こす可能性が高い．実際，当科観察で2000〜2010年の10年間にRA約2000人年でOPは15回起こっている

4 間質性肺炎合併RAの治療

	男性:女性	MTX(%)	平均投与量	PSL(%)	平均投与量	生物学的製剤
全体	84:296	243(64%)	7.33	154(41%)	5.44	84(22%)
間質性肺炎なし	52:267	219(69%)	7.31	128(40%)	5.12	73(23%)
間質性肺炎あり	32: 29	24(39%)	7.46	26(43%)	7.06	11(18%)

Tac	SASP	Buc	Miz	AZP	Inf	Eta	Ada	Toc
76(20%)	118(31%)	63(17%)	14(4%)	6(2%)	40(11%)	18(5%)	18(5%)	9(2%)
46(14%)	99(31%)	55(17%)	10(4%)	3(1%)	35(11%)	15(5%)	16(5%)	8(3%)
30(49%)	19(31%)	8(13%)	4(4%)	3(10%)	5(8%)	3(5%)	2(3%)	1(2%)

MTX:メトトレキサート,PSL:プレドニゾロン,Tac:タクロリムス,SASP:サラゾスルファピリジン,Buc:ブシラミン,Miz:ミゾリビン,AZP:アザチオプリン,Inf:インフリキシマブ,Eta:エタネルセプト,Ada:アダリムマブ,Toc:トシリズマブ.

(大阪医科大学リウマチ膠原病内科,2010年9月受診者データより)

が,半数弱の7回は同一症例の再発であった.A/S-IPでは同型のIPを反復しうると考えられるため,DAD歴のある患者にはMTX,レフルノミド等のDAD型DiIPの危険度の高い薬剤は投与不可である.一方OP歴に関しては起因薬剤以外は使用可能と考える.

■ CFIP合併

- CFIP合併では,伴わない症例と比しDAD型DiIP発生の危険が増大し特にUIPで顕著である.危険度の高いMTX,レフルノミドはCFIP合併RAでは使用に制限がある.当科のデータでもIP非合併RAでのMTX使用率69%に対し,IP合併RAで39%と使用が抑制されている.当科ではタクロリムスが非合併RAでの使用率14%に対し合併RAで49%とMTXを補っている(4)[6].

- NSIPはUIPに比しDAD様DiIPの危険性が低いと認識しているが,積極的なMTXの使用はできていない.病勢が強くリスクについて理解のある症例のみMTXのトライに入っているのが当科の現状であり,不十分な病勢制御の甘受とステロイド依存を受け入れざるをえない.

- 生物学的製剤に関しては感染に注意すれば使用可能と考えている.その中でTNF阻害薬はMTX非併用では有効性に限界があるため,単独使用での有効性の高いトシリズマブ,アバタセプトが中心である.

- 最近,RAでのMTXの肺病変リスクに関するメタ解析の論文が発表され,MTX使用群で全肺病変でRR 1.10,肺感染症でRR 1.11とリスク上昇は軽度であり,死亡,非感染性肺病変では差はみられなかったと報告された[14].MTXのリスクは小さいとするものであるが,採用したstudyの対照薬剤の中にはIP合併頻度の高い金剤やレフルノミドが6studyも含まれていたり,各studyの対象患者のCFIP合併率が明示されておらず,MTXの安全性は担保されたとはいえない.これをもって日本で積極的にCFIP合併RAにMTXを使うことを勧める段階にはない.

- 結局,CIP合併RAのRA治療においては,MTXに頼れないため,タクロリムス,生物学的製剤,ステロイドを組み合わせて使用するとともにRA治療の目標の下方修正も必要となると考える.

- CFIPでは,その管理中には 5 に示すようないろいろな肺病変が起こりうる.NSIPでは,IPの進行速度は遅く,急性増悪はまれ,DiIP,肺癌のリスクは低いが他膠原病の合

5 RAの慢性型間質性肺炎と経過中肺病変

	DAD	OP	薬剤性肺炎	肺感染症	肺胞出血	肺高血圧	肺癌
RA-UIP	▲	△	○	△	—*	—*	○
RA-NSIP	—*	△	△	▲	—*	—*	—*

頻度の高い順に○>△>▲>—*>—.

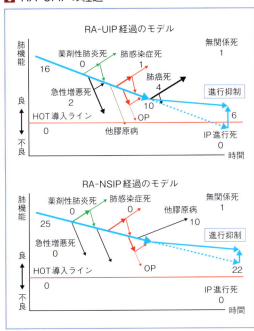

6 RA-CFIPの経過

併は多い(**2**)[6]．感染症死のリスクは低い．他膠原病の合併では，特に皮膚筋炎の続発とそれに伴う進行性IPの出現に警戒すべきである．一方，UIPでは進行速度はNSIPより早く，急性増悪，DiIP，肺癌はかなりみられ警戒が必要である．当科のデータを基礎としたRA-UIPとRA-NSIPの経過のモデルを**6**に提示する．

● RAに伴うILDの管理においては，合併例すべてを一括りに考えるのではなく，DAD様DiIPの危険度で以下の3群に分けて管理するのが適当と考えられる．危険度の最も高い群(UIPとDAD歴)．危険度は低いがある群(NSIP)．あまりリスクのない群(OP歴)であ

る．

● 画像でUIPともNSIPとも断定できない症例や軽微のため病型が特定できない症例が存在し，それらはNSIPに準じて管理するのが適当と考えるが，UIP要素の出現に注意する必要がある．

肺病変先行型RAへの対応

● 呼吸器科ではIPと診断された症例に基礎膠原病があるかを検討する作業が必要となる．その際，RAの診断基準は満たさないがRA性と考えるべき症例が存在する．RAの診断基準は関節症状なしには絶対診断できないため，ACPAが陽性でも関節症状未出現例の診断は不可能である．このことは強皮症の診断基準がその中に間質性肺炎を含み皮膚硬化がなくても診断しうる構造をとっているのと対照的である．

● 膠原病も間質性肺炎もともに扱う筆者としてはRAの診断基準のほうを改善する必要があると考えるが，膠原病科の臨床で問題になるのは関節症状のみといってもよく，現診断基準は致し方がないかもしれない．さらに困ったことにRAに伴うILDは非常に多彩なため，その型からRA性と類推することはほぼ不可能である．ただ，ACPA陽性例に関しては，かなりの確率でRAとなる可能性があり免疫抑制も治療の選択肢となりうると考える．

● IP診断時に膠原病の確定診断を下せないが膠原病に連関した症状や検査結果を示す患者群に注目し，Fischerらがinterstitial pneumonia with autoimmune feature(IPAF)の

概念をまとめている[15]．ただ，この基準を満たすものをしっかり観察する対象とするのは勧められるが，各膠原病IPに差異があることを無視し一括りとしており，限界がある．しかし，他臓器障害が出現した際にスムースに全身管理に移行することができることや，膠原病に伴うIPで免疫抑制療法を行ういくばくかの根拠を与えているという有用性があるとも考えられる．

（槇野茂樹）

文献

1) Aletaha D, et al. 2010 Rheumatoid arthritis classiffication criteria : an American College of Rheumatology/European League Against Rheumatism collaborative initiative. Arthritis Rheum 2010 ; 62 : 2569-81.
2) Travis WD, et al. An official American Thoracic Society/European Respiratory Society statement : Update of the international multidisciplinary classification of the idiopathic interstitial pneumonias. Am J Respir Crit Care Med 2013 ; 188 : 733-48.
3) Raghu G, et al. An official ATS/ERS/JRS/ALAT statement : idiopathic pulmonary fibrosis : evidence-based guidelines for diagnosis and management. Am J Respir Crit Care Med 2011 ; 183 : 788-824.
4) Bongartz T, et al. Incidence and mortality of interstitial lung disease in rheumatoid arthritis : a population-based study. Arthrits Rheum 2010 ; 62 : 1583-91.
5) Lee HK, et al. Histopathologic pattern and clinical features of rheumatoid arthritis-associated interstitial lung disease. Chest 2005 ; 127 : 2019-27.
6) 槇野茂樹．膠原病の間質性肺炎．臨床リウマチ2012 ; 24 : 165-71.
7) Kim EJ, et al. Usual interstitial pneumonia in rheumatoid arthritis-associated interstitial lung disease. Eur Respir J 2010 ; 35 : 1322-8.
8) Solomon JJ, et al. Predictors of mortality in rheumatoid arthritis-associated interstitial lung disease. Eur Respir J 2016 ; 47 : 588-96.
9) Zamora-Legoff JA, et al. Patterns of interstitial lung disease and mortality in rheumatoid arthritis. Rheumatology (Oxford) 2017 ; 56 : 344-50.
10) 荒武弘一朗ほか．間質性肺炎の急性増悪を認めた慢性関節リウマチの1剖検例．日本臨床免疫学会会誌1998 ; 21 : 129-36.
11) Zamora-Legoff JA, et al. Progressive Decline of Lung Function in Rheumatoid Arthritis-Associated Interstitial Lung Disease. Arthrits Rheum 2017 ; 69 : 542-9.
12) 久保恵嗣ほか．薬剤性肺障害の評価，治療についてのガイドライン．日本呼吸器学会雑誌2006 ; 44 : 239-87.
13) Yamazaki H, et al. A case of adalimumab-associated interstitial pneumonia with rheumatoid arthritis. Mod Rheumatol 2010 ; 20 : 518-21.
14) Conway R, et al. Methotrexate and lung disease in rheumatoid arthritis : a meta-analysis of randomized controlled trials. Arthritis Rheum 2014 ; 66 : 803-12.
15) Fischer A, et al. An official European Respiratory Society/American Thoracic Society research statement : interstitial pneumonia with autoimmune features. Eur Respir J 2015 ; 46 : 976-87.

類縁疾患の診断と管理

膠原病肺
強皮症に伴う間質性肺炎

疫学

- 強皮症または全身性硬化症（systemic sclerosis：SSc）は皮膚や内臓諸臓器の線維化と末梢循環障害を特徴とする膠原病である．消化管，肺，心，腎などさまざまな臓器の障害を伴うが，間質性肺疾患（ILD）は死因として最も多く，約40％を占める[1]．
- 平成28年度の指定難病受給者数は31,057人で，わが国の患者数は4万人程度と推測される．発症年齢は50〜60歳台がピークで，男女比は1：9と圧倒的に中高年女性に多い．
- 高解像度CT（HRCT）を用いるとILDの頻度は50〜60％である．SSc発症早期から存在することが多く，発症後3年以降に新規に出現することはまれである．時にILDがSScの診断に先行する．
- 肺生検やHRCTでは非特異性間質性肺炎（NSIP），特に線維化性NSIP（fibrotic NSIP）が80％以上を占め，典型的な通常型間質性肺炎（UIP）はまれである．
- ILDのリスク因子として皮膚硬化範囲のピークが肘あるいは膝を越えて近位まで広がるびまん皮膚硬化型SSc（dcSSc），抗トポイソメラーゼⅠ抗体が知られている．

SScの診断

- 初発症状としてRaynaud現象が最多で，皮膚硬化が明らかとなる数か月〜数年先行する．Raynaud現象は寒冷曝露や精神的緊張により誘発される可逆性の血管攣縮による症状で，典型的には手指に境界明瞭な白→紫→赤の色調変化を呈する．
- 早期診断には2013年にアメリカリウマチ学会とヨーロッパリウマチ学会が共同で作成した分類基準が役立つ（**1**）[2]．本基準は経験豊富な専門医の使用が前提で作成されており，皮膚硬化を呈する他疾患（好酸球性筋膜炎，腎性全身性線維症など）の除外が前提となる．
- 早期・軽症例の把握にはRaynaud現象に加えて手指腫脹，爪郭毛細血管異常，爪上皮出血点，SSc関連自己抗体（抗トポイソメラーゼⅠ，RNAポリメラーゼⅢ，セントロメア）が有用である（**2**）．健常者の爪郭毛細血管は毛細血管ループが規則正しく並ぶのに対し，SScでは毛細血管が拡張，蛇行，巨大化するとともに，毛細血管が減少，消失する．また，罹病期間が長くなると分枝や吻合した異常血管新生がみられる．

SSc-ILDの臨床経過と予後

- SSc-ILDの経過は特発性肺線維症（IPF）や他の膠原病に伴うILDと異なり，急性増悪を呈することはまれである．進行例でも努力肺活量（FVC）の年間の低下は10〜20％程度である．
- 個々の症例の経過はきわめて多様で，初診時からまったく進行しない例から数年の経過を経て呼吸不全に陥る例まで幅広い．進行例はSSc-ILDの20〜30％程度とされ，特に発症5年以内にFVCが進行性に低下し，それ以降は低下スピードが緩徐になる[3]．
- dcSScでは胸壁の皮膚硬化により拘束性換気障害をきたす場合があり，FVC推移の解釈には注意が必要である．
- 生命予後不良の進行例が存在するものの，SSc-ILD全体の5年生存率は85％，10年生存率は60〜70％程度である．ただし，進行例

1 ACR/EULARによるSSc分類基準

ドメイン	基準項目	ポイント
手指硬化がMCP関節を越えて近位まで存在（近位皮膚硬化）		9
手指の皮膚硬化 （ポイントの高いほうを採用）	手指腫脹（puffy fingers） MCP関節より遠位に限局した皮膚硬化	2 4
指尖部所見 （ポイントの高いほうを採用）	手指潰瘍 指尖陥凹性瘢痕	2 3
爪郭毛細血管異常		2
毛細血管拡張		2
肺病変 （いずれか陽性）	肺動脈性肺高血圧症 間質性肺疾患	2
Raynaud現象		3
SSc関連自己抗体 （いずれか陽性）	抗セントロメア抗体 抗Scl-70/トポイソメラーゼⅠ抗体 抗RNAポリメラーゼⅢ抗体	3

以下のスコアリングに当てはめ，合計9以上であればSScに分類する．
皮膚硬化を有するが手指に皮膚硬化がない例，臨床所見を説明できる他疾患を有する例には本基準を適用しない．

（van den Hoogan F, et al. Arthritis Rheum 2013；65：2737-47[2]）をもとに作成）

2 SScに特徴的な身体所見

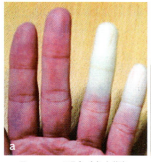 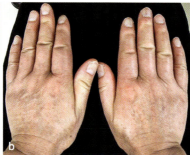 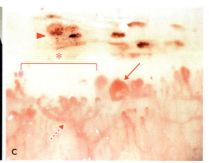

a. Raynaud現象（虚血期）
b. 手指のソーセージ様腫脹と手指硬化症
c. 組織像：毛細血管ループ拡張（→），血管消失による無血管領域（＊），異常新生血管（⇢）を認める．爪上皮には出血点が多発している（▶）．100倍．

に限ると10年生存率は20％未満ときわめて不良である．

SSc-ILDに対する治療概念

- SSc-ILDでは線維化，微小血管障害とそれに伴う構造改変が病態の主体のために病変の可逆性が乏しい．そのため，現実的な治療目標は，肺機能低下の進行を抑制し，機能・生命予後を可能な限り延長することで，このような治療概念を疾患修飾療法とよぶ．
- 疾患修飾療法の効果を個々の症例で判断することは困難である．プラセボ対照のランダム化比較試験（RCT）の集団レベルでの解析でしか効果を確認できない．
- 疾患修飾療法の理想的な適応は，「肺機能低下のない早期に捉えられた将来進行が予測される例」である．1/3程度の例しか進行しないことから，早期・軽症例の中から予後不良

3 SSc-ILDの進行を予測する因子

アウトカム	予測因子
生命予後不良	男性 黒人＞日本人＞白人 心筋病変の併発 抗トポイソメラーゼI抗体 抗U11/U12RNP抗体 HRCTでの病変の広がり FVC HRCT/FVCによるステージング 6 MWT中の最低SpO_2
末期肺病変への進展	黒人＞日本人＞白人 *HGF*遺伝子プロモーター領域の一塩基多型
FVC低下	dcSSc早期 HRCTでの線維化所見 BALF中のB細胞比率，IL-2，TNFα，CXCL11 CRP，CA15-3 血中KL-6，IL-6，CCL2，CCL18，CXCL4，COMP ^{99m}Tc-DTPA肺クリアランス 呼気中の一酸化窒素濃度 *HGF*遺伝子プロモーター領域の一塩基多型

の進行例を見極めることが肝要である．

SSc-ILDの進行予測

- 履歴的研究や前向きコホート研究からSSc-ILDの進行を予測するさまざまな指標が報告されている（**3**）．

背景因子

- 生命予後不良因子として男性，心筋病変の併存，早期dcSSc，皮膚硬化の評価であるmodified Rodnan total skin thickness score（MRSS）の上昇，抗トポイソメラーゼI抗体が報告されている．

6分間歩行試験

- 歩行距離は肺高血圧症（PH）や筋骨格系障害など複合的要因を包括する評価のため，必ずしもILD重症度と相関しない．一方，最低SpO_2は予後予測に有用で，89％未満または4％以上の低下は死亡リスクを2.4倍高める．ただし，末梢循環障害のため手指で計測したSpO_2は再現性に乏しく，前額部での測定が推奨される．

肺機能検査

- 拘束性換気障害パターンを示すが，FVCに比べて一酸化炭素肺拡散能（DLco）が低値の場合は肺動脈性肺高血圧症（PAH）/肺静脈閉塞疾患（PVOD）の併存を示唆する．FVC，DLcoともに低酸素血症の程度と相関するが，PAHの予測にはDLco/VAのほうが有用である（VA：肺胞気量）．

- FVC 70％未満の例ではその後の死亡リスクが2.1倍高く，生命予後不良を予測するよい指標となる[4]．しかし，早期例ではFVCは正常範囲にとどまることから，経時的なFVC測定が予後予測に有用である．基準範囲内でも1年間に10％以上低下する場合はその後に酸素療法を必要とする末期肺病変へと進行するリスクが高い．

胸部HRCT

- すりガラス影，網状影，肺胞間隔壁の肥厚，牽引性気管支拡張，蜂窩影，囊胞影がさまざまな程度で混在する．HRCTでILDに加えて食道拡張を伴う所見（最大径15 mm以上）はSScに特徴的とされる．

- 牽引性気管支拡張など線維化に伴う二次的な構造破壊により生じた不可逆的な変化は，FVCやDLco低下と相関する．さらに，線維化所見の拡大は拘束性換気障害や息切れの進行と相関し，その後のFVC低下を予測するよい指標である[5]．一方，すりガラス影は肺機能や息切れの程度と相関せず，ILD進行を予測する指標とならない．

- ILDの予後を予測するためさまざまなHRCTスコアリングが提唱されてきたが，5スライスの平均として算出した病変の広がり（面積比）が簡便かつ有用である[4]．すべてのパターンを包括した病変の広がりが20％以上，35％以上で死亡リスクがそれぞれ2.5～3.0，3.9倍高い．

- FVCとHRCTの病変の広がりを組み合わせ

たステージングが広く用いられ，HRCTの病変が20%を超える，またはFVC 70%未満をextensive diseaseとよび，それを満たさないlimited diseaseに比べて死亡リスクが3.5倍高い（**4**）．

気管支肺胞洗浄液（BALF）

- 他の膠原病に比べて回収細胞数の増加はあっても軽度で，分画で好中球，好酸球，リンパ球の軽度の増加がみられることがあるが，いずれもILD進行予測に有用でない．そのため，気管支鏡検査の適応は感染，悪性腫瘍など併存病態の評価に限られる．

血中バイオマーカー

- LDHは通常上昇しないが，血清KL-6，SP-Dは半数以上で基準値を超える．いずれの指標もILDの存在と強く関連するもののFVCとの関連はない．ただし，末期肺病変への進展を予測する独立因子としてKL-6の有用性が示され，診断時KL-6が1,273 U/mLを超えた例はその後FVCが低下し，末期肺病変に進展するリスクが高い[6]．

SSc-ILDの治療

■治療の適応

- 進行例は1/3程度のため，SSc-ILD全例でなく，進行リスクを有する例が疾患修飾療法の適応となる．判断が難しい場合には，急速に進行することは通常ないことから，6か月ごとのFVC推移を観察し，進行性を確認のうえで治療介入をすればよい．

■治療の実際

- 線維化や構造破壊の基礎に過剰な免疫反応，慢性炎症が存在することが想定されているため，免疫抑制療法が治療の主体である．最近，線維化に関与する標的分子に対する抗線維化療法が注目されている．
- パルス療法を含めたステロイド大量単独療法は有効性の報告がないばかりか，適応症例の多くを占める発症4年以内の早期dcSScではもともと高い腎クリーゼのリスクをさらに上げるため推奨されない．ただし，腎クリーゼのリスクを上げないとされるプレドニゾロン（PSL）換算15 mg以下の少量をシクロホスファミドなど免疫抑制薬投与初期に併用する場合がある．
- カルシニューリン阻害薬（タクロリムス，シクロスポリン）も腎クリーゼ誘発リスクがあることからdcSSc早期への使用は避けるべきである．一方，カルシニューリン阻害薬は腎クリーゼのリスクが低い罹病期間が5年を超えて皮膚硬化が萎縮期となったdcSScやlcSScで使用される場合はある．ただし，有効性に関するエビデンスはない．
- これまで実施されたSSc-ILDを対象とした臨床試験で効果が実証されなかった治療薬としてチロシンキナーゼ阻害薬イマチニブやニロチニブ，エンドセリン受容体拮抗薬ボセンタンがある．
- 現時点でのエビデンスに基づいた治療アルゴリズムを**5**に示す．

シクロホスファミド（CYC）

- プラセボ対照RCTでSSc-ILDの進行を遅らせる効果のエビデンスを有する唯一の治療薬である．
- 経口連日投与と間欠的静脈投与（intra-ve-

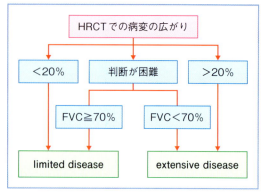

4 HRCTとFVCを組み合わせたSSc-ILDのステージング

FVC：努力肺活量．
（Goh NS, et al. Am J Respir Crit Care Med 2008；177：1248-54[4]）より）

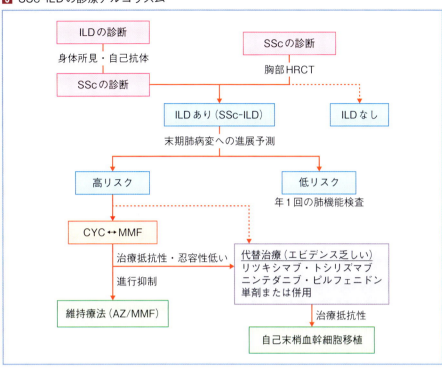

5 SSc-ILDの診療アルゴリズム

CYC：シクロホスファミド，MMF：ミコフェノール酸モフェチル，AZ：アザチオプリン．

nous CYC：IVCY）がある．IVCY投与量は報告によりさまざまで，1回量0.4〜1 g/m^{2}または0.5〜1 gを1〜3か月間隔で1〜24回実施しており，一部でステロイドが併用されている．

- アザチオプリン（AZ）2.5 mg/kg/日を対照とした前向き比較試験では，CYC投与はAZに比べて18か月後のFVC低下を有意に抑制した．多施設プラセボ対照RCTのScleroderma Lung Study（SLS）では，罹病期間7年以内で労作時息切れ，HRCTのすりガラス影または気管支肺胞洗浄液検査で炎症細胞比率上昇を有する158例を組み入れ，CYC経口（2 mg/kg/日）とプラセボの2群に振り分け1年間観察した[7]．その結果，CYC群ではプラセボ群に比べてFVC低下が2.53％抑制されたが，CYCによるFVC進行抑制効果は投与中止1年後に消失した．
- 同時期にFVC70％以上の早期例45例を対象としたIVCYの効果を検討したRCT（FAST）が実施された[8]．IVCY群では，PSL 20 mg隔日投与のうえでCYC（600 mg/m^2）を月1回で計6回投与し，その後にAZ（2.5 mg/kg/日）による維持療法を行った．IVCY群では無治療の観察群に比べてFVC低下が4.2％抑制されたが両群間で統計学的な有意差は得られなかった．
- これらの結果からヨーロッパリウマチ学会（EULAR）の推奨では，SSc-ILDに対して安全性に配慮しながらCYCの使用を考慮すべきと記載されている[9]．メタ解析では，CYCはFVC低下を短期間阻止するものの，その効果は限定的かつ持続せず，多くの例で肺機能は緩徐に低下することが示されている．
- また，CYCは感染症，血球減少などの有害事象が多く，長期的には膀胱癌，造血器腫瘍など悪性腫瘍のリスクを高める．そのため，リスク-ベネフィットに基づいた予測式では

CYC経口1年間の治療は質調整生存率（QALY）を有意に改善しない．
- 経口CYCの治療効果予測の指標としてHRCT上の線維化所見，高いMRSS，低いdyspnea index，治療前のFVC軽度低下（60〜80％）などがあげられている．経口のほうが高いエビデンスを有するが，IVCYはCYC総投与量を減らすことで発癌リスクが減らせる安全性での利点がある．
- CYCの長期安全性に対する懸念から1年以内の期間限定もしくは総投与量36g以内で使用し，その後は維持療法としてAZなどの安全性の高い他の免疫抑制薬にスイッチする治療が広く普及している．

ミコフェノール酸モフェチル（MMF）

- CYCの効果が限定的な理由の一つに安全性の懸念から長期投与ができないことがあげられる．そこで，ループス腎炎などでCYCと同等の効果が示されているMMFが注目され，SSc-ILDにおける有用性が検討されてきた．
- 履歴的あるいはオープン試験でMMF（2〜3g/日）によるFVCの安定化と高い安全性が示され，2年を超える長期のオープン試験でもFVCの低下は少なく忍容性も高い．
- 最近アメリカで実施されたCYC経口とMMFのRCT（SLS-Ⅱ）のエントリー基準はSLSと同様で，CYC群では経口CYC（2mg/kg/日）の1年間継続とその後の維持療法なしの経過観察，MMF群は3g/日を2年間継続した[10]．脱落例はCYC群で多く，内訳はILD進行と副作用が大半を占めていた．両群ともに最初の1年間にFVCが4％程度上昇し，2年目もその効果は維持した．この結果から，MMFとCYCの効果は同等で，安全性はMMFのほうが高いことが確認された．
- SLSとSLS-Ⅱの統合解析でも，MMFはプラセボに対してFVC低下を有意に阻止することが示されている．したがって，MMFは多くの症例でCYCの代替になると考えられ，1年を超える長期使用も可能である．
- SSc-ILDに対する本剤の使用について，厚生労働省の医療上の必要性が高い未承認薬・適用外検討会議への要望書を提出中である．

リツキシマブ

- SSc病態形成におけるB細胞の重要性からSSc-ILDに対するB細胞除去療法が検討されてきた．症例報告やケースシリーズでCYC不応例に対して肺機能の安定化，軽度の改善が示され，感染症を含めた重篤な有害事象は少なく忍容性は高い．
- 欧州が中心で実施している前向きコホートEULARデータベースを用いたリツキシマブ使用例の解析では，FVC 70％未満の9例で投与後4〜12か月後にFVCの低下はなく，背景因子を一致させた対照群と比較すると，リツキシマブ群でFVC低下が有意に抑制された[11]．RCTは実施されていないが，CYCやMMF不応例で考慮してもよい治療法と考えられる．

自己末梢血幹細胞移植（PBSCT）

- 生命予後不良が予想される重症SScを対象にPBSCTの有用性が検討されてきた．これまで2つのRCTが実施され，いずれもIVCY（月1回計12回）に比べてILDの進行阻止と生命予後の改善効果が示されている．
- ヨーロッパで実施されたASTIS試験では156例が組み入れられ，死亡もしくは臓器不全をエンドポイントとすると，1年後はPBSCT群でイベントが多い傾向にあったが，2年後に両群間でイベント発生率が逆転し，7年まで追跡したところPBSCT群で統計学的に有意に少なかった[12]．2年後のFVC変化はPBSCT群で6.3％改善，IVCY群で2.8％低下とその差は有意であった．ただし，PBSCT群では治療関連死が10％にみられ，感染症や心不全などの重篤な有害事象も多かった．一方，疾患による死亡はPBSCT群の11％に比べてIVCY群で25％と多かった．
- アメリカで実施されたRCT（SCOT）でも同

様の効果が実証され[13]，適応を慎重に選択すれば有用な治療法と考えられる．

トシリズマブ
- 最近実施された早期dcSScを対象とした第Ⅱ相プラセボ対照二重盲検RCT（faSScinate）で，FVC低下を阻止する可能性が示された[14]．ただし，胸郭の皮膚硬化を改善した可能性も否定できず，現在症例数を増やした第Ⅲ相試験（focuSSced）が進行中である．

ピルフェニドン
- 抗線維化薬ピルフェニドンのSSc-ILDでの報告はケースシリーズのみしかなく現時点で有用性に関するデータはない．北米で実施された異なる増量スケジュールの2群で実施されたオープン試験（LOTUSS）では，SSc-ILD患者で忍容性は高く，12週間の投与期間を90％以上の症例が完了できた[15]．この結果に基づいて，MMF併用下でのピルフェニドンとプラセボの二重盲検RCT（SLS-Ⅲ）が実施されている．

ニンテダニブ
- PDGF/FGF/VEGFシグナルを同時に抑制するチロシンキナーゼ阻害薬のニンテダニブは，IPFで急性増悪や肺機能低下の抑制効果が示されている．現時点でSSc-ILDに対する効果は未知数であるが，有用性を検証するための多施設プラセボ対照二重盲検RCT（SENSCIS）が進行中である．

■ 末期肺病変に対する治療
- 末期肺病変の死因の多くは肺感染症で，次いでPHを伴った心肺機能不全である．このような例では病変の可逆性は望めず，免疫抑制療法は感染症や悪性腫瘍のリスクを高め，かえって生命予後を悪化させる．そのため，免疫抑制薬や中等量以上のステロイドは可能な範囲で減量・中止し，感染予防や呼吸リハビリなど対症療法に専念せざるをえない．
- SSc-ILDに対する肺移植の成績は他疾患と同等で，経験豊富な専門施設で実施すれば移植後生存率は1年で83％，5年で76％と良好である[16]．

■ PH合併例の管理
- PHの併存はILDの死亡リスクを約4倍高める[17]．
- ILDが存在するとドップラーエコーでの三尖弁逆流速度を指標としたPHスクリーニングによる偽陽性・偽陰性率が高く，右心カテーテルによる確定診断が必須である．
- PHと診断された場合，PAH（1群），肺疾患や低酸素血症に伴うPH（3群），あるいはその合併（1＋3群）なのかの鑑別は困難である．FVCが70％以上で気腫合併肺線維症がなければ，1群として選択的肺血管治療薬による治療を検討する．
- FVCが70％未満であれば，平均肺動脈圧35 mmHg以下の軽症PHの場合は3群と考えて酸素療法など基礎療法が原則で，肺血管拡張薬の使用は慎重に検討する．一方，35 mmHgを超える場合は1＋3群が想定され，専門施設での選択的肺血管拡張薬の使用を考慮する．これらの症例では選択的肺血管拡張薬の効果を示す報告もある一方で，換気血流ミスマッチが増大し酸素化が悪化する場合があるので注意を要する．

今後の展望
- SSc-ILD，特に進行例は現状でも予後不良の難治性病態である．現状の保険診療で使用可能なCYCの効果は限定的で，リスク−ベネフィットバランスは必ずしも良好でない．
- 予後改善には，呼吸機能が保たれた早期に将来の進行が予測される例の的確な抽出がきわめて重要である．
- 免疫抑制薬に加えて，生物学的製剤，抗線維化薬など新たな作用機序の分子標的薬の臨床試験が進行しており，今後の新たな展開が切望される．

（桑名正隆）

文　献

1) Tyndall AJ, et al. Causes and risk factors for death in systemic sclerosis : a study from the EULAR Scleroderma Trials and Research (EUSTAR) database. Ann Rheum Dis 2010 ; 69 : 1809-15.
2) van den Hoogan F, et al. 2013 classification criteria for systemic sclerosis : an American College of Rheumatology/European League against Rheumatism collaborative initiative. Arthritis Rheum 2013 ; 65 : 2737-47.
3) Man A, et al. Changes in forced vital capacity over time in systemic sclerosis : application of group-based trajectory modeling. Rheumatology (Oxford) 2015 ; 54 : 1464-71.
4) Goh NS, et al. Interstitial lung disease in systemic sclerosis : a simple staging system. Am J Respir Crit Care Med 2008 ; 177 : 1248-54.
5) Goldin JG, et al. High-resolution CT scan findings in patients with symptomatic scleroderma-related interstitial lung disease. Chest 2008 ; 134 : 358-67.
6) Kuwana M, et al. Elevated Serum Krebs von den Lungen-6 in Early Disease Predicts Subsequent Deterioration of Pulmonary Function in Patients with Systemic Sclerosis and Interstitial Lung Disease. J Rheumatol 2016 ; 43 : 1825-31.
7) Tashkin DP, et al. Cyclophosphamide versus placebo in scleroderma lung disease. N Engl J Med 2006 ; 354 : 2655-66.
8) Hoyles RK, et al. A multicenter, prospective, randomized, double-blind, placebo-controlled trial of corticosteroids and intravenous cyclophosphamide followed by oral azathioprine for the treatment of pulmonary fibrosis in scleroderma. Arthritis Rheum 2006 ; 54 : 3962-70.
9) Kowal-Bielecka O, et al. Update of EULAR recommendations for the treatment of systemic sclerosis. Ann Rheum Dis 2017 ; 76 : 1327-39.
10) Tashkin DP, et al. Mycophenolate mofetil versus oral cyclophosphamide in scleroderma-related interstitial lung disease (SLS II) : a randomised controlled, double-blind, parallel group trial. Lancet Respir Med 2016 ; 4 : 708-19.
11) Jordan S, et al. Effects and safety of rituximab in systemic sclerosis : an analysis from the European Scleroderma Trial and Research (EUSTAR) group. Ann Rheum Dis 2015 ; 74 : 1188-94.
12) van Laar J, et al. Autologous hematopoietic stem cell transplantation vs intravenous pulse cyclophosphamide in diffuse cutaneous systemic sclerosis : a randomized clinical trial. JAMA 2014 ; 311 : 2490-8.
13) Sullivan KM, et al. Myeloablative Autologous Stem-Cell Transplantation for Severe Scleroderma. N Engl J Med 2018 ; 378 : 35-47.
14) Khanna D, et al. Safety and efficacy of subcutaneous tocilizumab in adults with systemic sclerosis (faSScinate) : a phase 2, randomised, controlled trial. Lancet 2016 ; 387 : 2630-40.
15) Khanna D, et al. An Open-label, Phase II Study of the Safety and Tolerability of Pirfenidone in Patients with Scleroderma-associated Interstitial Lung Disease : the LOTUSS Trial. J Rheumatol 2016 ; 43 : 1672-9.
16) Sottile PD, et al. Outcomes in systemic sclerosis-related lung disease after lung transplantation. Transplantation 2013 ; 95 : 975-80.
17) Le Pavec J, et al. Systemic sclerosis-related pulmonary hypertension associated with interstitial lung disease : impact of pulmonary arterial hypertension therapies. Arthritis Rheum 2011 ; 63 : 2456-64.

類縁疾患の診断と管理

膠原病肺
多発性筋炎・皮膚筋炎に伴う間質性肺炎

疾患概念

- 多発性筋炎・皮膚筋炎（polymyositis/dermatomyositis：PM/DM）は，骨格筋の炎症に伴う四肢近位筋の筋力低下を主症状とする全身性自己免疫疾患であり，特発性炎症性筋疾患に分類される．特に，眼瞼周囲の暗紫色の浮腫性紅斑（ヘリオトロープ疹heliotrope rash）や，手指・肘・膝関節伸側面に一致した一部落屑を伴う紅斑（Gottron徴候）など典型的な皮膚症状を呈する場合にDMと診断される．

- 本疾患の臨床症状は，四肢近位筋優位の筋力低下，筋肉痛が特徴であるが，頸部屈筋群や咽頭・喉頭筋群も障害される．四肢近位筋の障害により，階段を上がる，起き上がる，立ち上がる，しゃがみ立ち，上肢挙上，頸部屈筋群の障害で頭部挙上，咽喉頭筋群の障害で嚥下障害，構語障害などが困難となる．

- 筋肉の障害を反映して，血液検査では，筋原性酵素であるクレアチンキナーゼ（CK），アルドラーゼの上昇を認めるが，同時に，それ以外の筋肉に含まれる酵素（AST，ALT，LDHなど）の上昇を認める．間質性肺炎に伴いKL-6やSP-Dの上昇も認める．筋電図では，筋原性変化，筋肉MRI検査では，筋肉の炎症を反映してT2強調画像で高信号となる．障害部位の筋生検では，筋線維の大小不同，筋線維の変性・壊死再生像，炎症性細胞浸潤を認める．

- DM疹を認めるが，筋炎症状がまったくない症例（amyopathic DM：ADM）[1]や検査所見で筋肉の炎症を疑わせる軽度の検査異常を認めるが臨床的に筋症状がない症例が知られており，（臨床的）無筋症性皮膚筋炎あるいはclinically ADM（CADM）[2]とよばれている★1．

- PM/DMの臨床像は非常に多彩で，筋症状・皮膚症状以外に，肺病変（間質性肺炎interstitial pneumonia：IP），心病変（心筋炎），多関節炎，悪性腫瘍の併発を認める．それぞれの出現時期は症例によってさまざまであるので注意を要する．すなわち，IP先行症例が一定の割合で存在するため，肺病変以外の症状の存在に留意して診察することがPM/DMに併発するIPの診断・治療を行ううえで重要である．

診断

- 診察所見での筋症状・皮膚症状に加えて，血液検査，筋電図，筋肉MRI所見，筋生検所見などを総合的に判断して診断をする．他の筋力低下をきたすさまざまな疾患（感染，内分泌疾患，神経疾患など）を鑑別することが重要である．

- 診断には，従来，BohanとPeterによる診断基準あるいは厚生省自己免疫疾患調査研究班のPM/DM改訂診断基準（2015年度）が用いられるが（**1**）[3]，近年，アメリカリウマチ学会とヨーロッパリウマチ学会を中心とした新たな診断基準が提唱された[4]★2．

PM/DMに併発する間質性肺炎の一般的特徴

- PM/DMの約50％（これまでの報告では20％

★1 （臨床的）無筋症性皮膚筋炎（clinically amyopathic dermatomyositis：CADM）
米国の皮膚科医Sontheimerが提唱したDMのサブタイプで，典型的な皮膚症状を呈しながら，臨床的に筋力低下・筋痛などを認めない症例を指す．日本では，通常，臨床的無筋症性皮膚筋炎あるいは無筋症性皮膚筋炎と表現される．

1 PM/DMの改訂診断基準（2015）

診断基準項目
1）皮膚症状
　a. ヘリオトロープ疹：両側または片側の眼瞼部の紫紅色浮腫性紅斑
　b. Gottron丘疹：手指関節背側面の丘疹
　c. Gottron徴候：手指関節背側面および四肢関節背面の紅斑
2）上肢または下肢の近位筋の筋力低下
3）筋肉の自発痛または把握痛
4）血清中筋原性酵素（クレアチンキナーゼまたはアルドラーゼ）の上昇
5）筋炎を示す筋電図変化（随意収縮時の低振幅電位，安静時の自発電位など）
6）骨破壊を伴わない関節炎または関節痛
7）全身性炎症所見（発熱，CRP上昇または血沈亢進）
8）抗アミノアシルtRNA合成酵素抗体（抗Jo-1抗体を含む）陽性
9）筋生検で筋炎の病理所見：筋線維の変性および細胞浸潤

診断基準判定
皮膚筋炎：1）の皮膚症状のa～cの1項目以上を満たし，かつ経過中に2）～9）の項目中4項目以上満たすもの
なお，皮膚症状のみで皮膚病理学的所見が皮膚筋炎に合致するものは無筋症性皮膚筋炎とする
多発性筋炎：2）～9）の項目中4項目以上満たすもの

鑑別診断を要する疾患
感染による筋炎，薬剤誘発性ミオパチー，内分泌異常に基づくミオパチー，筋ジストロフィーその他の先天性筋疾患，湿疹・皮膚炎群を含むその他の皮膚疾患

（多発性筋炎・皮膚筋炎治療ガイドライン．診断と治療社；2015[3]より）

から80％とばらつきがある）でIPを併発するとされ，PM/DMの予後を左右する重要な因子である．IPの臨床経過，治療反応性，予後は症例によってさまざまで多彩であり，臨床経過から急性型と慢性型の大きく2つの病型に分けることができる．なお，数か月から半年程度の経過で進行するタイプを亜急性型と表現する場合がある．

- 急性型では，急性に発症して，急速進行性で治療抵抗性・予後不良の症例や治療に反応する症例，慢性型では，経過中，ほとんど進行しない症例，徐々に進行して呼吸機能が悪化していく症例などが知られる．さらに，慢性の経過中に何らかのきっかけで急性増悪する例も経験する．

急速進行性間質性肺炎

■ 臨床的特徴

- 数日から数週間・数か月のレベルで呼吸器症状が進行するため，急速進行性間質性肺炎（rapidly progressive IP：RP-IP）とよばれる．特に，数日から数週間のあいだに急速に進行し，強力な治療に抵抗性で初期治療が奏功しない場合，数日から数か月で死亡する非常に危険な病態である．RP-IPを併発する症例のほとんどがDMで，PMにみられることは非常にまれである．

- RP-IPは前述したCADMに高頻度に併発することが一つの特徴である．その皮膚症状は典型的なDM皮疹（ヘリオトロープ疹，Gottron疹，機械工の手，手掌丘疹など）とともに，高頻度に皮膚潰瘍をきたすことが報告されている．皮膚潰瘍は，肘，関節伸側，指尖や爪周囲，指腹および口腔内などに認める（ 2 ）．

- 潰瘍部位の皮膚生検でvasculopathyを認め，

★2　これまで使用されてきたBohanとPeterの診断基準は非常に使いやすいものであったが，科学的根拠に基づくものではなく，無筋症性皮膚筋炎の診断も不可能であった．そこで，全世界のリウマチ膠原病科，小児リウマチ膠原病科，神経内科，皮膚科および疫学・統計学の専門医が患者のデータに基づいた臨床症状や検査所見をもとに筋炎の可能性をスコア化した診断基準を発表した（International Myositis Classification Criteria Project：IMCCP）．このスコアリングで筋炎と診断された場合はさらに分類ツリーで筋炎のサブタイプへの診断が可能となる．

2 急速進行性間質性肺炎を併発した皮膚筋炎の皮膚症状

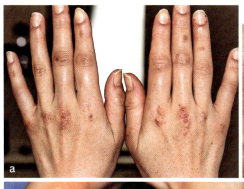
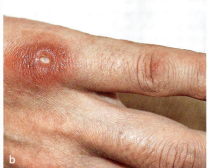
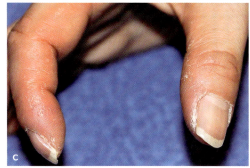
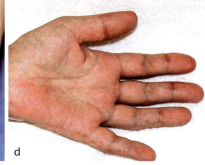

a. Gottron丘疹
b. MP関節伸側の皮膚潰瘍
c. 機械工の手
d. 手掌丘疹（逆Gottron徴候）

血管炎の存在が疑われている[5]．また，全身症状を反映して，発熱や多関節炎を伴う頻度が高いことも報告されている[6]．

■ 検査所見

- 2000年代前半まで，PM/DMにRP-IPを併発する症例は筋炎症状に乏しいCADMで高頻度であること以外に，抗核抗体陰性など自己免疫現象に乏しいことが際だった特徴とされていた．しかしながら，2005年にRP-IPを併発するCADMに見いだされる抗CADM-140抗体が報告された[7]．その後，その対応抗原がmelanoma differentiation-associated gene 5 (MDA5)であることが解明され，現在，主に抗MDA5抗体と称されている[8]★3．

★3 MDA5
MDA5は，ウイルス感染時の自然免疫機構で細胞内ウイルス感染を感知して，シグナル伝達を介して1型インターフェロン産生を誘導する蛋白である．特に，MDA5はピコルナウイルスを認識することが知られている．以前より，ウイルス感染と筋炎発症の関連が推測されており，MDA5あるいは抗MDA5抗体の病態への関与が示唆される点で興味深い．

- 抗MDA5抗体はDMに特異的に見いだされる自己抗体（DM以外の疾患では検出されない）であるとともに，RP-IPと密接に関連していることが明らかにされており，RP-IPを併発するDMのほとんどの症例で同抗体が陽性である．それゆえ，現在，日常臨床においてRP-IP併発DMの診断・治療効果判定，予後予測のための有用なバイオマーカーとなっており，保険診療での測定（2016年10月に薬価収載）が可能である[9]（**TOPICS**次頁参照）．

- 抗MDA5抗体とRP-IPとの関連は，特に本邦を中心に東アジアで強く，欧米の報告ではその頻度は相対的に低い[10]．その違いについては人種差や各国の医療制度の違いに基づく受診病院・受診科の偏りなどによる影響が推測されている．

- 抗MDA5抗体陽性以外に，血液検査では，フェリチンおよびKL-6が高値となることが示されており[11]，診断や治療効果判定などのバイオマーカーとして有用である．

TOPICS

IPを併発したPM/DMの予後不良予測因子について

抗MDA5抗体は，RP-IPと密接な関連があり，同抗体陽性は予後不良因子の一つと考えられるが，IP併発PM/DMの予後不良を予測する因子の追究が多施設共同，医師主導臨床研究（UMIN000018663）で行われた（JAMI study）．全国44施設が参加し，自己抗体の検索がなされたILD併発PM/DM患者497例を対象として，これまで報告された予後不良予測因子を参考に単変量解析で相関が示された項目を候補として，Cox proportional hazards regression modelを用いて，段階的選択法で予後予測因子モデルが検討された（図）．その結果，発症年齢（60歳以上），抗MDA5抗体陽性，CRP上昇（1 mg/dL以上），SpO_2低下（95％未満）が予後不良予測因子として抽出されたが，特に抗MDA5抗体陽性はハザード比7.5と強力な予後不良予測因子であることが明らかになった．

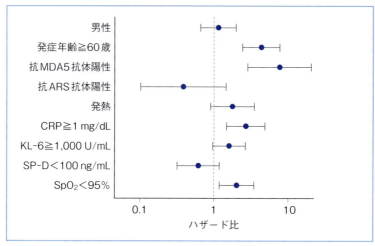

図 IP併発PM/DMの予後不良因子予測モデル

■画像および病理組織学的所見

- 抗MDA5抗体陽性のRP-IP症例は高解像度CT（HRCT）の特徴が報告されている．発症早期では，下肺野・末梢を中心として気管支血管束周囲の斑状のすりガラス状陰影や浸潤影，葉間隔壁の肥厚ならびに不規則な板状・線状陰影から始まり，さらに進行すると全肺野におよぶ気管支透亮像を伴ったすりガラス状陰影，浸潤影を呈する[12]．
- 病理組織所見では，びまん性の肺胞上皮障害いわゆるびまん性肺胞障害（diffuse alveolar damage：DAD）を呈する．間質の浮腫，硝子膜の形成，フィブリンの析出さらに肺胞虚脱や閉塞性の気腔内の器質化，間質での線維芽細胞の増生などの所見を呈する．一部の治療反応性良好の症例では器質化肺炎（organizing pneumonia：OP）の像をとり，小葉中心性に気腔内の線維化および単核球細胞などの炎症性細胞の浸潤を認める．

■治療ならびに予後

- RP-IPはPM/DMにおいて最も予後不良の病態である．これまでの症例の蓄積から，早期に診断し，早期から強力な治療を開始することの重要性が指摘されている．すなわち，肺病変がある程度進展してしまうと不可逆的となり，どのような強力な治療も奏功しなくなってしまう．なお，同様の臨床経過をとる症例の中に前述したように組織学的にOPの

所見を呈する症例が存在し，このような症例は治療に対する反応性がよく，予後が良好である．

- PM/DM併発RP-IPに対する治療で，無作為前向き試験でその有用性が証明された治療法はないが，副腎皮質ステロイドパルス療法を含む大量ステロイド療法に免疫抑制薬の多剤併用が有効であった症例の報告が集積されている．治療ガイドラインでは，大量ステロイド療法に早期からの免疫抑制療法が推奨されており，免疫抑制薬2剤併用の有効例の記載がなされている[3]．

- 基本方針は，可能な限り早期に診断して，早期から強力な治療を開始することである．

- 一般的に，下記AからCの併用が推奨される．
  A. 副腎皮質ステロイドパルス療法：メチルプレドニゾロン（ソル・メドロール®）1,000 mgを3日間，後療法として高用量ステロイド：プレドニゾロン（プレドニン®）1 mg/kg/日．
  B. シクロホスファミド（エンドキサン®）間欠静注療法（IVCY）500〜1,000 mg/m^2/回/月あるいは500 mg/m^2/2週間ごとに点滴静注．
  C. タクロリムス水和物（プログラフ®）0.03〜0.1 mg/kg/日経口投与あるいはシクロスポリン（ネオーラル®）2.5〜7.5 mg/kg/日経口投与．

- 上記薬剤の中で，ソル・メドロール®，シクロスポリンは本症には保険適用外であることに留意する．タクロリムスはPM/DM合併IPに対する保険適用がある．

- 上記治療が奏功しない場合，ミコフェノール酸モフェチル（セルセプト®）500〜2,000 mg/日経口投与，免疫グロブリン大量静注療法（IVIG）（献血ヴェノグロブリンIH® 5%）静注400 mg/kgを5日間点滴静注，リツキシマブ（リツキサン®），ポリミキシンB固定化カラムによる直接血液灌流法（PMX-DHP），血漿交換療法が試みられるが，いずれの治療法も保険適用外であり，少数例の症例報告があるのみで有効性に対する評価は定まっていない．

- 初期治療が奏功し，病初期の数か月を乗り切った場合，線維化をほとんど残さずに間質性陰影が改善することが多い．軽快した場合，再発はまれである．抗MDA5抗体は軽快すると陰性化し，再発した場合に再上昇することが報告されている[13]．

■ 症例提示

- 52歳女性．
- 乾性咳嗽，急速に進行する労作時呼吸困難で呼吸器内科受診．呼吸器症状，間質性陰影とともにGottron徴候を認めたため，DMに併発したRP-IPを疑い，ステロイドパルス療法を含むステロイド大量療法にIVCYおよびカルシニューリン阻害薬併用による治療を開始．治療前の血清で抗MDA5抗体陽性であることが判明した．
- 呼吸器症状ならびに肺野末梢を中心としてすりガラス状陰影，浸潤影ならびに不規則な線状影は徐々に改善して退院となった（**3**）．

慢性間質性肺炎

■ 臨床的特徴

- PM/DMに併発する慢性型のIPは大きく分けて2つに分類される．それらは，年単位で経過を追ってもほとんど進行しないあるいは数年単位で徐々に進行して呼吸機能が障害されて最終的には在宅酸素療法が必要となってしまう症例と，進行がやや速く，数か月から年単位で進行する症例である．
- これらの慢性型のIPはPMにも無筋症性皮膚筋炎を含めたDMにも見いだされる．

■ 検査所見

- 慢性型のIPとの関連が明らかにされている自己抗体は抗アミノアシルトランスファーRNA（tRNA）合成酵素抗体（抗ARS抗体）である[14]．抗ARS抗体は，tRNAの3'末端に対

3 急速進行性間質性肺炎を併発した皮膚筋炎のHRCT所見

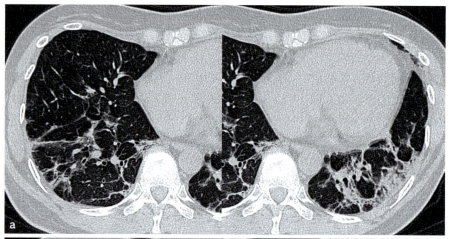

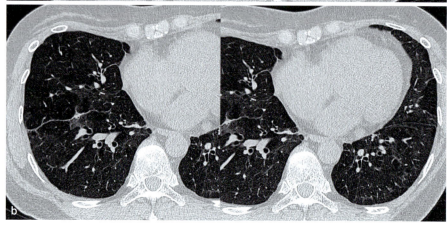

a. 治療前：胸膜直下や気管支血管束中心にすりガラス状陰影，浸潤影ならびに不規則な線状影を認める．
b. 治療後：上記の陰影の改善を認める．

応するアミノ酸を結合させる反応を触媒するアミノアシルtRNA合成酵素（ARS）に対する自己抗体である．

- 代表的な抗ARS抗体は，1983年に報告された抗Jo-1抗体で，対応抗原は，ヒスチジンとtRNAを結合するヒスチジルtRNA合成酵素である．ARSは各アミノ酸ごとに異なっているため，現在まで，8つの抗ARS抗体が報告されている（4）．

- これまで報告されている抗ARS抗体陽性PM/DM症例は，臨床的に共通の特徴をもっていることがわかっており，抗ARS抗体症候群と称されている．同抗体陽性例は，発熱，多関節炎，Raynaud現象，機械工の手，慢性型のIPの頻度が高いとされている．ま

た，肺容積が減少して縮小肺をきたすことも特徴の一つといわれている．

- 関節症状は，通常，小関節を中心とした多関節炎が特徴で，非骨破壊性の関節炎であるが，関節リウマチ同様の骨破壊性で強直をきたす関節炎を呈することがあり，関節症状先行例では，関節リウマチと診断されていることがある．母指や2-5指の遠位指節間関節の亜脱臼，骨破壊性変化が目立つ特有の関節変形がJo-1関節症として報告されている．

- 抗ARS抗体はこれまで，PM/DMに特異的に見いだされる自己抗体と認識されてきたが，臨床的にIPが先行して，その後に筋症状や皮膚症状が遅れて出現する症例やIPのみでPM/DMをはじめとする膠原病と診断

4 抗アミノアシルtRNA合成酵素抗体

抗ARS	対応抗原	頻度	各病態との関連
抗Jo-1	ヒスチジルtRNA合成酵素	18〜20	PM/DM＞ILD
抗PL-7	スレオニルtRNA合成酵素	＜5	PM/DM＞ILD
抗PL-12	アラニルtRNA合成酵素	＜5	PM/DM＜ILD
抗EJ	グリシルtRNA合成酵素	＜5	DM＞PM＞ILD
抗OJ*	イソロイシルtRNA合成酵素	＜5	PM/DM＝ILD
抗KS	アスパラギニルtRNA合成酵素	＜5	PM/DM＜ILD
抗Ha*	チロシルtRNA合成酵素	不明（1例報告）	DM/ILD
抗Zo*	フェニルアラニルtRNA合成酵素	不明（1例報告）	PM/ILD

*実臨床でのELISAでは測定はできない．

- されない症例も報告されている．
- 抗MDA5抗体同様に，抗ARS抗体は慢性型IPを併発するPM/DM診断のためのバイオマーカーとして有用であり，日常診療で同抗体をELISAで測定可能である[15]．ただし，ELISAで測定できる抗ARS抗体は，抗Jo-1抗体，抗PL-7抗体，抗EJ抗体，抗PL-12抗体，抗KS抗体のみで，抗OJ抗体，抗Ha抗体，抗Zo抗体は検出できないため，測定結果が陰性であっても，他の抗ARS抗体が陽性の可能性があるため注意を要する．
- 間質の炎症を反映して，KL-6，SP-Dならびにフェリチンの上昇を認めることがあるが，その程度は症例によってさまざまである．

■ 画像および病理組織学的所見

- HRCTでは，多くの症例で下肺野優位に気管支血管束周囲や末梢のすりガラス状陰影や浸潤影，網状・粒状・線状影，ならびに肺容量の減少を認め，非特異性間質性肺炎（nonspecific interstitial pneumonia：NSIP）パターンを呈するが，胸膜直下や気管支に沿った気管支透亮像を伴う斑状の浸潤影や周辺のすりガラス状陰影よりOPパターンを示すこともある．下肺野末梢を中心とした蜂巣肺を認め通常型間質性肺炎（usual interstitial pneumonia：UIP）パターンの場合もある．
- 病理組織学的にも，時相の一致した軽度の間質の線維化や炎症性細胞浸潤を認め，肺胞の構造は保たれておりNSIPと診断されることが多いが，UIP，OP，DADの所見をとることもある．

■ 治療ならびに予後

- 数年単位で進行していく症例やほとんど進行しない症例は無治療で経過をみる場合が多い．
- 数か月から数年単位で進行する症例に対しては，大量の副腎皮質ステロイド単剤あるいは免疫抑制薬併用療法を行う．多くの症例で副腎皮質ステロイドに対する反応性は良好であるが，ステロイドの減量過程において再発する症例が多く経験されるため，長期の予後改善のために最近では初期から免疫抑制薬の併用が推奨されている．
- 抗ARS抗体陽性IPでは急性から亜急性型を認めることがある．また，慢性の経過中に急速に進行する症例が経験される．このような場合はRP-IPの治療に準じる．
- 慢性型IPの基本的治療方針は，症例の年齢，合併症の有無，病変の範囲やIPの進行度などを評価して決定するが，

　A．グルココルチコイド：プレドニゾロン（プレドニン®）1 mg/kg/日単剤．

　B．グルココルチコイド：プレドニゾロン（プレドニン®）1 mg/kg/日に以下の免疫抑制薬のいずれかを併用する．

　　a．シクロホスファミド：50〜100 mg/日，

5 慢性型間質性肺炎を併発した皮膚筋炎のHRCT所見

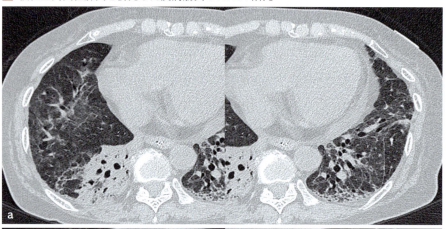
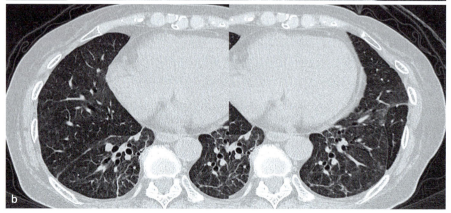

a. 治療前：末梢優位の気管支透亮像のある浸潤影や気管支血管束周囲のすりガラス状陰影，網状影を認める．
b. 治療後：浸潤影ならびにすりガラス影の改善を認める．

500〜1,000 mg/m²/月（点滴静注）．
b. タクロリムス：0.03〜0.1 mg/kg/日．
c. シクロスポリンA：2〜4 mg/kg/日．
d. アザチオプリン：50〜100 mg/日．
ステロイド減量困難例や再発例など難治性の場合は，IVIG併用も考慮する．

- 抗ARS抗体陽性PM/DM併発IPの初回の副腎皮質ステロイド治療による反応性は陰性例と比較して良好であるが，ステロイド減量過程において陰性例よりも再発率が高いとの報告がある[16]．また，抗Jo-1抗体陽性例は，非抗Jo-1抗体陽性例と比較して予後が良好であるとの報告があり，各抗ARS抗体ごとの病態の違いや慢性型においても早期診断・早期治療の有用性が示唆されている．

■ 症例呈示

- 74歳女性．
- 咳嗽・喀痰などの感冒症状が出現したため近医受診し，一般感冒薬や抗菌薬の処方を受けたが症状改善しなかった．同時期に，筋力低下，嚥下困難，多関節炎も出現．労作時呼吸困難の進行も認めたため，再受診．両肺野に浸潤影・すりガラス状陰影，低酸素血症を認めたため，緊急入院となった．筋原性酵素の上昇，間質性肺炎の存在，多関節炎，Raynaud現象，抗EJ抗体陽性などから，IPを併発したPMと診断．
- PSLを60 mg/日を開始し，カルシニューリン阻害薬を併用したところ，症状の改善を認めた（5）．

（佐藤慎二）

文　献

1) Euwer RL, Sontheimer RD. Amyopathic dermatomyositis (dermatomyositis siné myositis). Presentation of six new cases and review of the literature. J Am Acad Dermatol 1991；24：959-66.
2) Sontheimer RD. Would a new name hasten the acceptance of amyopathic dermatomyositis (dermatomyositis sine myositis) as a distinctive subset within the idiopathic inflammatory dermatomyopathies spectrum of clinical illness? J Am Acad Dermatol 2002；46：626-36.
3) 難治性疾患政策研究事業自己免疫疾患に関する調査研究班多発性筋炎皮膚筋炎分科会編．多発性筋炎・皮膚筋炎治療ガイドライン．診断と治療社；2015. p. xi-xv.
4) Bottai M, et al. EULAR/ACR classification criteria for adult and juvenile idiopathic inflammatory myopathies and their major subgroups：a methodology report. RMD Open 2017；14；3(2)：e000507.
5) Fiorentino D, et al. The mucocutaneous and systemic phenotype of dermatomyositis patients with antibodies to MDA5 (CADM-140)：a retrospective study. J Am Acad Dermatol 2011；65：25-34.
6) Hamaguchi Y, et al. Clinical correlations with dermatomyositis-specific autoantibodies in adult Japanese patients with dermatomyositis：a multicenter cross-sectional study. Arch Dermatol 2011；147：391-8.
7) Sato S, et al. Autoantibodies to a 140-kd polypeptide, CADM-140, in Japanese patients with clinically amyopathic dermatomyositis. Arthritis Rheum 2005；52：1571-6.
8) Sato S, et al. RNA helicase encoded by melanoma differentiation-associated gene 5 is a major autoantigen in patients with clinically amyopathic dermatomyositis：Association with rapidly progressive ILD. Arthritis Rheum 2009；60：2193-200.
9) Sato S, et al. Clinical Utility of an Enzyme-Linked Immunosorbent Assay for Detecting Anti-Melanoma Differentiation-Associated Gene 5 Autoantibodies. PLoS One 2016；26：11(4)：e0154285.
10) Hall JC, et al. Anti-melanoma differentiation-associated protein 5-associated dermatomyositis：expanding the clinical spectrum. Arthritis Care Res (Hoboken) 2013；65：1307-15.
11) Gono T, et al. Anti-MDA5 antibody, ferritin and IL-18 are useful for the evaluation of response to treatment in interstitial lung disease with anti-MDA5 antibody-positive dermatomyositis. Rheumatology (Oxford) 2012；51：1563-70.
12) Tanizawa K, et al. HRCT features of interstitial lung disease in dermatomyositis with anti-CADM-140 antibody. Respir Med 2011；105：1380-7.
13) Matsushita T, et al. Antimelanoma differentiation-associated protein 5 antibody level is a novel tool for monitoring disease activity in rapidly progressive interstitial lung disease with dermatomyositis. Br J Dermatol 2017；176：395-402.
14) Mimori T, et al. Interstitial lung disease in myositis：clinical subsets, biomarkers, and treatment. Curr Rheumatol Rep 2012；14：264-74.
15) Nakashima R, et al. The multicenter study of a new assay for simultaneous detection of multiple anti-aminoacyl-tRNA synthetases in myositis and interstitial pneumonia. PLoS One 2014；9：e85062.
16) Yoshifuji H, et al. Anti-aminoacyl-tRNA synthetase antibodies in clinical course prediction of interstitial lung disease complicated with idiopathic inflammatory myopathies. Autoimmunity 2006；39：233-41.

膠原病肺
IPAFを考える

膠原病関連の間質性肺炎と特発性間質性肺炎との相違

- 膠原病（connective tissue disease：CTD）関連の間質性肺炎（CTD-IP）は，70歳未満のびまん性肺疾患症例においては特発性間質性肺炎（IIPs）に次いで多い[1]．CTD-IPは気道病変やリンパ増殖性疾患などを合併する症例も比較的多いため，IIPsと比較して高解像度CT（HRCT）画像や肺病理組織所見は多彩である．

- 強皮症のおよそ70〜90％，多発性筋炎/皮膚筋炎の40〜70％に間質性肺炎を合併するとされており，膠原病においてはこの2疾患での合併率が高い．また，関節リウマチやSjögren症候群には気道病変やリンパ増殖性疾患を，関節リウマチや全身性エリテマトーデスでは胸膜炎などの漿膜炎を，強皮症や混合性結合組織病では肺高血圧症の合併が多いとされる（**1**）[2]．

- 外科的肺生検での肺組織パターンは，強皮症や多発性筋炎・皮膚筋炎では非特異性間質性肺炎（NSIP）パターンが多く，関節リウマチでは通常型間質性肺炎（UIP）パターンが多い（**2**）[3]．一方，IIPsでは約6割が特発性肺線維症（IPF）-UIPとされる．

- CTD-IPの予後はIIPs，特にIPFと比較し総じて良好である．同じUIPパターンでも，IPF-UIPよりもCTD-UIPのほうが予後良好である[4-6]．加えて，CTD-IPはIPFよりも急性増悪の合併率が低いと考えられる[7,8]．

- また，特に関節リウマチ以外ではCTD-UIPとCTD-NSIPの予後に有意差は認められないと報告されているため[5]，実臨床において，CTD-IP症例の積極的な外科的肺生検は推奨されていない．一方で，IIPsにおいては，IPFとnon-IPFでは予後に大きな差があるため，HRCTでの蜂巣肺を認めない症例では外科的肺生検による確定診断が治療選択において必要である．

- 治療に関して，CTD-IPではステロイドなどの免疫抑制療法が有効である症例が多いが，IPFに対する免疫抑制療法はほぼ無効と結論づけられ，新規抗線維化薬のピルフェニドン（ピレスパ®），ニンテダニブ（オフェブ®）の投与が推奨されている[9]．CTD-IPに対する

1 各種膠原病と一般的な肺病変

	間質性肺炎	気道病変	胸膜病変	血管病変	びまん性肺胞出血
全身性強皮症	+++	−	−	+++	−
関節リウマチ	++	++	++	+	−
原発性Sjögren症候群	++	++	+	+	−
混合性結合組織病	++	+	+	++	−
多発性筋炎・皮膚筋炎	+++	−	−	+	−
全身性エリテマトーデス	+	+	+++	+	++

−：ほぼなし，＋：低頻度，＋＋：中頻度，＋＋＋：高頻度．

（Fischer A, et al. Lancet 2012；380：689-98[2]より）

2 各種膠原病にみられる間質性肺炎のパターン

	全身性強皮症	多発性筋炎・皮膚筋炎	原発性Sjögren症候群	関節リウマチ	全身性エリテマトーデス	混合性結合組織病
UIP	++	++	+	++	+	+
NSIP	++++	++++	+	+	++	++
OP	+	++	+	+	+	
DAD	+	++	+	+	++	
LIP	−		+++	−	−	

−：まれ，＋：最低頻度，＋＋＋＋：最高頻度．
UIP：通常型間質性肺炎，NSIP：非特異性間質性肺炎，OP：器質化肺炎，DAD：びまん性肺胞傷害，LIP：リンパ球性間質性肺炎．

(Tzelepis GE, et al. Eur Respir J 2008；31：11-20[3]より)

抗線維化薬の有効性については，現在，国際的な臨床試験が進行中である．

膠原病的背景を有する特発性間質性肺炎

- 近年，IIPsと診断された症例において，膠原病の確立した診断基準は満たさないが，膠原病と関連した症状や検査所見を示す患者群が注目されている(膠原病的IIPs，occult CTD[3])．この膠原病的IIPs症例のうち，およそ10～30％が後にCTDを発症するとされるが，その他の多くの症例はCTDを発症することなく経過する．
- 膠原病的背景を疑うべき症状・所見としては，皮疹や関節痛，発熱，乾燥症状などが代表的である．IIPs診断時に確認すべきこれらの症状・所見を提示する(3)．しかし，呼吸器内科領域ではリウマチ内科医や皮膚科医と異なり所見を正確に評価できない可能性もあるため，これらの医師へのコンサルテーションも積極的に行うべきである．
- また，自己抗体などの血清学的スクリーニングも必要である．IIPs診断時に確認すべき自己抗体を提示する(4)．特に疾患特異的自己抗体の確認は重要である．IIPsの診断時にはこれらの自己抗体が陰性であっても，後に陽性となるケースもあるため，膠原病的症状が出現した際には再検することが望ましい．

3 IIPs診断時に確認すべき膠原病的症状および所見

病変の部位と種類	症状および所見の詳細
関節病変	多発関節痛，多発関節腫脹，朝のこわばり(60分以上)，手のX線による手/指関節の骨びらん・骨萎縮
皮膚・粘膜病変	光線過敏，頬部紅斑・蝶形紅斑，円板状皮疹，口腔内潰瘍，Raynaud症状，ヘリオトロープ疹，Gottron徴候，メカニックハンド，舌小体短縮，手指の硬化，指尖の陥凹瘢痕，爪上皮延長，全身色素沈着，顆粒状角化，爪周囲紅斑・爪郭部毛細血管異常，肘・膝伸側面の軽度隆起性の赤紫色紅斑，紫斑，指趾・皮膚の潰瘍・壊死，脱毛(非アンドロゲン性)，手掌の毛細血管拡張，手指の浮腫
乾燥症状・徴候	眼や口腔内乾燥による不快感，う歯の増加，口内炎，慢性咽喉頭炎，唾液腺の腫脹疼痛
その他	原因の特定できない体重減少，原因の特定できない繰り返す発熱，胃食道逆流，嚥下困難，対称的な近位筋筋力低下・筋痛，下肢の腫脹，多発単神経炎，漿膜炎(原因の特定できない胸膜炎，心外膜炎)

- 間質性肺炎が先行するCTD(肺病変先行型CTD)は，UIPパターンでは関節リウマチと顕微鏡的多発血管炎が多く[10]，NSIPパターンでは皮膚筋炎が多い[11]．
- 予後に与える影響としては，IPFあるいはIIPs症例において自己抗体の有無では予後に相違は認められないとの報告[4,12]や，自己抗体陽性例では予後良好である[13]といった相反

4 IIPs診断時に確認すべき自己抗体およびその他の検査所見

CRP, 赤沈, CPK, アルドラーゼ, C3, C4, CH50, γグロブリン
抗核抗体（特にnucleolar, centromere, その他homogeneous, peripheral, speckled, cytoplasmic）
リウマチ因子, 抗DNA抗体（RIA）, 抗Scl-70抗体, 抗セントロメア抗体, 抗ARS抗体（抗Jo-1抗体を含む）, 抗MDA5抗体, 抗CCP抗体, 抗RNP抗体, 抗dsDNA抗体, 抗Sm抗体, 抗SS-A抗体, 抗SS-B抗体, MPO-ANCA, PR3-ANCA, 抗PM-Scl抗体

5 膠原病的IIPsの各種診断基準

診断基準	筆頭著者	報告年
broad UCTD-IP[17]	Kinder	2007
strict UCTD-IP[18]	Corte	2012
AIF-ILD[20]	Vij	2011
LD-CTD[19]	Fischer	2010
IPAF[29]	Fischer	2015

IP：interstitial pneumonia, UCTD：undifferentiated connective tissue disease, AIF-ILD：autoimmune-featured interstitial lung disease, LD-CTD：lung-dominant connective tissue disease, IPAF：interstitial pneumonia with autoimmune features.

する報告が混在している．

■ リウマチ内科医からみた occult CTD

- リウマチ内科領域での議論はいまだに多いが，UCTDという用語が使用される症例が多い[14]．一般的には12か月以上あるいは3年以上経過をみても確立したCTDを発症しない場合にUCTDと診断される (stable UCTD)[15]．
- UCTDのうち間質性肺炎を合併した症例は4％と少なく肺外病変が主体であるため，呼吸器内科医とは異なる患者群をみている可能性が高い[16]．また，このようなUCTDの症例において後に発症する膠原病としては全身性エリテマトーデスが最も多い[14,15]．一方で初診時に間質性肺炎が認められた症例では，後に関節リウマチや皮膚筋炎の発症が多いとされる．
- IIPs症例においては，肺外病変の強い膠原病的IIPs症例がリウマチ内科を受診している可能性が高い．

■ 呼吸器内科医からみた膠原病的IIPs

- 肺外病変の軽微な膠原病的IIPs症例は，リウマチ内科ではなく呼吸器内科を受診している可能性が高い．
- 呼吸器内科医はその専門性の違いから，軽微な膠原病的症状や所見を見落としている可能性がある．特に肺外病変についてはリウマチ内科医や皮膚科医へ，乾燥所見については眼科医や耳鼻科医への適切なコンサルテーションが必要である．これにより，診断に有用とされる多くの専門領域にわたる議論（MDD）が可能となる．
- また，肺病変先行型のCTD症例もまず呼吸器内科を受診するため，初診時以降の膠原病的症状の出現にも注意を要する．
- 膠原病的IIPsは，undifferentiated connective tissue diseaseの肺病変 (UCTD-IP)[17,18]，lung-dominant connective tissue disease (LD-CTD)[19]，autoimmune-featured interstitial lung disease (AIF-ILD)[20]などとよばれ，報告者によってそれぞれ異なる診断基準が提唱されている（5）．
- 上記の診断基準では「3年間CTDを発症しない」などの時間的制約は設けられておらず，かつ間質性肺炎は治療の遅れが予後にも大きく影響するため，膠原病的IIPsであるのか肺病変先行型CTDであるのか不明なままステロイド治療が開始されている症例も多いと考えられる．
- KinderらのbroadUCTD-IP, CorteらのstrictUCTD-IP, そしてVijらのAIF-ILDは症状・所見および血清学的検査の両者を満たす必要があるが，FischerらのLD-CTDは膠原病的症状がなくても血清あるいは肺病理所見だけでも診断可能である（6）．また，strict UCTD-IPは非特異的所見が削除されているため，陽性患者数が最も少ないと考えられる．

- 上記診断基準において最も重要な点は，治療効果や予後に影響するかどうかという点である．もし影響するのであれば，上記基準をもとにした治療選択や今後の肺病変進展の予測および予後改善に寄与する可能性がある．
- 現在の国際的IIPs分類[21]においては，IPFとnon-IPFを鑑別することが治療選択において重要である．IPFは免疫抑制療法に不応性であり最も予後不良であるが，新規の抗線維化薬であるピルフェニドン（ピレスパ®），ニンテダニブ（オフェブ®）が有効である．一方，non-IPFは比較的予後良好でありステロイドなどの免疫抑制療法の効果が期待できる．このパラダイムに加え，膠原病的IIPsの診断基準が予後に影響するかどうかが注目されている．
- 膠原病的IIPsの各診断基準においては，予後に関する報告のほとんどが後方視的研究でありエビデンスレベルは高くない．また，良好な予後を示した研究や予後に影響しなかった研究など結果は一致していない．IIPs全体において，broad UCTD-IP[22]，strict UCTD-IP[18]およびAIF-ILD[20]は予後に影響しないと報告されているが，strict UCTD-IPのみ予後良好[23]との結果もある．またIPFに限ると，strict UCTD-IPでは予後が良好[24]であったが，LD-CTDは予後に影響しない[25,26]とされている．NSIPにおいては，broad UCTD-IPは予後良好と報告されている[27,28]．
- 各診断基準での臨床病型について，当初はbroad UCTD-IPの83％はNSIPパターンを示すと報告された[17]が，後の報告ではUIPパターンが50％を占めるとされており[22]，その結果は一致していない．さらにstrict UCTD-IP[24]やAIF-ILD[20]，LD-CTD[25]でも，それぞれUIPが42％，75％，57％を占めると報告され，NSIPはむしろ少ない．
- 上記の膠原病的IIPs診断基準の問題点は，各診断基準によって使用されている症状・所見や自己抗体などの項目が異なること，そも

6 膠原病的IIPsにおける各種診断基準の特徴

診断基準	膠原病様の症状・所見	血清学的所見	外科的肺生検の所見	画像	肺機能
broad UCTD-IP[17]	●	●			
strict UCTD-IP[18]	●	●			
AIF-ILD[20]	●	●			
LD-CTD[19]			●	△	
IPAF[29]	●	●	●	●	△

IP：interstitial pneumonia，UCTD：undifferentiated connective tissue disease，AIF-ILD：autoimmune-featured interstitial lung disease，LD-CTD：lung-dominant connective tissue disease，IPAF：interstitial pneumonia with autoimmune features.
●：診断基準において重要な項目，△：診断基準において参考となる項目．

そも症状・所見の有無を問わない基準もあることなど，報告者によってその構成が大きく異なる点があげられる．また，後ろ向き研究によるバイアスも予後の違いに影響していると考えられる．これらの診断基準は，バイアスを排除した前向き研究により検証しなければならない．

IPAF概念の登場

- 上記のように，膠原病的IIPsの複数の診断基準における組織パターンや予後についての報告は混沌としている．このため，アメリカ胸部疾患学会・ヨーロッパ呼吸器学会のワーキンググループから，Fischerらがinterstitial pneumonia with autoimmune features（IPAF）診断基準を新たに提唱した[29]．この診断基準は呼吸器内科医やリウマチ内科医，放射線科医，病理医からのエキスパートオピニオンにより作成されている．IPAFは膠原病的IIPsの臨床的意義を検証するプラットホームとして提唱されているが，現段階では実臨床において検証された基準ではない．

7 IPAF診断基準

1. HRCTまたは外科的肺生検で間質性肺炎が存在
2. 他疾患の除外
3. 膠原病の診断基準を満たさない
4. 以下のドメインのうち少なくとも2つのドメインから1つの特徴を満たす
   A：臨床ドメイン
   B：血清ドメイン
   C：形態ドメイン

A. 臨床ドメイン
1. 手指遠位部皮膚の亀裂（メカニックハンド）
2. 指尖部潰瘍
3. 関節炎または多関節の朝のこわばり（60分以上）
4. 手掌の毛細血管拡張
5. Raynaud現象
6. 説明のつかない手指の浮腫
7. 説明のつかない手指伸側の皮疹（Gottron徴候）

B. 血清ドメイン
1. ANA≧320倍のdiffuse, speckled, homogeneousパターン，または
   a. nuclearパターン（倍率は問わず）
   b. centromereパターン（倍率は問わず）
2. RF≧正常上限の2倍
3. 抗CCP抗体
4. 抗ds-DNA抗体
5. 抗Ro（SS-A）抗体
6. 抗La（SS-B）抗体
7. 抗ribonucleoprotein（RNP）抗体
8. 抗Smith（Sm）抗体
9. 抗topoisomerase（Scl-70）抗体
10. 抗tRNA合成酵素（ARS）抗体（Jo-1, PL-7, PL-12, EJ, OJ, KS, Zo, tRS）
11. 抗PM-Scl抗体
12. 抗MDA5抗体

C. 形態ドメイン
1. HRCTパターン
   a. NSIP
   b. OP
   c. NSIP with OP overlap
   d. LIP
2. 外科的肺生検の病理学的パターンまたは特徴
   a. NSIP
   b. OP
   c. NSIP with OP overlap
   d. LIP
   e. 胚中心を伴う間質へのリンパ球集簇
   f. リンパ球・形質細胞のびまん性浸潤（リンパ濾胞の有無は問わず）
3. マルチコンパートメントの関与（間質性肺炎に加えて）
   a. 説明のつかない胸水または胸膜肥厚
   b. 説明のつかない心囊水または心膜肥厚
   c. 説明のつかない内因性気道病変（肺機能検査，画像，病理）
   d. 説明のつかない肺血管障害

（Fischer A, et al. Eur Respir J 2015；46；976-87[29]より）

- IPAFは3つのドメインから構成され，このうち2つのドメインを満たすと診断される．3つのドメインは，①臨床ドメイン，②血清ドメイン，③形態ドメイン，から成る（6 7）．他の膠原病的IIPsの診断基準と最も異なる点は形態ドメインの存在であり，HRCTパターンや外科的肺生検による組織パターンと所見，胸水，心囊水，気道病変，血管病変が含まれている．
- 予後に関する後方視的研究では，IPAF基準を満たしたIPF症例と満たさないIPF症例の予後に有意差がないとする報告が相次いでいる[30-32]．しかし，臨床ドメインを必ず含めた2つのドメインを満たしたIPAF症例（modified IPAF）は，典型的IPF症例よりも予後が良好であったとの報告もみられるため，臨床症状の有無が予後に関連している可能性がある[30]．
- IPAFの形態ドメインにはNSIP，OP，LIPパターンが含まれるため，IPAF症例のHRCTおよび肺病理組織パターンはUIPよりもNSIPパターンが多いと報告されている[33]．
- IPAFの問題点としては以下の点があげられる．
  ①形態ドメインのHRCTおよび病理組織パターンではUIPパターンはカウントされない（UIPを否定している訳ではない）．このため，UIPパターンを有するIPAF症例

は少数となり、UIPパターンであれば必然的に臨床ドメインと血清ドメインを満たす必要がある。したがって、NSIPパターンなどの症例と臨床像が異なることが推察される。
② 形態ドメインに含まれる項目が適切なのか、また形態ドメインそのものの臨床的意義も不明確である。
③ エキスパートオピニオンにより作成されたため、臨床ドメインや血清ドメインも含め、実臨床における科学的検証はされていない。

- これらの諸問題を解決するため、前向き研究による検証が期待される。

膠原病的IIPsの今後の展望

- 膠原病的IIPsの診断基準において臨床的に最も重要な点は、治療効果や予後に影響するかどうかという点である。現在の国際的IIPs分類[21]においては、IPFとnon-IPFを鑑別することが治療選択および予後判定において重要とされている。IPF症例には抗線維化薬が第一選択とされるが、たとえIPFと診断されても膠原病的要素があり免疫抑制療法が有効であれば予後の改善に寄与すると考えられる。

- 今後は、エキスパートオピニオンだけではなく、膠原病的IIPsの予後を客観的かつ科学的に判定する必要がある。現在までに多く報告されている後ろ向き研究では、対象群の選択バイアスや膠原病的症状・所見や自己抗体などが見落とされているという情報バイアスがあるため、IIPs診断時にこれらの情報を網羅的に確認する前向き研究が必要と考えられる。国際的IIPs分類という既存のパラダイムにoccult CTDという新たな情報が加えられることにより、正しい治療選択および予後の改善につながることが期待される。

(榎本紀之、須田隆文)

文献

1) Patterson KC, et al. Interstitial Lung Disease in the Elderly. Chest 2017 ; 151 : 838-44.
2) Fischer A, du Bois R. Interstitial lung disease in connective tissue disorders. Lancet 2012 ; 380 : 689-98.
3) Tzelepis GE, et al. Occult connective tissue diseases mimicking idiopathic interstitial pneumonias. Eur Respir J 2008 ; 31 : 11-20.
4) Song JW, et al. Pathologic and radiologic differences between idiopathic and collagen vascular disease-related usual interstitial pneumonia. Chest 2009 ; 136 : 23-30.
5) Nakamura Y, et al. Nonspecific interstitial pneumonia in collagen vascular diseases : comparison of the clinical characteristics and prognostic significance with usual interstitial pneumonia. Sarcoidosis Vasc Diffuse Lung Dis 2003 ; 20 : 235-41.
6) Enomoto N, et al. Quantitative analysis of fibroblastic foci in usual interstitial pneumonia. Chest 2006 ; 130 : 22-9.
7) Suda T, et al. Acute exacerbation of interstitial pneumonia associated with collagen vascular diseases. Respir Med 2009 ; 103 : 846-53.
8) Park IN, et al. Acute exacerbation of interstitial pneumonia other than idiopathic pulmonary fibrosis. Chest 2007 ; 132 : 214-20.
9) Raghu G, et al. An Official ATS/ERS/JRS/ALAT Clinical Practice Guideline : Treatment of Idiopathic Pulmonary Fibrosis. An Update of the 2011 Clinical Practice Guideline. Am J Respir Crit Care Med 2015 ; 192 : e3-19.
10) Kono M, et al. Usual interstitial pneumonia preceding collagen vascular disease : a retrospective case control study of patients initially diagnosed with idiopathic pulmonary fibrosis. PLoS One 2014 ; 9 : e94775.
11) Kono M, et al. Nonspecific interstitial pneumonia preceding diagnosis of collagen vascular disease.

Respir Med 2016 ; 117 : 40-7.
12) Bauer PR, et al. Influence of autoimmune biomarkers on interstitial lung diseases : A tertiary referral center based case-control study. Respir Med 2015 ; 109 : 397-405.
13) Lee JS, et al. Prevalence and clinical significance of circulating autoantibodies in idiopathic pulmonary fibrosis. Respir Med 2013 ; 107 : 249-55.
14) Mosca M, et al. Undifferentiated connective tissue diseases (UCTD) : a review of the literature and a proposal for preliminary classification criteria. Clin Exp Rheumatol 1999 ; 17 : 615-20.
15) Mosca M, et al. Undifferentiated CTD : a wide spectrum of autoimmune diseases. Best Pract Res Clin Rheumatol 2012 ; 26 : 73-7.
16) Ferri C, et al. Interstitial pneumonia with autoimmune features and undifferentiated connective tissue disease : Our interdisciplinary rheumatology-pneumology experience, and review of the literature. Autoimmun Rev 2016 ; 15 : 61-70.
17) Kinder BW, et al. Idiopathic nonspecific interstitial pneumonia : lung manifestation of undifferentiated connective tissue disease? Am J Respir Crit Care Med 2007 ; 176 : 691-7.
18) Corte TJ, et al. Significance of connective tissue disease features in idiopathic interstitial pneumonia. Eur Respir J 2012 ; 39 : 661-8.
19) Fischer A, et al. Connective tissue disease-associated interstitial lung disease : a call for clarification. Chest 2010 ; 138 : 251-6.
20) Vij R, et al. Autoimmune-featured interstitial lung disease : a distinct entity. Chest 2011 ; 140 : 1292-9.
21) Travis WD, et al. An official American Thoracic Society/European Respiratory Society statement : Update of the international multidisciplinary classification of the idiopathic interstitial pneumonias. Am J Respir Crit Care Med 2013 ; 188 : 733-48.
22) Kondoh Y, et al. Broader criteria of undifferentiated connective tissue disease in idiopathic interstitial pneumonias. Respir Med 2015 ; 109 : 389-96.
23) Assayag D, et al. Survival in interstitial pneumonia with features of autoimmune disease : a comparison of proposed criteria. Respir Med 2015 ; 109 : 1326-31.
24) Kim HC, et al. Interstitial pneumonia related to undifferentiated connective tissue disease : pathologic pattern and prognosis. Chest 2015 ; 147 : 165-72.
25) Omote N, et al. Lung-Dominant Connective Tissue Disease : Clinical, Radiologic, and Histologic Features. Chest 2015 ; 148 : 1438-46.
26) Alhamad EH, et al. Comparison of three groups of patients with usual interstitial pneumonia. Respir Med 2012 ; 106 : 1575-85.
27) Suda T, et al. Distinct prognosis of idiopathic nonspecific interstitial pneumonia (NSIP) fulfilling criteria for undifferentiated connective tissue disease (UCTD). Respir Med 2010 ; 104 : 1527-34.
28) Nunes H, et al. Nonspecific interstitial pneumonia : survival is influenced by the underlying cause. Eur Respir J 2015 ; 45 : 746-55.
29) Fischer A, et al. An official European Respiratory Society/American Thoracic Society research statement : interstitial pneumonia with autoimmune features. Eur Respir J 2015 ; 46 : 976-87.
30) Oldham JM, et al. Characterisation of patients with interstitial pneumonia with autoimmune features. Eur Respir J 2016 ; 47 : 1767-75.
31) Ahmad K, et al. Interstitial pneumonia with autoimmune features : Clinical, radiologic, and histological characteristics and outcome in a series of 57 patients. Respir Med 2017 ; 123 : 56-62.
32) Kelly BT, Moua T. Overlap of interstitial pneumonia with autoimmune features with undifferentiated connective tissue disease and contribution of UIP to mortality. Respirology 2018 ; 23 : 600-5.
33) Chartrand S, et al. Clinical features and natural history of interstitial pneumonia with autoimmune features : A single center experience. Respir Med 2016 ; 119 : 150-4.

類縁疾患の診断と管理

血管炎に伴う間質性肺炎

ANCA関連血管炎と間質性肺炎

- 原発性血管炎は罹患血管のサイズから大型血管炎，中型血管炎，小型血管炎に分類される．このうち小型血管炎は細動脈，毛細血管，細静脈領域に起こる血管炎で，時に小動脈も侵されることがある．免疫複合体に関与する群と関与しない(pauci-immune)群に大別される．後者の中に，抗好中球細胞質抗体(antineutrophil cytoplasmic antibody：ANCA)と認識される疾患標識抗体に基づいたANCA関連血管炎(ANCA associated vasculitis：AAV)といわれる疾患群が存在する[1]．

- ANCAは1982年Daviesらにより細血管炎を示す患者におけるヒト好中球細胞質への自己抗体として報告された．蛍光染色パターンにより細胞質がびまん性に染色されるcytoplasmic ANCA (c-ANCA)と，核の周辺のみが染色されるperinuclear ANCA (p-ANCA)とに分類された．

- AAVの発症機序の一つとして好中球細胞外トラップ(neutrophil extracellular traps：NETs)が注目されている．外来病原因子に対応するためANCAにより活性化された好中球はクロマチン線維であるNETsを放出する．この中にPR3やMPOといった抗原が含まれており，組織障害やAAVにおける血管炎，自己免疫反応の惹起に関与しているのではないかと推測されている[2]．

- c-ANCAは多発血管炎性肉芽腫症(granulomatosis with polyangiitis：GPA)の疾患標識抗体であり，対応抗原はproteinase-3 (PR3)，またp-ANCAは顕微鏡的多発血管炎(microscopic polyangiitis：MPA)や好酸球性多発血管炎性肉芽腫症(eosinophilic granulomatosis with polyangiitis：EGPA)などで高率に検出され，myeloperoxidase (MPO)が対応抗原であることが知られている．

- しかし，実臨床においてはPR3-ANCA陽性のMPAやMPO-ANCA陽性のGPAが存在し，必ずしも疾患とANCAが一対一対応とはならない．またMPO-ANCAは薬剤誘発性血管炎や粉じん吸入誘発血管炎などでも陽転化する．

- 肺は腎臓と並んで血管炎が好発する臓器であり，その理由として血管作動性物質を産生する細胞が多いこと，血管網が密であること，気道・血流を介して感作抗原に曝露されやすいことなどがあげられている．AAVにおいて肺病変は多彩な形態を呈する．MPAではびまん性肺胞出血(DAH)や間質性肺炎が多く，GPAでは気道狭窄などの気道病変や肺内結節陰影，空洞性陰影，DAH，EGPAは多くは喘息が基礎にあり，好酸球性肺炎やDAHなどを呈する．

- 本稿ではAAV，特にMPAに合併する間質性肺炎について解説する．

MPO-ANCA陽性間質性肺炎

- MPO-ANCA陽性の間質性肺炎には，①MPAに合併するもの，②MPO-ANCAのみ陽性で他臓器病変を認めないもの，が存在する．②を厚生労働省研究班によるMPO-ANCA関連血管炎に関する重症度別治療プロトコールの有用性を明らかにする前向き臨床研究(JMAAV)★1では，肺限局型血管炎(pulmonary limited vasculitis：PLV)と定義して

いる[1].

■MPAに伴う間質性肺炎

- MPAの肺病変としてはDAHと間質性肺炎の頻度が高い．気管支・細気管支病変を認めることもある．本邦で行われたJMAAVにおいて，間質性肺炎は45%，DAHは10.6%に認められたとしている[1]．日本と欧州で肺病変の頻度は異なり，日本のほうが肺病変，特に間質性肺炎の頻度が高くDAHの頻度は低いといわれており，遺伝学的な要因によると推測されている[3]．

- AAVにおいてDAHは血管内皮細胞基底膜の破綻（壊死・断裂）により生じるとされているが，間質性肺炎の発症機序は不明な点も多い．繰り返す微小肺胞出血後に起こる過剰な修復機転として生じるのではないか，また臓器障害の病因の一つとしてANCAと好中球から放出されたMPO，PR3が他の活性化サイトカインなどのメディエーター作用を含め血管内皮細胞と接着し，血管内皮細胞障害を惹起し（ANCA-cytokine sequence theory），この結果として間質性肺炎が形成されるのではないかと推測されている[4]．

- また抗MPO抗体により誘導された次亜塩素酸生成物が間質性肺炎形成の誘因になっている可能性なども報告されている[5]が，詳細は明らかではない．

症状，身体所見

- 間質性肺炎は慢性的に経過し，進行例においては，乾性咳嗽・労作時呼吸困難を呈するが初期は無症状のことも多い．無症状の症例は健診や呼吸器以外の他症状で発症した血管炎のスクリーニング検査で発見されることが多い．

- 身体所見上，ばち指を呈することもあり，胸部聴診所見ではfine cracklesを聴取する．MPAを発症している症例においては，血管炎に伴う発熱，腎不全に応じた浮腫，DAHに伴う血痰，咳嗽，呼吸困難などをきたすことがある．

検査所見

- 呼吸機能検査では初期より一酸化炭素肺拡散能（DLco）が低下し，進行期には肺活量（VC）が低下することが特徴である．気腫性病変や細気管支病変を合併した症例においては，1秒量（FEV_1）が低下することもある．採血では間質性肺炎の活動性マーカーであるKL-6，SP-D，SP-Aなどが上昇する．

画像所見

- 画像所見では胸部単純X線写真上，両側下肺野優位に網状陰影や輪状陰影を認めることが多く，胸部CTでは胸膜直下の網状陰影やすりガラス状陰影，蜂巣肺，牽引性気管支拡張などが認められる．

- 2011年に特発性間質性肺炎（idiopathic interstitial pneumonias：IIPs）の高分解能CT（HRCT）画像パターン分類がATS/ERS/JRS/ALATのガイドラインの中で提唱され，この分類を用いて評価されることが多い[6]．

- MPA合併間質性肺炎の画像パターンを詳細に検討した報告は少なく，TzelepisらはMPA 33例を検討し，13例に間質性肺炎を合併しており，うちHRCTを施行した11症例の画像パターンは，UIP（usual interstitial pneumonia）pattern 7例，NSIP（nonspecific interstitial pneumonia）patternが4例であったと報告している[7]．

- 現在，厚生労働省難治性血管炎調査研究班における「ANCA関連血管炎・急速進行性糸球体腎炎の寛解導入治療の現状とその有効性と安全性に関する観察研究」（Remit-JAV-RPGN）に登録された症例の胸部画像について，当施設（東邦大学）を中心に解析を進めている．

- 画像パターンがUIP patternの症例は画像のみで診断が可能であるが，possibleまたはinconsistent with UIP patternの症例では可能

★1　JMAAV：prospective study of the severity-based treatment protocol for Japanese patients with MPO-associated vasculitis

な限り video-assisted thoracoscopic surgery（VATS）を行い病理学的にパターン分類を決定することが望ましいが，高齢者に多い疾患であり，全身麻酔によるVATS肺生検のリスクを慎重に評価し，リスクとベネフィットを勘案し，生検を検討すべきである．

- 気腫合併肺線維症（combined pulmonary fibrosis and emphysema：CPFE）はCottinらによって提唱された間質性肺炎の画像上の一亜型で，気腫と間質性肺炎が共存する疾患群であり，その予後は肺気腫単独や間質性肺炎単独と比較し不良であると報告されている[8]．
- 膠原病においてもCPFEの合併が散見され[9]，Tzouvelekisらはステロイドとシクロホスファミドの併用療法で経過良好な重喫煙者のMPA合併CPFEの1例を報告している[10]．CPFEは喫煙と強い相関関係が認められており，MPAに伴う間質性肺炎におけるCPFEパターンの臨床的特徴に関しては，今後検討の余地がある．

■ 肺限局型血管炎（PLV）

- MPO-ANCA陽性の間質性肺炎にはMPO-ANCAのみ陽性で他臓器病変を認めないものが存在する．これらの一群をJMAAVでは肺限局型血管炎（PLV）と定義している．ANCA関連血管炎の診療ガイドラインの重症度分類では軽症に相当する[1]．白木らは，IIPsにおけるMPO-ANCA陽性率は7.2％であったと報告している[11]．
- MPAやPLVでMPO-ANCAが陽性になる機序として，①肺胞毛細血管炎や微量の肺胞出血が繰り返されて線維化を誘発する説，②MPO-ANCA自身が肺の線維化を進行させる説のほか，③間質性肺炎の慢性炎症がMPO-ANCAを産生する説，が唱えられている[12]．
- これらの症例は間質性肺炎診断時にMPO-ANCA陽性であることが多いが，中にはIIPsと診断された症例が経過中にMPO-ANCAが陽転化してPLVと診断される症例

や，腎障害やDAHを発症し，MPAと診断される症例も存在する（**1**）．ANCA陽性間質性肺炎の報告例を自験例を含めて**2**に示す．MPAで間質性肺炎を認める症例のうち，間質性肺炎が先行している症例を23～100％に認める．

- 自験例では，MPO-ANCA陽性間質性肺炎41例のうち，13例（32％）がPLV，28例（68％）がMPAであり，MPA 28例中9例（32％）で間質性肺炎が先行していた．
- 過去の報告から，ANCA陽性間質性肺炎の臨床的特徴は，①高齢男性に多く，②25～54％に5か月から数年間質性肺炎が先行し，血管炎に進展する肺病変先行型が存在する，③胸部HRCTでは73～100％に蜂巣肺を認め，パターン分類ではUIP pattern，NSIP pattern，CPFE patternなどが認められ，④呼吸機能検査では％FVCと％DLcoの低下が認められ，⑤予後は5年生存率が50～60％であり特発性肺線維症（idiopathic pulmonary fibrosis：IPF）と同等に不良であるといった特徴が示されている[11,13-19]．
- 山田らはANCA陽性間質性肺炎とIPFにおいて，呼吸機能検査，肺胞洗浄液所見，HRCT所見を比較し，有意差は認められなかったと報告し，IPFや血管炎を発症していないPLVにおいても，血管炎に進展するリスクがあるため，間質性肺炎のすべての患者にANCAを測定することが望ましいと報告している[20]．
- 当科のPLV 11症例について臨床像を**3**に示す．11症例中3症例は初診時陰性であったANCAが経過中に陽性となっていた．CT画像所見は，UIP patternは6例，inconsistent with UIP patternは5例に認められた．予後については，PLV 11症例とMPA-IP 28症例の2群間で有意差は認められなかった．
- 以上より初診時ANCA陰性で特発性間質性肺炎と診断された症例においても，定期的にANCA値の測定，画像，尿所見などの評価

1 間質性肺炎(UIP pattern)が先行したMPAの症例

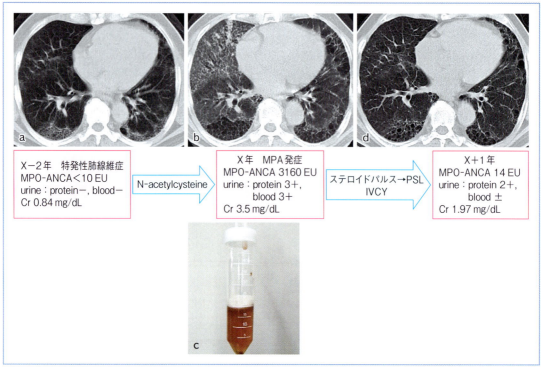

a. 初診時のCT：両側肺底部胸膜直下優位に網状影, 蜂巣肺を認める(UIP pattern).
b. MPA発症時のCT：両側びまん性にすりガラス状陰影を認める.
c. 気管支肺胞洗浄液：血性でありびまん性肺胞出血と診断した.
d. MPA発症後1年(治療後)のCT：すりガラス状陰影は改善している.

が必要と考えられる.

- PLVの概念については, いまだ確立されたものではなく, ANCA陽性間質性肺炎の中には, 自然経過でANCAが陰性化する症例も認められ, ANCA陽性のみで血管炎があると判断するか, 発熱などの臨床所見を伴ったものをPLVとするかは, 今後多くの症例を集積し, その臨床概念を確立することが今後の課題である.

治療

- ANCA関連血管炎の全身型で間質性肺炎を合併した症例においては, 血管炎のガイドラインに準じた形での治療が推奨される. ①腎限局型, IPを含む軽症型, ②3臓器以上の障害・肺腎型・急速進行性糸球体腎炎を含む重症型, ③DAHなどを含む最重症型に分類し, ①はプレドニゾロン(PSL)単独(0.3～0.6 mg/kg/日)または免疫抑制薬を適宜併用, ②の重症型ではPSL 1 mg/kg/日に加えてシクロホスファミド(CY)大量静注療法(IVCY), もしくは経口CYを併用, ③の最重症型には上記に血漿交換療法の併用を推奨している[1].

- 一方でPLVについて治療に関する定まった推奨がない. 2011年に解析結果が報告されたJMAAVにおいて52症例中6症例(11％)にPLVを認めていたが, その治療内容はステロイド単剤3例, ステロイド＋シクロホスファミド静注療法1例, 経口シクロホスファミド1例, 他の免疫抑制薬1例という結果であった[1,19]. 自験UIP pattern症例では, PLVおよび間質性肺炎が他臓器病変に先行した例では, ピルフェニドン, ニンテダニブなどの

2 ANCA陽性間質性肺炎の報告例

Author	Diagnosis	Gender (M : F)	Age (range)	Smoking history	ANCA specificity	CT pattern	% FVC (%)	% DLco (%)	AAV	Vasculitis after PF	Interval of PF to AAV (months)	Prognosis	control	Comparison
Homma 2004	MPO-ANCA positive IP	31 (17 : 14)	69 (45-87)	16/31	All MPO	honeycombing 26/31	85.2	ND	MPA : 8 CTD : 14 non : 9	ND	ND	survival 50% at 5 years	IPF : 26 CTD : 26 RA : 26	survival similar to IPF+RA, worth than CTD
Shiraki 2007	MPO-ANCA positive IP	5 (4 : 1)	68	4/5	All MPO	UIP : 3 NSIP : 2	91.1 (%VC)	58.5	MPA : 2	MPA : 2	6	survival 60% at 3 years	64 ANCA negative PF	similar survival
Foulon 2008	ANCA positive IP	17 (15 : 2)	66 (45-84)	11/17	MPO : 6 PR3 : 1 Others : 10	honeycombing : 17 (GGO dominant : 2/17) (Consolidation : 3/17)	82.1	49.4	MPA : 7	MPA : 6	53 (15-137)	survival 60% at 5 years	12 ANCA negative PF	similar characteristics and survival
Hervier 2009	MPO-ANCA positive IP	12 (9 : 3)	70 (64-78)	8/12	All MPO	UIP : 6 NSIP : 1 ND : 5	ND	ND	MPA : 10 GPA : 2	MPA : 3	several months	PF progressed : 5/12 3 patients died (37-67 months)	ND	ND
Nozu 2009	ANCA positive IP	19 (7 : 12)	69 (52-80)	9/19	MPO : 17 PR3 : 2	honeycomb : 11/15	86	41.4	MPA : 4	ND	ND	survival 60% at 5 years	34 ANCA negative PF	similar survival
Tzelepis 2010	MPA with IP	13 (9 : 4)	57	ND	All MPO	UIP : 7 NSIP : 4 ND : 2	75.4	55.5	MPA : 13	MPA : 7	13	median survival time : 72 months	20 MPA without PF	poorer survival
Tanaka 2012	MPO-ANCA positive IP	9 (6 : 3)	62	6/9	MPO : 8 MPO+PR3 : 1	UIP : 6 NSIP : 1 OP : 1 DAD : 1	77.8 (%VC)	63.5	MPA : 0	0	ND	median survival time 46 months	ND	ND
Ando 2013	MPO-ANCA positive IP	9 (9 : 0)	69 (57-75)	9/9	All MPO	subpleural reticular opacities & traction bronchiectasis & honeycoming	66.9	41.6	MPA : 2 UCTD : 3	MPA : 2	23 53	median survival time 62 months	52 ANC negative IPF	similar survival
Comarmond 2014	AAV with PF	49 (30 : 19)	68 (58-73)	26	pANCA : 33 cANCA : 6 MPO-ANCA : 43 PR3-ANCA : 2 Unidenified : 3 ANCA negative : 1	typical UIP : 18/42 atypical UIP : 6/42 fibrotic NSIP : 3/42 NSIP : 4/42 CPFE : 9/42 unclassified : 2/42	74	70.5	MPA : 40 GPA : 9	MPA : 9	2 (0-24)	survival 65.9% at 5 years	ND	ND
Our study	MPO-ANCA positive IP	41 (20 : 21)	74 (51-90)	22	All MPO	UIP : 22 possible UIP : 13 inconsistent with UIP : 6	82.5	69.6	MPA : 28	MPA : 9	18.9 (3.7-34.1)	median survival time 78.0 months	ND	survival was similar in PLV and MPA-IP.

AAV：ANCA関連血管炎，IP：間質性肺炎，IPF：特発性肺線維症，RA：関節リウマチ，CTD：膠原病，UIP：通常型間質性肺炎，NSIP：非特異性間質性肺炎，OP：器質化肺炎，DAD：びまん性肺胞傷害，MPA：顕微鏡的多発血管炎，GPA：多発血管炎性肉芽腫症，UCTD：分類不能の結合組織病，PLV：肺限局型血管炎（MPO-ANCA positive IP without other organ involvement），ND：not detected．

(Homma S. et al. Clin Exp Nephrol 2013：17：667-71[19]をもとに作成)

3 当科におけるPLV 11症例の臨床像

	Age	Sex	ANCA at a diagnosis	Fever**	First treatment	Treatment of IP exacerbation	Follow Up period	Outcome	Cause Of Death	HRCT pattern
1	67	M	−*	−	inhalad NAC PSL 20 mg/ every other day	mPSL 1000 mg PSL 60 mg sivelestat CYA, PFD	12	alive		UIP
2	71	M	−*	−	inhaled NAC	−	96	alive		UIP
3	75	M	−*	−	PSL 30 mg	PSL 1000 mg sivelestat	110	alive		UIP
4	78	M	+	−	none		45	alive		UIP
5	75	F	+	+	PSL30 mg IVCY, AZA, MTX	−	43	alive		UIP
6	81	M	+	+	PSL 30 mg	mPSL 1000 mg	15	dead	lung cancer	UIP
7	64	M	+	+	mPSL 100 mg PSL 25 mg	IVCY	39	alive		inconsistent with UIP
8	65	F	+	+	mPSL 1000 mg PSL 30 mg		7	alive		inconsistent with UIP
9	78	F	+	+	none	mPSL 500 mg PSL 40 mg IVCY	3	dead	IP-AE	inconsistent with UIP
10	72	M	+	+	PSL 30 mg		18	alive		inconsistent with UIP
11	81	F	+	+	PSL 30 mg		7	dead	pneumonia	inconsistent with UIP

11症例中3症例は初診時陰性であったANCAが経過中に陽性化していた．HRCT画像所見は，UIPパターンは6例，inconsistent with UIP patternであった．
PSL：プレドニゾロン，NAC：N-アセチルシステイン，mPSL：メチルプレドニゾロン，IVCY：シクロホスファミド大量静注療法，CyA：シクロスポリン，PFD：ピルフェニドン，AZA：アザチオプリン，MTX：メトトレキサート，UIP：通常型間質性肺炎，IP-AE：IP急性増悪．
 * MPO-ANCA turned to positive during the follow-up period of 39.4±28.4 months
** temperature higher than 37.5 degrees that lasts for more than two weeks with no obvious source despite appropriate investigation and antibiotics therapy.

IPFに準じた治療を行い，他臓器病変が出現した時点でMPAに準じた治療に変更している．また，PLVであっても血管炎に関連する発熱などの症状を呈する場合にはMPAに準じた治療を行っている（**4**）．

- PLV症例の治療戦略において，間質性肺炎が不変であれば他臓器の血管炎が明らかになるまで無治療で経過観察をするべきか，早期に治療介入するべきか，治療は免疫抑制薬を使用するのか，ピルフェニドン，ニンテダニブなどのIPFに有効性が確認されている抗線維化薬を使用するのかなどについては今後症例を蓄積し検討する必要がある．

病理学的所見

- 蛇澤らはMPO-ANCA陽性の慢性間質性肺炎で外科的肺生検または剖検を施行した42例を検討している．MPAと非MPA症例（既述のPLVに相当）のあいだでは有意差は認めなかったとしており，UIP patternが主体の組織所見が多くを占めるが（79.6％），IPFのUIPとは異なり，水腫様の線維化やNSIP patternの混在，リンパ濾胞の形成，細気管支炎の合併など多彩であり，関節リウマチなどの膠原病肺に類似しているとしている．
- 壊死性血管炎は1例の肺動脈に認めるのみで

4 発熱を伴ったPLVの症例

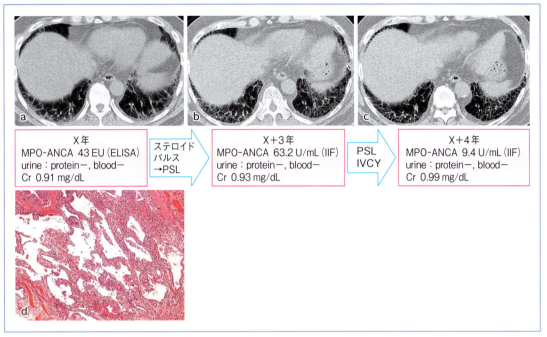

a. 初診時の胸部CT：両側肺底部胸膜直下優位に網状影，すりガラス状陰影を認める（inconsistent with UIP pattern）．
b. 3年後のCT：ステロイド治療のみでは線維化が進行した．
c. 4年後のCT：IVCY追加後，線維化の進行は抑制された．
d. VATS下肺生検で得られた病理組織像（HE染色）：胞隔の線維性肥厚と小円形細胞浸潤を認める．小葉内にびまん性に病変を認めfibro-cellular NSIPと診断された．

あり，肺生検組織からの血管炎診断が難しいことが示唆されている[21]．MPO-ANCA陽性で臓器障害が間質性肺炎のみの症例9例を検討したTanakaらの報告でも，UIPとNSIPの混在やリンパ濾胞，細気管支炎などの存在などをあげ，IPFとは異なるとしている[22]．

おわりに

- AAVに合併した間質性肺炎について自験例を含め解説した．本邦においてはMPAに合併する間質性肺炎が多く認められ，予後不良であることより治療法の確立が喫緊の課題である．
- PLVの疾患概念について，MPAのフェノタイプなのか，感染や粉じん吸入などの間質性肺炎に共通の病因から引き起こされる病態なのか，単なる合併なのかは不明であり，今後包括的なアセスメントが必要である．

（本間　栄，坂本　晋）

文献

1) 有村義宏ほか編．ANCA関連血管炎診療ガイドライン2017．厚生労働科学研究費補助金厚生労働省難治性疾患克服研究事業．2017．
2) Kessenbrock K, et al. Netting neutrophils in autoimmune small-vessel vasculitis. Nat Med 2009；15：623-5.
3) Furuta S, et al. Comparison of phenotype and outcome in microscopic polyangiitis between Europe and Japan. J Rheumatol 2014；41：325-33.
4) Harper L, Savage CO. Pathogenesis of ANCA-associated systemic vasculitis. J Pathol 2000；190：

349-59.
5) Guilpain P, et al. The oxidation induced by antimyeloperoxidase antibodies triggers fibrosis in microscopic polyangiitis. Eur Respir J 2011；37：1503-13.
6) Raghu G, et al. An official ATS/ERS/JRS/ALAT statement：idiopathic pulmonary fibrosis：evidence-based guidelines for diagnosis and management. Am J Respir Crit Care Med 2011；183：788-824.
7) Tzelepis GE, et al. Prevalence and outcome of pulmonary fibrosis in microscopic polyangiitis. Eur Respir J 2010；36：116-21.
8) Cottin V, et al. Combined pulmonary fibrosis and emphysema：a distinct underrecognised entity. Eur Respir J 2005 26：586-93.
9) Cottin V, et al. Combined pulmonary fibrosis and emphysema syndrome in connective tissue disease. Arthritis Rheum 2011；63：295-304.
10) Tzouvelekis A, et al. Combined pulmonary fibrosis and emphysema associated with microscopic polyangiitis. Eur Respir J 2012；40：505-7.
11) 白木晶ほか．間質性肺炎におけるmyeloperoxidase antineutrophil cytoplasmic antibodyの陽性率と予後の検討．日呼吸会誌 2007；45：921-6.
12) 小倉高志，蛇澤晶．ANCA関連間質性肺炎．日本胸部臨床 2013；72：S248-55.
13) Homma S, et al. Pulmonary fibrosis in myeloperoxidase antineutrophil cytoplasmic antibody-associated vasculitides. Respirology 2004；9：190-6.
14) Foulon G, et al. ANCA-associated lung fibrosis：analysis of 17 patients. Respir Med 2008；102：1392-8.
15) Hervier B, et al. Pulmonary fibrosis associated with ANCA-positive vasculitides. Retrospective study of 12 cases and review of the literature. Ann Rheum Dis 2009；68：404-7.
16) Nozu T, et al. A comparison of the clinical features of ANCA-positive and ANCA-negative idiopathic pulmonary fibrosis patients. Respiration 2009；77：407-15.
17) Tzelepis GE, et al. Prevalence and outcome of pulmonary fibrosis in microscopic polyangiitis. Eur Respir J 2010；36：116-21.
18) Suzuki A, et al. Clinical characteristics in pulmonary limited MPA. Jpn Thorac Dis 2012；1：252（abstact）.
19) Homma S, et al. Pulmonary involvement in ANCA-associated vasculitis from the view of pulmonologist. Clin Exp Nephrol 2013；17：667-71.
20) Yamada H. ANCA：associated lung fibrosis. Semin Respir Crit Care Med 2011；32：322-7.
21) 蛇澤晶ほか．MPO-ANCA陽性症例における慢性間質性肺炎の病理．日胸 2008；67：210-9.
22) Tanaka T, et al. Interstitial pneumonia associated with MPO-ANCA：clinicopathological features of nine patients. Respir Med 2012；106：1765-70.

類縁疾患の診断と管理

薬剤起因性の間質性肺疾患

定義と病態

- 薬剤性肺障害とは,薬剤を投与中に起きた呼吸器系の障害の中で薬剤と関連があるものと定義される[1]．
- 薬剤性肺障害には,薬剤起因性の間質性肺疾患のほかに喉頭気管の浮腫,気道血腫,気管攣縮,咳嗽,肺高血圧症,胸水,縦隔リンパ節腫大,呼吸筋力低下などが含まれるが,間質性肺疾患はその中でも最も頻度が高い病態である[2]．
- 薬剤に起因する間質性肺疾患の発生機序は十分に解明されていないが,大きく細胞障害性の機序と免疫系細胞の活性化による機序が関与すると考えられている．ブレオマイシンによる肺障害では活性酸素を介した前者の機序が関与するとの知見があり,後者としては,薬剤の抗原類似性やハプテン効果によるアレルギー反応のほか,近年注目されている免疫チェックポイント阻害薬のように薬剤が直接的に免疫細胞を活性化する機序がある．

疫学

- 薬剤性肺障害の詳しい頻度は不明だが,すべての間質性肺疾患の3％程度を占めるとされる[2,3]．本邦では,1988年に金製剤,1996年に小柴胡湯,2002年にゲフィチニブに対する緊急安全性情報が出され,ゲフィチニブによる重症肺障害の報告以降薬剤性肺障害の報告が増加している[1,4,5]（ 1 ）．
- 薬剤性肺障害の疫学は,使用される薬剤の変遷とともに変化してきた．分子標的薬や生物学的製剤による肺障害が増加する一方で,金製剤やペニシラミンによる肺障害はなくなりつつある．薬剤の承認直後にはその薬剤による肺障害の報告が増加するため,報告数が必ずしも実際の頻度を反映しないことに注意を要する．
- 間質性肺疾患の診断は検査方法によって異なる．本邦ではHRCTの普及により軽症例の診断感度が高い可能性がある．薬剤の副作用に関する情報は,独立行政法人医薬品医療機器総合機構（PMDA）のホームページ[6]★1や"PNEUMOTOX"★2で公開されている．

危険因子

- 一部の薬剤において,薬剤性肺障害の危険因子が報告されている．一般的な危険因子としては,現喫煙,年齢60歳以上,既存の肺疾患（特に間質性肺炎）,胸部外科手術後,呼吸機能の低下（特に拡散能）,酸素投与,胸部への放射線照射歴,腎不全などがある．さらに,遺伝的素因（薬剤代謝,免疫制御関連など）や環境要因の影響もあると考えられる[1,2]．
- いくつかの薬剤について,日本人では他の民族と比較して薬剤による肺障害の頻度が高いことが報告されており,保険制度やCTの普及率を考慮してもその頻度は高いと考えられている[1]．
- 喘息やアトピー素因は薬剤による好酸球性肺炎のリスクを上昇させ,いくつかの薬剤では蓄積用量が発症リスクと関連すると考えられている[2]．

★1 http://www.pmda.go.jp/
★2 http://www.pneumotox.com/）

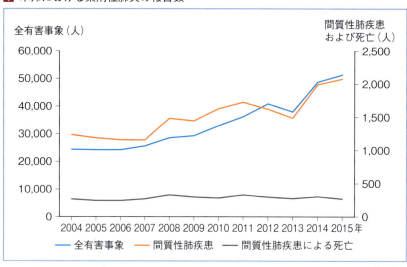

1 本邦における薬剤性肺炎の報告数

（Handa T, et al. Drug-Induced Lung Injury. Springer；2018[5] より）

臨床所見

- 乾性咳嗽，呼吸困難，発熱などを呈するが，症状は非特異的である．身体所見では，fine crackleや皮疹を認めることがある．
- 薬剤の服用開始から症状発現までの期間は薬剤により異なり，輸血関連肺障害のように数時間以内に発症するものから，シクロホスファミドなどのアルキル化薬，アミオダロンのように月から年単位の経過で発症するものまでさまざまである．服薬終了後に発症することもまれではない．

検査所見

- 薬剤性肺障害に特異的なものはないが，末梢血好酸球数，CRPの上昇，肝機能障害，血清KL-6，SP-A，SP-D，LDHの上昇を認めることがある．薬剤によるループスや血管炎では，抗核抗体や抗好中球細胞質抗体（ANCA）が陽性となることがある．
- 薬剤によるリンパ球刺激試験（DLST）の診断価値は確立しておらず，参考所見と位置付けられる．

病型分類，病理所見

- 薬剤による間質性肺疾患は，ほとんどすべての間質性肺疾患の画像，病理パターンを呈しうる．病理学的には **2** のように分類されているが，もともと薬剤が原因でない疾患の分類に基づいており，問題点もある．たとえば，ここで示す過敏性肺炎は発症にアレルギー反応の関与が疑われ，比較的急性に発症した薬剤性間質性肺炎を指すことが多く，本来の有機抗原の吸入によるものとは区別して考える必要がある[1]．
- これらに加え，シクロホスファミドなどのアルキル化薬による晩発性肺障害ではpleuroparenchymal fibroelastosis（PPFE）のパターンを呈することがあり[7]，特発性間質性肺炎に含まれる病型の中では，RB-ILD（呼吸細気管支炎を伴う間質性肺疾患）のみが薬剤と関連しないと考えられている．その他好酸球性肺炎，肺胞出血，肺胞蛋白症などが含まれる．
- アミオダロンのように多彩なパターンを呈する薬剤から，ミノサイクリンによる好酸球性肺炎のように比較的一定のパターンで発症す

2 薬剤性肺障害の病理学的分類と代表的薬剤

1. 肺胞・間質領域病変	間質性肺炎（interstitial pneumonia）		
		1) びまん性肺胞傷害（diffuse alveolar damage：DAD）	ブレオマイシン（BLM），ゲムシタビン（GEM），シクロホスファミド（CPA），メトトレキサート（MTX），アミオダロン，小柴胡湯など
		2) 器質化肺炎（organizing pneumonia：OP）	CPA，MTX，サラゾスルファピリジン（SASP），アミオダロン，ミノサイクリン（MINO）など
		3) 通常型間質性肺炎（usual interstitial pneumonia：UIP）	アミオダロン，ニトロフラントインなど
		4) 非特異性間質性肺炎（nonspecific interstitial pneumonia：NSIP）	MTX，SASP，アミオダロン，インターフェロン（IFN），小柴胡湯など
		5) リンパ球性間質性肺炎（lymphocytic interstitial pneumonia：LIP）	TNF-targeted drugなど
		6) 剝離性間質性肺炎（desquamative interstitial pneumonia：DIP）	ブスルファン（BUS），IFNなど
		7) 好酸球性肺炎（eosinophilic pneumonia：EP）	MTX，SASP，MINO，アミオダロン，ヨード系造影剤など
		8) 過敏性肺炎（hypersensitivity pneumonia：HP）	MTX，小柴胡湯，SASP，MINO，BCGなど
		9) 肉芽腫性間質性肺炎（granulomatous interstitial pneumonia）	MTX，小柴胡湯，SASP，MINO，BCGなど
	その他		
		1) 肺水腫（pulmonary edema）	GEM，MTX，CPA，コデイン，アスピリンなど
		2) 肺胞蛋白症（pulmonary alveolar proteinosis）	エベロリムス，イマチニブ，ダサチニブ など
		3) 肺胞出血（alveolar hemorrhage）	CPA，BLM，アミオダロン，コカイン，抗凝固薬など
2. 気道病変		1) 気管支喘息（bronchial asthma）	β受容体遮断薬，非ステロイド性抗炎症薬，コハク酸エステル型水溶性ステロイド，ヨード系造影剤など
		2) 閉塞性細気管支炎（bronchiolitis obliterans：BO）	ペニシラミン，SASP，健康食品（アマメシバ）など
3. 血管病変		1) 血管炎（vasculitis）	プロピルチオウラシル（PTU），ヒドララジン，マイトマイシンC（MMC），SASPなど
		2) 肺高血圧症（pulmonary hypertension）	食欲抑制薬（アミノレックス，フェンフルラミン），コカイン，メタンフェタミン，漢方薬（青黛）など
		3) 肺静脈閉塞症（pulmonary veno-occlusive disease）	BLM，CPA，MMC，エトポシド（ETP）など
4. 胸膜病変		1) 胸膜炎（pleuritis）	BLM，CPA，MTX，アミオダロン，MINOなど

（薬剤性肺障害の診断・治療の手引き．メジカルレビュー社；2012[1]）をもとに作成）

るものまでさまざまである．

診断

- 間質性肺疾患が疑われた際には，過去の投薬も含めた薬剤が原因となっている可能性を常に念頭におくことが重要である．既存の肺疾患の悪化や感染症などの除外診断が重要であるが，関節リウマチ，肺癌，血液悪性疾患，骨髄移植，肺移植などではその鑑別がしばしば困難である．薬剤性の間質性肺疾患に特異

的な検査はなく，診断基準として確立したものはないが，『薬剤性肺障害の診断・治療の手引き』[1]に示されている診断基準を **3** に示す．

- まずは，薬剤の投与に関する詳細な問診が重要である．過去の投薬歴，酸素投与や放射線照射に関する病歴も重要である．投与開始と陰影の出現の時期を比較する．除外診断のために気管支肺胞洗浄や肺生検を行うこともある．

- 次に，個々の薬剤による肺障害の頻度と報告されている発症時期や病型パターンを元に，最も疑わしい薬剤から順番にリストアップする．肺疾患が軽症であれば，最も疑わしい薬剤を中止して改善の有無を確認する．重症例では被疑薬をすべて中止し，必要に応じて可能性が少ない薬剤から再投与を試みる．その場合も可能性の高い薬剤の再投与は避ける．

- 薬剤中止による改善は診断上重要な所見であるが，潜在性に発症して線維化を伴う症例や急性発症の重症例では改善に乏しい傾向がある．

- 再投与による再燃は診断に直結する重要な情報であるが，一般的には勧められない．一般的には肺病変が重篤でなく，原因薬剤でない可能性があり，代替薬がなく原疾患の治療上必要で，その薬剤による重篤な副作用の報告がない場合に限られる[2]．再投与により初回の肺病変よりも重篤化する可能性もあり，行う際には十分なインフォームドコンセントが必要である．

3 薬剤性肺障害の診断基準

1.	原因となる薬剤の摂取歴がある	市販薬，健康食品，非合法の麻薬・覚醒薬にも注意
2.	薬剤に起因する臨床病型の報告がある	臨床所見，画像所見，病理パターンの報告
3.	他の原因疾患が否定される	感染症，心源性肺水腫，原疾患増悪などの鑑別
4.	薬剤の中止により病状が改善する	自然軽快もしくは副腎皮質ステロイドにより軽快
5.	再投与により増悪する	一般的には誘発試験は勧められないが，その薬剤が患者にとって必要で誘発試験の安全性が確保される場合

（薬剤性肺障害の診断・治療の手引き．メディカルレビュー社；2012[1]．p.12-74 より）

治療

- 薬剤に起因する間質性肺疾患の治療の基本は，原因薬剤の中止である．軽症の場合は被疑薬を中止して経過観察を行う．被疑薬の中止で改善を認めない場合や中等症以上の例では，全身ステロイドが用いられる．投与量や期間に関して一定の見解はないが，中等症ではプレドニゾロン 0.5〜1.0 mg/kg/日，重症例ではメチルプレドニゾロン 500〜1,000 mg/日を 3 日間投与するパルス療法での治療開始が提案されている[1]．免疫抑制薬や抗線維化薬，血液浄化療法に関する知見は乏しい．

- 上述したように，改善後の原因薬剤の再投与は基本的には勧められないが，mTOR（mammalian target of rapamycin）阻害薬では再投与できる症例がある．免疫チェックポイント阻害薬でも再投与が試みられることがあるが，再燃が高頻度との報告もある．

間質性肺疾患をきたしやすい薬剤

- 薬剤に起因する間質性肺疾患をきたしやすい薬剤として，抗癌薬，抗リウマチ薬，アミオダロン，インターフェロン，漢方薬などがあげられる．いくつかの代表的薬剤について，薬剤性肺炎の特徴を記載する．

■ 抗癌薬

- 抗癌薬は薬剤性肺障害をきたしうる代表的薬剤であり，分子標的薬や mTOR 阻害薬の登場によって報告が増加している．ゲムシタビン，イリノテカン，アムルビシンなどは一部またはすべての間質性肺炎症例においては禁忌となっている．

ゲフィチニブ

- ゲフィチニブは，非小細胞肺癌に適応のある

> **TOPICS**
>
> **薬剤性肺炎の遺伝的素因**
>
> 　日本人の薬剤性肺炎に関する遺伝的素因を解明するため，HagiwaraらはEGFR-TKIsによる間質性肺疾患の患者と間質性肺炎の急性増悪，健常者を対象に全エクソームシークエンスを行った．その結果，mucin 4（MUC4）の遺伝子変異が薬剤性肺炎や間質性肺炎の急性増悪と関連することが確認された[9]．MUC4が肺障害と関連する機序は現在のところ明らかとなっていないが，薬剤による肺障害のリスク遺伝子を同定することは予防，治療の面で臨床的意義が大きく，今後の発展が期待される．

上皮細胞増殖因子受容体（epidermal growth-factor receptor：EGFR）チロシンキナーゼ阻害薬であり，日本人において薬剤性肺障害の頻度が高い薬剤の一つである．投与後2～3週間での発症頻度が高く，本邦における頻度は2～6％で，死亡率は31.6％と報告されている[8]．Eastern Cooperative Oncology Group（ECOG）performance status 2以上，喫煙歴あり，間質性肺炎の併存，化学療法歴が同定されている[1]．現在，遺伝的素因に関しての解析が進められている（**TOPICS**参照）[9]．発売後と比較して薬剤性肺炎の報告数は減少傾向にあり，2005年にはPMDAに188例の報告があったが，2015年の報告数は35例であった[5,6]．

シクロホスファミド

- シクロホスファミドは，広く悪性腫瘍，非悪性疾患に対して用いられるアルキル化薬である．薬剤に起因する間質性肺疾患の頻度は0.1～5％と報告されており[6]，PMDAに年間20～30例の報告がある．投与開始1～6か月で発症するものから，数か月から数年の経過で発症するものまであり，多彩な病型を呈する（**2**）．晩発性に発症するものではPPFEの組織型を呈することがあり[7]，治療反応性に乏しい．

mTOR阻害薬

- mTOR阻害薬は，高率に薬剤性肺障害をきたすことが知られている．テムシロリムスに関連した肺臓炎の頻度は5～30％と報告されている[6,10,11]．致死的経過をとることもあるが，一般的に肺障害は軽症であり，発症後にも治療を継続できる症例がある[10]．同じく，エベロリムスも13～23％と高率に肺障害をきたすが，多くは可逆的である[12,13]．

免疫チェックポイント阻害薬

- PD-1（programed cell death-1）受容体（ペンブロリズマブ，ニボルマブ）やそのリガンドPD-L1（アテゾリズマブ），CTLA-4（cytotoxic T-lymphocyte-associated antigen 4）（イピリムマブ）をターゲットとした薬剤が肺癌，悪性黒色腫など種々の悪性腫瘍に対して用いられており，免疫関連有害事象（immune-related adverse events：irAE）とよばれる特有の全身性有害事象が報告されている．
- ILDの頻度は2～5％で，PD-1抗体ではPD-L1抗体よりも頻度が高い．投与開始から発症までの期間は1週間から1年半，平均2～3か月である．Grade 3以上が20～30％で，画像パターンは浸潤影（40～60％），すりガラス状陰影（30～80％），網状陰影（20％）と報告されている．一般に予後は悪くないが，死亡率は8～14％である[14-17]．
- 治療薬として，ステロイドが無効の場合にインフリキシマブが試みられることがあるが，irAEによる大腸炎に比して効果は低い傾向があり，健康保険の適用はない．

■ 抗リウマチ薬

- 関節リウマチ（RA）の経過中にはさまざまな肺病変が起こりえるが，メトトレキサートに

代表される疾患修飾性抗リウマチ薬（disease-modifying anti-rheumatic drugs：DMARDs）による薬剤性肺障害もまれではない．古くからペニシラミンによる細気管支炎や金製剤による肺障害が知られており，レフルノミドによる致死的肺障害やTNFα阻害薬による肺障害の報告により，抗リウマチ薬の安全性に関する注目が集まっている．

- メトトレキサートは0.1～11.6％と比較的高頻度に肺障害をきたすと考えられている．投与開始から数年して発症することもある．しかし，他の薬剤と併用される機会が多く，RA自体の肺病変もあることから，それ自体による肺障害の正確な頻度は不明である．
- 危険因子としては，年齢60歳以上，RAによる胸膜肺病変，過去のDMARDsの使用，低アルブミン血漿，糖尿病，低肺機能，腎機能低下などが報告されている[18,19]．肺障害をきたした場合，20％前後の死亡率が報告されている[20]．

■ その他

- アミオダロンは，長い半減期のためにその肺への影響は長時間遷延する．肺障害の頻度は1～11％で[21-23]，危険因子としては，高用量（≧400 mg/日），高蓄積用量，高齢，男性，肺疾患の併存，腎疾患，肺拡散能の減少が報告されている[1,21,22]．投与開始から12か月以内の発症が多いが，それ以降の発症もある．維持量305 mg/日未満では肺障害の発症を認めなかったとする報告がある一方で[22]，平均維持量141 mgで5年間に11％の発症率とする報告もある[23]．死亡率は9～50％と比較的高く，予後不良との認識が必要である[1]．
- インターフェロンによる間質性肺疾患の頻度は0.1～5％で，間質性肺炎のほか，胸水やサルコイドーシスの悪化など多様な肺障害をきたしうる．ペグインターフェロンアルファ-2bによる肺臓炎の死亡率は7％とする報告もあるが[24]，多くは薬剤の中止とステロイド治療に反応する．小柴胡湯との併用は，リスクを高めるため禁忌となっている．

（半田知宏）

文献

1) 日本呼吸器学会薬剤性肺障害の診断・治療の手引き作成委員会編．薬剤性肺障害の診断・治療の手引き．メディカルレビュー社；2012. p.12-74.
2) Schwartz MI, King TE. Interstitial Lung Disease, 5th edition. In：Schwartz MI editors. PMPH-USA；2010. p.637-88.
3) Thomeer M, et al；VRGT Working Group on Interstitial Lung Diseases. Registration of interstitial lung diseases by 20 centres of respiratory medicine in Flanders. Acta Clin Belg 2001；56：163-72.
4) Azuma A, Kudoh S. High prevalence of drug-induced pneumonia in Japan. JMAJ 2007；50：405-11.
5) Handa T, et al. Epidemiology and Risk Factors of Drug-Induced Lung Disease. Drug-Induced Lung Injury. Hanaoka M, et al. editors. Springer；2018.
6) 独立行政法人医薬品医療機器総合機構（Pharmaceutical and Medical Device Agency）ホームページ．http://www.pmda.go.jp/.
7) Beynat-Mouterde C, et al. Pleuroparenchymal fibroelastosis as a late complication of chemotherapy agents. Eur Respir J 2014；44：523-7.
8) Kudoh S, et al. Interstitial lung disease in Japanese patients with lung cancer：a cohort and nested case-control study. Am J Respir Crit Care Med 2008；177：1348-57.
9) Shiihara J, et al. MUC4 variants in patients with EGFR-TKI-induced interstitial lung disease and its detection assay. The 55th annual meeting of Japan lung cancer society, Kyoto, 2014.
10) Dabydeen DA, et al. Pneumonitis associated with mTOR inhibitors therapy in patients with metastatic renal cell carcinoma：incidence, radiographic findings and correlation with clinical outcome. Eur J Cancer 2012；48：1519-24.

11) Atkins MB, et al. Randomized phase II study of multiple dose levels of CCI-779, a novel mammalian target of rapamycin kinase inhibitor, in patients with advanced refractory renal cell carcinoma. J Clin Oncol 2004 ; 22 : 909-18.
12) Atkinson BJ, et al. Mammalian target of rapamycin (mTOR) inhibitor-associated non-infectious pneumonitis in patients with renal cell cancer : predictors, management, and outcomes. BJU Int 2014 ; 113 : 376-82.
13) White DA, et al. Noninfectious pneumonitis after everolimus therapy for advanced renal cell carcinoma. Am J Respir Crit Care Med 2010 ; 182 : 396-403.
14) Gettinger SN, et al. Pneumonitis in non-small cell lung cancer (NSCLC) patients treated with programmed death 1 (PD1) axis inhibitors. J Clin Oncol 2016 (suppl ; abstr 9030)
15) Naidoo J, et al. Pneumonitis in Patients Treated With Anti-Programmed Death-1/Programmed Death Ligand 1 Therapy. J Clin Oncol 2017 ; 35 : 709-17.
16) Delaunay M, et al. Immune-checkpoint inhibitors associated with interstitial lung disease in cancer patients. Eur Respir J 2017 Aug 10 ; 50 (2).
17) Khunger M, et al. Incidence of Pneumonitis With Use of Programmed Death 1 and Programmed Death-Ligand 1 Inhibitors in Non-Small Cell Lung Cancer : A Systematic Review and Meta-Analysis of Trials. Chest 2017 ; 152 : 271-81.
18) Alarcón GS, et al. Risk factors for methotrexate-induced lung injury in patients with rheumatoid arthritis. A multicenter, case-control study. Methotrexate-Lung Study Group. Ann Intern Med 1997 ; 127 : 356-64.
19) Kremer JM. Toward a better understanding of methotrexate. Arthritis Rheum 2004 ; 50 : 1370-82.
20) Saravanan V, Kelly C. Drug-related pulmonary problems in patients with rheumatoid arthritis. Rheumatology (Oxford) 2006 ; 45 : 787-9.
21) Jackevicius CA, et al. Population-level incidence and risk factors for pulmonary toxicity associated with amiodarone. Am J Cardiol 2011 ; 108 : 705-10.
22) Dusman RE, et al. Clinical features of amiodarone-induced pulmonary toxicity. Circulation 1990 ; 82 : 51-9.
23) Yamada Y, et al. Incidence and predictors of pulmonary toxicity in Japanese patients receiving low-dose amiodarone. Circ J 2007 ; 71 : 1610-6.
24) Slavenburg S, et al. Pneumonitis as a consequence of (peg)interferon-ribavirin combination therapy for hepatitis C : a review of the literature. Dig Dis Sci 2010 ; 55 : 579-85.

類縁疾患の診断と管理

気腫合併肺線維症

- 肺気腫を合併する肺線維症は1990年に一つの表現型としてWigginsらにより認識されたことに始まり[1]，わが国ではすでに1992年に気腫合併間質性肺炎と命名され，慢性型B群（非定型例）として『特発性間質性肺炎（IIP）の臨床診断基準』第3次改定案に記載されている[2]．
- 2005年にCottinらによりcombined pulmonary fibrosis and emphysema（CPFE）という概念が提唱された[3]．本邦においては気腫合併肺線維症の病名とされ広く認識されている．CPFEについては独立した疾患か症候群などか議論が多く結論には至っていない．肺気腫病変と線維化病変が混在し，その比重により画像や生理学的指標などに多様性が存在することから疾患単位としての画一的評価が困難である．しかしながら，本邦より病態の特徴を捉えた多くの知見が報告され，重要性が示唆されている．

疫学，原因

- CPFEは男性に多く，その多くが喫煙者とされる．Jankowichらは報告された文献から，607例のCPFE患者のうち592例（98％）が喫煙歴を有し，また587例のうち529例（90％）が男性であったとした[4]．IPFと肺気腫は男性に多く喫煙歴が重要であるが，CPFEにおいては著しい偏重があり，特に喫煙は疾患の因子として重要である．
- 5年生存率は50％から80％と報告され，平均生存期間も0.9〜8.5年であり，おそらくは対象のフォロー時期や研究により病期が異なること，肺高血圧症や肺癌の合併など疾患自体の多様性が含まれる．しかしながら，肺気腫を含まないIPFよりもCPFEのほうが5年生存率，予後がよいことが知られている[5,6]．これらの臨床所見や併存症と予後との関連を **1** に示す．
- その他に職業性要因として農薬，粉じん，タルク，レア・アース，タバコが報告され，他疾患ではアスベスト肺，珪肺，サルコイドーシス，農夫肺に認めるとされている．
- 遺伝子異常として報告されるものはないが，サーファクタントプロテインC（SFTPC）変異の患者で症例報告があり[7]，またⅡ型肺胞上皮細胞内のサーファクタント輸送に重要であるABCA3を欠損するABCA3欠損症の症例が報告されている[8]．

症状，身体所見

- CPFEに特徴的な症状はなく，Cottinらの初報では主訴として呼吸困難（NYHA Ⅲ以上46％），咳嗽（48％），喀痰（36％），胸痛（17％）があり，身体所見ではばち指（43％），肺底部のラ音聴取（87％），喘鳴（13％）であった[3]．
- これらの臨床所見から診断に至った期間は2.3±4.5年と報告されているが，本邦のよう

1 CPFEにおける臨床指標と予後との関係

因子	ハザード比	95%CI
BMI＜18kg/m²	5.64	2.68-11.89
喫煙	4.18	1-17.47
糖尿病	5.19	2.51-10.75
心血管疾患	4.68	1.65-13.28
肺性心	10.71	5.08-22.59
肺高血圧	27.68	8.35-91.81
ばち指	13.17	6.28-30.83

（Jankowich MD, Rounds SIS. Chest 2012；141：222-31[4] より改変）

2 CPFE症例のHRCT画像

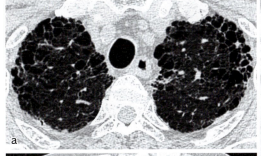
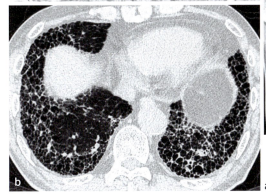
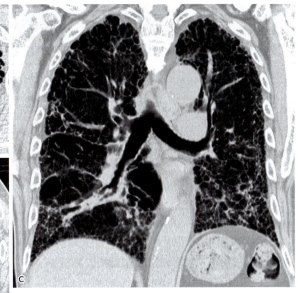

a. 肺気腫病変, b. 線維化病変, c. 冠状断像

検査所見

■画像所見と呼吸機能

画像所見

- 画像所見としてHRCTが有用である．所見としては，①上葉優位の小葉中心性または傍隔壁性肺気腫病変，②下葉優位の肺線維症，が併存することが定義として求められる．例を 2 に示す．線維症病変としてはIPFに限らず自己免疫疾患などによるIIPsによるものでもCPFEと診断される．肺気腫と線維化病変に関する優位性に関しての定義はない．
- Cottinらにより報告されたCT所見の頻度を 3 に示す[3]．さまざまな線維化病変が含まれるため，特定の所見が有意に含まれるということはない．
- 報告により自己免疫疾患の除外や混入，肺気腫や線維化病変の程度や分布の差異などがあ

3 CT所見とその頻度

線維化所見	頻度
蜂巣肺	95%
線状陰影	87%
牽引性気管支拡張	69%
すりガラス影	66%
気管支の歪み	39%
肺気腫	**頻度**
小葉中心性肺気腫	97%
傍隔壁性肺気腫	93%
ブラ	54%

(Cottin V, et al. Eur Respir J 2005；26：586-93[3] より改変)

に健診制度があり，かつCTが容易に撮影できる環境では抽出頻度が高く無症状を含め初診所見も異なることが類推される．

り，解釈には注意が必要である．

呼吸機能検査

- 呼吸機能検査においてはこの線維化，肺気腫2つの要素が影響し合い解釈が得にくい結果となる．線維化により通常は肺活量（vital capacity：VC），努力性肺活量（forced vital capacity：FVC）は減少する．また肺気腫に

よっては主に上葉は過膨張所見を呈しこれらの所見は増加を示すことが一般的である．混在した状況下においては相殺され画像に比して数値が保たれる傾向となる．

- 気道領域においても線維化に伴う牽引性気管支拡張が閉塞所見を相殺し，1秒量（forced expiratory volume in one second：FEV_1），1秒率（FEV_1/FVC）の低下も起こりにくい．これらの所見は二病変の比重に左右される．
- 本邦における拘束性障害のないCPFE集団（90％＞％VC）で解析した研究では，閉塞性障害を有するCPFE（11例）と有しないCPFE（20例）の呼吸機能をCOPD患者と比較した場合，閉塞性障害を有しないCPFEは有するものよりもVCが有意に低値であるが，FEV_1は有意に高値であり，過換気下での動的過膨張所見も弱く，CTにおける線維化病変が広範であった[9]．このことよりCOPDと間質性肺疾患の表現型が病期・病態により特徴をもって現れることがわかる．
- 呼吸機能検査をIPFの評価に用いる際にcomposite physiologic index（CPI）★1が用いられることがあり，この指標は個々の指標を単独で用いるよりもIPFの予後を予測することに適しているとされている[10]．
- Schmidtらは肺気腫と線維症を含む対象において，経時的なCPIの変化量と呼吸機能検査値の変化量を予後指標として検討した[11]．12か月間の観察期間において，CPIの5ポイント増加，％FVCの10％低下，％DLcoの15％低下が予後予測因子であった．しかしながら，この結果は軽度の肺気腫群に限定され，中等度から重度の肺気腫を有する患者群においては％FEV_1の10％以上の低下のみが有意な予後予測因子であった．

予後因子の検討

- CT画像の病変進展と予後の関係については，Jacobらは5年間の前向き観察研究においてIPFに合併する肺気腫病変の存在や進展がIPFの予後には影響を与えなかったと報告した（肺気腫あり105例/272例）[12]．肺気腫病変は線維化病変よりも進展速度が緩徐であり，拡散能などに影響を与えるもののベースラインの線維化病変が重要であるとしている．
- KimらはCPFE 113症例における5年間の予後因子をCT画像，呼吸機能検査より検討し，蜂巣肺が予後因子として重要で，蜂巣肺5％未満の5年生存率は78.5％であり，50％を超えるものは33.3％と報告した[13]．さらにDLcoの低下が独立した予後因子であった．興味深いことにこの集団において24.8％が肺癌を合併し予後因子として最重要であった．
- さまざまな報告より日常臨床において重要なことは，呼吸機能検査，画像検査，臨床症状より肺気腫病変と線維化病変やパターンの進展度に注目し，線維化の進展，DLcoの低下，肺癌の合併を十分に意識することである．

■ バイオマーカー

- わが国では間質性肺炎のバイオマーカーとしてSP-A，SP-D，KL-6が幅広く用いられており，CPFEについても測定されてきた．
- Chibaらは46例のCPFE患者においてKL-6，SP-D，CPIについて検討し，バイオマーカーがCPIと強い相関を示すことを報告した[14]．この集団において肺癌を合併した23例は有意差をもってKL-6値が高値であった．
- PapaioannouらはCPFE，IPF，肺気腫，健常者の4群間における血清サーファクタント蛋白を測定し，SP-A，SP-DがCPFEにおいて有意に高く，またSP-Dが肺気腫の強い群で有意に高値であることを報告した．また，SP-B（26 ng/mL）が予後因子として重要である可能性が示唆された[15]．線維化を反映するマーカーとして有用であるが，CPIとの相関を含め肺気腫の少ない集団においてより

★1　CPI＝91－（0.65×％DLco）－（0.53×％FVC）＋（0.34×FEV_1）

- 鋭敏であることが予想される.
- CPFEの線維化病変はすべてのIIPsを含む表現型であり，バイオマーカーの感度も含めて詳細な画像所見とあわせた治験が期待される．Tzouvelekisらは40例のCPFEと60例のIPFにおける自己免疫疾患プロファイルを検討し報告した．CPFEでは抗核抗体が42.5%，IPFでは26.7%陽性であり，CPFEのみp-ANCAが7例/40例（17.5%）陽性であった．自己抗体陽性のCPFEは陰性群よりも予後良好であった．15例のCPFEと28例のCPFEの病理所見でUIPまたはprobable UIPと診断されており，fibroblastic fociに隣接したCD20陽性細胞数に比例して予後良好であった[16]．自己免疫機序の完全な抽出は困難であるが，幅広い疾患群においてCPFEの表現型が存在することを示唆している．
- TasakaらはCPIで有意差のないIPF 102症例（肺気腫あり38例となし64例）での気管支肺胞洗浄液中の細胞分画，メディエーターを比較し報告した[17]．回収液中の好中球分画では差は認めなかったが，好中球数にて有意差を認め，CXCL 5，CXCL 8の有意な上昇を認めた．肺気腫群では喫煙歴が有意であり好中球性炎症を反映した病態が示唆された．
- これらの報告よりCPFEにおける線維化のバイオマーカーとしてKL-6，SP-Dが有用であるものの，CPFEに特徴的なものの同定は今後の課題である．

併存症

- 肺高血圧症は病変の進展度に依存するがCPFEには高率に合併する[5]．慢性肺疾患に合併する二次性肺高血圧症はgroup 3と称される．右心エコーのほか，必要に応じて右心カテーテルを実施し診断する必要がある．
- 次にCPFEに合併する肺癌は重要であり，9報の計620症例をまとめた報告では肺腺癌（34.4%），肺扁平上皮癌（42.3%），その他（23.4%）であり，ほぼすべてが喫煙歴を有した．非小細胞肺癌390例のステージ分類ではⅠ期（33.4%），Ⅱ期（17.9%），Ⅲ期（26.2%），Ⅳ期（17.4%）と対象の非CPFE合併肺癌3,519例に対しⅠ期での検出が少なかった．小細胞肺癌は411例のうち19例であり，17例がextensive diseaseであった．この検討においてCPFE合併肺癌は有意に対照群に比し予後不良であった[18]．

治療

- CPFE患者を対象とした臨床試験，検討の報告はなく，現状ではCOPDと肺線維症（IPF，IIPs）の治療に準ずる.
- CPFEの呼吸困難に対しては明確な閉塞性障害がない場合も肺気腫の影響を考慮し吸入薬が使用されることがある．DongらはCPFE患者に対しICS/LABA★2を使用し，12か月間で呼吸機能の改善と増悪頻度が低下したことを報告した．ICSはCOPDと肺線維症に喘息を合併すれば有効であるが一般的には無効であり，この検討ではLABAによる拡張効果の寄与が大きいと思われる．吸入ステロイドを使用の際は感染リスクを考慮してステロイドの用量にも配慮すべきである.
- LAMA★2導入に関する既報はないが，2017年よりGOLD★3にてLAMA/LABAが症状を有するCOPDの標準治療となっており，LAMAの抗リモデリング作用，鎮咳作用，粘液産生細胞抑制作用もあり，また閉塞隅角緑内障，前立腺肥大症の対象を除けばリスクも少なく今後の前向き研究が期待される．
- 肺線維症はIPFを背景とした場合，抗線維化薬が使用される．ピルフェニドン，ニンテダニブの双方に関してCPFEでの独立したエビデンスは報告されていないが，今後の臨床試験が必要と考えられる．IPF以外のIIPsに関

★2 ICS：吸入ステロイド薬，LABA：長時間作用性β_2刺激薬，LAMA：長時間作用性抗コリン薬．

★3 GOLD：global initiative for chronic obstructive lung disease.

しては免疫抑制薬を中心とした推奨される治療を進める．
- 非薬物治療として最も重要なものは禁煙である．リハビリに関しては短期入院による報告があり，COPDに比してCPFEでは効果が少なかったと報告されている[19]．

おわりに
- CPFEは肺気腫病変と肺線維症の偏りにより検査所見が左右され，評価基準が困難な疾患群であるが，混合した病態を反映して発癌などのリスクも高いことから，一症例ごとに丹念にみることが肝要と思われる．

（佐藤篤靖，室　繁郎）

文　献

1) Wiggins J, et al. Combined cryptogenic fibrosing alveolitis and emphysema : the value of high resolution computed tomography in assessment. Respir Med 1990 ; 84 : 365-9.
2) 本間行彦ほか．特発性間質性肺炎（IIP）の臨床的診断基準第3次改定案．厚生省特定疾患びまん性肺疾患調査研究班平成3年度報告書．1992．p.20-32.
3) Cottin V, et al. Combined pulmonary fibrosis and emphysema : a distinct underrecognised entity. Eur Respir J 2005 ; 26 : 586-93.
4) Jankowich MD, Rounds SIS. Combined pulmonary fibrosis and emphysema syndrome : a review. Chest 2012 ; 141 : 222-31.
5) Ryerson CJ, et al. Clinical features and outcomes in combined pulmonary fibrosis and emphysema in idiopathic pulmonary fibrosis. Chest 2013 ; 144 : 234-40.
6) Zhang L, et al. Combined pulmonary fibrosis and emphysema : a retrospective analysis of clinical characteristics, treatment and prognosis. BMC Pulm Med 2016 ; 16 : 137.
7) Cottin V, et al. Combined pulmonary fibrosis and emphysema syndrome associated with familial SFTPC mutation. Thorax 2011 ; 66 : 918-9.
8) Epaud R, et al. Combined pulmonary fibrosis and emphysema syndrome associated with ABCA3 mutations. Eur Respir J 2014 ; 43 : 638-41.
9) Kitaguchi Y, et al. Pulmonary function impairment in patients with combined pulmonary fibrosis and emphysema with and without airflow obstruction. Int J Chron Obstruct Pulmon Dis 2014 ; 9 : 805-11.
10) Wells AU, et al. Idiopathic pulmonary fibrosis : a composite physiologic index derived from disease extent observed by computed tomography. Am J Respir Crit Care Med 2003 ; 167 : 962-9.
11) Schmidt SL, et al. Pulmonary function measures predict mortality differently in IPF versus combined pulmonary fibrosis and emphysema. Eur Respir J 2011 ; 38 : 176-83.
12) Jacob J, et al. Functional and prognostic effects when emphysema complicates idiopathic pulmonary fibrosis. Eur Respir J 2017 ; 50.
13) Kim YS, et al. Visually stratified CT honeycombing as a survival predictor in combined pulmonary fibrosis and emphysema. Br J Radiol 2015 ; 88 : 20150545.
14) Chiba S, et al. The Diagnostic Value of the Interstitial Biomarkers KL-6 and SP-D for the Degree of Fibrosis in Combined Pulmonary Fibrosis and Emphysema. Pulm Med 2012 ; 2012 : 492960.
15) Papaioannou AI, et al. Serum Levels of Surfactant Proteins in Patients with Combined Pulmonary Fibrosis and Emphysema (CPFE). PLoS One 2016 ; 11 : e0157789.
16) Tzouvelekis A, et al. Increased incidence of autoimmune markers in patients with combined pulmonary fibrosis and emphysema. BMC Pulm Med 2013 ; 13 : 31.
17) Tasaka S, et al. Cytokine profile of bronchoalveolar lavage fluid in patients with combined pulmonary fibrosis and emphysema. Respirology 2012 ; 17 : 814-20.
18) Koo HJ, et al. Lung Cancer in Combined Pulmonary Fibrosis and Emphysema : A Systematic Review and Meta-Analysis. PLoS One 2016 ; 11 : e0161437.
19) Tomioka H, et al. Combined pulmonary fibrosis and emphysema : effect of pulmonary rehabilitation in comparison with chronic obstructive pulmonary disease. BMJ Open Respir Res 2016 ; 3 : e000099.

合併症・併存症の診断と管理

7章

合併症・併存症の診断と管理

心血管系イベントの合併

間質性肺炎における心血管病変

- 間質性肺炎の「間質」の狭義の定義は「肺胞上皮と肺毛細血管内皮細胞に挟まれた組織」であり，その対立する概念である「実質」は，空気が出入りする空間にすぎないことを考えると，肺がおびただしい毛細血管とリンパ管から成り立つ脈管系の臓器であることに合点がいくだろう．この脈管系で生じるさまざまな病態が心臓や全身の血管系の病変の原因となりうることも容易に想像はできるであろうが，実は明確なエビデンスが少ない．
- それは肺の内部の血管系，特に毛細血管系に起きている病変を示す画像や血液データなどの臨床診断が困難であることが大きな要因となっている．さらに間質性肺炎患者と同様の生活習慣をもつ非間質性肺炎患者との疫学調査が困難であるからでもある．そのいい例が喫煙による影響であり，慢性閉塞性肺疾患（COPD）ではよく知られる全身性の血管病変と，喫煙歴のある間質性肺炎患者の全身の血管病変を比較することに，臨床的な意義はほとんどないであろう．
- また，喫煙歴のない間質性肺炎患者のなかには多くの膠原病関連，あるいはさまざまな自己免疫抗体が陽性でありながらも，各種膠原病における特有な臨床症状に欠けていることから診断がつかない，いわゆる自己抗体関連間質性肺炎とよばれる病態があって，膠原病にみられる肺動脈病変を併せ持つ可能性もあるだろう．実はこれらの膠原病関連間質性肺炎あるいは自己免疫性間質性肺炎の多くが，非特異性間質性肺炎（nonspecific interstitial pneumonia：NSIP）である．

1 喫煙歴のある70歳男性（死因は気管支肺炎）の剖検肺にみる早期の気腫病変

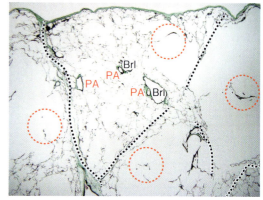

小葉間隔壁を点線で示す．内部に細気管支（BrI）と伴走する肺小動脈（PA）が確認できる．丸い点線で示すのは気腫病変である囊胞のなかにみられる閉塞した小肺動脈の断片．Elastica-Masson（EM）染色，40倍．

- 肺胞毛細血管の病態からCOPDや特発性肺線維症（idiopathic pulmonary fibrosis：IPF），線維化性NSIP（fibrotic NSIP：f-NSIP）を比較すると，それぞれの臨床上の特徴が際立って，よく理解できる[1]．
- 喫煙者の剖検肺にみる早期の気腫病変を **1** に示す．小葉間隔壁はよく保たれて，小葉内部には多くの正常な肺構造もよく保たれ，細気管支と伴走する小肺動脈が確認できる．しかし，気腫病変である囊胞のなかには閉塞した小肺動脈の断片をみる．実態顕微鏡では囊胞内に線状に残存する小肺動脈である．COPDでみる囊胞は，吸入した喫煙成分が気道粘膜から血管内に入り，肺動脈の血管内皮細胞の傷害をきたしてその栄養する肺胞壁が消失したものをみている．
- COPDが全体に及んだ状態の典型的な病変を **2** に示す．壁が肥厚した肺動脈が伴走する細

気管支の壁は線維化が亢進し，気腫病変である囊胞の中央には閉塞した小肺動脈が島状に分布している．その囊胞は小葉間隔壁で境され，その周辺には正常な肺胞構造がかろうじて保たれているのをみる．

- 一方IPF患者の外科的肺生検で得られた肺組織をみてみると，CD34陽性の肺胞毛細血管内皮細胞は正常肺に比してIPF患者肺で著しく増殖し，また拡張していることがわかる（**3**）．この血管増殖因子としてのVEGFとIL-8は，正常肺にはほとんど認められないが，IPF患者肺では増殖している再生Ⅱ型肺胞上皮細胞から再生が促進していることが示される（**3**）[2]．IPF患者肺組織上の肺胞毛細血管内皮細胞を抗CD34抗体で赤色に，肺静脈の内皮細胞を抗vWF抗体で茶色に二重免疫染色をしたうえに，背景をElastica-Masson（EM）染色を重ねて観察すると，弾性線維とコラーゲンはEM染色でそれぞれ濃紫色

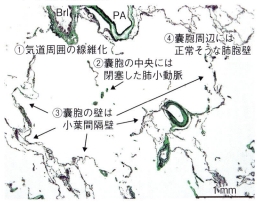

2 喫煙歴のある74歳男性（死因は胃癌）の剖検肺にみる肺気腫病変

壁が肥厚した肺動脈（PA）が伴走する細気管支（Brl）の壁は線維化が亢進している（①）．気腫病変である囊胞の中央には閉塞した肺小動脈が島状に分布している（②）．気腫病変の囊胞は小葉間隔壁で境されている（③）．その囊胞の周辺には正常な肺胞構造をかろうじて保つ肺組織をみる（④）．EM染色．

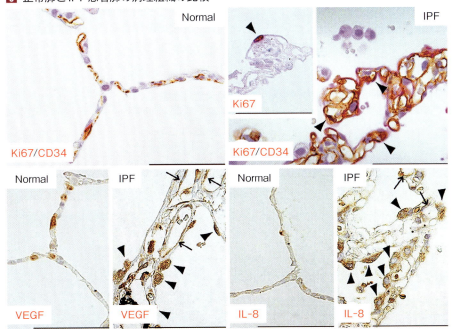

3 正常肺とIPF患者肺の病理組織の比較

CD34陽性の肺胞毛細血管内皮細胞は正常肺（Normal）に比してIPF患者肺で著しく増殖し，また拡張していることがわかる．この血管増殖因子としてのVEGFとIL-8は，正常肺にはほとんど認められないが，IPF患者肺では増殖している再生Ⅱ型肺胞上皮細胞から再生が促進していることが示される．

と薄緑色で染色されていることから，小葉間隔壁（interlobular septa）にある肺静脈（PV）が明瞭に示され，線維芽細胞（FF）とは異なって肺胞壁に肺胞毛細血管（AC）が増殖しているのがわかる（**4**）．

- IPFの急性増悪発現による肺胞毛細血管への影響と凝固系への影響をみるために，急性増悪をきたしたIPF患者の剖検肺組織の連続切片で，CD34とトロンボモジュリン（TM）の毛細血管内皮細胞からの産生を比較した（**5**）[3]．急性肺障害の原因となるHMGB1とのそれぞれ二重免疫染色で示している．正常肺ではCD34同様にTMの分泌はみられるが，急性増悪をきたすとTMの産生は消退する．これによる急性増悪発現によって肺胞毛細血管で凝固が促進されるのが理解できる[3]．

- f-NSIP患者の剖検肺の病理像をvWF/CD34二重免疫染色とEM染色を重ねて観察すると，IPF肺とは異なって肺静脈が走行する小葉間隔壁に目立った線維化はないが，広範囲の肺胞壁に一様に線維化病変が分布し，肺胞毛細血管はほとんど消失し，線維化した肺胞壁のために肺胞腔も狭小化しているのを認める（**6**）[3]．

- これらのCOPD，IPF，f-NSIPの肺組織から，肺胞毛細血管が消失しているのはCOPDとf-NSIPであって，肺高血圧ができやすい

4 IPF患者肺組織の二重免疫染色病理像

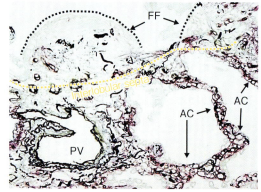

IPF患者肺組織を毛細血管内皮細胞を抗CD34抗体で赤色に，肺静脈の内皮細胞を抗vWF抗体で茶色に二重免疫染色をしたうえに，背景をEM染色を重ねたものをみる．線維芽細胞層弾性線維とコラーゲンはElastica-Masson染色でそれぞれ濃紫色と薄緑色で染色されていることから，小葉間隔壁（interlobular septa）にある肺静脈（PV）が明瞭に示され，線維芽細胞（FF）とは異なって肺胞壁に肺胞毛細血管（AC）が増殖しているのがわかる．

5 急性増悪をきたしたIPF患者の剖検肺組織の二重免疫染色病理像

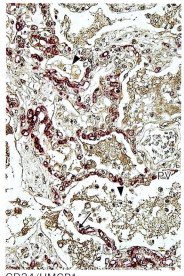
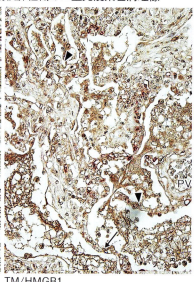

CD34/HMGB1　　　TM/HMGB1

急性増悪をきたしたIPF患者の剖検肺組織の連続切片で，CD34とトロンボモジュリン（TM）の毛細血管内皮細胞からの産生を比較する．急性肺障害の原因となるHMGB1とのそれぞれ二重免疫染色で示している．正常肺ではCD34同様にTMの分泌はみられるが，急性増悪をきたすとTMの産生は消退する．

6 f-NSIP患者肺の二重免疫染色病理像

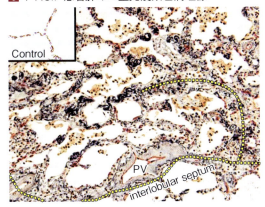

f-NSIP患者肺の病理像（vWF/CD34二重免疫染色＋EM染色）はIPF患者肺とは異なって，肺静脈（PV）が走行する小葉間隔壁に目立った線維化はないが，広範囲の肺胞壁に一様に線維化病変が分布し，肺胞毛細血管はほとんど消失している．線維化した肺胞壁のために肺胞腔も狭小化しているのを認める．

のに対し，IPFではむしろ肺胞毛細血管が増殖し，拡張しているので肺高血圧ができにくい傾向があることが理解できる．

- 一般的に呼吸器疾患の心血管病変には，話題性の高い肺動脈性肺高血圧が含まれるのであるが，本章に「間質性肺疾患に合併する肺高血圧症」（p.331）があるので，ここでは簡単にその病態の理解に触れるにとどめるが，このようなさまざまな呼吸器疾患における複雑な血管の病態を理解しておくことが，臨床の現場において，診療している目の前の患者の体内で起きている心血管病変を思い描くことが可能になるであろう．

間質性肺炎における心血管病変の欧米との比較

- 上述したように，日本においては間質性肺炎患者における心血管病変が特別に大きな問題となることは少ないように感じられるが，厚生労働省のいわゆる特定疾患としての特発性間質性肺炎患者の臨床調査個人票に基づくデータによると，2003～2007年の北海道におけるIPF患者の死因としての心血管系疾患は3％にすぎない[4]．

- フィンランドにおけるIPF患者（2002～2012年間の223人）のうち死亡した132人の直接死因を解析した最近の報告[5]によると，虚血性心疾患は全体の12.8％，いわゆる肺性心を含む心疾患が6.8％，肺塞栓症が1.7％，その他に含まれる脳梗塞（1例）と大動脈の動脈硬化症（1例）を含めると，IPFの直接死因に占める心血管病変はおおよそ23％になる[5]．

- 興味深いのはGAPスコアごとの死因に関連した虚血性心疾患はGAP index[6]のstage Ⅰで死亡した67人の17.5％，stage Ⅱで死亡した47人の14.3％を占めていることで，直接死因としての心血管病変は，stage Ⅰが16.7％，stage Ⅱが14.2％と意外に高く，むしろGAP index stage Ⅲで死亡した12人のほとんどが急性増悪を含む肺病変であることと対照的である．これらの結果から，GAPスコアで示される欧米のIPF患者の予後因子にも心血管病変が大きいことが示されて，日本の傾向と比較するうえでは注意が必要であることがわかる．

- このフィンランドのグループはまた別の報告で，これら132人のIPF患者のうち63.6％がIPFと診断を受ける前から心血管疾患が指摘され，さらに9.1％はIPFと診断されてから心血管疾患が併存していることを指摘している[7]．

- これらの報告ではIPF以外のコントロール群との対比がないが，併存疾患としての心血管病変の比較のデータは米国における2002～2008年のIPF患者9,286人とIPF以外と比較した報告[8]によると，冠血管疾患（ただし心筋梗塞を除く）がIPF/コントロールは25.4％/13.7％と約2倍，心疾患がIPF 20.2％に対してコントロールが5.3％と約4倍，心房細動がIPF 12％に対してコントロールが6.1％と約2倍，心筋梗塞がIPF 3.2％，コントロールが1.5％と約2倍，肺塞栓がIPF 2.7％，コントロールが0.4％と約7倍と，明らかにIPF

- 患者で心血管病変の併存率は高いことが示されている[8]．
- 冠血管疾患に関してIPF（73人）とCOPD（56人）を比較した報告[9]では，冠血管疾患を併存するIPF患者が65.8％も占め，COPDの46.1％に対して有意に高い．このIPF群とCOPD群で比較してIPF患者が有意に高いのは，％肺活量と％1秒量は当然としても，男性の比率（75.3％ vs 45.6％，$p = 0.001$），白人の比率（79.5％ vs 63.2％，$p = 0.049$），それにBMI（28.6±4.4 vs 26.1±5.1，$p = 0.003$）であった．興味深いのはこの2群のなかで冠血管疾患が統計的に発症率が高くなるのは高血圧（1.84倍），高脂血症（2.03倍），糖尿病（2.03倍）それに冠血管疾患の家族歴（1.74倍）であり，さらにIPFであること（1.67倍）があげられている[9]．

喫煙の血管内皮細胞への影響

- 喫煙による肺組織の障害を考えるうえで，深く吸い込んだニコチンなどの有害物質が肺胞まで届いて肺が破壊されるという記載を多くみかけるが，それは根拠に乏しい機序である．残念ながら粉じんは肺胞までには至らないことはWestの基礎的な肺生理学の知識で十分理解可能であろう．末梢気道の横断面の総計は非常に大きいので末梢気道内に流れる気流はきわめて小さいため，喫煙内の微粒子は吸気に伴って肺胞まで届くことはなく[10]，気道粘膜から血管内に入り込んで血流にのって全身の臓器の血管内皮細胞に傷害をきたす．循環器学会の禁煙推進委員会のサイト[11]にも「タバコ煙に含まれるニコチンは副腎皮質を刺激してカテコラミンを遊離し，交感神経系を刺激して末梢血管の収縮と血圧上昇，心拍数の増加をきたす．また強力な血管収縮および気管支収縮作用を有するトロンボキサンA_2の遊離作用も有する．タバコ主流煙には一酸化炭素が4％（重量％）程度含まれており血液中のヘモグロビンと強固に結合して（酸素の約250倍）慢性の酸素欠乏状態を引き起こす．タバコ煙はコレステロールの変性を促進し，血管内皮を障害するとともにHDLコレステロールを減少させ，動脈硬化を促進する．これが一酸化炭素による酸素欠乏や血管異常収縮とも相まって循環器疾患のリスクを増大させる」と記載されている．
- 特発性肺線維症の生存率に対する喫煙と併存疾患の影響に関しては，現喫煙者は非喫煙者や喫煙をやめた人たちよりも若くIPFを発症する傾向があることを示した上述のフィンランドのグループの報告がある[7]．

（海老名雅仁）

文献

1) Ebina M. Pathognomonic remodeling of blood and lymphatic capillaries in idiopathic pulmonary fibrosis. Respir Investig 2017 ; 55 : 2-9.
2) Ebina M, et al. Heterogeneous increase in CD34-positive alveolar capillaries in idiopathic pulmonary fibrosis. Am J Respir Crit Care Med 2004 ; 169 : 1203-8.
3) Ebina M, et al. Gradual increase of high mobility group protein b1 in the lungs after the onset of acute exacerbation of idiopathic pulmonary fibrosis. Pulm Med 2011 ; 2011 : 916486.
4) Natsuizaka M, et al. Epidemiologic survey of Japanese patients with idiopathic pulmonary fibrosis and investigation of ethnic differences. Am J Respir Crit Care Med 2014 ; 90 : 773-9.
5) Kärkkäinen M, et al. Underlying and immediate causes of death in patients with idiopathic pulmonary fibrosis. BMC Pulm Med 2018 ; 18 : 69.
6) Ley B, et al. A multidimensional index and staging system for idiopathic pulmonary fibrosis. Ann Intern Med 2012 ; 156 : 684-91.
7) Kärkkäinen M, et al. Effect of smoking and comorbidities on survival in idiopathic pulmonary fibrosis. Respir Res 2017 ; 18 : 160.

8) Collard HR, et al. Burden of illness in idiopathic pulmonary fibrosis. J Med Econ 2012；15：829-35.
9) Nathan SD, et al. Prevalence and impact of coronary artery disease in idiopathic pulmonary fibrosis. Respir Med 2010；104：1035-41.
10) West JB. Structure and Function. In：Respiratory Physiology - the essentials. 5th ed. Williams & Wilkins；1995. p.1-10.
11) 禁煙推進委員会ホームページ．喫煙の健康影響・禁煙の効果．
http：//www.j-circ.or.jp/kinen/iryokankei/eikyo.htm

合併症・併存症の診断と管理

急性増悪の対策

特発性肺線維症（IPF）急性増悪の診断基準

- わが国における調査において，特発性肺線維症（IPF）の死亡原因のうち，41％を急性増悪（acute exacerbation：AE）が占め，呼吸不全の進行が25％，肺癌が10％と続く[1]．死亡の最大要因であるIPFの急性増悪は，両側肺野の新たなすりガラス状陰影または浸潤影の出現とともに，急速な呼吸不全の進行がみられる病態であり，わが国で最初に提唱され，欧米で認識されるようになった概念である[2,3]．

- 急性増悪の診断基準は，1995年に厚生省びまん性肺疾患調査研究班より提唱されており[4]，現在でもその妥当性が認識されている．すなわち，1か月以内の経過で，呼吸困難の増強，胸部X線写真での両側性すりガラス状陰影・浸潤影の出現，そして動脈血酸素分圧の有意な低下のすべてが確認され，明らかな肺感染症や心不全が除外されることとなっている．

- 2004年には，IPFの臨床診断基準として最も重要視される高分解能CT（HRCT）所見を加えた改訂案が提案され，日本呼吸器学会からの診断治療の手引きにも引用されている[5]．参考所見としてのLDH，CRPの上昇は，どこの施設でも即日結果確認ができるマーカーであり，特異性はないが，鋭敏な指標として，臨床的有用性が高い．

- 海外の急性増悪基準としては，2007年NIHのIPF netによる米国胸部疾患学会の基準[3]があった．急性増悪要因が明らかでない特発性（idiopathic）の病態と規定し，この中では，増悪原因として，感染症の気管内吸引や気管支肺胞洗浄（bronchoalveolar lavage：BAL）による厳密な除外（除外例をdefinite，未施行例をsuspectedと規定）が含まれていたが，実際には未施行例が多く，問題点として指摘されていた．

- 2016年にわが国の研究者を含むIPF急性増悪国際ワーキンググループレポートが発表され[6]，急性増悪の国際診断基準が新たに提唱された．明らかな感染症，肺塞栓症，気胸や心不全を除外したうえで，①1か月以内の呼吸困難の増悪，②HRCT所見上では，UIP patternを背景にして，両側性の新たなすりガラス状陰影・浸潤影の出現，③心不全や輸液負荷で説明できない増悪，の3つの基準を満たす病態と規定された．

- この国際基準は，急性増悪の病理像をびまん性肺胞傷害（diffuse alveolar damage：DAD）として設定されたものであり，従来の原因不明の急性増悪（idiopathic AE）だけでなく，感染症や誤嚥，薬剤など明確な要因によりDADをきたした病態（triggered AE）も含まれる．しかしながら，わが国の基準の一つである酸素化の悪化項目が含まれていないため，軽症例を含むヘテロな病態が混在する問題点が指摘されている．

- IPF急性増悪は臨床経過のどの時期においても起こりうる．IPFの診断がなされていない無症状の初期段階でも急性増悪が初発症状となることもあり，蜂巣肺のない段階ではIPFの急性増悪であるのか，急性経過の間質性肺炎なのか，鑑別が困難であることも現時点での診断基準の問題点である．

急性増悪をきたしやすい要因

- 急性増悪をきたしやすいリスク要因について，内因性と外因性要因に分けてまとめた．

■内因性要因

- いつでも急性増悪は起こりうることを認識すべきであるが，起こりやすい状態を把握し，予測に立った診療が望まれる．後述する急性増悪予防効果を有する薬剤の適応も検討する必要がある．進行例で活動性が高いと判断される各指標が報告されており，急性増悪の既往は最重要のポイントである．

- 診断時の呼吸困難感の程度が強い例（修正MRCスケール2度以上で，リスク比：HR 2.93倍），努力肺活量（forced vital capacity：FVC）が低値例，すなわち診断時の重症度の高い症例という場合と，6か月の経過観察期間中のFVCの低下率が10％以上の症例（リスク比：HR 2.60倍）や血清KL-6高値例，すなわち活動性が高く，進行スピードの早い場合が報告されている[7,8]．

- ピルフェニドンの市販後調査において，1,332症例についてのわが国の重症度別急性増悪の発現頻度が報告されており，Ⅰ度5.0％，Ⅱ度3.5％，Ⅲ度13.7％，Ⅳ度18.8％と，Ⅲ，Ⅳ度と重症度が上がるにしたがって，急性増悪頻度が上昇することが確認された[9]．

- 在宅酸素療法が導入されることの多いⅣ度（安静時PaO_2 60 Torr未満か，PaO_2 60 Torr以上70 Torr未満であっても，かつ6分間歩行試験でSpO_2＜90％）では，ほぼ5人に1人の割合で急性増悪をきたすことになる．

- その他の要因として，拡散能（DLco）低値，6分間歩行試験歩行距離低値などの運動能の低下例，肺高血圧症合併例が報告されている[10]．

■外因性要因

胃酸の逆流

- IPFの増悪要因として，胃酸の逆流と不顕性誤嚥（micro-aspiration）の関与が報告[11]されており，制酸薬による急性増悪のリスクの低下の可能性が期待されている．肺の線維化による硬化と容積減少により，胸腔内の陰圧の程度が高まり，胃酸逆流が起こりやすくなることは容易に予測される．

- 一方，急性増悪のリスクの高い進行例では，むしろ肺炎のリスクを上昇したとの報告[12]もあるため，一定した評価には至っていない．

医学的検査・処置

- 検査や処置に伴う急性増悪のリスクも認識しておく必要がある．BALに伴う急性増悪の出現頻度は0.1〜2.0％前後，急性増悪の相対危険度は4.12倍と報告されている[7]．

- BAL後の急性増悪例の特徴として，IPFそのものの重症度が中等症から重症例が82％を占めること，検査前の検査値として白血球増加例やCRP上昇例などの炎症所見が陽性例であること，BALの細胞分画で好中球増加例に多いことが抽出されている．またVATS肺生検では，269症例中8例（2.9％）との報告[8]がある．説明と同意に基づく検査ではあるが，致命的な合併症となりえるために，その適応を十分に検討する必要がある．

- 間質性肺炎合併肺癌の外科手術例1,763例のわが国の多施設共同の後ろ向き研究において，急性増悪発生率9.3％，30日死亡率71.7％とのデータがある[13]．AE発生の背景リスク因子として，男性，急性増悪の既往，術前のステロイド使用，KL-6高値，％VC低値やHRCTにてUIP patternに加え，手術術式として，区域または葉切除術（オッズ比3.83倍），2葉切除または全摘術（オッズ比5.70倍）と，術式による危険度の相違も判明している[13]．

- これらのリスク因子から術後急性増悪の予測リスクスコア（5点：急性増悪の既往，4点：外科手術法，3点：術前ステロイドあり，3点：男性，2点：KL-6＞1,000 U/mL，1点：％VC＜80％，総計22点）による術前からのリスク評価が提案されている[14]．

環境要因

- 急性増悪の頻度の季節性変動が報告されており，北半球では冬季から春先にかけての発症率が高い[15]．この季節性変動との関連はいまだ明らかではないが，ウイルス感染の関与も報告されている[10]．
- その他，大気中のオゾンや二酸化窒素曝露との関係も示唆されるデータがある[10]．

IPF急性増悪との鑑別を要する病態

■既知のIPF症例の場合

- 既知のIPF症例が急性呼吸不全にて搬送された場合は，診断基準にあるように，肺感染症，心不全の合併，肺血栓塞栓症等の除外を要する．IPFに起こる急性増悪を含む入院治療を要する種々の増悪を，acute respiratory worsening（ARW）と総称している[15,16]．
- ARWの原因として，急性増悪が占める割合は50～60％であり，次に感染症が8～17％，心不全や肺血栓塞栓症がそれぞれ5％前後であった[15,16]．IPF症例では，進行期に肺高血圧症の合併率が高い[17]ために，右心不全をきたすことを把握しておく必要がある．また，集中治療管理を要するようなARWに限ると，肺感染症の頻度は30％前後と増加する[18]．
- 肺感染症については，両側性のすりガラス状陰影が広範に分布する非定型肺炎群では，迅速診断が困難な場合がほとんどであり，非定型肺炎起炎菌群をカバーするエンピリックな抗菌薬治療を優先して開始することが多い．ステロイドや免疫抑制薬治療群では，特にニューモシスチス肺炎やサイトメガロウイルス肺炎の合併も考慮する．

■未診断のIPF症例の場合

- IPFの急性増悪と同様の臨床病態を呈する非感染性疾患群は，臨床的にはARDS類似病態を呈する[19]．びまん性肺胞傷害（DAD）を呈する疾患群では，IPFを含む慢性経過の間質性肺炎群（非特異性間質性肺炎，慢性過敏性肺炎，気腫合併肺線維症〈CPFE〉，関節リ

1 IPF未診断症例の鑑別疾患（非感染性病態）

1. びまん性肺胞傷害
   1) 特発性：急性間質性肺炎（AIP）
   2) 特発性間質性肺炎群の急性増悪：
      特発性肺線維症（IPF/UIP, NSIP）
   3) さまざまな原因によるARDS
   4) 膠原病（SLE, PM/DM）
   5) 膠原病関連間質性肺炎の急性増悪
2. 急性型の器質化肺炎
3. びまん性肺胞出血
4. 急性好酸球性肺炎
5. 急性過敏性肺炎

（Schwarz MI, Albert RK. Chest 2004；125：1530-52[1]より）

ウマチなど膠原病関連）の急性増悪以外に，さまざまな原因からのARDS，原因不明で比較的健康人に発症する急性間質性肺炎（AIP），そして，膠原病関連の急速進行性間質性肺炎が代表的である．その他の疾患群では，急性型器質化肺炎，急性好酸球性肺炎，急性過敏性肺炎と，びまん性肺胞出血があげられる（**1**）[20]．

- いずれの病態も急性呼吸不全を呈するために，組織学的検索が困難であるだけでなく，呼吸停止も十分でない症例群があり，時間分解能が向上して，広範囲のthin-section撮影が可能となったMDCT（multi-detector low CT）による画像情報が，診断，病態・予後解析に大きな位置を占める．
- 急性呼吸不全症例が搬送された場合に，既知の慢性経過の間質性肺炎の病歴がない症例では，IPFの急性増悪を示唆する所見は，HRCT所見上の蜂巣肺所見しかない．一般のARDSとの鑑別点にもなり，蜂巣肺の画像所見の特徴（2～10mm径の壁厚の囊胞の集簇像，囊胞壁を互いに共有する）を十分に認識する必要がある．
- 一方，蜂巣肺は粘液貯留にて組織学的にしか検出できないレベルであれば，HRCT上確認できない場合があり，画像上蜂巣肺がないことでIPF急性増悪は否定できない．

2 急性増悪の予防

介入	推奨度
インフルエンザ・肺炎球菌ワクチン接種	＋
手洗い・感染回避	＋
胃食道逆流への処置（外科的処置を含む）	＋
プロトンポンプインヒビター治療	＋/－
人工呼吸時のメカニカルストレスの軽減 （外科手術時：低容量換気，プラトー圧制限）	＋
刺激性ガスや汚染空気の回避	＋/－

＋：ほとんどの症例で害より有益性があると考えられる，＋/－：症例により有益性と害がある，－：ほとんどの症例で有益性をサポートするエビデンスを欠く．
(Johannson K, Collard HR. Curr Respir Care Rep 2013；2(4)[10]より抜粋)

IPF急性増悪の予防

- IPF-AEの死亡率は約50％前後と依然として高いため，予防策が重要であるが，エビデンスレベルの高いデータは少ない（2）．

■診断時からのAEの可能性の説明と病状理解

- AEは，患者本人および家族自体が予測できないほどに急速に進行する場合があり，時に病状受け入れが困難な場合がある．予防のために最も重要と考えられることは，患者および患者家族にAEの可能性やリスクを診断時から説明し，病状理解を促すことにある．

■感染予防

- 急性増悪自体のトリガーが，感染，誤嚥や大気汚染との関連を示唆するデータがあるため，これらの予防は検討される必要がある[20]．
- 北半球での冬期から春先でのAE発症の増加は，インフルエンザや肺炎球菌など，一般的にも感染リスクの高い時期と一致するため，各ワクチンの積極的な接種がAE発症を減少させる可能性がある．

■胃食道逆流・不顕性誤嚥への対応

- 不顕性誤嚥の関与についても，評価は定まっていないものの，制酸薬（プロトンポンプインヒビターやH_2ブロッカー）による予防効果は今後前向き検討が進められる必要がある[20]．

■抗線維化薬

- 抗線維化薬によるAE予防効果も報告されている．ニンテダニブは，Phase ⅢのINPULSIS試験[21]において，AEの発症までの期間を有意に延長すること（HR 0.32, 95％CI 0.16-0.65, p = 0.001）が確認され，サブグループ解析[21]で，特にFVC＜70％のAE発症リスクの高い群での抑制効果（HR 0.52, 95％CI 0.28-0.99）が認められている[22]．この傾向は，Phase Ⅱ（Tomorrow試験）を含めた1,200症例超を対象とした統合解析[23]でも確認されており，期待されている．
- ピルフェニドンは，国内PhaseⅡ試験では急性増悪の抑制効果が示唆されたものの，Phase Ⅲ試験では確認できなかった．しかし，間質性肺炎合併肺癌症例の術後急性増悪に対して，術前術後のピルフェニドン内服によるAE発症抑制効果を検討する国内PhaseⅡ試験（PEOPLE study）が行われ，術後AE発症率を低下させる可能性がある結果が得られた[24]．

治療

- エビデンスのある治療法は存在しない．2011年に発表された国際ガイドラインにおいて

も，急性増悪の高い死亡率と一般的に使用されている現状から，高用量ステロイドの使用のみ弱い推奨にとどまっている[1]．
- ただ，予後不良の疾患であり，症例報告の知見を含め，以下の薬物療法については，日本呼吸器学会『特発性間質性肺炎診断と治療の手引き，改訂第3版』[25]や『特発性肺線維症治療ガイドライン2017』[26]にも治療案として引用されたものを示す．

■薬物療法

ステロイド

- ステロイド大量療法（パルス療法）が選択されることが多い．メチルプレドニゾロン1,000 mg/日を3日間点滴投与し，その後1 mg/kg/日のメチルプレドニゾロンまたはプレドニゾロンを4週間継続し，その後漸減する．
- また，ステロイドパルス療法を病状の安定が得られるまで1週間間隔で，1～4クール繰り返す方法がある[24]．人工呼吸器を必要としないAE群における多変量解析にて，ステロイドパルス療法が有意な予後因子となることが報告されている[27]．
- 治療ガイドラインでは，パルス療法を含むステロイド療法を行うことを推奨するとし，推奨度は2，エビデンスの質はDとなっている．

免疫抑制薬

- ステロイドに併用する免疫抑制薬として，急性増悪ではシクロスポリン，タクロリムス，シクロホスファミドパルス療法の効果がケースシリーズで報告されている[28-30]．
- シクロスポリン，タクロリムスは，血中濃度測定による投与量調節を要する薬剤であり，トラフ値の高値は副作用発現に関与する．腎障害や，血糖値上昇をきたすことには注意を要する．脂質代謝異常や糖尿病の合併のある症例では，薬剤濃度が上がりにくい．また食後胃内容物によっても吸収が妨げられるために，食前30分投与への変更を検討する．1年半以上の長期投与症例での悪性腫瘍の発生が問題になる場合があり，事前の説明や注意が必要である[31]．
- シクロホスファミドパルス療法の効果[30]は，フランスでの大規模臨床試験（EXAFIP試験）が進行中である（2019年7月終了予定）．
- わが国の治療ガイドラインでは，免疫抑制薬の投与を提案するが，少数の患者では合理的でない選択肢でない可能性があるとのことで，推奨度2，エビデンスレベルCとなっている．

抗凝固療法

- 急性増悪の病理像であるびまん性肺胞傷害の浸出期には微小血栓形成が起こり，生理学的な換気血流の不均等分布や二次性肺高血圧症の要因となり，凝固線溶系の亢進からDIC傾向へ進む．
- IPF急性増悪に対して，遺伝子組み換えトロンボモジュリン製剤の効果がわが国からケースシリーズで数報報告[32]されている．現在国際共同臨床治験が行われており，その結果が期待される．わが国の治療ガイドラインでは，現段階では投与しないことを提案しているが，少数の患者では合理的でない選択肢でない可能性があるとのことで，推奨度2，エビデンスレベルCとなっている．

免疫調節薬

- マクロライド系抗菌薬の免疫調節作用が報告されている．アジスロマイシンは，好中球活性化や遊走の抑制，前炎症性サイトカインの産生抑制などの免疫調節作用が判明している．IPF急性増悪への効果として，単施設研究ながら，60日死亡率の改善が報告されている[33]．注射用アジスロマイシンは，欧米ではQT延長症候群などの副作用報告があるものの，使用量の違いから，わが国では問題になることはまれである．
- IPF急性増悪では，治療初期から非定型肺炎も考慮したエンピリック治療が行われることが多いために，抗菌薬としての効果だけでなく，免疫調節作用も含めて，その効果が期待

抗線維化薬

- 急性増悪の死亡率は50％前後まで低下しているが，生存期間中央値は3～4か月といぜんとして高い死亡率である理由として，初回のAEを乗り切った場合でも，数日から数週間での再燃の問題がある．
- 初回AEの急性期治療の途中で安定期と考えられる時期に，再燃予防の目的での抗線維化薬の効果は未だデータはないが，今後期待される治療になりうる[34]．

■ **非薬物療法**

人工呼吸療法

- 挿管人工呼吸が行われた135症例のsystemic review[35]では，院内死亡率87％ときわめて予後不良であるとの報告がある一方で，近年のデータでは，挿管人工呼吸症例の生存率の改善傾向も認められている[36]．国際ガイドラインでも記載されているように，本人や家族とケアのゴールを慎重に話し合ったうえで，個々の症例で適応を考慮すべき姿勢は変わらず，肺移植への橋渡しとしての人工呼吸であれば，施行する価値は高い[1]．
- 非侵襲的人工呼吸（NPPV）の適応についても，個々の症例で判断されるべきものと思われる．急性増悪であっても，慢性呼吸不全の終末期に起こる予測された急性増悪と，重症度の軽い段階での急性増悪への対応をひとまとめにはできない．

PMX療法

- 厚生労働省びまん性肺疾患調査研究班での全国調査（多施設後ろ向き研究）にて，全国18施設からIPF急性増悪73症例へのPMX（polymyxin B-immobilized fiber column）療法の効果が検討されている[37]．平均2回のPMXにて，有意にPaO_2/FiO_2比の改善と，活性化好中球の吸着作用によって末梢血白血球数の低下を認め，1か月生存率70.1％，3か月生存率が34.5％と，従来報告の1か月生存率10％，3か月生存率10％と比較して明らかな改善が認められている．現在前向き検討が進められており，臨床試験の実施も検討されている．
- わが国の治療ガイドラインでは，現段階では投与しないことを提案しているが，少数の患者では合理的でない選択肢でない可能性があるとのことで，推奨度2，エビデンスレベルCとなっている．

終末期の緩和ケア

- IPF-AEの生存率は約50％前後まで改善している[36]ものの，最終的には終末期ケアが必要になる病態である．IPF診断時からの病状・予後説明を含めて，AEのリスクを伝えておく必要があり，悪性腫瘍と同様に患者QOLを考慮した緩和ケアを要することが指摘されている[38]．
- 呼吸困難感に対しての少量のオピオイドの使用は，低いエビデンスレベルながら，SpO_2や換気量の低下につながらず，効果的であることが報告されている．持続する咳嗽も患者QOLを低下させる要因として大きい．データ上，咳嗽への効果的薬剤はいまだ確認されていないが，オピオイド，少量ステロイドが経験的に用いられている．
- 観察研究において，抗線維化薬ピルフェニドンは，24時間の咳嗽頻度と咳嗽に関連するQOLの改善に有用であったとの報告[39]がある．患者の身体的，精神的な要望や宗教観，死生観などを多職種で共有し，ケアにあたる必要性がある．

おわりに

- IPF-AEはIPF自体の予後因子であり，死亡要因としても最も頻度が高い．軽症から重症にかかわらず，経過中いつの時期でも発症しうるが，季節や重症度などの患者状態により発症を予測することはある程度可能と考えられる．予防の前提としては，患者および患者家族の病状理解が必須であり，診断時を含め

て，常日頃から病状についての伝達と教育が重要であることを強調したい．
- IPF-AEの新たな国際診断基準は，AEの病理組織像がDADであることを意識して作成されているが，AEそのものがヘテロな病態であり，DAD以外の病理像が原因となっていることも少なくないため，治療反応性に症例による差異が認められる．
- ARDSのBerlin定義に重症度の設定がされているように，IPF-AEにおいても今後重症度指標などを定めていく必要性があると考えられる．
- 治療においては，予防効果が確認されている抗線維化薬や，ステロイドパルス療法だけに頼っていた以前と比較して，ステロイド以外の薬物治療で期待がもてる薬剤や，評価中の非薬物療法も出てきている．

（一門和哉）

文献

1) 千葉弘文ほか．北海道における臨床調査個人票に基づく特発性間質性肺炎の疫学調査（北海道 study）．厚生省特定疾患「びまん性肺疾患」調査研究班平成21年度研究報告書．2010．p.59-67．
2) Kondoh Y, et al. Acute exacerbation in idiopathic pulmonary fibrosis. Analysis of clinical and pathologic findings in three cases. Chest 1993；103：1808-12.
3) Collard HR, et al. Idiopathic Pulmonary Fibrosis Clinical Research Netwprk Investigators. Acute exacerbations of idiopathic pulmonary fibrosis. Am J Respir Crit Care Med 2007；176：636-43.
4) 佐藤篤彦．特発性間質性肺炎と関連疾患分科会総括報告．厚生省特定疾患びまん性肺疾患調査研究班平成6年度研究報告書．1995．p.911．
5) 谷口博之，近藤康博．特発性肺線維症の急性増悪の新しい診断基準について．厚生労働省特定疾患びまん性肺疾患調査研究班，平成15年度研究報告書．2004．p.1149．
6) Collard HR, et al. Acute Exacerbation of Idiopathic Pulmonary Fibrosis. An International Working Group Report. Am J Respir Crit Care Med 2016；194：265-75.
7) Kondoh Y, et al. Risk factors of acute exacerbation of idiopathic pulmonary fibrosis. Sarcoidosis Vasc Diffuse Lung Dis 2010；27：103-10.
8) Song JW, et al. Acute exacerbation of idiopathic pulmonary fibrosis：incidence, risk factors and outcome. Eur Respir J 2011；37：356-63.
9) Ogura T, et al. All-case post-marketing surveillance of 1371 patients treated with pirfenidone for idiopathic pulmonary fibrosis. Respir Investig 2015；53：232-41.
10) Johannson K, Collard HR. Acute Exacerbation of Idiopathic Pulmonary Fibrosis：A Proposal. Curr Respir Care Rep 2013；2(4)．
11) Lee JS, et al：IPFnet Investigators. Anti-acid treatment and disease progression in idiopathic pulmonary fibrosis：an analysis of data from three randomised controlled trials. Lancet Respir Med 2013；1：369-76.
12) Kreuter M, et al. Antacid therapy and disease outcomes in idiopathic pulmonary fibrosis：a pooled analysis. Lancet Respir Med 2016；4：381-9.
13) Sato T, et al. Impact and predictors of acute exacerbation of interstitial lung diseases after pulmonary resection for lung cancer. J Thorac Cardiovasc Surg 2014；147：1604-11.
14) Sato T, et al. A simple risk scoring system for predicting acute exacerbation of interstitial pneumonia after pulmonary resection in lung cancer patients. Gen Thorac Cardiovasc Surg 2015；63：164-72.
15) Collard HR, et al. Suspected acute exacerbation of idiopathic pulmonary fibrosis as an outcome measure in clinical trials. Respir Res 2013；14：73.
16) Moua T, et al. Patients With Fibrotic Interstitial Lung Disease Hospitalized for Acute Respiratory Worsening：A Large Cohort Analysis. Chest 2016；149：1205-14.
17) Lettieri CJ, et al. Prevalence and outcomes of pulmonary arterial hypertension in advanced idiopathic pulmonary fibrosis. Chest 2006；129：746-52.
18) Saydain G, et al. Outcome of patients with idiopathic pulmonary fibrosis admitted to the intensive

care unit. Am J Respir Crit Care Med 2002 ; 166 : 839-42.
19) Richeldi L. Time for prevention of idiopathic pulmonary fibrosis. Ann Am Thorac Soc 2015 ; 12 : S181-5.
20) Schwarz MI, Albert RK. "Imitators" of the ARDS : implications for diagnosis and treatment. Chest 2004 ; 125 : 1530-5.
21) Richeldi L, et al. Efficacy and safety of nintedanib in idiopathic pulmonary fibrosis. N Engl J Med 2014 ; 370 : 2071-82.
22) Costabel U, et al. Efficacy of Nintedanib in Idiopathic Pulmonary Fibrosis across Prespecified Subgroups in INPULSIS. Am J Respir Crit Care Med 2016 ; 193 : 178-85.
23) Richeldi L, et al. Nintedanib in patients with idiopathic pulmonary fibrosis : Combined evidence from the TOMORROW and INPULSIS(®) trials. Respir Med 2016 ; 113 : 74-9.
24) Iwata T, et al. A phase II trial evaluating the efficacy and safety of perioperative pirfenidone for prevention of acute exacerbation of idiopathic pulmonary fibrosis in lung cancer patients undergoing pulmonary resection : West Japan Oncology Group 6711 L (PEOPLE Study). Respir Res 2016 ; 17 : 90.
25) 日本呼吸器学会びまん性肺疾患診断・治療ガイドライン作成委員会編．特発性間質性肺炎診断と治療の手引き．改訂第3版．南江堂；2016．
26) 厚生労働科学研究費補助金難治性疾患政策研究事業びまん性肺疾患に関する調査研究班特発性肺線維症の治療ガイドライン作成委員会編．特発性肺線維症の治療ガイドライン2017．南江堂；2017．
27) Arai T, et al. High-dose prednisolone after intravenous methylprednisolone improves prognosis of acute exacerbation in idiopathic interstitial pneumonias. Respirology 2017 ; 22 : 1363-70.
28) Homma S, et al. Cyclosporin treatment in steroid-resistant and acutely exacerbated interstitial pneumonia. Intern Med 2005 ; 44 : 1144-50.
29) Horita N, et al. Tacrolimus and steroid treatment for acute exacerbation of idiopathic pulmonary fibrosis. Intern Med 2011 ; 50 : 189-95.
30) Novelli L, et al. Corticosteroid and cyclophosphamide in acute exacerbation of idiopathic pulmonary fibrosis : a single center experience and literature review. Sarcoidosis Vasc Diffuse Lung Dis 2016 ; 33 : 385-91.
31) 川村宏大ほか．間質性肺炎に対する少量ステロイド併用シクロスポリン治療中の悪性腫瘍発症例の検討．日呼吸会誌 2010；48：261-6．
32) Kataoka K, et al. Recombinant Human Thrombomodulin in Acute Exacerbation of Idiopathic Pulmonary Fibrosis. Chest 2015 ; 148 : 436-43.
33) Kawamura K, et al. Azithromycin for idiopathic acute exacerbation of idiopathic pulmonary fibrosis : a retrospective single-center study. BMC Pulm Med 2017 ; 17 : 94.
34) Collard HR, et al. Acute exacerbation in the INPULSIS trials of nintedanib in idiopathic pulmonary fibrosis. Eur Respir J 2017 ; 49 : 16013399.
35) Mallick S. Outcome of patients with idiopathic pulmonary fibrosis (IPF) ventilated in intensive care unit. Respir Med 2008 ; 102 : 1355-9.
36) Kondoh Y, et al. Recent lessons learned in the management of acute exacerbation of idiopathic pulmonary fibrosis. Eur Respir Rev 2017 ; 26 (145).
37) Abe S, et al. Polymyxin B-immobilized fiber column (PMX) treatment for idiopathic pulmonary fibrosis with acute exacerbation : a multicenter retrospective analysis. Intern Med 2012 ; 51 : 1487-91.
38) Kreuter M, et al. Palliative care in interstitial lung disease : living well. Lancet Respir Med 2017 ; 5 : 968-80.
39) van Manen MJG, et al. Effect of pirfenidone on cough in patients with idiopathic pulmonary fibrosis. Eur Res J 2017 ; 50 : 1701157.

合併症・併存症の診断と管理

糖尿病と肺線維症

- 特発性肺線維症（idiopathic pulmonary fibrosis：IPF）は原則では肺のみに病巣を形成する疾患であるが，その原因は不明であり，多くの臓器に併存症を有することが知られている．中でも糖尿病（diabetes mellitus：DM）は，IPFの併存疾患ないし危険因子としてあげられることが多い[1,2]．
- 慢性閉塞性肺疾患（chronic obstructive pulmonary disease：COPD）においてもDMの併存が多いことが知られている．その機序はCOPDに基づく全身性炎症によって肝臓や筋組織でインスリン受容体からのシグナル伝達が抑制され，インスリン抵抗性が惹起されると考えられ，これにより，2型糖尿病の発症リスクが高まる[3]．このようにCOPDではほぼ機序が解明されている．
- 一方，IPFとDMの関連については不明な点が多い．たとえば，DMがIPFの発症に影響するのか，IPFはDMの合併症なのか，DMの併存はIPFの経過に影響するのかなど，疑問な点が多く残されている．本稿では，筆者らの検討とこれまでの報告をもとに，IPFとDMの関連について解説する．

特発性肺線維症（IPF）と糖尿病（DM）の関連を臨床疫学から考える

■ 疫学的研究によるIPFの危険因子と併存症

- 日本および国際ガイドラインにおいて，危険因子としてあげられているのは，喫煙，胃食道逆流，種々の環境曝露，種々の微生物感染，サーファクタントプロテインCの遺伝子異常，飽和脂肪酸と肉類の摂取，そして高血糖・DMである[1,2]．
- また，疫学研究から併存疾患として報告されているのは，肺気腫，肺癌，睡眠時無呼吸症候群，冠動脈疾患，肺高血圧，肺血栓塞栓症，胃食道逆流，食道裂孔ヘルニア，甲状腺機能低下症，DM，うつ病，不安などである（**1**）[3,4]．
- この中で，たとえば肺癌は死亡のリスクを上げ，手術や化学療法が急性増悪のリスクを上げるなど，併存することによる影響が明らかな疾患もあるが，DMについては不明である．

■ IPFのDM合併頻度

- 筆者らは，IPF症例と年齢と性別をマッチさせた，胸部X線所見が正常な人間ドック受診者を対照として症例対照研究を行った．その結果では，空腹時血糖はIPF群109.5±38.1 mg/dL，コントロール群105.7±17.5 mg/dLで有意差はなかったが，HbA1cはIPF群5.76±1.01％，コントロール群5.44±0.73％で，IPF群で有意に高値であった．糖尿病を当時の診断基準に合わせて，「空腹時血糖＞126 mg/dLないしHbA1c（JDS）＞6.0％ないし何らかの糖尿病治療を受けているもの」として診断すると，IPF群32.7％，コントロール群11.4％であり，有意にIPF群で高かった．また，調整オッズ比は4.06（95％CI 1.80-9.15）で有意に高く，糖尿病はIPFの危険因子と考えられた[5]．
- 須賀らは，未治療の特発性間質性肺炎（idiopathic interstitial pneumonias：IIPs）75例と，肺癌，サルコイドーシス，肺炎などのIIPs以外の呼吸器疾患症例200例を疾患対照群として比較し，インスリン非依存型糖尿病（non-insulin dependent diabetes mellitus：

1 特発性肺線維症患者の併存疾患

併存症	頻度（%）	影響
肺気腫	8〜34	死亡のリスク，肺高血圧の頻度を上げる
肺癌	3〜22	死亡のリスクを上げる 手術や化学療法が急性増悪のリスクを上げる
閉塞性睡眠時無呼吸	58〜88	夜間低酸素血症により死亡のリスクを上げる可能性がある
冠動脈疾患	4〜68	死亡のリスクを上げる可能性がある
肺高血圧	3〜84	死亡のリスクを上げる
肺血栓塞栓症	2〜3	抗凝固療法が死亡のリスクを上げるかもしれない
胃食道逆流	30〜80	制酸療法が予後を改善し病気の進行を抑制する可能性がある
食道裂孔ヘルニア	40〜53	外科的修復が移植待ち患者の予後の改善と酸素化の安定
甲状腺機能低下	10〜28	死亡のリスクを上げる
2型糖尿病	10〜33	不明
うつ病	12〜49	不明
不安症	10	不明

（Oldham JM, Collard HR. Front Med 2017；4：123[4]より）

2 特発性肺線維症の糖尿病併存頻度に関する報告

糖尿病合併頻度（%）		オッズ比	研究手法	報告国	参考文献
IPF	コントロール				
32.7	11.4	4.06	症例対照研究	日本	5)
24.0（IIPs）	4.5	NA	症例対照研究	日本	6)
12.5	11.7	1.43	症例対照研究	日本	9)
11.3	2.9	4.3	症例対照研究	メキシコ	8)
10	8	1.31	症例対照研究	英国	7)
17	NA	NA	後ろ向きコホート研究	デンマーク	17)
17.7	NA	NA	—	韓国	16)

IPF：特発性肺線維症，IIPs：特発性間質性肺炎，NA：not available.

NIDDM）の合併率は，それぞれ24.0%，4.5%であり，耐糖能異常まで含めると，それぞれ32.0%，5.0%であり，有意にIIPs群で高率であったと報告している．さらに，NIDDMを合併したIIPs症例のうち，39%はNIDDMの先行が明らかで，その先行期間は5〜17年であったとしている[6]．

- そのほかGribbinらは，DMのオッズ比は1.31，経口糖尿病薬の処方は1.40，インスリンの処方は2.56になると[7]．Figueroa MCGらは，2型DM合併頻度はIPF群11.3%，コントロール群2.9%，オッズ比4.3と報告している[8]．

- 一方Miyakeらは，DMの頻度はIPF群12.5%，コントロール群11.7%，オッズ比1.43（95%CI 0.46-4.76）で有意差なしとしている[9]．しかし，この研究は，質問票による症例対象研究であり，潜在症例が抽出できていない可能性がある．

- すなわち，代表的なものだけでも日本，メキシコ，英国から報告があり，人種，生活習慣の差と推測される頻度の差はあるものの，IPFとDMは関連するものと考えられる（**2**）．

IPFとDMの関連を機序から考える

■高血糖による臓器障害

- DMの合併症として、網膜症、腎症、末梢神経障害といった微小血管障害が広く知られている。その機序としては、慢性的な高血糖状態が、蛋白のグルコースよる非酵素的糖付加反応（Maillard反応）が促進し、終末糖化産物（advanced glycation end products：AGEs）を産生する。AGEsはAGE受容体（receptor for AGE：RAGE）に結合し、活性酸素種（reactive oxygen species：ROS）の産生の誘導、MAPキナーゼの活性化を介して、NF-κBなどの転写因子のリン酸化が誘導され、その結果、TNFα、IL-1β、IL-6などの炎症性サイトカインの発現が亢進する。これらの炎症性サイトカインにより種々の臓器にマクロファージが浸潤し、線維化やアポトーシスが誘導され、臓器障害を引き起こすと考えられている。

- さらにAGEsは内皮細胞における血管内皮増殖因子（vascular endothelial growth factor：VEGF）の発現を増強し、内皮細胞増殖促進をきたし、血管新生を誘導することが知られており、網膜症に対して抗VEGF抗体を眼内に直接注射する治療が行われている。

■DMが肺機能に与える影響

- 松原らは、DM患者と健康人および胃炎、胃潰瘍など呼吸機能に影響のないと思われる患者の肺機能を比較し、動脈血酸素分圧、％肺活量、25％最大呼気流量、全肺気量、残気量、肺拡散能がDM患者で有意に低いこと、さらに糖尿病患者と非糖尿病患者の剖検肺を比較し、糖尿病患者では、肺胞壁、肺細動脈壁、肺胞毛細血管壁が有意に肥厚していることより、腎、網膜などと同様に細小血管症（microangiopathy）による変化があることを報告している[10]。

- Yangらは同様に糖尿病患者において、努力肺活量、1秒量、肺拡散能が低下するとし、さらに、血糖値、糖尿病の罹病期間、重症度に関連すると報告している[11]。

■IPFと終末糖化産物およびその受容体

- Matsuseらは、IPF患者の肺胞マクロファージにAGEsが集簇していることを報告している[12]。筆者らは動物モデルを用いて、ストレプトゾシン誘発糖尿病マウスではブレオマイシン肺障害が形態学的に強く誘発されること、線維化定量の指標としてのヒドロキシプロリン量が高値を示すこと、AGEsは正常肺においてII型上皮細胞と肺胞マクロファージに発現するが、ブレオマイシンマウスにおいては細胞外基質、肺胞マクロファージを含む線維化病巣に強く発現することを報告した[13]。高血糖が肺線維化の重症度に影響すること、AGEsが高血糖状態の肺線維化に影響する可能性があることを示唆する所見と考えられる。

- 一方、RAGEはAGEsの受容体でありながら、他の蛋白とも結合するマルチリガンドである。これらは、さまざまな疾病の進行において密接に関係している。健常肺にRAGEは高発現するが、肺線維症モデルマウスおよびIPF患者の肺組織において、RAGEが枯渇していることが示されており[14]、RAGEの欠乏がIPFの病因につながると考えられている。

- 外科的肺生検組織を用いた検討で、IPFではAGEsの発現が増強するとともに、RAGEの発現が低下する。また線維化肺の早期線維化巣周囲では、細胞外基質蛋白および肺胞上皮細胞の表面にAGEsの発現が増強する。一方、RAGEは正常肺において肺胞上皮細胞の細胞膜に存在するのに対して、線維化肺では認められない。細胞培養においても、AGEsは肺胞上皮細胞の生存率を下げるが、線維芽細胞の生存率には影響しない。さらに、細胞外基質の糖化によって、線維芽細胞から筋線維芽細胞への変換が強化されることが報告されている[15]。

- これらのことはIPF症例においてAGEs/RAGE比の上昇が線維化過程に関連することを示している．ただし，RAGEについてはIPF組織において発現が増強するとの報告もあり，一定した見解とはいえないかもしれない．
- すなわち，糖尿病による慢性高血糖状態によりAGEsの産生が亢進し，肺の線維化を促進している可能性が示唆される．

DMの合併したIPFに特徴があるか

- 筆者らの検討では，IPF患者においてDM合併の有無で，年齢，性別，BMI，喫煙量，動脈血酸素濃度，呼吸機能（肺活量，1秒率，残気率，肺拡散能），末梢血白血球数，血清CRP値，血清LDH値，血清KL-6値，血清SP-D値に有意差を認めなかった[5]．
- しかし，Kimらの報告では，IPFの17.7%にDMの合併を認め，筆者らと同様に年齢，性別，喫煙量，動脈血酸素濃度，呼吸機能に差を認めないが，DMを合併したIPFは合併しないIPFに比べてHRCTにおいて網状影および蜂巣肺が強いこと，高血圧（37.5 vs 18.5%），冠動脈疾患（10.7 vs 2.3%），肺癌以外の悪性新生物（7.0 vs 4.0%）の発生率が高いことを報告している．なお，肺癌の合併は5.7 vs 6.8%であり，有意差なしとしている[16]．

DMの合併はIPFの予後に影響するか

- IPF患者において，DMの合併は死亡率を上げるとする報告がある．Hyldgaardらは121例のIPF症例に対して後ろ向きコホート研究を行った．平均観察期間は23.6か月で，DMの併存は17%（調査開始時9%，観察期間中の発症8%）で，調査開始時にDMであった症例は，明らかに予後が悪かった（HR：3.1, $p=0.002$ 3）[17]．
- 年齢，性別，努力肺活量を調整したハザード比は，2.5（95%CI 1.04-5.9, $p=0.041$）で

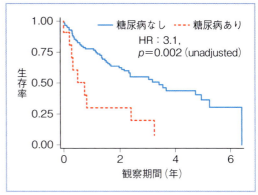

3 糖尿病併存の有無による特発性肺線維症の予後

（Hyldgaard C, et al. Respir Med 2014；108：647-53[17]より）

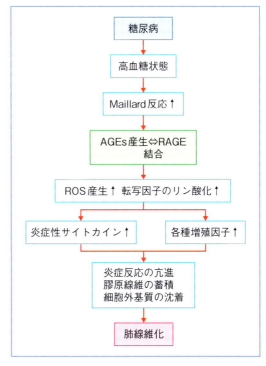

4 糖尿病が肺線維化に与える影響（推測されるメカニズム）

あった．なおこの研究では，冠動脈疾患，肺高血圧，胃食道逆流についても検討しているが，これらは予後に影響しなかったとしている[17]．

まとめ

- 糖尿病による高血糖状態は，蛋白の非酵素的糖付加反応を促進し，AGEsを産生する．それにより酸化ストレスが引き起こされ，直接肺細胞を傷害し，炎症性サイトカインや線維化を進める増殖因子の産生を促進する．これらは肺線維化の病因となる（ 4 ）．
- 糖尿病をはじめとした，併存症の積極的診断と管理は，特発性肺線維症の進行の抑制，予後の改善につながるかもしれない．

（榎本達治）

文 献

1) 日本呼吸器学会びまん性肺疾患診断・治療ガイドライン作成委員会編．特発性間質性肺炎診断と治療の手引き，改訂第3版．南江堂；2016．p.45-60．
2) Raghu G, et al. An official ATS/ERS/JRS/ALAT statement：idiopathic pulmonary fibrosis：evidence-based guidelines for diagnosis and management. Am J Respir Crit Care Med 2011；183：788-824.
3) Fabbri LM, et al. Complex chronic comorbidities of COPD. Eur Respir J 2008；31：204-12.
4) Oldham JM, Collard HR. Comorbid Conditions in Idiopathic Pulmonary Fibrosis：Recognition and Management. Front Med 2017；4：123.
5) Enomoto T, et al. Diabetes mellitus may increase risk for idiopathic pulmonary fibrosis. Chest 2003；123：2007-11.
6) 須賀達夫ほか．糖尿病を合併した特発性間質性肺炎症例の検討．日胸疾会誌1994；32：1131-5．
7) Gribbin J, et al. Role of diabetes mellitus and gastro-oesophageal reflux in the aetiology of idiopathic pulmonary fibrosis. Respir Med 2009；103：927-31.
8) Figueroa MCG, et al. Risk factors for idiopathic pulmonary fibrosis in a Mexican population. A case-control study. Respir Med 2010；104：305-9.
9) Miyake Y, et al. Case-control study of medical history and idiopathic pulmonary fibrosis in Japan. Respirology 2005；10：504-9.
10) 松原貴規，原文男．ヒト糖尿病における肺機能異常および肺末梢組織病変に関する研究．日医大誌 1991；58：528-36．
11) Yung J, et al. Pulmonary fibrosis：a possible diabetic complication. Diabetes Metab Res Rev 2011；27：311-7.
12) Matsuse T, et al. Immunohistochemical localisation of advanced glycation end products in pulmonary fibrosis. J Clin Pathol 1998；51：515-9.
13) Usuki J, et al. Influence of hyperglycemia to the severity of pulmonary fibrosis. Chest 2001；120：71S.
14) Englert JM, et al. A role for the receptor for advanced glycation end products in idiopathic pulmonary fibrosis. Am J Pathol 2008；172：583-91.
15) Machahua C, et al. Increased AGE-RAGE ratio in idiopathic pulmonary fibrosis. Respir Res 2016；17：144.
16) Kim YJ, et al. Clinical characteristics of idiopathic pulmonary fibrosis patients with diabetes mellitus：the national survey in Korea from 2003 to 2007. J Korean Med Sci 2012；27：756-60.
17) Hyldgaard C, et al. How does comorbidity influence survival in idiopathic pulmonary fibrosis? Respir Med 2014；108：647-53.

合併症・併存症の診断と管理

感染症

- 間質性肺炎における感染症の関与としては主にウイルスを対象として，原因不明の間質性肺疾患における病因としての役割，急性増悪のトリガーとしての役割が研究されてきた．一方で，近年のDNAシークエンシング技術の革新的進歩により，肺のマイクロバイオームと間質性肺炎に関する報告がなされ，間質性肺炎と感染症との関係に注目が集まっている（TOPICS参照）．このような，病因・病態論は他稿にゆずり，本稿では主に間質性肺炎の合併症・併存症としての感染症に関して述べる．

間質性肺炎急性悪化の原因としての感染症

- 特発性肺線維症（IPF）をはじめとした慢性線維化性間質性肺炎は，経過中に急性の呼吸状態の悪化を認めることがある．
- その最も多い原因は急性増悪で，2番目に多いと考えられているのが肺感染症で20～30％を占めると報告されている[1,2]．
- IPFの剖検例を検討した筆者らの報告でも15％に肺感染症の合併を認め[3]，DPCを用いた検討でも，IPF入院患者の約10％に細菌性肺炎の合併を認めており[4]，慢性線維化性間質性肺炎の悪化，入院において肺感染症は重要な原因である．
- 原因微生物の検討においては，さまざまな検討が行われており，IPF診断後の急性悪化を検討した報告では，肺感染症と診断された51例中最も多く検出されたのはサイトメガロウイルス（cytomegalovirus）で，続いてインフルエンザ桿菌（Haemophilus influenzae）であり，主にステロイド加療が行われていた症例を中心にウイルス，肺結核，真菌症などの日和見感染症が57.1％を占めていた[1]．
- IPF診断後の最初の細菌性肺炎48例を検討した報告では，20例（41.6％）で起炎菌が同定され，インフルエンザ桿菌（14.5％），緑膿菌（*Pseudomonas aeruginosa*，4.1％），黄色ブドウ球菌（*Staphylococcus aureus*，4.1％），*Moraxella catarrhalis*（4.1％），肺炎桿菌（*Klebsiella pneumoniae*，4.1％）の順であった[5]．
- 一方で，DPCデータをもとにしたIPFに合併した541例の細菌性肺炎では76例（14.0％）で起炎菌が同定され，肺炎球菌（*Streptococcus pneumoniae*）24例（31.6％），メチシリン耐性ブドウ球菌（methicillin-resistant *Streptococcus aureus*：MRSA，14例18.4％），肺炎桿菌7例（9.2％），緑膿菌7例（9.2％）の順であった[4]（ 1 ）．
- 関節リウマチ患者においても間質性肺炎の存在が感染症のリスクになることが知られており，関節リウマチ関連間質性肺炎患者の感染症リスクが検討されている．治療別の感染症リスクが最も高いのはプレドニゾロン10 mg／日以上の群であり，最も多い感染症が細菌性肺炎で，画像上，器質化肺炎パターンの肺病変に多いことが報告されている[6]．
- 感染症発症後の抗菌薬治療のみならず，リスクの高い症例には特にインフルエンザワクチン，肺炎球菌ワクチンの接種が推奨される．
- 一方，急性増悪の原因は不明であるが，冬場の発症が多いこと，免疫抑制薬の投与が行われている症例に多いこともあり，一部の症例でウイルス感染が関与している可能性が報告されている．

> **TOPICS**
>
> **マイクロバイオームと間質性肺炎について**
>
> マイクロバイオームは，人体に存在する常在菌叢を構成する細菌種のゲノムの総体を指す．メタゲノム解析や次世代シーケンサーの開発などにより，元来無菌と考えられていた健常者を含めた呼吸器疾患患者の下気道は，多様な細菌叢で占められていることがわかってきた．肺マイクロバイオームと間質性肺炎との関連を報告した研究も増えてきており，特に特発性肺線維症では，細菌数や病原性細菌の有無が病勢の進行，急性増悪，予後と関連することが示唆されており．また，肺マイクロバイオームと自然免疫との関連を報告した論文もあり，特発性肺線維症の病態におけるホストと環境因子の関係にも注目が集まっている．これらのことから，抗菌薬療法，病原微生物に対するワクチン治療，逆流性食道炎に対する治療など，治療ターゲットとしても注目されている[15]．

1 間質性肺炎に合併する肺感染症と主な起炎菌

細菌性肺炎

Haemophilus influenzae, *Pseudomonas aeruginosa*, *Staphylococcus aureus*（MRSA 含む），*Moraxella catarrhalis*, *Klebsiella pneumoniae*, *Streptococcus pneumoniae*, *Legionella pneumophila* など

肺真菌症

ニューモシスチス肺炎（*Pneumocystis jirovecii*）
肺アスペルギルス症（*Aspergillus fumigatus*）
肺カンジダ症（*Candida albicans*）

肺抗酸菌感染症

肺結核（*Mycobacterium tuberculosis*）
肺非結核性抗酸菌症（*Mycobacterium avium*, *M. intracellulare* など）

ウイルス感染症

サイトメガロウイルス，インフルエンザウイルス，RSウイルスなど

（文献1, 3〜5をもとに作成）

2 膠原病関連間質性肺炎，ニューモシスチス肺炎

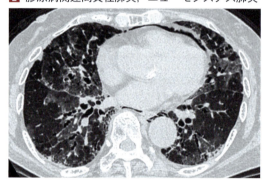

軽度の網状影，気管支拡張に加え，中枢側を中心としたすりガラス状陰影がみられる．

- また，現在のIPF急性増悪の考え方の中には，原因不明のものから感染や他の誘因による"triggered"とされる病態も提唱されており[7]，急性悪化の病態における感染症の関与はさらに大きなものとなっている．

間質性肺炎経過中の主な感染症各論

■ ニューモシスチス肺炎

- ニューモシスチス肺炎（pneumocystis pneumonia：PCP）は，真菌である*Pneumocystis jirovecii*が原因の肺炎である（**2**）．多くの報告でステロイド，免疫抑制薬投与がPCPの発症リスクであることが知られている．さらに，間質性肺炎を含めた既存の肺病変がPCPのリスク因子であることが，主に膠原病関連で報告されている[8]．

- 免疫抑制薬治療を受けている特発性間質性肺炎だけでなく，生物学的製剤を含めた治療を受けている関節リウマチ関連間質性肺炎をはじめとした膠原病関連間質性肺炎患者での急性悪化において，急性増悪とPCPとの鑑別は重要であり，発熱，乾性咳嗽，呼吸困難が3徴である．

- PCPの診断は，喀痰，気管支肺胞洗浄液，肺組織などを用いてDiff-Quik染色やギムザ

染色で栄養体を，Grocott染色や蛍光抗体法でシストを検出することによってなされる．
- しかし，非HIV患者でのPCPでは菌量が少なく，呼吸状態が不良で十分な検査が行えず，鏡検による確定診断が困難な場合が少なくない．
- PCR法などを用いた遺伝子検査は高感度であるが，間質性肺疾患を含む既存の肺疾患があると$P. jirovecii$の保菌率が高いことが報告されており[9]，臨床像や画像所見，血液中β-Dグルカン値と合わせた診断が必要となる．
- 特に感染症リスクが高い症例に関しては，PCPの発症抑制としてスルファメトキサゾール・トリメトプリム（バクタ®錠）の投与が行われる．

■肺非結核性抗酸菌症
- 非結核性抗酸菌（non-tuberculous mycobacterium：NTM）は，結核菌群およびらい菌を除いた約150種類の抗酸菌の総称であり，環境中に存在し，免疫不全患者のみならず健常人への感染が成立すると考えられている．主たる感染臓器は肺であり，近年，わが国でも肺NTM症の増加が報告されている．
- NTMの中で最も多い起因菌は，$Mycobacterium avium$，$M. intracellulare$を合わせた$M. avium$ complex（MAC）である．
- 構造破壊を伴う慢性閉塞性肺疾患（COPD）や気管支拡張症などの肺病変では肺NTM症を合併しやすいことが報告されているが，肺MAC症の基礎疾患をまとめた日本からの報告では，7.3％が間質性肺炎との合併であったと報告されている[10]．
- 一方で，特発性肺線維症患者795人を対象にした韓国での検討では，16人（2％）に肺NTM症の合併を認めたと報告され[11]，日本での一般住民の罹患率14.7/10万人と比較しても高いことが示唆される[12]．
- また，関節リウマチ患者においては，特に生物学的製剤の使用により肺NTM症の発症リスクが上昇することが知られている．

- 肺NTM症の診断は，画像所見，細菌学的基準によってなされるが，NTMが環境中に検出されること，および呼吸器検査から検出されるNTMが必ずしも感染の結果によらないことから診断には慎重を要する（**3**）．
- また，間質性肺炎合併の肺NTM症の診断においては画像上，基礎疾患との区別が困難となることもあり，より注意が必要である．
- キャピリア®MAC抗体ELISAは，MAC細胞壁由来GPL core抗原に対する患者血清中のIgA抗体を測定する検査キットであり，比較的高い感度と，高い特異度を有し，現行の診断基準との組み合わせで正確な診断が期待される．本検査法は，MAC以外にもGPL core抗原を有する$Mycobacterium abscessus$，$M. scroflaceum$，$M. fortuitum$，$M. chelonae$に感染した場合も陽性を示す可能性があることには留意が必要である．
- 肺MAC症の治療は，クラリスロマイシン，リファンピシン，エタンブトールを中心とした治療を行うが，プレドニゾロンや免疫抑制薬を投与中の患者においては薬剤相互作用に注意が必要である．

■肺アスペルギルス症
- 肺アスペルギルス症はアスペルギルス属による肺感染症であり，その中で慢性呼吸器疾患を有する患者に発症しやすいのが，慢性肺アスペルギルス症である．
- 基礎となる慢性呼吸器疾患としてはCOPD，肺結核後遺症，囊胞性線維症，気管支拡張症などが報告されている．
- 間質性肺炎に合併する肺アスペルギルス症のまとまった報告は少ないが，Kurosakiらは539例の間質性肺炎中15例（2.8％）に肺アスペルギルス症を合併し，そのうち14例が慢性肺アスペルギルス症であったと報告している[13]．その中で，HRCTでの気腫性変化が肺アスペルギルス症のリスクファクターであり，ステロイドや免疫抑制薬の投与は有意なリスクファクターではなかったと報告されて

3 膠原病関連間質性肺炎，肺非結核性抗酸菌症

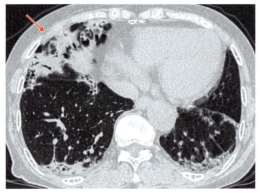

両下葉の気管支拡張を伴ったすりガラス状陰影，浸潤影に加え右中葉に広範な浸潤影がみられる(→).

4 慢性過敏性肺炎，肺アスペルギルス症

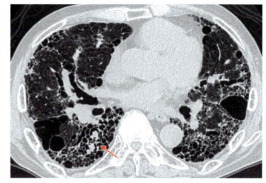

蜂巣肺の内部に菌球様陰影を認める(→).

いる．
- 診断は，咳嗽，喀痰，血痰，発熱などの臨床症状，真菌球，空洞壁の肥厚や周囲の浸潤影などの画像所見に加え，血中の抗アスペルギルス抗体（保険適用外）が陽性であれば，臨床診断が可能であり，気道分泌物，気管支肺胞洗浄液，肺生検標本からアスペルギルス属が検出されれば確定診断となる[14]（**4**）．
- 単純性肺アスペルギローマの治療における第一選択は外科的切除であるが，間質性肺炎に合併した症例では肺機能等で手術が困難なことが予想される．
- 注射薬としてはミカファンギン，カスポファンギン，ボリコナゾールが，維持療法としては経口薬のボリコナゾールやイトラコナゾールが推奨されている[14]．
- 予後に関しては，前述の報告[13]によると基礎の肺病変の状態が関係するようであるが，さらなる検討が必要である．

おわりに

- 間質性肺炎に合併する感染症について述べた．間質性肺炎の病態，線維化に対する感染症の関与についてはいまだ不明な点が多い．一方で，主に治療薬として用いられるステロイドや免疫抑制薬だけでなく，間質性肺炎そのものが感染症を発症しやすい病態であることを認識し，間質性肺炎の管理を行っていく必要がある．

（坂本憲穂，迎 寛）

文　献

1) Song JW, et al. Acute exacerbation of idiopathic pulmonary fibrosis : incidence, risk factors and outcome. Eur Respir J 2011 ; 37 : 356-63.
2) Moua T, et al. Patients With Fibrotic Interstitial Lung Disease Hospitalized for Acute Respiratory Worsening : A Large Cohort Analysis. Chest 2016 ; 149 : 1205-14.
3) Oda K, et al. Autopsy analyses in acute exacerbation of idiopathic pulmonary fibrosis. Respir Res 2014 ; 15 : 109.
4) Oda K, et al. Respiratory comorbidities and risk of mortality in hospitalized patients with idiopathic pulmonary fibrosis. Respir Investig 2018 ; 56 : 64-71.
5) Yamazaki R, et al. Clinical Features and Outcomes of IPF Patients Hospitalized for Pulmonary Infection : A Japanese Cohort Study. PLoS One 2016 ; 11 : e0168164.
6) Zamora-Legoff JA, et al. Risk of serious infection in patients with rheumatoid arthritis-associated

interstitial lung disease. Clin Rheumatol 2016；35：2585-9.
7) Collard HR, et al. Acute Exacerbation of Idiopathic Pulmonary Fibrosis. An International Working Group Report. Am J Respir Crit Care Med 2016；194：265-75.
8) Maini R, et al. Increasing Pneumocystis pneumonia, England, UK, 2000-2010. Emerg Infect Dis 2013；19：386-92.
9) Gutierrez S, et al. Pneumocystis jirovecii colonization in chronic pulmonary disease. Parasite 2011；18：121-6.
10) Ito Y, et al. Increasing patients with pulmonary Mycobacterium avium complex disease and associated underlying diseases in Japan. J Infect Chemother 2015；21：352-6.
11) Park SW, et al. Mycobacterial pulmonary infections in patients with idiopathic pulmonary fibrosis. J Korean Med Sci 2012；27：896-900.
12) Namkoong H, et al. Epidemiology of Pulmonary Nontuberculous Mycobacterial Disease, Japan(1). Emerg Infect Dis 2016；22：1116-7.
13) Kurosaki F, et al. Clinical features of pulmonary aspergillosis associated with interstitial pneumonia. Intern Med 2014；53：1299-306.
14) 日本医真菌学会アスペルギルス症の診断・治療ガイドライン作成委員会編．アスペルギルス症の診断・治療ガイドライン．日本医真菌学会；2015．
15) Salisbury ML, et al. Microbiome in interstitial lung disease：from pathogenesis to treatment target. Curr Opin Pulm Med 2017；23：404-10.

合併症・併存症の診断と管理

胃食道逆流症と間質性肺炎

- 胃食道逆流症(gastroesophageal reflux disease:GERD)は胃食道逆流(gastroesophageal reflux:GER)により引き起こされる食道粘膜障害と「煩わしい症状」のいずれかまたは両者を引き起こす疾患であり,食道粘膜障害を有する「びらん性GERD」と症状のみを認める「非びらん性GERD」に分類される[1]．
- GERDと呼吸器疾患については以前より気管支喘息との関連がいわれている．気管支喘息を有する患者と有さない患者でのGERDの有病率を比較した研究では,気管支喘息を有する患者にGERDの有病率が高いと報告されている[2,3]．また,GERD症状を有さない気管支喘息患者ではプロトンポンプ阻害薬(PPI)は気管支喘息に対しては効果がないが,GERD症状を有する気管支喘息患者に対しては多少の効果がみられる場合があると考えられている[4-9]．
- しかしながら,『胃食道逆流症(GERD)診療ガイドライン2015』にはGERDと間質性肺炎に関する項目はなく,その関係について言及されていない．本稿では,GERDと間質性肺炎の関連について現在明らかになっていることを過去の報告をもとに検証したい．

GERDについての基本知識

■疫学
- GERDの頻度は約10%と推定されるが,胸やけ症状を追加すると,頻度は20%程度に上昇し,診断されていない人の中にもGERD患者が存在することが予想される[1]．
- 日本人のGERDの有病率は増加していると考えられ,要因としては胃酸分泌能の増加や,*Helicobacter pylori*感染率の減少,*H. pylori*除菌治療の普及などが考えられている．
- IPF例では約35~90%にGERDを合併するという報告があり,有意に高率である[10-15]．また,特発性肺線維症(IPF)患者の食道ヘルニアの合併に関しても41~75%と高率となっている[10,15]．

■病態
- 胃酸のGERのメカニズムは,一過性下部食道括約筋(LES)弛緩時(嚥下とは関係ない突然のLES弛緩)に発生する場合と,LESの収縮圧が元来低値なときに発生する場合が存在する[1]．
- GERDによる気道内胃液流入は,誤嚥した量,胃液の被曝時間,胃酸,膵液,胆汁などの成分の違いにより起こる障害は異なってくると考えられる.
- 胃液流入による肺の障害は1~2時間後は酸の直接効果によるもの(第1相),4~6時間後には各種炎症性細胞やTNFα,IL-8,シクロオキシゲナーゼ,リポキシゲナーゼなどのサイトカイン,ケモカイン,活性化酸素などが惹起され,肺胞,間質などに炎症性細胞浸潤が起こり線維化をきたすもの(第2相)がある．さらにそこに細菌感染を伴うこともあり,炎症の増悪をきたしうる[16]．
- GERによる気管支内胃液流入によって生じる肺障害の病名にMendelson症候群,誤嚥性肺炎,びまん性誤嚥性細気管支炎などがあるが,誤嚥する胃液の成分や起きてくる病態は多少の差はあるものの,同じ誤嚥性の肺疾患でまとめることができると考えられる．

図1 制酸薬内服によるFVC低下の改善

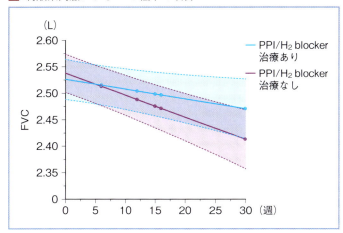

(Lee JS, et al. Lancet Respir Med 2013；1：369-76[22] より)

IPFとGERD

■IPFとGERDの関連

- 間質性肺炎とGERDの関連については昔から多数の報告があった．古くは1976年から報告されており，対象患者と比較して間質性肺炎の患者にGERを認める割合が高いことよりIPFの原因となっている可能性があるというものである[17]．

- その後1980年から2010年までの間質性肺炎とGERD関連の文献をHershcoviciらがレビューしたが，その中ではGERDとIPFは関連性はないだろうという結論であった[18]．

- 2011年に発刊された日本呼吸器学会『特発性間質性肺炎診断と治療の手引き，改訂第2版』にはGERDの項目は記載されず，あくまで自己免疫性疾患による食道病変などに伴った合併症という認識のみであった[19]．

- 時同じくして2011年にLeeらによって注目の論文が報告された．University of California San FranciscoとMayo Clinicにてmultidisciplinaryにて診断されたIPF患者204例を対象とし，PPIやH₂ blockerによりGERD治療を行うことによりIPFの長期生存を延長したというものである[20]．本研究は後方視的研究であり，調査方法の一部に問題も指摘されているが，これにより多施設共同研究の価値があると判断された[21]．

- その後，ランダム化比較試験が計画され2013年に発表された[22]．STEP-IPF[23]，ACE-IPF[24]，PANTHER-IPF[25]のそれぞれ別の大規模臨床試験でエントリーされたIPF患者242例を対象として，その中の124例（51％）にPPIかつ/またはH₂ blockerを投与したところ，30週で治療群は非治療群に比し努力肺活量（FVC）の低下を抑制し（$p = 0.05$），急性増悪も優位に減らしたが（$p < 0.01$），入院率，生存率に差はなかった（**図1**）[22]．

- また，2016年にKreuterらがピルフェニドンを用いた臨床試験であるCAPACITY 004試験，CAPACITY 006試験[26]，ASCEND試験[27]でエントリーされたIPF患者624例を対象として，291例（47％）に対して制酸薬により加療を行なったが，FVCの低下，病勢の進行，死亡率ともに有意差はみられなかっただけではなく，制酸薬加療群は全身感染または肺の感染が有意に多かった（$p = 0.0174$，$p = 0.0214$）と報告した[28]．これに対しては，感染の定義が決まっていないことや，GERDの程度が強すぎること（無症候性の割合は不明）などから，これで評価を行うのは困難であるという意見もある[29]．IPFはGERDの有無と

2 マイクロアスピレーションとIPF

(Raghu G, et al. Eur Respir J 2012；39：242-5[30]より)

症状有無はイコールではなく，無症候性のGERDが多いといわれており[15,30]，それに対する病態への影響，さらには治療の効果の可能性もあり，IPFの病態を考えるうえでは非常に重要な点だと考える（**2**）。

- IPFに対するPPI/H_2 blockerなどの制酸薬は効果があるという報告が多く，これらの薬剤は有用であると考えられており，2016年に改訂された日本呼吸器学会『特発性間質性肺炎診断と治療の手引き，改訂第3版』には，初めてGERとIPFについて記載され，有症状例には治療の対象になると記載されている[31]。

- しかしながら，ランダム化比較試験により現時点では再現性がなく，今後臨床試験の対象，評価項目を十分に設定したうえでの前向き研究が望まれる。

■ IPF患者のGERDの症状

- 症状としては胸焼けや逆流，また報告上は咳嗽が起こるともいわれている[1,15]。IPF患者のうち，GERDがあるほうが有意にLESの圧が緩く，さらに有意に食道の異常蠕動があるといわれている[15]。さらに逆流は仰臥位だけではなく立位でも起こり，24時間pHモニターを測定すると，下部だけでなく上部食道にまで逆流が起こっていることがわかっている。

- IPF患者に無症候性のGERDが多いことを考えると，上部食道に到達するような逆流が頻回に起こっているにもかかわらず，無症状であるということが多いのではないかと考えられる。

■ 左右非対称のIPFとGERDの関連

- 興味深い報告が2011年になされている。左右非対称のIPFとGERDの関連をみた後方視的研究である[32]。32例の左右非対称のIPF患者のうち，GERDは20例（62.5％）に認め，非対称を残したままより強く線維化をきたした。線維化が強いのは右が62.5％，左が37.5％であり，左右非対称のIPF患者の46.9％に急性増悪をきたしたが，線維化が左右どちらが強くても急性増悪の起こりやすさに差は認めなかった。GERDの存在が左右非対称のIPFが形成されやすい理由の一つでは

ないかと考えられている．

全身性強皮症（SSc）とGERD

- SScにおいては，GERDは皮膚硬化に次いで内臓病変としてしばしば認められる合併症である．GERDはSScの50〜90％に生じると報告されている．
- SScの食道病変では，食道平滑筋層の萎縮・断裂が生じる．その後これらが置換される形で線維化が生じる．平滑筋層の萎縮は病気の経過を通じて線維化に先行する．消化管の機能異常は組織学的な変化に先行することから，神経の異常がこのような病態の最も初期の変化と考えられている．
- IPFのGERD患者と同様，SScではLESの圧が低く，さらに有意に食道の異常蠕動があるといわれている[18]．そのため，自覚症状として胸焼け，嚥下困難（胸のつかえ感），逆流・嘔吐，胸部痛，不快感などを生じる．食道の異常蠕動が強い患者はそうでない患者と比較してDLcoが低く，さらにHRCT上のILD所見が悪い．多変量解析では，重度の食道の異常蠕動はILD増悪の独立した危険因子と報告されており，さらにHRCTの肺線維化スコアは逆流のエピソードと相関関係にあることが示され，これらよりSScの合併症であるGERDとILDは独立した合併症ではなく，密接に関連しているといえよう．

おわりに

- これまでの報告より，GERDは間質性肺炎の増悪と関連していると考えられる．特にIPFにおいては症状がなくともGERが生じていることもあり，IPFの増悪因子の一つとしてGERをどこまで検査してしっかりと診断に結びつけるか，またどの程度から治療を行うかに関しては今後の検討課題であると考える．

（早稲田優子）

文　献

1) 日本消化器病学会．胃食道逆流症（GERD）診療ガイドライン2015，改訂第2版．南江堂；2015．
2) Sontag SJ, et al. Asthmatics have more nocturnal gasping and reflux symptoms than nonasthmatics, and they are related to bedtime eating. Am J Gastroenterol 2004；99：789-96.
3) Amarasiri LD, et al. Prevalence of gastro-oesophageal reflux disease symptoms and reflux-associated respiratory symptoms in asthma. BMC Pulm Med 2010；10：49.
4) American Lung Association Asthma Clinical Research Centers. Efficacy of esomeprazole for treatment of poorly controlled asthma. N Engl J Med 2009；360：1487-99.
5) Kiljander TO, et al. Effect of esomeprazole 40 mg once or twice daily on asthma：a randomized, placebo-controlled study. Am J Respir Crit Care Med 2010；181：1042-8.
6) Tsugeno H, et al. A proton-pump inhibitor, rabeprazole, improves ventilatory function in patients with asthma associated with gastroesophageal reflux. Scand J Gastroenterol 2003；38：456-61.
7) Wong CH, et al. Gastro-oesophageal reflux disease in 'difficult-to-control' asthma：prevalence and response to treatment with acid suppressive therapy. Aliment Pharmacol Ther 2006；23：1321-7.
8) Böcskei C, et al. The influence of gastroesophageal reflux disease and its treatment on asthmatic cough. Lung 2005；183：53-62.
9) Nakase H, et al. Relationship between asthma and gastro-oesophageal reflux：significance of endoscopic grade of reflux oesophagitis in adult asthmatics. J Gastroenterol Hepatol 1999；14：715-22.
10) Raghu G, et al. Sole treatment of acid gastroesophageal reflux in idiopathic pulmonary fibrosis：a case series. Chest 2006；129：794.
11) Tobin RW, et al. Increased prevalence of gastroesophageal reflux in patients with idiopathic pulmonary fibrosis. Am J Respir Crit Care Med 1998；158：1804-8.
12) Raghu G, et al. High prevalence of abnormal acid gastro-oesophageal reflux in idiopathic pulmonary fibrosis. Eur Respir J 2006；27：136-42.

13) Salvioli B, et al. Gastro-oesophageal reflux and interstitial lung disease. Dig Liver Dis 2006；38：879-84.
14) Bandeira CD, et al. Prevalence of gastroesophageal reflux disease in patients with idiopathic pulmonary fibrosis. J Bras Pneumol 2009；35：1182.
15) Patti MG, et al. Idiopathic pulmonary fibrosis：how often is it really idiopathic? J Gastrointest Surg 2005；9：1053-8.
16) Stein MR, et al. Gastroesophageal Reflux Disease & Airway Disease. Lung Biology in Health & Disease, Book 129. CRC Press；1999.
17) Mays EE, et al. Pulmonary fibrosis associated with tracheobronchial aspiration. A study of the frequency of hiatal hernia and gastroesophageal reflux in interstitial pulmonary fibrosis of obscure etiology. Chest 1976；69：512-5.
18) Hershcovici T, et al. Systematic review：the relationship between interstitial lung diseases and gastro-oesophageal reflux disease. Aliment Pharmacol Ther 2011；34：1295-305.
19) 日本呼吸器学会びまん性肺疾患診断・治療ガイドライン作成委員会編．特発性間質性肺炎診断と治療の手引き，改訂第2版．南江堂；2011.
20) Lee JS, et al. Gastroesophageal reflux therapy is associated with longer survival in patients with idiopathic pulmonary fibrosis. Am J Respir Crit Care Med 2011；184：1390-4.
21) Raghu G, et al. Idiopathic pulmonary fibrosis：increased survival with "gastroesophageal reflux therapy"：fact or fallacy? Am J Crit Care Med 2011；184：1330-2.
22) Lee JS, et al. Anti-acid treatment and disease progression in idiopathic pulmonary fibrosis：an analysis of data from three randomized controlled traials. Lancet Respir Med 2013；1：369-76.
23) Zisman DA, et al. A controlled trial of sildenafil in advanced idiopathic pulmonary fibrosis. N Engl J Med 2010；363：620-8.
24) Noth I, et al. A placebo-controlled randomized trial of warfarin in idiopathic pulmonary fibrosis. Am J Respir Crit Care Med 2012；186：88-95.
25) Raghu G, et al. Prednisone, azathioprine, and N-acetylcysteine for pulmonary fibrosis. N Engl J Med 2012；366：1968-77.
26) Noble PW, et al. Pirfenidone in patients with idiopathic pulmonary fibrosis (CAPACITY)：two randomised trials. Lancet 2011；377：1760-9.
27) King TE Jr, et al. A phase 3 trial of pirfenidone in patients with idiopathic pulmonary fibrosis. N Engl J Med 2014；370：2083-92.
28) Kreuter M, et al. Antacid therapy and disease outcomes in idiopathic pulmonary fibrosis：a pooled analysis. Lancet Respir Med 2016；4：381-9.
29) Raghu G. Anti-acid treatment in patients with IPF：interpret results from post-hoc, subgroup, and exploratory analyses with great caution. Lancet Respir Med 2016；4：e46-7
30) Raghu G, Meyer KC. Silent gastro-oesophageal reflux and microaspiration in IPF：mounting evidence for anti-reflux therapy? Eur Respir J 2012；39：242-5.
31) 日本呼吸器学会びまん性肺疾患診断・治療ガイドライン作成委員会編．特発性間質性肺炎診断と治療の手引き，改訂第3版．南江堂；2016.
32) Tcherakian C, et al. Progression of idiopathic pulmonary fibrosis：lessons from asymmetrical disease. Thorax 2011；66：226-31.

合併症・併存症の診断と管理

間質性肺疾患に合併する肺高血圧症

第3群呼吸器疾患に合併する肺高血圧症

- 間質性肺疾患（ILD）に合併する肺高血圧症（pulmonary hypertension：PH）は，全経過中に発症しえ，右心不全を惹起し運動耐容性の障害と生存期間の短縮をもたらすことより，臨床的に重要な病態である．
- ILDに合併するPHは，2013年に改訂されたPH臨床分類の第3群に組み込まれた[1]．第3群のPHには，慢性閉塞性肺疾患（COPD），ILD，拘束型と閉塞型の混合型を示すその他の呼吸器疾患，肺結核後遺症，肺胞低換気症候群，睡眠呼吸障害を基礎病態とするPHが含まれる．臨床的にはCOPD，特発性肺線維症（IPF），気腫合併肺線維症（combined pulmonary fibrosis and emphysema：CPFE）に合併するPHに遭遇する機会が多い．

病態機序

- IPFでは，気道上皮細胞障害によるサイトカインやケモカインの異常発現によって血管内皮細胞障害が出現し，PHの病態進展に寄与する機序が推測されている（**1**）[2,3]．

1 IPFとPHの病態

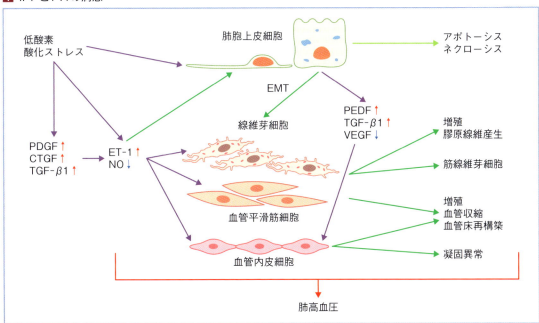

CTGF：connective tissue growth factor（結合組織増殖因子），EMT：epithelial-mesenchymal transition（上皮間葉転換），ET-1：emdothelin-1，NO：nitric oxide（一酸化窒素），PDGF：platelet-derived growth factor（血小板由来増殖因子），PEDF：pigment epithelium-derived factor（色素上皮由来因子），VEGF：vascular endothelial growth factor（血管内皮細胞増殖因子）．

（守尾嘉晃．呼吸器内科2015；28：358-64[3]より）

2 IPFに合併するPHの診断に有用な症状と検査

病歴	換気制限に見合わない呼吸困難，動悸，胸痛
理学所見	第Ⅱ音肺動脈成分の亢進，頸静脈怒張，肝腫大，浮腫
胸部X線写真	中枢側肺動脈の拡張，心拡大
胸部CT	主肺動脈径＞29 mm，肺動脈径／大動脈径比＞1，肺血栓の除外
心電図	右心肥大，右室負荷，右房負荷
呼吸機能	肺容量に見合わない拡散能の低下
動脈血ガス分析	安静時低酸素血症，酸素療法の必要性
夜間睡眠時動脈血酸素飽和度	睡眠時の動脈血酸素飽和度の評価，閉塞性睡眠時無呼吸症候群の除外
6分間歩行試験	6分間歩行距離の低下，運動時の低酸素血症
経胸壁心エコー	三尖弁逆流，右室拡大
RHC	平均肺動脈圧≧25 mmHg，肺動脈楔入圧≦15 mmHg
BNP，NT-proBNP	測定値の上昇
免疫自己抗体	膠原病疾患の除外

（Pitsiou G, et al. Respiration 2011；82：294-304[8]）より改変）

- PHの病態進展には，血管内皮細胞障害による異常な肺血管反応と肺血管床のリモデリング現象が出現し，サイトカインやケモカインの過剰発現によるマクロファージ，単球，骨髄由来循環前駆細胞などが肺血管へ集積する炎症病態を含めた複合的な因子によって，順次進行する難治性病態が出現する．
- 線維化が軽微な病変に出現した血管新生は，弾性に欠けコンプライアンスが不良であるため，肺血管抵抗の上昇をもたらす[4]．またILDに合併するPHには，肺胞隔壁の慢性炎症と毛細血管床の破壊でガス交換が障害され，労作時または睡眠時の低酸素血症による低酸素性肺血管収縮（hypoxic pulmonary vasoconstriction：HPV）が肺血行動態の悪化に加担する．
- 肺細動脈でのマイクロアレイ法による網羅的遺伝子発現解析から，IPFにおいてもPHの病態機序の活性化と病態進展の準備状態が存在する可能性が推測されている[5]．
- COPDとILDに合併するPHには，それぞれの病態機序や脈管性状が異なる可能性がある．PHを合併した肺移植症例のCOPDとIPFにおいては，肺動脈のリモデリング現象の差異と，肺動脈のマイクロアレイ法の網羅的遺伝子発現解析から，細胞外マトリックスとその受容体経路の異なった遺伝子発現差が報告され[6]，また肺移植待機のCOPDとILDにおいても，右心カテーテル（right heart catheterization：RHC）と血管内エコー所見から肺動脈のキャパシタンスと弾性率の差異が報告されている[7]．

定義と診断

- 拘束性換気障害が経時的に安定し有意な他の併存疾患がない症例で，呼吸困難や肺拡散能力の悪化が認められた場合，PHの存在を考える必要がある．IPFに合併するPHの診断に有用な症状や検査を 2 に示す[8]．
- PHのスクリーニングとして，非侵襲的で簡便な経胸壁心エコーが診断手法としてあげられる．しかしながら経胸壁心エコーは，正確度の問題点[9]，心拍出量や肺血管抵抗の算出ができないことから，PHの確定診断に至らない．さらに経胸壁心エコーには，病期進行した呼吸器疾患での診断の正確度[10]や手技の限界[11]などの問題がある．確定診断には，RHCによる詳細な肺血行動態の評価を行う

3 IPFにおけるPHの合併頻度

著者, 年	疾患	対象患者数	肺機能	肺高血圧（RHCで診断）	合併頻度（％）
Nathan et al. 2007[13]	肺移植待機のIPF	118	%FVC 55, %DLco 33	MPAP>25 mmHg	41
Lettieri et al. 2006[14]	肺移植待機のIPF	79	%FVC 50, %DLco 31	MPAP>25 mmHg	31
Shorr et al. 2007[15]	肺移植待機のIPF	2,525	%FVC 48/51	MPAP≧25/>40 mmHg	41/9
Hamada et al. 2007[16]	IIP	61	%VC 76, %DLco 45	MPAP≧25 mmHg	8
Kimura et al. 2013[18]	IPF	101	%FVC 70, %DLco 48	MPAP>25 mmHg	15

（守尾嘉晃. 呼吸器内科 2015；28：358-64[3] より）

- 2013年のニース会議にて改訂された診断基準において，RHCによる安静時の平均肺動脈圧（mean pulmonary artery pressure：MPAP）が25 mmHg以上をPHとし，さらに慢性呼吸器疾患における重症PHは，MPAPが35 mmHg以上もしくはMPAPが25 mmHg以上かつ心係数2.0 L/分/m^2未満と定義された[12]．

- 生化学マーカーとしては，脳性ナトリウム利尿ペプチド（brain natriuretic peptide：BNP）があげられる．BNPは，慢性的なPHの圧負荷で壁応力に反応して心筋から放出され，PHの右心不全のモニタリングの指標とされる．またBNPの合成過程で産生される生理活性をもたないpro-BNP N末端フラグメント（NT-proBNP）も，半減期が長く化学的安定性に優れ，PHの右心不全のモニタリングの指標になる．しかしながらBNPは，中等度PHにおける感度は低く，症例によっては左心疾患の鑑別を要する．

合併頻度と予後

- ILDに合併するPHの頻度は，呼吸器疾患や肺血行動態の重症度によって異なる．RHCで確定診断しえたIPFに合併するPHの頻度を**3**に示す[3]．全般的にIPFにおけるPHの合併頻度は，進行期では30～40％と報告されている[13～16]．またMPAPが40 mmHg以上の重症PHは，肺移植待機のIPF症例で9％と報告されており[15]，IPFに合併するPHは，重症例も含めてまれではない．

- PHの合併頻度は，IPFの進行または経時的に増加する．肺移植待機のIPF症例44例の後ろ向き調査において，MPAPの上昇は3.8 mmHg/月であり，PHの合併頻度は初回のRHC時の38.6％から平均258日後で86.4％まで増加した．また全症例の初回RHC診断時のPH非合併群でも77.8％にPHの発症が認められた[17]．

- IPFにおいても，PH合併群は非合併群と比較して予後の悪化が認められる[13,14,16]．在宅酸素療法の導入前のIPF101例における平均25.1か月の後ろ向き調査で，MPAPが21～25 mmHgの境界域PH合併群にもPH合併群と同様に予後悪化が示された（**4**）[18]．さらに，PH合併はIPFの急性増悪の危険因子になりうることより[19]，IPFにおける境界域を含めたPH合併群の長期管理には注意を要する．

- ILDに合併するPHの予後は，PHを主徴とした他の類縁疾患と比較して予後不良である．ASPIRE registryの報告では，1,344例のPH症例を対象に平均2.9年間の観察期間で検証

4 IPFに合併したPHのMPAPと予後

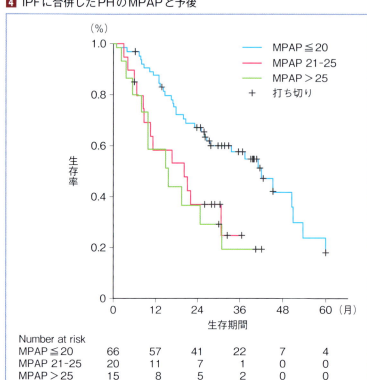

(Kimura M, et al. Respiration 2013；85：456-63[18] より)

された3年生存率が，特発性肺動脈性肺高血圧症(idiopathic pulmonary arterial hypertension：IPAH)は68％に対してILDに合併するPHは16％であった[20]．

- Cottinらによって提唱されたCPFEに合併するPHでは，IPFより肺血行動態の重症度が重症で合併頻度も高く予後も不良である[21,22]．CPFEに合併したPH症例40例の後ろ向き調査では，初回診断時から平均16か月でPHが発症し，MPAPが40 mmHgで1年生存率が60％であった[23]．
- 呼吸器疾患に伴うPHの多施設共同前向き症例登録研究(Japan Respiratory PH Study：JRPHS)の後ろ向き調査では，COPD，特発性間質性肺炎(IIP)，結合組織病関連IPのそれぞれに合併したPH症例と比較し，CPFEに合併したPHは，2年生存率が22.6％で他群と比較して最も予後不良であった[24]．

治療と予後

- ILDに合併するPHへの治療は，現時点で確立されたエビデンスはないものの，治療指針としてまず基礎疾患であるILDの治療が必須とされる．
- 低酸素血症は，PHにおける肺循環障害を悪化させるため，準呼吸不全を含め労作時または睡眠時に低酸素血症を呈するILD症例には，長期酸素療法(long-term oxygen therapy：LTOT)が推奨される．しかしながらCOPDと異なり，比較対照臨床試験がないため，IPFにおけるLTOTの有益性を示すエビデンスは明確ではない[12,25]．
- 肺動脈性肺高血圧症(pulmonary arterial hypertension：PAH)の特異的治療薬には，プロスタサイクリン(prostaglandin I_2：PGI_2)系列，エンドセリン受容体拮抗薬(endothelin receptor antagonist：ERA)，ホスホジエ

5 呼吸器疾患に合併するPHの治療指針

基礎疾患	25≦MPAP＜35 mmHg	MPAP≧35 mmHg
COPD（%FEV₁≧60） IPF（%FVC≧70）	・不確定なPHの臨床病型分類 ・PAH治療を支持するデータはない	・不確定なPHの臨床病型分類（3群PAHと肺疾患が併存した1群PAHを鑑別診断する） ・PHと慢性肺疾患の両専門家がいるセンターへ紹介する
COPD（%FEV₁＜60） IPF（%FVC＜70） CPFE	・COPD/IPF/CPFE合併のPHと診断 ・PAH治療を支持するデータはない	・COPD/IPF/CPFE合併の重症PHと診断 ・予後不良のため個別化治療の目的でPHと慢性肺疾患の両専門家がいるセンターへ紹介する ・ランダム化比較試験による検証が必要とされる

(Seeger W, et al. J Am Coll Cardiol 2013；62：D109-16[12] より改変)

ステラーゼ-5阻害薬（phosphodiesterase-5 inhibitor：PDE5I）などがある．これらは，肺血管選択性な血管拡張作用と，副次的に抗炎症，抗線維化，抗細胞増殖作用などを有することから，慢性効果として肺血管床や気道系の抗リモデリング作用が期待される．しかしながら，IPFに合併するPHへの特異的PAH治療薬の臨床的有益性は確立されていない．

- 5 に呼吸器疾患に合併するPHの治療指針を示す．MPAPが25 mmHg未満の症例は呼吸器疾患に合併するPHとみなさず，MPAPが21〜25 mmHgの境界域PHに対しては特異的PAH治療薬の適応が示されていない．またIPFに合併するPHにおいて，ERAには，現時点で明らかな有益性を支持するデータがない[12]．
- 12週間投与でPDE5I-シルデナフィル（レバチオ®）は，小規模オープンラベル試験[26]や比較対照臨床試験[27]において，6分間歩行距離（6-min walk distance：6MWD）への改善効果を示し，右室機能障害を呈したIPF症例では経時的な6MWDの低下を抑制した．
- JRPHSでは，ILDに合併したPHにおいてPDE5I投与群で長期治療管理の予後が改善された[24]．JRPHSの後ろ向き調査では70例の重症PHの症例において，PDE5I投与群の3年生存率は61.8％で，非投与群の3年生存率20.0％に対して有意に優れた結果がみられた．同研究のサブ解析からも非投与群と比較してPDE5I投与群は，ILDまたはCPFEに合併したPHの3年生存率の有意な改善を示した（6）．しかしながらこの研究は，後ろ向き調査であり症例数も限られているため，症例数の蓄積と前向き介入試験が必要である．現在JRPHSにおいて，肺疾患に伴うPHの前向き登録研究が引き続き行われている（UMIN000011541）．
- ERAは，非選択的ERAにボセンタン（トラクリア®）とマシテンタン（オプスミット®），

TOPICS

IPFに合併するPHの新たな臨床試験

骨形成蛋白（bone morphogenetic protein：BMP）の経路障害は，BMPII型受容体（BMP type II receptor：BMPR2）の遺伝子変異を含めて，PAHの病因の一つと考えられている．PHを合併したIPFの肺動脈では，リモデリング現象とともにBMPR2の発現が減少している可能性がある．シルデナフィルはBMP経路の活性化作用を有することから，PH合併が疑われる重症IPF症例に対するピルフェニドン（ピレスパ®）へのシルデナフィル追加投与の多施設二重盲検試験が海外で検証されている（NCT02951429）．本試験は新しい治療の方向性として結果が注目される．

6 呼吸器疾患に合併したPHにおけるPDE5I投与群と非投与群の予後

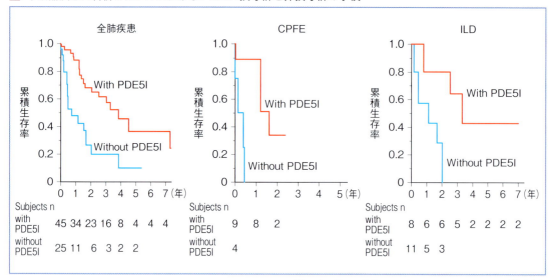

(Tanabe N, et al. Respirology 2015；20：805-12[24]より)

選択的ERAにアンブリセンタン（ヴォリブリス®）がある．ボセンタンとマシテンタンには，比較対照臨床試験[28,29]と多施設二重盲検ランダム化比較試験[30]において，PHを合併した症例を含めてIPFへの有益性が認められなかった．

- アンブリセンタンの臨床試験では，対照群と比較して治療群のほうに疾患の進行と呼吸器関連入院の増加が認められた．この研究には11％のPH合併例が含まれていたが，検証結果には影響がなかった[31]．この事実を踏まえて欧州では，PH合併の有無にかかわらずIPFへのアンブリセンタンの投与が禁忌となっている．
- 12週間投与で一酸化窒素の経路に属する可溶性グアニル酸シクラーゼ刺激薬リオシグアト（アデムパス®）は，IPFを含めた進行期ILDに合併したPHの小規模オープンラベルにおいて，肺血行動態を改善したものの6MWDの改善は不十分であった[32]．しかしながら国際共同で行われた第Ⅱ相臨床試験で，対照群と比較してリオシグアト投与群には，死亡例，呼吸障害や肺感染症を含む重篤な有害事象が多くみられたため，2016年6月「IIPに合併したPHにリオシグアトを使用しないこと」という提言が欧州医薬品庁から医薬品安全情報として発表された[33]．
- ILDに合併するPHにおいて，特異的PAH治療薬投与の治療反応群は予後が改善される可能性が示唆されている．観察期間中央値13.2か月で151例のIIPに合併した重症PH（COMPERA registryからの抽出データ）では，IPAHと比較して，特異的PAH治療薬投与の治療反応は不良で有意に低い生存率がみられた．しかしながらIIPに合併した重症PHにおいて，特異的PAH治療薬投与に対して6MWDまたはWHO機能分類の改善を呈した治療反応群は，不応群と比較して生存率の有意な改善を示した（ 7 ）[34]．

特異的PAH治療薬の使用注意

- 特異的PAH治療薬の肺血行動態の改善によって呼吸器症状と運動耐容能の改善が期待されるものの，血管拡張作用によって起こる換気血流不均等や肺内右-左短絡シャントでのガス交換機能の悪化が懸念される．線維化

7 IIPに合併した重症PHの予後

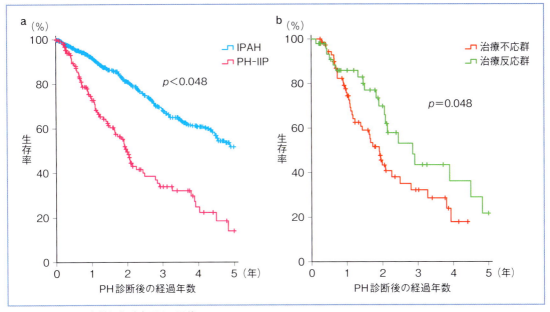

a. IPAHとIIPに合併した重症PHの予後
b. IIPに合併した重症PHにおける特異的PAH治療薬投与の治療反応群と不応群の予後

(Hoeper MM, et al. PLoS One 2015；10：e0141911[34]より抜粋)

した肺内においてシルデナフィルは，血管拡張作用で酸素化良好な区域の肺血流を増加し動脈血酸素分圧を上昇させる効果があることより，ILDに合併するPHへの治療効果の優位性が見込まれる[35]．これに対してプロスタサイクリンは，線維化した肺内においてシャントや換気血流不均等の悪化をきたし，低酸素血症を増悪した．
- 特異的PAH治療薬の投薬で肺水腫，あるいは肺の陰影やガス交換の悪化が出現した場合に，ILDの悪化なのか薬剤投与に伴う合併症なのかの鑑別に苦慮することが想定される．さらに，特異的PAH治療薬の治療管理で肺血行動態が改善しても，ILDの進行に伴う呼吸不全の悪化を見落としてはならない．
- ILDに対して投与されている薬剤との併用に注意する必要がある．シクロスポリン（ネオーラル®）またはタクロリムス（プログラフ®）との併用では薬物代謝酵素CYP3A4の影響により，ERAは禁忌または慎重投与と

なる．CYP3A4の影響によって，ボセンタンは血中濃度上昇があるため併用禁忌，アンブリセンタンは1日投与量5 mgを上限とする慎重投与となるが，マシテンタンはシクロスポリンまたはタクロリムスとの併用で制約を受けない．PDE5Iはイトラコナゾール（イトリゾール®）との併用は禁忌である．
- 欧州では，IPFへのアンブリセンタンの投与とIIPへのリオシグアトの投与が禁忌となっている．

ILDに合併するPHの展望

- IPFに合併する境界域PHに対する治療指針の確立や，ILDに合併するPHの中でPAH特異的治療薬への治療反応群と不応群の鑑別は今後の重要な課題となる．重症症例にはphenotypeとして肺血管床のリモデリング現象が出現している可能性があり，registrationによる症例蓄積を積み重ねるとともに，専門施設での治療方針の検討が望ましい．

8 呼吸器疾患に合併するPHへの推奨

検査/治療	クラス	レベル
肺疾患に伴うPHが疑われる患者での非侵襲的検査手法として経胸壁心エコー	I	C
経胸壁心エコーで重症PHかつ/または重症右室機能障害を認めた患者の専門施設への紹介	I	C
基礎疾患である肺疾患への最適な治療(低酸素血症を呈する症例への長期酸素療法など)	I	C
個別化治療のため重症PHかつ/または重症右室機能障害を呈した患者の専門施設への紹介	IIa	C
治療の重要性が想定されない場合(肺移植,PAHやCTEPHとの選択的診断,臨床研究の登録の可能性など),肺疾患に伴うPHが疑われる患者でのRHCは推奨されない	III	C
特異的PAH治療薬の適用は推奨されない	III	C

CTEPH:chronic thromboembolic PH.

(Galiè N, et al. Eur Heart J 2016;37:67-119[36] より改変)

- 最後に呼吸器疾患に合併するPHへの推奨を示す(**8**)[36].

(守尾嘉晃,日下 圭)

文献

1) Simonneau G, et al. Updated clinical classification of pulmonary hypertension. J Am Coll Cardiol 2013;62:D34-41.
2) Farkas L, et al. Pulmonary hypertension and idiopathic pulmonary fibrosis:a tale of angiogenesis, apoptosis, and growth factors. Am J Respir Cell Mol Biol 2011;45:1-15.
3) 守尾嘉晃. IPFに合併する二次性肺高血圧症の管理. 呼吸器内科2015;28:358-64.
4) Barratt S, Millar A. Vascular remodelling in the pathogenesis of idiopathic pulmonary fibrosis. QJM 2014;107:515-9.
5) Patel NM, et al. Pulmonary arteriole gene expression signature in idiopathic pulmonary fibrosis. Eur Respir J 2013;41:1324-30.
6) Hoffmann J, et al. Distinct differences in gene expression patterns in pulmonary arteries of patients with chronic obstructive pulmonary disease and idiopathic pulmonary fibrosis with pulmonary hypertension. Am J Respir Crit Care Med 2014;190:98-111.
7) Domingo E, et al. Pulmonary arterial wall disease in COPD and interstitial lung diseases candidates for lung transplantation. Respir Res 2017;18:85.
8) Pitsiou G, et al. Pulmonary hypertension in idiopathic pulmonary fibrosis:a review. Respiration 2011;82:294-304.
9) Er F, et al. Accuracy of Doppler-echocardiographic mean pulmonary artery pressure for diagnosis of pulmonary hypertension. PLoS One 2010;5:e15670.
10) Arcasoy SM, et al. Echocardiographic assessment of pulmonary hypertension in patients with advanced lung disease. Am J Respir Crit Care Med 2003;167:735-40.
11) Nathan SD, et al. Right ventricular systolic pressure by echocardiography as a predictor of pulmonary hypertension in idiopathic pulmonary fibrosis. Respir Med 2008;102:1305-10.
12) Seeger W, et al. Pulmonary hypertension in chronic lung diseases. J Am Coll Cardiol 2013;62:D109-16.
13) Nathan SD, et al. Pulmonary hypertension and pulmonary function testing in idiopathic pulmonary fibrosis. Chest 2007;131:657-63.
14) Lettieri CJ, et al. Prevalence and outcomes of pulmonary arterial hypertension in advanced idiopathic pulmonary fibrosis. Chest 2006;129:746-52.
15) Shorr AF, et al. Pulmonary hypertension in patients with pulmonary fibrosis awaiting lung transplant. Eur Respir J 2007;30:715-21.

16) Hamada K, et al. Significance of pulmonary arterial pressure and diffusion capacity of the lung as prognosticator in patients with idiopathic pulmonary fibrosis. Chest 2007 ; 131 : 650-6.
17) Nathan SD, et al. Serial development of pulmonary hypertension in patients with idiopathic pulmonary fibrosis. Respiration 2008 ; 76 : 288-94.
18) Kimura M, et al. Pulmonary hypertension as a prognostic indicator at the initial evaluation in idiopathic pulmonary fibrosis. Respiration 2013 ; 85 : 456-63.
19) Judge EP, et al. Acute exacerbations and pulmonary hypertension in advanced idiopathic pulmonary fibrosis. Eur Respir J 2012 ; 40 : 93-100.
20) Hurdman J, et al. ASPIRE registry : assessing the Spectrum of Pulmonary hypertension Identified at a REferral centre. Eur Respir J 2012 ; 39 : 945-55.
21) Cottin V, et al. Combined pulmonary fibrosis and emphysema : a distinct underrecognised entity. Eur Respir J 2005 ; 26 : 586-93.
22) Mejia M, et al. Idiopathic pulmonary fibrosis and emphysema : decreased survival associated with severe pulmonary arterial hypertension. Chest 2009 ; 136 : 10-5.
23) Cottin V, et al. Pulmonary hypertension in patients with combined pulmonary fibrosis and emphysema syndrome. Eur Respir J 2010 ; 35 : 105-11.
24) Tanabe N, et al. Multi-institutional retrospective cohort study of patients with severe pulmonary hypertension associated with respiratory diseases. Respirology 2015 ; 20 : 805-12.
25) Raghu G, et al. An official ATS/ERS/JRS/ALAT statement : idiopathic pulmonary fibrosis : evidence-based guidelines for diagnosis and management. Am J Respir Crit Care Med 2011 ; 183 : 788-824.
26) Collard HR, et al. Sildenafil improves walk distance in idiopathic pulmonary fibrosis. Chest 2007 ; 131 : 897-9.
27) Han MK, et al. Sildenafil preserves exercise capacity in patients with idiopathic pulmonary fibrosis and right-sided ventricular dysfunction. Chest 2013 ; 143 : 1699-708.
28) King TE Jr, et al. BUILD-3 : a randomized, controlled trial of bosentan in idiopathic pulmonary fibrosis. Am J Respir Crit Care Med 2011 ; 184 : 92-9.
29) Raghu G, et al. Macitentan for the treatment of idiopathic pulmonary fibrosis : the randomised controlled MUSIC trial. Eur Respir J 2013 ; 42 : 1622-32.
30) Corte TJ, et al. Bosentan in pulmonary hypertension associated with fibrotic idiopathic interstitial pneumonia. Am J Respir Crit Care Med 2014 ; 190 : 208-17.
31) Raghu G, et al. Treatment of idiopathic pulmonary fibrosis with ambrisentan : a parallel, randomized trial. Ann Intern Med 2013 ; 158 : 641-9.
32) Hoeper MM, et al. Riociguat for interstitial lung disease and pulmonary hypertension : a pilot trial. Eur Respir J 2013 ; 41 : 853-60.
33) Corporation B. Bayer Terminates Phase II Study with Riociguat in Patients with Pulmonary Hypertension Associated with Idiopathic Interstitial Pneumonias. 2016.
https://www.prnewswire.com/news-releases/bayer-terminates-phase-ii-study-with-riociguat-in-patients-with-pulmonary-hypertension-associated-with-idiopathic-interstitial-pneumonias-300267616.html (date last accessed : 2018.6.5.)
34) Hoeper MM, et al. Pulmonary Hypertension in Patients with Chronic Fibrosing Idiopathic Interstitial Pneumonias. PLoS One 2015 ; 10 : e0141911.
35) Ghofrani HA, et al. Sildenafil for treatment of lung fibrosis and pulmonary hypertension : a randomised controlled trial. Lancet 2002 ; 360 : 895-900.
36) Galiè N, et al. 2015 ESC/ERS Guidelines for the diagnosis and treatment of pulmonary hypertension : The Joint Task Force for the Diagnosis and Treatment of Pulmonary Hypertension of the European Society of Cardiology (ESC) and the European Respiratory Society (ERS) Endorsed by : Association for European Paediatric and Congenital Cardiology (AEPC), International Society for Heart and Lung Transplantation (ISHLT). Eur Heart J 2016 ; 37 : 67-119.

合併症・併存症の診断と管理

肺癌の合併対策
予防的視点から

間質性肺炎（IP）と肺癌

- 特発性間質性肺炎の中で最も多い特発性肺線維症（IPF）の平均生存期間は2～3年と，悪性腫瘍に匹敵するほど予後は不良である．
- IPFは，肺癌を高率に合併する（4.4～48.0％）[1]が，背景肺に間質性陰影があるために結節影が不明瞭となり，しばしば早期診断が難しい．
- 肺癌を発症したIPF患者の主な死因は肺癌で，予後は肺癌，IPF単独より悪い[1,2]．
- IP合併肺癌では，癌に対する治療が時に致死的な有害事象を誘発することから，治療法が限られる[2]．肺癌自体の進行だけでなく，癌治療による有害事象，限られた治療選択肢が予後をさらに悪化させる．
- 現在，IPFに対して承認されている抗線維化薬は，ピルフェニドンとニンテダニブであるが，いずれも抗腫瘍効果を有することが示唆されている．
- IPFの予後を改善するため，間質性肺炎における肺癌抑制，癌治療による急性増悪予防効果に関する検討は，今後の重要な課題である．

IP合併肺癌の癌治療

- IP合併肺癌における癌治療（化学療法，放射線治療，手術）は，時に致死的な肺障害を生じることが最大の問題点である．癌治療関連のIP急性増悪の発症率は13.3～29.4％，致死率は60.0％にも及ぶと報告されており，IPの存在は癌治療の制限因子となっている[2]．
- しかし峯岸ら[2]は，IP合併肺癌を対象とした後方視的研究において，ベストサポーティブケア群の急性増悪とその死亡率は治療群より悪く，また，小細胞肺癌患者の化学療法に対する奏効率は76.9％と報告した．IP合併肺癌において，無治療でも急性増悪のリスクはなくならないこと，進行肺癌の治療成績が向上している現状からは，IPの併存のみを理由に癌治療を回避することは妥当ではないと考える．
- IPF合併肺癌の術後急性増悪は約20％，致死率は約50％と報告されている．国内でIPF合併肺癌を対象に，周術期ピルフェニドン投与の術後急性増悪の予防効果について，単一群での第Ⅱ相試験が施行された[3]．術後急性増悪は2.8％（1/36）と，ピルフェニドンによる術後急性増悪の予防効果を示唆する結果であった．
- 今後，手術以外の癌治療による急性増悪の予防に対する検討も重要な課題である．

抗線維化薬の腫瘍に対する作用

- 線維化は発癌との関与が示唆されており，線維化をターゲットとした発癌予防についての研究が進められている．

■ピルフェニドン

- ピルフェニドンは，TGFβ（transforming growth factor-beta）をはじめ，bFGF（basic-fibroblast growth factor），SDF-1α（stroma cell-derived factor），IL（interleukin）-18といった線維化にかかわるさまざまな因子を抑制すると考えられている[4]．
- 国内外で行われた3つの無作為化プラセボ対照二重盲検比較試験において，有意に努力肺活量（forced vital capacity：FVC）の低下を抑制し，死亡率を改善した[4]．IPFに対して初めて承認された薬剤であるが，抗線維化作

用だけでなく，抗腫瘍効果も有することが確認されている．

癌関連線維芽細胞（CAFs）

- マウスを用いた小細胞肺癌モデルにおいて，ピルフェニドンが癌関連線維芽細胞（cancer-associated fibroblasts：CAFs）のアポトーシスを誘導し，細胞死を引き起こして癌を抑制する可能性が示唆された[5]．この実験では，シスプラチンとピルフェニドンが相乗的に抗癌作用を増強したことも示された．

TGFβ ★1

- ヒトの神経膠腫細胞[6]あるいはマウスの膵癌細胞モデル[7]を用いた研究では，いずれもピルフェニドンが，TGFβが関与する癌の増殖を抑制する可能性を示唆した．ただしTGFβは，癌細胞の増殖を促進する作用と，抑制する作用の相反する作用が報告されており，肺癌に対する影響も不明な点があり，今後さらに検証すべき課題である．

上皮間葉転換（EMT）★2

- 上皮間葉転換（epithelial-mesenchymal transition：EMT）は，肺の線維化だけでなく，癌の浸潤，転移，抗癌薬耐性の獲得に寄与すると考えられている．ピルフェニドンは，肺腺癌細胞株においてTGFβによって誘導されたEMTを抑制した[8]．また，カルボプラチンによって誘導されたEMTも抑制し，抗癌薬耐性の獲得を抑える可能性も示唆された[8]．

CTHRC1

- CTHRC（collagen triple helix containing）1は，Wnt/β-カテニンシグナル経路★3の構成成分であり，非小細胞肺癌などの悪性腫瘍において過剰発現している癌遺伝子である．ピルフェニドンがCTHRC1の発現を抑制した結果が報告されており[9]，ピルフェニドンが間接的に腫瘍増殖を制御する可能性が示唆される．

■ニンテダニブ

- IPFにおいて承認されたもう一つの抗線維化薬であるニンテダニブ（オフェブ®）は，チロシンキナーゼ阻害薬の一つであるが，腫瘍血管の新生を阻害することで抗腫瘍効果を示すことがわかっている．
- 非小細胞肺癌患者においてドセタキセルとニンテダニブ併用群をドセタキセル単独群と比較したところ，無増悪生存期間の延長効果が得られた（ハザード比0.79，95％信頼区間0.68-0.92，$p = 0.0019$）[10]．
- 欧州では抗癌薬として限定的な承認が得られているが，抗線維化作用を介した腫瘍の制御は今後の研究成果の集積に委ねられている．

■N-アセチルシステイン（NAC）[11]

- IPFの末梢気腔では，肺胞，気道上皮をオキシダント刺激から保護するグルタチオン（glutathione-SH：GSH）が減少しており，GSHの前駆物質であるN-アセチルシステイン（N-acetylcysteine：NAC，ムコフィリン®）は細胞内GSH増加作用，抗酸化作用を有し，炎症性サイトカインの産生抑制による抗線維

★1　TGFβ
TGFβは5つのアイソフォームから成り，線維化ではⅠ型が最も関与している．肺に炎症や傷害が生じると，マクロファージ，血小板，リンパ球，上皮細胞，線維芽細胞からTGFβが分泌され，組織の修復過程において細胞外基質が過剰に沈着し，コラーゲン産生が増強される．IPF患者の線維芽細胞では，正常細胞よりTGFβの産生量が多い．線維芽細胞の筋線維芽細胞への分化を促進したり，アポトーシスを抑制する作用も報告されており，肺線維化における増殖因子として重要である．

★2　上皮間葉転換（EMT）
生体内で広く認められる現象で，正常組織の創傷治癒，腎臓の線維化，胎生期の発生過程，癌の浸潤・転移・抗癌薬の耐性獲得に関与する．傷害組織においては間葉系細胞を増殖し，線維化にかかわると考えられている．ヒトⅡ型肺胞上皮細胞におけるEMTは，TGFβにより誘導されると推定されており，EMTを起こした細胞は，fibroblastic fociの形成や，細胞外基質の過剰産生に寄与すると考えられている．

★3　Wnt/β-カテニンシグナル経路
Wntは，細胞外分泌糖蛋白であり，動物の発生における器官形成などを制御する．Wntが受容体に結合して活性化されるシグナル伝達経路の一つにβ-カテニン経路がある．β-カテニン経路は遺伝子発現を介して細胞増殖や分化を制御するが，本経路の構成因子の遺伝子異常が癌に関連することが報告されている．Wnt/β-カテニンシグナル経路活性の制御は，癌治療の標的として注目を浴びている．

1 IPFにおける肺癌発生危険因子に関する単変量解析・多変量解析

変数	単変量解析				多変量解析			
	ハザード比	95%信頼区間 下限	95%信頼区間 上限	p値	ハザード比	95%信頼区間 下限	95%信頼区間 上限	p値
年齢	1.00	0.98	1.02	0.89				
性別（男性）	0.98	0.41	2.35	0.96				
喫煙†	3.63	0.47	27.9	0.22				
喫煙指数（pack-years）	1.09	1.01	1.18	0.04*				
気腫	3.43	1.44	8.18	0.01*	3.22	1.35	7.70	0.009*
Goddardスコア	0.91	0.82	1.01	0.07				
ピルフェニドン	0.08	0.02	0.33	0.0005*	0.11	0.03	0.46	0.003*
プレドニゾロン	0.49	0.22	1.11	0.09				
免疫抑制薬	0.50	0.12	2.09	0.34				
N-アセチルシステイン	0.09	0.01	0.69	0.02*	0.17	0.02	1.25	0.08
肺活量（%）	1.03	1.01	1.05	0.007*				
1秒率	0.98	0.95	1.01	0.18				
吸入歴	1.13	0.52	2.45	0.76				

変数の選択は逐次変数増減法を使用した．単変量解析で有意であった喫煙指数，肺活量は多変量解析では選択されなかったが，いずれの因子も気腫と交絡する可能性があるためと考えられた．
*$p<0.05$．†喫煙者は現喫煙者と前喫煙者を含む．

化作用も期待されている．2015年のATS/ERS/JRS/ALATガイドラインでは，強く推奨しないが，一部の患者では選択肢になりうるという位置づけになっている．

- NACは，肺癌，大腸癌，乳癌，皮膚癌等の実験動物モデルにおいて，発癌にかかわるDNA付加体形成の抑制，発癌物質によるDNA損傷の保護，癌形成の抑制作用を介して，癌化学予防薬として有効である可能性が示されている．

■まとめ

- 以上より，抗線維化薬には，癌細胞の増殖を抑制する可能性がある．
- 抗線維化作用と癌抑制作用の関連性について検討することは，IPFと肺癌に共通する病態を探ることにつながり，今後の重要な課題である

ピルフェニドン治療下におけるIPFの肺癌発生率[12]

- 日本医科大学と茨城東病院の二施設において，後方視的に261例のIPF患者を対象に，ピルフェニドン（ピレスパ®）投与群（83例）と非投与群（178例）における肺癌発生率を比較し，報告した．
- IPFは国際ガイドラインに準拠して診断し，観察期間は12か月以上とした．特発性肺線維症と肺癌の同時診断例は除外した．
- ピルフェニドン投与群と非投与群の背景因子の比較において，観察期間，性別，喫煙歴，気腫とその広がり，ステロイド，免疫抑制薬の併用，吸入歴に差はなかった．相違点は，ピルフェニドン群において年齢が若い，肺活量が低い，1秒率が高い，NACの使用率が高いといった点であった．
- 肺癌発生率は，ピルフェニドン群で有意に低かった（2.4%〈2/83〉vs 22.0%〈39/178〉，$p<$

2 IPFにおける肺癌発生率，死亡率と死因

	ピルフェニドン投与群 (n=83)	ピルフェニドン非投与群 (n=178)	p値
肺癌発生	2 (2.4%)	39 (22.0%)	<0.0001
死亡	29 (34.9%)	56 (31.5%)	0.57
死因			
急性増悪	10 (34.5%)	28 (50.0%)	0.25
呼吸不全	9 (31.0%)	4 (7.1%)	0.006*
感染	4 (13.8%)	7 (12.5%)	1.0
肺癌	1 (3.5%)	9 (16.1%)	0.15
急性心筋梗塞	0	1 (1.8%)	
他臓器癌	0	1 (1.8%)	
消化管出血	0	1 (1.8%)	
不明	5 (17.2%)	5 (8.9%)	
転院†	18 (21.7%)	46 (25.8%)	0.54

*$p<0.05$．†転院した症例は終末期であることが多いため，大多数は死亡していると推測される．

0.0001)．単変量解析では肺癌発生に関連する因子として，ピルフェニドン，NAC，気腫が選択された．肺癌発生を抑制する因子は，唯一ピルフェニドンであった(ハザード比0.11，95%信頼区間0.03-0.46，$p=0.003$)．肺癌発生のリスク因子は気腫であった(ハザード比3.22，95%信頼区間1.35-7.70，$p=0.009$)(**1**)．

- 両群において死亡率に差はなかった．ピルフェニドン群では非投与群と比較し，呼吸不全死が多く，急性増悪，肺癌による死亡率が低い傾向であった(**2**)．肺癌発生を抑制するだけでは予後の改善につながらず，呼吸不全の進行抑制もIPFの課題と考えられる．ピルフェニドンの国内外の第Ⅲ相試験においても，6分間歩行時の動脈血酸素飽和度は改善しなかった．
- 本研究は後方視的研究であり，今後多施設前向き研究で検証する必要がある．

おわりに

- 抗線維化薬が，IPにおける肺癌発生を抑制する可能性が，in vitroおよびin vivo，後方視的研究において示唆されている．
- IPF以外の間質性肺炎(non-IPF)においても肺癌の合併率は高い．現在，non-IPFの臨床試験が複数進められており，主要評価項目である呼吸機能だけでなく，肺癌といった合併症に対する検証も必要である．
- IPFの予後はさまざまな因子で規定される．FVCの低下抑制を介して死亡率の低下がもたらされるだけでなく，肺癌の進展制御を介して予後が改善する可能性も示唆される．また，呼吸不全の進行抑制も重要な課題であると考える．癌治療による急性増悪予防，抗癌薬の耐性獲得の抑制についてもさらに検討の余地があり，IP合併肺癌患者において抗線維化薬の多面的効能が期待される．
- 抗線維化薬のFVC低下抑制以外の効果が確認されることで，より多くの患者が抗線維化薬の恩恵を受けることが期待される．抗線維化薬の作用に関してはいまだ未知の部分があり，臨床から得られる情報をもとに，新たな薬効が解明されていくことが求められる．

(三浦由記子)

TOPICS

癌関連線維芽細胞（CAFs）

腫瘍組織には，癌細胞のみならず，線維芽細胞，血管内皮細胞，免疫細胞などのさまざまな間質細胞が存在し，癌の微小環境を形成して癌の増殖に関与する．癌関連線維芽細胞（cancer-associated fibroblasts：CAFs）は，癌微小環境の主要な構成要素として注目されている．CAFsは，さまざまな調整因子を分泌し，癌の増殖，転移，血管新生，抗癌薬耐性獲得に有利な微小環境を構築する．

CAFsの起源は，正常線維芽細胞をはじめ，骨髄由来細胞，上皮細胞，血管内皮細胞など複数あると考えられている．正常線維芽細胞，骨髄由来細胞がCAFsへ形質転換する際，TGFβ1が誘導因子であると考えられており，CAFs自体もTGFβ1を産生し，その誘導に関与する．上皮細胞が間葉系細胞に形質転換する現象がEMTであるが，癌組織においては，癌細胞がEMTによりCAFs様の形質を獲得し，癌の浸潤，転移を促進する可能性がある．血管内皮細胞は，TGFβを介してCAFs様の形質に変化することが報告されている．

CAFsは，上皮成長因子（epithelial growth factor：EGF），肝細胞増殖因子（hepatocyte growth factor：HGF），insulin-like growth factor 1（IGF-1），bone morphogenetic protein 4，SDF-1といったさまざまなサイトカインを産生することで，腫瘍の増殖を促進する．また，C-C motif chemokine ligand（CCL）5，C-X-C motif chemokine ligand（CXCL）12などのケモカイン，matrix metalloproteinases（MMPs）を分泌し，癌の転移にも関与する．

低分子RNAであるmicro RNA（miR）は，遺伝子発現を制御することで細胞増殖や細胞死に関与しており，miRは正常線維芽細胞をCAFsに形質転換する．CAFsにおけるmiR-26b，miR-15，16などの発現低下が癌の転移を促進する．

癌の増殖に重要な血管新生において，vascular endothelial growth factor（VEGF）は代表的な因子である．CAFsは，platelet derived growth factor（PDGF）やIL-6の分泌を誘導し，VEGFの産生を増加し，血管新生を促進する．HGFも血管新生を誘導する．

CAFsは抗癌薬の耐性獲得を誘導すると考えられている．チロシンキナーゼ阻害薬（tyrosine kinase inhibitor：TKI）は，上皮成長因子受容体（epidermal growth factor receptor：EGFR）変異陽性の非小細胞肺癌に奏功するが，CAFsのHGF発現亢進がTKI耐性に関与する．CAFsが誘導するCCL2，CXCL12，IL-17Aはドセタキセルの耐性，IL-6はエルロチニブ，タモキシフェンの耐性に寄与する．

現在，CAFsを標的としたさまざまな治療戦略が展開されている．CAFsは癌そのものというより，癌を取り巻く微小環境と関連するため，CAFsの制御は癌の治療効果を補強することが期待されている．抗VEGF抗体であるベバシズマブは大腸癌，肺癌などで承認を得ている．HGFはc-METを特異的受容体とし，HGF/c-METシグナルの活性化が細胞増殖に関与するため，治療標的として注目されており，METを阻害するクリゾチニブは非小細胞肺癌に臨床応用されている．CAFsは，T細胞上に発現するPD-1（programmed cell death 1）などのサイトカイン遺伝子を高発現しており，非小細胞肺癌において，PD-1を標的とした免疫チェックポイント阻害薬（ニボルマブ）が保険適用となっている．現在のところ，fibroblast activation protein（FAP），MMPを標的とした治療の有効性は示されていない．そのほかにCXCL12，TGFβの中和抗体等の有効性が検討されている．

線維化と腫瘍は，密接なかかわりがあると考えられており，両者のメカニズムの解明が，諸臓器における線維化や癌の制御につながることが期待される．

文　献

1) Antoniou KM, et al. Idiopathic pulmonary fibrosis and lung cancer : a clinical and pathogenesis update. Curr Opin Pulm Med 2015 ; 21 : 626-33.
2) Minegishi Y, et al. Exacerbation of idiopathic interstitial pneumonias associated with lung cancer therapy. Intern Med 2009 ; 48 : 665-72.
3) Iwata T, et al. A phase II trial evaluating the efficacy and safety of perioperative pirfenidone for prevention of acute exacerbation of idiopathic pulmonary fibrosis in lung cancer patients undergoing pulmonary resection : West Japan Oncology Group 6711 L (PEOPLE Study). Respir Res 2016 ; 17 : 90.
4) Miura Y, Azuma A. Pirfenidone : an orphan drug for treating idiopathic pulmonary fibrosis. Expert Opinion on Orphan Drugs 2015 ; 3 : 587-97.
5) Mediavilla-Varela M, et al. The anti-fibrotic agent pirfenidone synergizes with cisplatin in killing tumor cells and cancer-associated fibroblasts. BMC Cancer 2016 ; 16 : 176.
6) Burghardt I, et al. Pirfenidone inhibits TGF-beta expression in malignant glioma cells. Biochem Biophys Res Commun 2007 ; 354 : 542-7.
7) Kozono S, et al. Pirfenidone inhibits pancreatic cancer desmoplasia by regulating stellate cells. Cancer Res 2013 ; 73 : 2345-56.
8) Fujiwara A, et al. Pirfenidone plays a biphasic role in inhibition of epithelial-mesenchymal transition in non-small cell lung cancer. Lung Cancer 2017 ; 106 : 8-16.
9) Bauer Y, et al. A novel genomic signature with translational significance for human idiopathic pulmonary fibrosis. Am J Respir Cell Mol Biol 2015 ; 52 : 217-31.
10) Reck M, et al. Docetaxel plus nintedanib versus docetaxel plus placebo in patients with previously treated non-small-cell lung cancer (LUME-Lung 1) : a phase 3, double-blind, randomised controlled trial. Lancet Oncol 2014 ; 15 : 143-55.
11) van Zandwijk N. N-acetylcysteine for lung cancer prevention. Chest 1995 ; 107 : 1437-41.
12) Miura Y, et al. Reduced incidence of lung cancer in patients with idiopathic pulmonary fibrosis treated with pirfenidone. Respir Investig 2018 ; 56 : 72-9.

合併症・併存症の診断と管理

肺癌の合併対策
化学療法の実効性と有効性

- 間質性肺炎（IP）は肺癌の危険因子である．特発性間質性肺炎（IIPs）の中でも特に特発性肺線維症（IPF）に肺癌は高率に合併し，IPF診断時の肺癌合併率は2.0～16.7％，累積合併率は2.7～31.3％に及ぶ[1]．
- IPFを含めたIP合併進行肺癌で化学療法を施行する際には，化学療法による薬剤性肺障害またはIPの急性増悪に伴う早期死亡，ADL低下が問題となる．IPを伴わない進行期肺癌患者に対する化学療法はベストサポーティブケア（BSC）と比較して予後を改善させるが，IPFを含めIP合併肺癌患者では明らかになっていない．
- IPFの一般的な急性増悪の頻度は5～15％程度である．肺癌治療では，化学療法，放射線治療，放射線化学療法のいずれも急性増悪のリスクとなり，化学療法による急性増悪は25％程度，急性増悪による死亡率は30～50％と報告されている．化学療法施行時には化学療法による急性増悪のリスクを念頭におき，一方でリスクを懸念するあまり適切な治療を受ける機会を逃すことのないよう，十分な説明を行ったうえで慎重に治療を行う必要がある．

非小細胞肺癌

■ 1次治療

- 肺癌治療で使用される抗癌薬のうち，イリノテカン（CPT-11）はIPが存在すれば無条件に，アムルビシン（AMR）とゲムシタビン（GEM）は「胸部単純X線で明らかで，かつ臨床症状のあるIPまたは肺線維症の患者」に対して，いずれも「症状が増悪し致命的となることがある」として添付文書上は使用禁忌と記載されている．
- 平成29年度びまん性肺疾患に関する調査研究班においてIIPs合併進行肺癌に対する化学療法のアンケート調査を行った[2]．対象は全国111施設から後ろ向きに集積された711例（うちIPF 406例，57.1％）で，肺癌の組織型は腺癌259例（36.4％），小細胞癌217例（30.5％），扁平上皮癌173例（24.3％）であった．
- 非小細胞肺癌に対する1次化学療法における奏効率（ORR）は41.3％，生存期間中央値（MST）は11.0か月（95％CI 9.7-12.3），急性増悪発症率は12.8％，急性増悪による死亡率は22.2％であった．レジメンはカルボプラチン（CBDCA）＋パクリタキセル（PAC）が113例（22.9％）で最も多く，ORR 37.2％，急性増悪率11.4％，急性増悪による死亡率0％であった（[1]）．
- 前向きでの研究は少ない．Minegishiら[3]がIIPs合併非小細胞肺癌患者18例に対して1次化学療法CBDCA＋weekly PACの安全性と有効性を前向きに検討している．急性増悪は1例（5.6％）に発生しORR 61％，無増悪生存期間（PFS）5.3か月，MST 10.6か月であった．
- CBDCA＋S-1の治療成績も報告されている．Sekineら[4]はIIPs合併非小細胞肺癌21例に対する1次化学療法CBDCA＋S-1の安全性と有効性を前向きに検討しており，急性増悪は2例（10％）に生じ，ORR 33％，PFS 4.2か月，MST 9.7か月であった．
- IPFの治療ガイドライン2017では，IPFを含むIP合併肺癌に対する化学療法を行うことが提案されている[5]．IP合併非小細胞肺癌の

1 非小細胞肺癌に対する1次化学療法

レジメン	n	ORR	急性増悪頻度%(n)	死亡率%(n)
Tri-weekly CBDCA＋PAC	113	37.2	11.4 (13)	0
CBDCA＋PEM	61	45.9	16.4 (10)	30.0 (3)
CBDCA＋S-1	42	50.0	4.8 (2)	0
CBDCA＋PAC＋BEV	32	18.8	12.5 (4)	25.0 (1)
CDDP＋PEM	26	42.3	11.5 (3)	33.3 (1)
DOC	26	65.4	34.6 (9)	55.6 (5)
CBDCA＋nab-PAC	26	28.6	3.8 (1)	0
CBDCA＋PEM＋BEV	23	56.5	13.0 (3)	33.3 (1)
Weekly CBDCA＋PAC	22	31.8	4.5 (1)	0
PEM	18	72.2	22.2 (4)	0
CDDP＋DOC	15	20.0	13.3 (2)	50.0 (1)
S-1	13	61.5	15.4 (2)	100 (2)
VNR	12	66.7	25.0 (3)	33.1 (1)
CDDP＋VNR	11	36.4	0	0
CBDCA＋VP16	11	54.5	9.0 (1)	0
Others	43	—	11.6 (5)	40.0 (2)
Total	494	41.3	12.8 (63)	22.2 (14)

（宮本篤ほか．びまん性肺疾患に関する調査研究班平成29年度研究報告書part1. 2018．p.39-56[2] より）

1次治療としてはCBDCA＋PAC療法が一般的と考えられ，3週毎投与と分割投与では効果は同等で，毒性が軽減される分割投与でも肺毒性の頻度に差はないと報告されている[3]．

■2次治療

- IP合併非小細胞肺癌に対する2次治療に関するエビデンスは乏しい．前述の平成29年度びまん性肺疾患に関する調査研究班[2]において，1次化学療法を受けた患者のうち243例（49.2％）に2次治療が施行された．2次化学療法全体のORRは8.2％，急性増悪発症率は17.8％，急性増悪による死亡率は44.1％であった．
- ドセタキセル（DOC）が94例（38.7％）と最も多く実施されたが急性増悪は21.3％に認められた．次いでS-1が22例（9.1％）で急性増悪発症率は9.1％であった．その他，ペメトレキセド（PEM），ビノレルビン（VNR），CBDCA＋PACが使用され，急性増悪の頻度はPEM 33.3％，VNR 22.2％，CBDCA＋PAC 6.7％であった（ 2 ）．
- 最も使用されているDOCと，PEM，VNRでは急性増悪のリスクが平均よりも高く，S-1，CBDCA＋PACでは急性増悪のリスクが低いという結果であった．ただしDOC以外は症例数が少なく解釈には注意が必要である．
- 2次治療以降の化学療法に関しては報告が少なく，今後も検討が必要である．

■分子標的薬

- 2002年に上皮成長因子受容体（EGFR）チロシンキナーゼ阻害薬（TKI）であるゲフィチニブが世界に先駆けて日本で承認され，その後2004年にEGFR遺伝子変異が効果と強く関連することが判明した．その投与の簡便さから承認された当初より多くの患者に使用さ

2 非小細胞肺癌に対する2次化学療法

レジメン	n	ORR	急性増悪頻度%(n)	死亡率%(n)
DOC	94	5.3	21.3(20)	40.4(8)
S-1	22	0	9.1(2)	100.0(2)
PEM	18	0	33.3(6)	66.7(4)
VNR	18	5.6	22.2(4)	50.0(2)
Tri-weekly CBDCA+PAC	15	26.7	6.7(1)	0
Others	76	—	13.1(10)	30.0(3)
Total	243	8.2	17.8(43)	44.1(19)

(宮本篤ほか. びまん性肺疾患に関する調査研究班平成29年度研究報告書part1. 2018. p.39-56[2] より)

れたが，有害事象としてIPによる死亡が相次いだ．

- 抗癌薬関連の薬剤性肺炎に関する日本のケースコントロールスタディにおいて，ゲフィチニブによるIPの発症は，投与開始後4週間以内が多く，高齢，PS不良，喫煙歴あり，既存のIP，CT画像上の正常肺占有率が低いことがリスク因子としてあげられた[6]．発症は1,872例中79例(4.2％)と報告され，IPを発症した際の致死率は31.6％であった．

- 現在，ゲフィチニブとその他のTKI(エルロチニブ，アファチニブ，オシメルチニブ，クリゾチニブ，アレクチニブ，セリチニブ)の添付文書はいずれもIPを有する患者では慎重投与とされているが，実地医療では投与を避ける場合が多く，原則として推奨されない．

■免疫チェックポイント阻害薬

- 分子標的薬の登場に加えて，免疫チェックポイント阻害薬(ICI)の出現で非小細胞肺癌における治療戦略は大きく変化している．2018年1月現在，日本ではprogramed cell death protein 1(PD-1)に対するモノクローナル抗体であるニボルマブ，ペンブロリズマブの2薬剤が非小細胞肺癌に対して使用可能であり，それぞれ2015年12月，2016年12月に承認されすでに多数の患者に使用されている．

- IPはICIの重大な副作用として知られており，非小細胞肺癌に対するPD-1阻害薬に関連したIPの頻度を検討したメタアナリシスの結果，全gradeでは4.1％，grade 3以上では1.8％であった[7]．また，市販後調査結果をまとめた安全性適正使用情報の副作用発現状況によると，ニボルマブでは5.5％，ペンブロリズマブでは5.6％と報告されている．

- 2018年1月にはprogramed cell death ligand-1 (PD-L1)に対するモノクローナル抗体のアテゾリズマブが切除不能進行・再発の非小細胞肺癌に対して承認を取得しており，今後使用機会の増加が予想される．非小細胞肺癌に対するPD-L1阻害薬によるIPの頻度を検討したメタアナリシスでは，全gradeでは1.3％，grade 3以上では0.4％と報告されており[8]，PD-1阻害薬よりも低い傾向にあった．

- 既存にIPが存在する場合の急性増悪の頻度は不明であり，IP合併肺癌に対するICI使用に関しては今後の検討課題と考えられる．

小細胞肺癌

- 小細胞肺癌はもともと肺癌の中では予後不良であり，進展型小細胞肺癌の無治療での生存期間は2～4か月である[9]．一方で，化学療法への反応は良好であることが特徴的で，進展型小細胞肺癌に対する化学療法は，BSCと比較し有意に予後を延長することが示されて

3 小細胞肺癌に対する1次化学療法

レジメン	n	ORR	急性増悪頻度%(n)	死亡率%(n)
CBDCA+VP16	161	35.4	3.1 (5)	90.0 (4)
CDDP+VP16	34	29.4	5.9 (2)	50.0 (1)
CDDP+CPT-11	10	20.0	0	0
CBDCA+CPT-11	6	33.3	16.7 (1)	0
Others	6	—	16.7 (1)	0
Total	217	34.1	4.1 (9)	55.6 (5)

(宮本篤ほか. びまん性肺疾患に関する調査研究班平成29年度研究報告書part1. 2018. p.39-56[2]より)

いる.

- 本邦で行われた70歳以下, PS 0-2のIPを伴わない進展型小細胞肺癌を対象にCDDP+エトポシド (PE) とCDDP+CPT-11 (PI) を比較した第Ⅲ相試験では, それぞれMSTは9.4か月と12.8か月であった[10]. また, 70歳以上, PS 0-2の高齢者もしくは70歳以下のPS 3患者を対象にsplit PE (CDDP 3日間分割投与) とCBDCA+エトポシド (CE) を比較した試験では, MSTは9.9か月と10.6か月であり[11], 高齢者・PS不良例でも化学療法による生存期間延長が示されている.
- IP合併小細胞肺癌に関する研究は少ないが, IPの急性増悪のリスクを考慮しても化学療法の有用性は高いと考えられる.
- 前述の平成29年度びまん性肺疾患に関する調査研究班[2]のアンケート調査の結果, IP合併小細胞肺癌患者に対する1次治療によりORR 34.1%, MST 10.3か月 (95%CI 9.0-12.2), 急性増悪率4.1%, 急性増悪関連死亡率は55.6%と報告された. レジメンとしてはCEが最も多く161例 (74.2%) に実施され, ORR 35.4%, 急性増悪発症率3.1%, 急性増悪による死亡率は90.0%であった (3).
- MinegishiらはIIPs合併小細胞肺癌 17例 (うちIPF 8例) に対して1次治療としてCEの安全性と有効性を前向きに検討し, 急性増悪は1例 (5.9%) に発症し, ORR 88%, PFS 5.5か月, MST 8.7か月であった[12].
- 1次治療の標準治療薬であるCPT-11がIPに対して禁忌であり, 忍容性と有効性の面からもプラチナ製剤+エトポシドが1次治療として推奨される.
- 2次治療に関する報告は乏しく, 化学療法を行うべきか否かに関して一致した見解は得られていない. 平成29年度びまん性肺疾患に関する調査研究班[2]でIP合併小細胞肺癌に対する2次治療以降の化学療法も報告されており, 125例 (51.4%) に2次治療が施行可能で全体のORRは19.2%, 急性増悪発症率は16.3%, 急性増悪による死亡率は20.0%であった. 治療レジメンはAMR (39例), CBDCA+PAC (23例) の順に多く, 急性増悪発症率はAMR 23.1%, CBDCA+PAC 8.7%であった (4).
- AMRはIPに対しては冒頭で述べたとおり原則禁忌であるが, 実臨床では使用されている実態が明らかになった. しかしながらその急性増悪発症率は全体平均よりも高い結果であった.
- 予後に関しては, 平成25年びまん性肺疾患に関する調査研究班で2次治療以降の化学療法の生存期間に関する調査を報告している[13]. 小細胞肺癌ではORRが27.3%, 病勢コントロール率が59.1%, 2次化学療法からのMSTは9.0か月, 2次治療が実施された症例における初回化学療法からのMSTは17.3か月であった. これはIIPsを合併していな

4 小細胞肺癌に対する2次化学療法

レジメン	n	ORR	急性増悪頻度%(n)	死亡率%(n)
AMR	39	20.5	23.1 (9)	22.2 (2)
Monthly CBDCA+PAC	23	13.0	8.7 (2)	0
NGT	22	4.5	13.6 (3)	0
CBDCA+VP16	13	38.5	0	0
CPT-11	9	33.3	22.2 (2)	50.0 (1)
PAC	8	0	12.5 (1)	100 (1)
Others	11	—	27.2 (3)	0
Total	125	19.2	16.3 (20)	20.0 (4)

(宮本篤ほか.びまん性肺疾患に関する調査研究班平成29年度研究報告書part1. 2018. p.39-56[2] より)

い小細胞肺癌の報告と類似した結果であり，急性増悪の危険性を差し引いても2次化学療法により予後を改善できる可能性と，2次化学療法まで行うことができればIP非合併小細胞肺癌と同様の生存期間が期待できる可能性が示唆された．

- sensitive relapseにおけるCEのリチャレンジは安全性が高い可能性が示唆されるが，refractory relapseでは治療の選択肢が限られる．

おわりに

- IP合併肺癌における化学療法に関して概説した．臨床試験を含めデータの少ない分野であり実地医療では有効性とリスクを考慮して個々の症例ごとにベストと思われる治療を選択することが重要である．

(髙橋由以，岸 一馬)

文献

1) 日本呼吸器学会腫瘍学術部会・びまん性肺疾患学術部会．間質性肺炎合併肺癌の臨床像．間質性肺炎合併肺癌に関するステートメント．南江堂；2017. p.19-21.
2) 宮本篤ほか．特発性間質性肺炎合併肺癌患者の内科治療に関する後ろ向き調査．びまん性肺疾患に関する調査研究班平成29年度研究報告書part1. 2018. p.39-56.
3) Minegishi Y, et al. The safety and efficacy of weekly paclitaxel in combination with carboplatin for advanced non-small cell lung cancer with idiopathic interstitial pneumonias. Lung Cancer 2011；71：70-4.
4) Sekine A, et al. Safety and efficacy of S-1 in combination with carboplatin in non-small cell lung cancer patients with interstitial lung disease：a pilot study. Cancer Chemother Pharmacol 2016；77：1245-52.
5) 日本呼吸器学会監，厚生労働科学研究費補助金難治性疾患政策研究事業「びまん性肺疾患に関する調査研究」班特発性肺線維症の治療ガイドライン作成委員会編．特発性肺線維症の治療ガイドライン2017．南江堂；2017. p.37-9.
6) Kudoh S, et al. Interstitial lung disease in Japanese patients with lung cancer：a cohort and nested case-control study. Am J Respir Crit Care Med 2008；177：1348-57.
7) Nishino M, et al. Incidence of Programmed Cell Death 1 Inhibitor-Related Pneumonitis in Patients With Advanced Cancer：A Systematic Review and Meta-analysis. JAMA Oncol 2016；2：1607-16.
8) Khunger M, et al. Incidence of Pneumonitis With Use of Programmed Death 1 and Programmed Death-Ligand 1 Inhibitors in Non-Small Cell Lung Cancer：A Systematic Review and Meta-Analysis of Trials. Chest 2017；152：271-81.

9) Green RA, et al. Alkylating agents in bronchogenic carcinoma. Am J Med 1969 ; 46 : 516-25.
10) Noda K, et al. Irinotecan plus cisplatin compared with etoposide plus cisplatin for extensive small-cell lung cancer. N Engl J Med 2002 ; 346 : 85-91.
11) Okamoto H, et al. Randomised phase III trial of carboplatin plus etoposide vs split doses of cisplatin plus etoposide in elderly or poor-risk patients with extensive disease small-cell lung cancer : JCOG 9702. Br J Cancer 2007 ; 97 : 162-9.
12) Minegishi Y, et al. The feasibility study of Carboplatin plus Etoposide for advanced small cell lung cancer with idiopathic interstitial pneumonias. J Thorac Oncol 2011 ; 6 : 801-7.
13) 峯岸裕司, 弦間昭彦. 特発性間質性肺炎合併進行／術後再発肺癌の二次治療以降の化学療法に関する実態調査―生存期間に関する追加調査. びまん性肺疾患に関する調査研究班. 平成25年度研究報告書. 2014. p.77-81.

合併症・併存症の診断と管理
肺癌の合併対策
外科療法の安全性と対策

間質性肺炎・特発性肺線維症と肺癌

- 特発性肺線維症（IPF）は肺癌発生の危険因子としても知られ，非IPF患者と比べ肺癌の発生リスクが7〜14倍であり，累積肺癌発生率は1年で3.3％，5年で15.4％，10年で54.7％である[1]．肺癌はIPF患者の死亡原因の11％を占めている[2]．逆にわが国の肺癌症例における間質性肺炎の合併率は約4〜15％と報告されているが[3]，IPFと肺癌はいずれも増加傾向にあることを鑑みるとIPF合併肺癌の患者は今後さらに増加すると考えられる．

- IPFの経過中に生じる急性増悪（acute exacerbation：AE）はIPFの死亡原因の約40％と最も多く[2]，感染や薬剤，気胸や気管支鏡，外科的侵襲などが契機となることが知られており，肺癌治療においてもAEは大きな問題となっている．

- 間質性肺炎や肺間質影を有する肺癌患者に対する放射線照射は単独療法で25〜33％，放射線化学療法後で40％（Grade 3以上），体幹部定位放射線治療でも1年以内の肺臓炎（Grade 4以上）発生率が57％とする報告がある[4,5]．

- 化学療法は薬剤によっては比較的安全に投与できるものの，多くのレジメンが間質性肺炎症例には禁忌または慎重投与とされており，治療そのものに制約がある．最近の研究では間質性肺炎（特にIPF）合併肺癌における化学療法後急性増悪の頻度は30〜40％程度とされている報告が多い（前項「化学療法の実効性と有効性」参照）．

- 近年注目のドライバー変異に対する分子標的薬や免疫チェックポイント阻害薬療法も致死的AEを生じうるため添付文書上は慎重投与とされているが，実際には臨床の現場で間質性肺炎を有する肺癌患者に使用される機会はきわめて少ない．このため機能的かつ腫瘍学的に切除可能例には手術が選択されることが多い．

- しかしながら，手術療法でも術後のIPF急性増悪が10〜20％程度の割合で生じ，急性増悪例の40％以上が死の転機をとることが知られている[6,7]．日本胸部外科学会の全国調査では間質性肺炎急性増悪はわが国の肺癌手術全体における術後30日以内死亡原因（**1**）の第1位（78例/325例）となっているが[8]，集計上「呼吸不全」とされた41例の中にも間質性肺炎の急性増悪が含まれている可能性がある．その予防法の確立は肺癌手術療法の安全性向上のためには喫緊の課題である．

- 長期予後に関しては，日本呼吸器外科学会（Japanese Association of Chest Surgery：JACS）が行った大規模調査では間質性肺炎合併肺癌の術後5年生存率はIA期で59％と，肺癌合同登録委員会データ（IA期86.8％）と比べて著しく不良であった[9]．間質性肺炎の進行や二次癌発生などのほか，初回手術後の急性増悪や，再発時の治療制限などが予後不良の原因と考えられている．

- またIPF合併肺癌は上皮間葉転換機構（epithelial-to-mesenchymal transition：EMT）による形質を多く有し，浸潤・転移能が高いことも示されている[10,11]．筆者らの網羅的遺伝子メチル化の研究においても，IPF合併肺癌と非合併肺癌ではプロファイルの明らかな違いが検出されている（未公表データ）．

1 肺癌術後30日以内死亡

死亡原因	症例数
心・血管合併症	23
肺炎	47
膿胸	4
気管支胸膜瘻	16
呼吸不全	41
肺塞栓症	11
間質性肺炎	78
脳梗塞・脳出血	14
その他	80
不明	11
計	325

(Masuda M, et al. Gen Thorac Cardiovasc Surg 2016, 64：665-97[8] より)

2 術後AEの危険因子

低肺活量
低肺拡散能
低全肺気量
高血清CRP値
間質性肺炎血清マーカー（KL-6, SP-D, LDH等）
長時間手術
開胸手術（VATSに対し）
肺葉切除（縮小手術に対し）
画像的線維化所見
UIP/IPF（他の特発性間質性肺炎に対し）
術中水分バランス
術中高濃度酸素

VATS：胸腔鏡下手術.

術後急性増悪（AE）の危険因子

- これまで肺癌根治術後のAE発症危険因子とされていたものを **2** にまとめるが，確固たるエビデンスとはいえなかった．JACSでは2010年6月より学術集会の継続的課題として「間質性肺炎合併肺癌の術後急性増悪に関する症例集積とリスク因子解析」を取り上げてびまん班と協力して大規模後ろ向き調査を施行している．同研究では過去最大の1,300例のIPF合併肺癌症例を集積し，その術後増悪率を10.3%，増悪症例の致死率を43.9%と報告している．

- また急性増悪の7つのリスク因子：急性増悪の既往（5点），画像的UIP pattern（4点），解剖学的区域切除以上の術式（4点），男性（3点），術前ステロイドの使用（3点），術前血清KL-6 >1,000 U/mL（2点），術前%VC<80（1点）が同定され，増悪率予測スコアが作成されるなどの成果があがっている[12]．ただし同リスクスコアについては異なるコホートでのvalidationは未施行であり，現在JACSで前向き観察研究が進行中である．

- このJACS研究では長期予後についても検討されている．切除肺量は術後AEの危険因子であったが，逆に楔状切除は長期予後の不良因子となっている[13]．

術後AEの予防法としての周術期ピルフェニドン療法

- レジストリー研究の成果により，術前に術後AEのリスクを推測でき，高危険群では手術を回避できるようになることが期待されるが，この疾患群の予後を改善させるには何らかの介入が必要になる．これまでステロイドや好中球エラスターゼ阻害薬などさまざまなAE発症の予防策が講じられてきたが，有効性が示されたものはなく，ステロイドにはむしろ負の効果も示唆されており，『特発性肺線維症の治療ガイドライン2017』では推奨の強さ1・エビデンスの質Cで「IPFを含むIP（間質性肺炎）合併肺癌の術後急性増悪の予防投薬は行わないことを推奨する」とされている．ただし「抗線維化薬は除く」と捕捉されている[14]．

- ピルフェニドンは2008年10月に世界に先駆けて日本で使用可能となったIPFの治療薬で，抗線維化薬である．薬理的にはTGFβ，basic FGFなどの線維化関連因子やIL-1，TNFαなどの炎症性サイトカインを抑制して，IPFの進行を遅らせることが期待されて

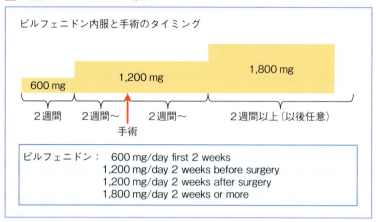

3 周術期ピルフェニドン療法

- いる[15].
- 第Ⅲ相試験ではプラセボと比較して有意に投与後52週目のFVCの低下を抑え，無増悪生存割合も良好なことが示されている[16]．トロンボモジュリンとの併用で，AE発症後の予後を改善する作用が報告されているが[17]，肺癌合併例における術後AEの予防作用や長期予後の改善効果については不明である．
- 千葉大学呼吸器外科では術後AEの予防と長期改善を期待して，周術期ピルフェニドン療法（**3**）を行っている．術前投与の段階から血清KL-6値が低下し[18]，術後90日以内のAEの発症頻度がヒストリカルコントロールに比べて有意に低値であり，無AE生存も良好であることを報告してきた[19].
- 第Ⅱ相試験（WJOG6711L）では，ピルフェニドン内服に伴う有害事象も軽度で，手術回避例も観察されず，AEをきたした2例（5.1％）以外では手術関連有害事象は観察されなかった．プロトコール治療（周術期ピルフェニドン内服と根治術）が完遂された36例では1例のみAEを発症し死亡していた（無増悪率97.2％）が，仮説（無増悪率80％以上）を満たしており，周術期ピルフェニドン療法の肺癌術後AE発症を抑制する可能性が示された[20]．考察によると，これらⅡ相試験にエントリーした患者のJACS研究に基づくAE発症リスクは10.7％と予測されていた．
- 2015年にIPF治療薬として認可されたニンテダニブは，血管新生因子受容体に対するチミジンキナーゼ阻害薬であり，欧米ではドセタキセルとの併用による非小細胞肺癌の治療薬としても適用が認可されている．システマティックレヴューではピルフェニドンよりも効力の高いIPF進行抑制効果が示されているが[21]，添付文書では創傷治癒を遅延させる可能性を理由に術前の内服中止が薦められており，術後AEの予防に試みるには制約がある[22].

術後AEの原因についての考察

- 術後AEはなぜ起こるのだろうか．間質性肺炎患者では，肺切除以外の全身麻酔手術の後にも低頻度ながらもAEが生じることが知られている[23]．ちなみに間質性肺炎の肺生検では，増悪率13％（死亡率100％）という報告もあるが，多くは数％との報告が多く[24]，肺葉切除を中心とする肺癌根治術後の報告よりは増悪率は低いようである．JACS研究でも肺の切除容量が大きいほどAEの発症率が高くなることが示されている[11].
- このような事実からは，術後の血管床あたりの肺血流の相対的増大が肺血管へのずり応力の一因とも考えられる．一方，術後AE時

TOPICS

周術期ピルフェニドン療法の第Ⅲ相試験—PEOPLE-Ⅲ

IPF合併非小細胞肺癌に対する周術期ピルフェニドン療法の術後急性増悪に関する第Ⅲ相試験（NEJ034；PEOPLE-Ⅲ，研究代表者は筆者）のキックオフ会議が平成29年10月15日に開催された．本試験の概要を図に示す．

IPFを合併する臨床第Ⅰ，Ⅱ期非小細胞肺癌の20歳以上75歳以下の患者を対象とし，症例登録後にピルフェニドン投与群または対照群（ピルフェニドンとニンテダニブ以外は可）にランダム化割り付けを行い手術（原則区域切除以上）を行う．術後に以下の観察項目に関してデータ収集後，解析を行う．主要評価項目として術後のIPF無増悪期間を設定し，副次的評価項目として術後1か月以内のIPF増悪割合，安全性，術後2年間の生存割合，肺癌無再発生存割合，IPFの無増悪生存割合としている．目標登録件数は230件（約3年間の症例集積期間）とし，その後の2年の観察期間をおくことにしている．付随研究（代表者は萩原弘一先生）として末梢血単核球より遺伝子を抽出してMUC蛋白等の遺伝子解析を行い，AE発症との関連をみる予定になっている．

このPEOPLE-Ⅲの目指すものは，切除可能なIPF合併肺癌に対し，安全に解剖学的根治術を可能とし，術後AEを予防するとともに長期予後も改善し，かつ日本人におけるAE発症リスクの遺伝子学的エビデンスを得ることである．先述来，IPF合併肺癌にはいまだ標準的治療はなく，しかも多くの臨床試験からも除外されてきた疾患である．唯一治癒の可能性がある手術療法を突破口にガイドラインを変えることができるかも知れない．

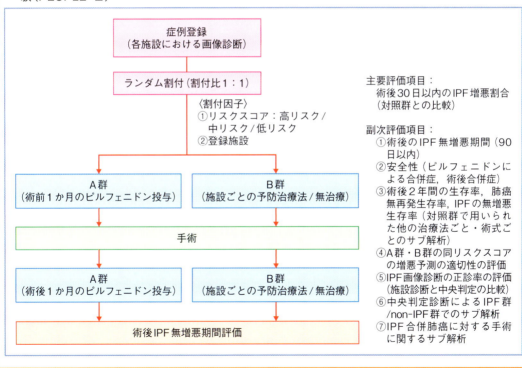

図 IPF合併非小細胞肺癌に対する周術期ピルフェニドン療法の術後急性増悪抑制効果に関する第Ⅲ相試験（PEOPLE-Ⅲ）

のCT画像はびまん性肺胞傷害(diffuse alveolar damage)であり，剖検所見は線維化以外に肺胞上皮細胞のアポトーシスや肺水腫，肺胞出血，2型肺胞上皮細胞の増生など肺胞への過度のストレスが示唆されている[25,26]．したがって全身麻酔時の人工呼吸による陽圧環境も原因として考えられる．マウスの実験では人工呼吸後の肺組織における炎症惹起反応や肺胞上皮細胞の脆弱性などが示されている[27-29]．

(吉野一郎)

文献

1) Ozawa Y, et al. Cumultativeincidence of and predictive factors for lung cancer in IPF. Respirology 2009；14：723-8.
2) 千葉弘文，高橋弘毅．特発性間質性肺炎の疫学．Respiratory Medical Research 2014；2：74-7.
3) Sato T, et al. Impact and predictors of acute exacerbation of interstitial lung diseases after pulmonary resection for lung cancer. J Thorac Cardiovasc Surg 2014；147：1604-11.
4) Lee YH, et al. Interstitial lung change in pre-radiation computed tomography is a risk factor for severe radiation pneumonitis. Cancer Res Treat 2015；47：676-86.
5) Yamashita H, et al. Prescreening based on the presence of CT-scan abnormalities and biomarkers (KL-6 and SP-D) may reduce severe radiation pneumonitis after stereotactic radiotherapy. Radiation Oncol 2010；5：32.
6) Chiyo M, et al. Impact of interstitial lung disease on surgical morbidity and mortality for lung cancer：analyses of short-term and long-term outcomes. J Thorac Cardiovasc Surg 2003；126：1141-6.
7) Fujimoto T, et al. Operation for lung cancer in patients with idiopathic pulmonary fibrosis：surgical contraindication? Ann Thorac Surg 2003；76：1674-8.
8) Masuda M, et al. Thoracic and cardiovascular surgery in Japan during 2014：Annual report by The Japanese Association for Thoracic Surgery. Gen Thorac Cardiovasc Surg 2016；64：665-97.
9) Sawabata N, et al. Japanese lung cancer registry study of 11,663 surgical cases in 2004：demographic and prognosis changes over decade. J Thorac Oncol 2011；6：1229-35.
10) Fujimura A, et al. Pirfenidone plays a biphasic role in inhibition of epithelial-mesenchymal transition in non-small cell lung cancer. Lung Cancer 2017；106：8-16.
11) Hata A, et al. Concomitant Interstitial Lung Disease Is a Risk Factor for Pleural Invasion in Lung Cancer. Ann Thorac Surg 2017；103：967-74
12) Sato T, et al. A simple risk scoring system for predicting acute exacerbation of interstitial pneumonia after pulmonary resection in lung cancer patients. Gen Thorac Cardiovasc Surg 2015；63：164-72.
13) Sato T, et al. Long-term results and predictors of survival after surgical resection of patients with lung cancer and interstitial lung diseases. J Thorac Cardiovasc Surg 2015；149：64-9.
14) 厚生労働省科学研究費補助金難治性疾患政策研究事業「びまん性肺疾患に関する調査研究」班特発性肺線維症の治療ガイドライン作成委員会編．特発性肺線維症の治療ガイドライン2017．南江堂；2017. p.35.
15) 奥久司．ピルフェニドンの作用機序について．医薬ジャーナル 2009；45：120-5.
16) Richeldi L, et al. Efficacy and safety of nintedanib in idiopathic pulmonary fibrosis. N Engl J Med 2014；370：2071-82.
17) Furuya K, et al. Pirfenidone for acute exacerbation of idiopathic pulmonary fibrosis：a retrospective study. Respir Med 2017；126：93-9.
18) Iwata T, et al. Experience with perioperative pirfenidone for lung cancer surgery in patients with idiopathic pulmonary fibrosis. Surg Today 2015；45：1263-70.
19) Iwata T, et al. Effect of Perioperative Pirfenidone Treatment in Lung Cancer Patients With Idiopathic Pulmonary Fibrosis. Ann Thorac Surg 2016；102：1905-10.
20) Iwata T, et al. A phase II trial evaluating the efficacy and safety of perioperative pirfenidone for prevention of acute exacerbation of idiopathic pulmonary fibrosis in lung cancer patients undergoing pulmonary resection：West Japan Oncology Group 6711 L (PEOPLE Study). Respir Res 2016；

17：90.
21) Rogliani P, et al. Pirfenidone, nintedanib and N-acetylcysteine for the treatment of idiopathic pulmonary fibrosis：A systematic review and meta-analysis. Pulm Pharmacol Ther 2016；40：95-103.
22) 医療用医薬品：オフェブ添付文書.
http://www.kegg.jp/medicus-bin/japic_med?japic_code＝00065741
23) Choi SM, et al. Postoperative pulmonary complications after surgery in patients with interstitial lung disease. Respiration 2014；87：287-93.
24) Yamaguchi M, et al. Elective video-assisted thoracoscopic lung biopsy for interstitial lung disease. Asian Cardiovasc Thorac Ann 2004；12：65-8.
25) 桑野和善ほか．急性増悪に伴いびまん性肺胞出血をきたした特発性間質性肺炎の1剖検例．日呼吸会誌 2001；39：787-91.
26) Schwarz MI. Diffuse alveolar damage. In：Schwarz MI, King TE, eds. Interstitial Lung Disease. 3rd ed, BC Decker Inc；1998. p.535-58.
27) Hegeman MA, et al. Ventilator-induced endothelial activation and inflammation in the lung and distal organs. Crit Care 2009；13：R182.
28) Kroon AA, et al. Prolonged mechanical ventilation induces cell cycle arrest in newborn rat lung. PLoS One 2011；6：e16910.
29) Crosby LK, et al. Balance of life and death in alveolar epithelial type II cells：proliferation, apoptosis, and the effects of cyclic stretch on wound healing. Am J Physiol Lung Cell Mol Physiol 2011；301：L536-46.

8章

ガイドラインの活用法と
国際的整合性

ガイドラインの活用法と国際的整合性

- 特発性肺線維症（idiopathic pulmonary fibrosis：IPF）は「エビデンスがなく治療のできない不治の難病」であったが，ピルフェニドン（ピレスパ®）やニンテダニブ（オフェブ®）の承認によりエビデンスに基づく治療が可能となった．それに合わせて，日本，欧米でガイドラインの改訂作業が行われ，2017年日本では『特発性肺線維症の治療ガイドライン2017』（以下，ガイドライン2017）[1]が刊行された．ガイドライン2017はGRADEシステムにより整理された．

- 「エビデンス」という言葉の意味や理解は少しずつ変化している．本稿では現行のガイドライン上梓に至るまでのガイドラインの変遷を振り返り，現行のガイドラインが誰に，何を伝えようとしているのかを整理する．

- ガイドライン2017のすべての項目を詳細に解説することはここでは避けた．個々の推奨や検討された論文の詳細については文献を参照されたい．

ガイドラインの変遷

■国際的なガイドラインの誕生

- IPFの国際的な公式ガイドラインが作られたのは2000年，"Idiopathic Pulmonary Fibrosis：Diagnosis and Treatment, International Consensus Statement"（以下，2000年ステートメント）である[2]．ここでは疾患概念の統一，診断基準の整理／定義を行い，全世界的に同じ基準でその後の研究を発展させようとする意図があった．すなわち，本疾患のもう一つの呼称であったCPA（cryptogenic pulmonary alveolitis）はIPFに統一され，IPFの診断基準や臨床病理画像的特徴が明記された．

- 2002年には"International Multidisciplinary Classification of Idiopathic Interstitial Pneumonias"が刊行され，その他の種類の特発性間質性肺炎の疾患概念が明記され，IPFと区別された[3]．これらの結果，IPF患者を一定の診断基準により選択し，臨床試験を実施することが可能となった．

- 治療においては，2000年ステートメントは主に専門家の意見（expert opinion）をもとに記載された．当時報告されていた研究結果はコホート研究や症例対照研究が中心で，厳格に実施された前向き無作為化比較試験は皆無であったので，治療薬の候補となる免疫抑制薬や抗線維化薬の前向き無作為化比較試験が必要であると述べている[2]．

■臨床試験の開始

- 欧米では2000年ステートメントの提言に基づいて，治療法の確立に向けた臨床試験が多数行われた．インターフェロンγ1b，エンドセリン受容体拮抗薬，ホスホジエステラーゼ阻害薬，イマチニブなどさまざまな薬剤の臨床試験が実施されたが，ことごとく有意な結果が出なかった[4]．

- 2005年，プレドニゾロン＋アザチオプリンに経口N-アセチルシステイン（N-acetylcysteine：NAC）かプラセボを併用する比較試験（IFIGENIA試験）では，経口NAC併用群で予測肺活量（％VC），予測拡散能力（％DLco）の有意な悪化防止効果が示され[5]，以来欧米ではプレドニゾロン＋アザチオプリン＋経口NACが唯一科学的に証明された治療であった．

- プレドニゾロン＋アザチオプリン＋経口

NAC併用効果を確認するPANTHER試験で，特にプレドニゾロン＋アザチオプリンでは入院イベントや死亡が増加し，有害であるとされた[6]．日本においても，プレドニゾロン＋免疫抑制薬の治療は日常臨床で広く行われてきたが，PANTHER試験の結果が受け入れられ，近年では典型的なIPFに対してプレドニゾロン＋アザチオプリンの併用療法は行われなくなった．しかし，PANTHER試験におけるプレドニゾロン減量法や感染症の管理法などについて問題が指摘されており，その点でまだ議論の余地がある．
- 抗線維化薬であるピルフェニドンのプラセボとの前向き無作為化比較試験の結果が，2010年日本で世界に先駆けて発表された[7]．％VCの悪化率が1次エンドポイントであった．ピルフェニドンはプラセボ群と比較して％VCの年間悪化率を有意に改善した．
- 欧米ではCAPACITY試験Ⅰ，Ⅱ，ACSEND試験と3つの前向き無作為化試験の結果，1次エンドポイントである予測努力肺活量（％FVC）の悪化率がピルフェニドン群で有意に改善したことを経て2014年に承認された[8]．
- ニンテダニブについては第Ⅱ相試験（TOMORROW試験），2つの第Ⅲ相試験（INPULSIS-Ⅰ，-Ⅱ試験）が行われ，INPULSIS試験には日本も参加した．1次エンドポイントは％FVCの年間悪化率であり，プラセボ群と比較してニンテダニブは％FVCの悪化率を有意に改善して承認された[9]．
- 2011年，"An official ATS/ERS/JRS/ALAT statement：idiopathic pulmonary fibrosis：evidence-based guidelines for diagnosis and management"（以下，国際ガイドライン2011）が，刊行された[10]．ここで日本呼吸器学会がこのガイドラインに参画し，正式な診療ガイドラインとなった．上記ピルフェニドンとニンテダニブの臨床試験の結果を受けて，2015年に治療部分がアップデートされた（以下国際ガイドライン2015）[11]．ピルフェニドンやニンテダニブの治療に対して，"Conditional recommendation for use"との推奨を受けて，一定のエビデンスのもとに広く実施可能な治療となった．

■ATS/ERS/JRS/ALAT合同ステートメントと『特発性肺線維症の治療ガイドライン2017』

- 本邦においては，さまざまな背景から日本語で記載されたガイドラインの必要性が求められ，国際ガイドライン2011に加えて日本語版ガイドラインの刊行が決まった．
- 日本でのIPFの死因統計をみると，約40％が急性増悪で，11％が肺癌で死亡していて，臨床背景が欧米と異なることが指摘された[12]．欧米人と比較して日本人は急性増悪が発症しやすく，重症化しやすいといわれる．日本では間質性肺炎合併肺癌の治療で，肺手術後急性増悪や，進行期肺癌に対する抗癌薬使用に関する急性増悪が問題となる．国際ガイドライン2011，2015には急性増悪や肺癌に関する治療の記載がないので，ガイドライン2017ではこれら本邦独自の疾患背景に合わせて検討，記載することとなった．
- また，IPF慢性期治療については，独自にシステマティックレビューを行い，その推奨は国際ガイドライン2011，2015と整合性をもって記載する方針となった．その結果，ガイドライン2017では慢性期治療に加え，急性増悪治療，肺癌合併例治療に関して記載された．

『特発性肺線維症の治療ガイドライン2017』の内容

■ガイドライン2017は何を述べているのか？その活用法について

- ガイドライン2017は，①臨床の現場で問題となる疑問点に応えるために（臨床疑問：CQ），②既存のエビデンスを整理集計し（システマティックレビュー），③GRADEシステム[13]を用いて透明性の高い「推奨」を行う

1 特発性肺線維症の治療ガイドライン2017のクリニカルクエスチョン（CQs）

慢性安定期の薬物治療

CQ1：	IPF患者にステロイド単独療法を行うべきか？
CQ2：	IPF患者にステロイドと免疫抑制薬の併用を行うべきか？
CQ3：	IPF患者にNAC吸入単独療法を行うべきか？
CQ4：	IPF患者にピルフェニドンを投与すべきか？
CQ5：	IPF患者にニンテダニブを投与すべきか？
CQ6：	IPF患者にピルフェニドンとNAC吸入の併用を行うべきか？
CQ7：	IPF患者にピルフェニドンとニンテダニブの併用を行うべきか？

慢性安定期の非薬物療法

CQ8：	低酸素血症を伴うIPF患者に酸素療法を行うべきか？
CQ9：	IPF患者に呼吸リハビリテーションを行うべきか？

急性増悪期の薬物治療

CQ10：	IPF急性増悪にパルス療法を含めたステロイド療法を行うべきか？
CQ11：	IPF急性増悪に免疫抑制薬を投与すべきか？
CQ12：	IPF急性増悪に好中球エラスターゼ阻害薬を投与すべきか？
CQ13：	IPF急性増悪にPMX療法を行うべきか？
CQ14：	IPF急性増悪にリコンビナントトロンボモジュリンを投与すべきか？

肺癌合併

CQ15：	IPFを含むIP合併肺癌患者に対する外科治療は推奨されるか？
CQ16：	IPFを含むIP合併肺癌患者に対する術後急性増悪の予防投薬は推奨されるか？
CQ17：	IPFを含むIP合併肺癌患者に対する化学療法は推奨されるか？

（特発性肺線維症の治療ガイドライン2017．南江堂；2017[1]より）

ことで（推奨文），④医療者，患者にとってよりよい治療法を選択できるようにしたもの（ガイドラインの対象者），と定義することができる．以下この順に解説する．

臨床疑問（CQ）

- 臨床の現場で問題となっており，有効な治療を選択できるようエビデンスの整理が必要な疑問点のことをクリニカルクエスチョン（CQ）という．**1**のようなCQが選択された[1]．

システマティックレビュー

- 既存のエビデンスを整理するためにシステマティックレビューが行われた．PubMed，医学中央雑誌，Cochrane CENTRALといった検索エンジンに，一定の検索式を挿入し得られた論文抄録をすべて精査し，必要と判断した論文について全文を検討した．

エビデンスとは何か：

- 「前向き無作為化試験が存在する＝GradeⅠ」〜「委員会（専門家）のコンセンサス判断＝GradeⅣ」（**2**）というように，個々の論文のデザインや検討症例数などが従来「エビデンスの質」そのものであった．つまり，前向き無作為化試験が複数あれば，より質の高い確実なエビデンスで，観察研究しかない事項は質が高くないエビデンスしかないので，建設的な結論は出ない，といった論調であって，このような議論は誤解を伴っている．
- 前向き無作為化試験は薬剤の効果判定が可能で，新薬の有効性の検討において必須である．一定条件を満たした症例を無作為化により実薬とプラセボに分けて，背景が揃えられた2群をあらかじめ決められた方法で，質の

2 Minds診療ガイドラインのエビデンスのまとめ

Grade	
I	システマティックレビュー／無作為化試験のメタアナリシス
II	1つ以上のランダム化比較試験による
III	非ランダム化比較試験による
IVa	分析疫学的研究（コホート研究）
IVb	分析疫学的研究（症例対照研究，横断研究）
V	記述研究（症例報告やケースシリーズ）
VI	患者データに基づかない，専門委員会や専門家個人の意見

（Minds診療ガイドライン選定部会監，福井次矢ほか編．Minds診療ガイドライン作成の手引き2007．医学書院；2007[18]より）

高いフォローアップによって追跡し，一次アウトカムを検討する方法なのでエビデンスの質としては上位にあることは今も変わりはない．

- 一方で一定の組み込み基準に基づく臨床背景が揃った患者しか組み入れられず，必ずしも臨床で治療が必要なすべての患者に無作為化試験の結果をあてはめることができないという弱点がある．コホート研究や症例対照研究（COLUMN参照），またはケースシリーズではさまざまなバイアスがある．しかし，優れたデザインの研究であればこれらのバイアスを十分に検討した後に適切な評価を行うことにより，無作為化試験の結論とは別の視点から臨床の現実を反映していると考えられる．このような研究は十分に評価されるべきであり，CQを解決できる一定の答えがそこに含まれる可能性がある．

GRADEシステム：

- GRADEシステムではシステマティックレビューを通じてCQに答えることができるどのようなデザインの研究がどの程度存在するかを検索した．CQを解決するために検索すべき重要事項＝アウトカムを複数設定し，デザインにかかわらずに個々の研究がそれぞれのアウトカムに対する結果を記載しているか，一編一編検討した．
- アウトカムはその臨床的重要度により，重大，重要に差別化された．死亡率，肺活量，有害事象，拡散能力，急性増悪などが重大なアウトカム，合併症や画像所見，血清マーカーなどが重要なアウトカムに選ばれた．それぞれのアウトカムについて既存の論文でどのように議論されていて，どのような結論が出ているのかを包括的に検討し，エビデンスプロファイルを作成した．

COLUMN

観察研究

観察研究（observational study）とは，人為的に何かしらの介入を行わずに疾患や症状の発生の有無を観察する研究方法をいう．分析疫学研究は観察研究のうち仮説の検証を目的とした研究である．

①症例対照研究（case control study）

現在（またはある過去の時点で）ある病気に罹患している／していない，またはある所見や症状がある／ないで群分けした際に，過去の治療介入や患者背景にどのようなちがいがあるのか，要因曝露←疾患／症状／所見有無と，後ろ向きに検討する方法である．

②コホート研究（cohort study）

コホートとは「追跡される集団」を意味する．治療介入や患者背景の違いで群分けし前向きに比較検討し，疾患が発症した／しないなどの結果を検討する方法．参加者を募り未来に向かって追跡する前向きコホート研究と，過去のある時点から対象者を選び現在までを追跡するヒストリカルコホート研究がある．検討の時間軸は要因曝露→疾患発生と前向きとなる．

③横断研究（cross-sectional study）

ある時点での疾患や症状の有無とその原因と考えられる背景などを同時に検討する方法．

3 GRADEシステムによるエビデンスの質

Grade	記号	説明
高	A	今後の研究で効果推定値への確信が変わる可能性が低い.
中	B	今後の研究で効果推定値への確信に重要な影響が及ぶ可能性が高く，推定値が変わる可能性が高い.
低	C	今後の研究で効果推定値への確信に重要な影響が及ぶ可能性が非常に高く，推定値が変わる可能性が高い.
非常に低	D	あらゆる効果推定値が不確実.

（相原守夫．診療ガイドラインのためのGRADEシステム，第2版．凸版メディア：2015[13]より）

- 無作為化試験があっても求められたアウトカムが議論されていない場合がある．また，コホート研究において一定の結論が記載されたアウトカムが存在する場合，前向き無作為化試験がないのでエビデンスがないということではない．集積された論文の内容を包括的にまとめ直す作業を行った．GRADEシステムにおけるエビデンスレベルはA〜Dに分けられた（3）．GRADEシステムのエビデンスレベルA〜Dとは得られた個々のアウトカムの解析を通じて，収集された論文の中でCQに答えうる情報がどれくらい論じられているのかを包括的に判断したものと理解できる.

推奨文

推奨の決定方法：

- これらのエビデンスプロファイルを根拠に「推奨」が議論，決定された．たとえば慢性安定期の代表的なCQの一つである「IPF患者にニンテダニブを投与するべきか？」「IPF患者にピルフェニドンを投与するべきか？」に対して設定されたアウトカム一つ一つにエビデンスレベルを判断した．これら2剤ともに，「重大」「重要」とされたアウトカムすべてに答えるだけの議論が論文上行われていないことがわかった．すなわち，死亡率，肺活量，有害事象，急性増悪の頻度などについての一定の検討が行われエビデンスが蓄積されていると判断したが，画像所見や合併症に関するアウトカムなどは充分に検討されていないことも同時に判明した．

- ニンテダニブの3つの無作為化試験の統合解析から，治療により死亡率が改善するか不明瞭で，治療関連死の頻度にプラセボとの有意差はないが，有害事象の出現頻度は実薬が有意に高率であった．これらの検討結果から長期投与の安全性に関する検討が今後の課題であることがわかった．ピルフェニドンの統合解析の結果から，有害事象は治療群で有意に高率である可能性が示唆された．

- これらの議論の結果，ガイドライン2017での慢性安定期のニンテダニブおよびピルフェニドンによる治療の推奨文はそれぞれ「ニンテダニブ/ピルフェニドンを投与することを提案する」（エビデンスの質：中〈B〉）となった．国際ガイドライン2015の推奨文は"Conditional recommendation for use"と記載されている．これらの推奨文の意味は「大多数の患者はその治療を希望するかもしれないが，一部は希望しないと思われる．個々の患者にとって，ニンテダニブ/ピルフェニドン以外の選択肢がより適切かもしれず，臨床医は患者がその価値観に沿った治療判断ができるように援助しなくてはならない」と解説されている．ガイドライン2017において導き出された推奨文は両者の整合性を意図した表現となった．

急性憎悪における推奨文：

- 国際ガイドライン2011，2015[10,11]では急性増悪治療に対するCQが設定されていないので，推奨文を日本独自に検討した．急性増悪に対しては生存率，入院期間，有害事象，画像所見などが重大なアウトカムに選ばれた．急性増悪CQのうち，「IPF急性増悪にパルス療法を含めたステロイド治療を行うべきか？」について，アウトカムのうち生存率と有害事象については検討されていたが，入院期間や画像所見などの検討は不十分であるこ

とがわかった．IPF急性増悪に対するステロイド治療は日常臨床で広く実施されてきたが，上述の慢性安定期のニンテダニブのそれと比較して，圧倒的に既知の情報（＝必要と考えられるアウトカムを検討した研究）が少ないことがわかった．それでも推奨は「実施することを提案する」（エビデンスの質：非常に低〈D〉）となった．集積されたエビデンスのレベルは低いが，推奨はニンテダニブの推奨と同じである．

- GRADEシステムによるエビデンスのとらえ方 3 では「エビデンスレベルが低いので行うべき治療ではない」という推奨にならないことを意味している．つまり，①IPF急性増悪の高死亡率を勘案すると，倫理的にステロイドパルス療法（治療アーム）に対してプラセボアームを設定できないので前向き無作為化比較試験は施行困難である．さらに過去にもプラセボを用いた臨床試験がなかったことがわかったので，②ステロイド療法が有効という既存のケースシリーズでの報告を重視した結果，この推奨文が導き出された．エビデンスプロファイルからのエビデンスの質は「非常に低」と判断された．

- 急性増悪時の治療のCQのうち，「IPF急性増悪にリコンビナントトロンボモジュリンを投与すべきか？」に対して，その推奨は「投与しないことを推奨するが，少数の患者にはこの治療法が合理的な選択肢である可能性がある」（エビデンスの質：低〈C〉）となった．この推奨文に相当する国際ガイドライン2015での英語表記が"Conditional recommendation against the use"であり，「治療を行わないことを提案する」と訳される．しかし，これは「この治療法は適切ではないのでやらないほうがよい」という意味ではない．

- リコンビナントトロンボモジュリンは学術的に複数の分析疫学的研究から，急性増悪後の予後を有意に改善する可能性が指摘されている[14]．しかし，①現時点で保険適用外であり，②学術的に報告された有効性を踏まえた，前向き無作為化試験がまだ報告されていないため，③有効性安全性の検討が不十分などの理由から日常臨床で使用することができない，すなわち，投与するべき適切な患者群，利益/不利益の検討がこれからであるが，将来有望な治療になる可能性があるので「少数の患者にはこの治療法が合理的な選択肢である可能性がある」と表現することになった．

ガイドラインの対象者

- 医療者，患者にとってよりよい治療法を選択できるようにする，という意図には，ガイドライン2017が，①患者を治療する医師が個々の患者さんの状態を鑑みて，よりよい治療の選択の一助となるべき資料であるということと，②その説明を聴く患者が自分の意志で価値観にあった治療選択ができるための一助となる資料であるということ，が含まれる．

- すなわち，個々の患者さんの治療に対する利益/不利益は患者さんひとりひとりで異なっており，医師と患者の良好なコミュニケーションのもとに可能となる合理的治療選択が目標である．その際にガイドラインは医師の裁量権を阻害するものではなく，医事紛争の判断材料に資するものではないと明記されている．ただし，標準的な治療に沿わない治療を行う場合は，その選択が個々の患者にとって合理的なものであり，医師と患者との良好なコミュニケーションのもとに同意されていて，その説明内容がカルテに記載されることが望ましい．

■本ガイドラインの今後の方向性

- 国際ガイドライン2015で慢性安定期のニンテダニブ/ピルフェニドンの投与に関する推奨が発表された．

- ガイドライン2017作成作業中には，ニンテダニブの3つのランダム化試験の後解析やサブグループ解析が発表された[15]．

- ①INPULSIS試験のアジア人または日本人と全体解析の比較で，全体の結論に大きな差がない．
- ②INPULSIS試験で除外されたがINPULSIS-ON試験でニンテダニブが投与された進行例でもニンテダニブは副作用の程度は変わらず有効である可能性がある．
- ③HRCTで蜂巣肺があるものもないものも同様の効果が期待できる．

など新たな知見が報告された．

- ピルフェニドンでは，
  - ①日本における大規模市販後調査（post marketing surveillance）の結果や欧米でのランダム化試験の延長試験（RECAP試験）などの長期投与に関する検討で，ランダム化試験と同様のその安全性が認められた．有害事象での薬剤中止はIPFの重症度にかかわらず22～25％前後と一定であるが，病勢の悪化による薬剤中止は重症度が高いほうが高率になる．
  - ②disease progressionの定義（年間％FVC低下率＞10％）を満たしても，ピルフェニドンを内服継続したほうがその後の予後はよい．
  - ③メタアナリシスの結果から，ピルフェニドンはプラセボと比較して死亡率や病気の進行確率を軽減できる．

など新たな知見が発表された[16]．

- 「ニンテダニブとピルフェニドンの併用は単剤投与よりも有効か」，これはガイドライン2017で重要なCQとして検討された．システマティックレビューの結果，推奨を記載できるほど十分なエビデンスが揃っていないことが判明し，「現段階では結論づけない」とした．両者併用によりニンテダニブの血中濃度が減少することが知られる．安全性や有害事象が問題にならないか確認する臨床試験が進行中である．
- 「ニンテダニブとピルフェニドンのどちらを1次治療薬とするのがよいか」，この疑問に対する答えはまだない．network解析という統計手法での解析の結果（直接の比較試験ではない），％FVC悪化の抑制率や急性増悪の発症抑制効果はニンテダニブのほうが優れていて，死亡率の抑制効果はピルフェニドンのほうが良好であると報告された[17]．
- 「ピルフェニドンとNAC吸入療法の併用療法は有効か？」，この疑問に対する答えはまだない．日本で前向き臨床試験が進行中である．ピルフェニドンと経口NACの併用においては第Ⅱ相試験で有意な結果がでなかった．
- このように今後は新たなCQが設定，検討されていくものと考える．これらの知見が新たに集積され，将来システマティックレビューが行われれば知見が整理されていくものと思われる．
- IPF急性増悪に対するステロイド治療は実施することが推奨されているがエビデンスレベルは上述の理由から「非常に低」である．たとえば多数例の多施設前向き観察研究が実施されれば，その有効性を確認するとともにエビデンスレベルは少し高くなる可能性がある．IPF急性増悪に対するリコンビナントトロンボモジュリンは，良好にデザインされた症例対照研究やコホート研究で，生存率を改善させる効果が期待できることが報告されている．前向き多施設無作為化試験から有意な結果が報告されれば，保険適用が認められるとともに推奨やエビデンスレベルはより高いものになる可能性がある．
- すなわち，ガイドラインに記載されるエビデンスは，既知の論文に基づく包括的情報であるので，いまのエビデンスは，CQに十分な答えを導くために何が不足しているのかを認識する過程でもある．重大なまたは重要なアウトカムを検討する研究が今後実施されれば，各CQに対する推奨は今後変化していくと思われる．

おわりに

- GRADEシステムは一定の決まりに則って実施されるエビデンスの整理法であり，そこで使われる推奨文や，エビデンスレベルの意味解釈について解説した．

- 現在蓄積された得られたエビデンスを整理して記載することは，何が不足しているのかを理解することに等しい．すべてを解説することは避けたが，その一例を解説した．

（宮本　篤）

文　献

1) 厚生労働省科学研究費補助金難治性疾患政策研究事業「びまん性肺疾患に関する調査研究」班特発性肺線維症の治療ガイドライン作成委員会編．特発性肺線維症の治療ガイドライン2017．南江堂；2017．
2) American Thoracic Society. Idiopathic pulmonary fibrosis : diagnosis and treatment. International consensus statement. American Thoracic Society (ATS), and the European Respiratory Society (ERS). Am J Respir Crit Care Med 2000 ; 161 : 646-64.
3) American Thoracic Society ; European Respiratory Society. American Thoracic Society/European Respiratory Society International Multidisciplinary Consensus Classification of the Idiopathic Interstitial Pneumonias. This joint statement of the American Thoracic Society (ATS), and the European Respiratory Society (ERS) was adopted by the ATS board of directors, June 2001 and by the ERS Executive Committee, June 2001. Am J Respir Crit Care Med 2002 ; 165 : 277-304.
4) Raghu G. Idiopathic pulmonary fibrosis : lessons from clinical trials over the past 25 years. Eur Respir J 2017 ; 50 (4).
5) Demedts M, et al. High-dose acetylcysteine in idiopathic pulmonary fibrosis. N Engl J Med 2005 ; 353 : 2229-42.
6) Raghu G, et al. Prednisone, azathioprine, and N-acetylcysteine for pulmonary fibrosis. N Engl J Med 2012 ; 366 : 1968-77.
7) Taniguchi H, et al. Pirfenidone in idiopathic pulmonary fibrosis. Eur Respir J 2010 ; 35 : 821-9.
8) King TE Jr, et al. A phase 3 trial of pirfenidone in patients with idiopathic pulmonary fibrosis. N Engl J Med 2014 ; 370 : 2083-92.
9) Richeldi L, et al. Efficacy and safety of nintedanib in idiopathic pulmonary fibrosis. N Engl J Med 2014 ; 370 : 2071-82.
10) Raghu G, et al. An official ATS/ERS/JRS/ALAT statement : idiopathic pulmonary fibrosis : evidence-based guidelines for diagnosis and management. Am J Respir Crit Care Med 2011 ; 183 : 788-824.
11) Raghu G, et al. An Official ATS/ERS/JRS/ALAT Clinical Practice Guideline : Treatment of Idiopathic Pulmonary Fibrosis. An Update of the 2011 Clinical Practice Guideline. Am J Respir Crit Care Med 2015 ; 192 : e3-19.
12) Natsuizaka M, et al. Epidemiologic survey of Japanese patients with idiopathic pulmonary fibrosis and investigation of ethnic differences. Am J Respir Crit Care Med 2014 ; 190 : 773-9.
13) 相原守夫．診療ガイドラインのためのGRADEシステム．第2版．凸版メディア；2015．
14) Kataoka K, et al. Recombinant Human Thrombomodulin in Acute Exacerbation of Idiopathic Pulmonary Fibrosis. Chest 2015 ; 148 : 436-43.
15) Costabel U, et al. Efficacy of Nintedanib in Idiopathic Pulmonary Fibrosis across Prespecified Subgroups in INPULSIS. Am J Respir Crit Care Med 2016 ; 193 : 178-85.
16) Aravena C, et al. Pirfenidone for Idiopathic Pulmonary Fibrosis : A Systematic Review and Meta-Analysis. PLoS One 2015 ; 10 : e0136160.
17) Loveman E, et al. Comparing new treatments for idiopathic pulmonary fibrosis--a network meta-analysis. BMC Pulm Med 2015 ; 15 : 37.
18) Minds診療ガイドライン選定部会監，福井次矢ほか編．Minds診療ガイドライン作成の手引き2007．医学書院；2007．

索引

和文索引

あ

亜急性病変　124
アザチオプリン　143
アジスロマイシン　312
アテゾリズマブ　348
アポトーシス　44, 45
　　小胞体ストレスと──　62
　　──の抑制機構　48
アミオダロンの薬剤性肺障害　294
網谷病　220
アムルビシン　346
アレルギー性間質性肺炎　240
アンジオテンシン変換酵素（ACE）　99
安静時低酸素血症　159
安静時平均肺動脈圧　77
アンブリセンタン　336, 337

い

息切れ　136
胃酸逆流　309
胃食道逆流症　326
1回換気量　88
遺伝子組み換えトロンボモジュリン製剤　312
遺伝性間質性肺疾患　231
医薬品医療機器総合機構　289
イリノテカン　346
インスリン非依存型糖尿病　316
インターフェロンによる間質性肺疾患の頻度　294

う

運動療法　137
　　負荷を加える──　168

え

疫学　12
エビデンスレベル　142
炎症誘導　62
エンドセリン受容体拮抗薬　334

お

オートファジー　38, 46
　　小胞体ストレスと──　61
　　──遺伝子　47

か

化学療法　346
かかりつけ医の間質性肺炎診療　70
拡散障害　89
カスパーゼ　45, 47
画像検査　80
家族性間質性肺炎　9, 21, 231
活性化マクロファージ　242
合併症　150
合併肺癌　340
過敏性肺炎　98, 99, 240
カルボプラチン　346
癌関連線維芽細胞　341, 344
換気血流比　89
　　──不均等　89
環境誘発試験　246
冠血管疾患　306
間質性肺炎　2, 68
　　──合併肺癌　309
患者説明　128
関節リウマチ　76, 249
感染症　321
鑑別疾患　70
ガンマグロブリン　96
間葉系前駆細胞　195
緩和ケア　313
　　──としての酸素療法　162

き

気管支鏡検査　101
気管支血管周囲束病変　81
気管支肺胞洗浄（液）　101, 182
　　AIPの──　205
　　NSIPの──　188
気胸　153
器質化肺炎　124, 198
気腫合併肺線維症　9, 151, 211, 296
喫煙　39
　　──の血管内皮細胞への影響　306
喫煙関連間質性肺炎　9, 209, 250
喫煙者
　　──における気腫合併肺線維症　179
　　──の剖検肺　302
急性過敏性肺炎　240
　　──の治療　246
急性間質性肺炎　8, 69, 204
急性呼吸促迫症候群　204
急性線維素性器質化肺炎　225
急性増悪　78, 194
　　誘因のある──　135
　　──の診断基準　308
　　──の対策　308
　　──の治療　183
　　──の定義　194
　　──の予防　134
急性または亜急性間質性肺炎　9, 250
急速進行性間質性肺炎　206, 266
吸入ステロイド薬　299
胸腔鏡下肺生検　120
強皮症　76, 257
胸部CT画像
　　LIPの──　215
　　NSIPの──　189
胸部単純X線写真　80, 180
　　AIPの──　205
　　COPの──　199
　　NSIPの──　189
胸膜癒着術　154
均等性陰影　205
筋肉量と筋力　165

く

空腹時血糖　316

け

経気管支クライオバイオプシー　113
経気管支肺生検　106, 181
形質転換増殖因子β1　209
外科的肺生検　120
血管炎　281
血小板由来成長因子　209
血清ACE　99
血清LDH　96
血清沈降抗体　99
血清バイオマーカー　96
ゲフィチニブ　347
　──の薬剤性肺障害　292
ゲムシタビン　346
牽引性気管支拡張　205
牽引性細気管支拡張　211
健康関連QOL　134
原発性血管炎　281
顕微鏡的多発血管炎　281

こ

抗ARS抗体　99, 269
抗MDA5抗体　99
抗アミノアシルtRNA合成酵素抗体　271
抗癌薬の薬剤性肺障害　292
抗凝固療法　312
高血糖　318
抗原吸入誘発試験　246
膠原病　76, 97
膠原病のIIPs　275
膠原病的背景をもつ間質性肺炎　183
膠原病肺　249, 265, 274
抗好中球細胞質抗体　281
好酸球性多発血管炎性肉芽腫症　281
抗線維化薬　137, 144, 183, 311, 313
好中球エラスターゼ阻害薬　207
抗トリコスポロン・アサヒ抗体　99
高分解能CT→HRCT
抗リウマチ薬の薬剤性肺障害　293
高流量鼻カニュラ酸素療法　162

呼吸機能検査　88, 297
呼吸困難　130, 136
呼吸細気管支炎を伴う間質性肺疾患　8, 69, 209
呼吸リハビリテーション　164
孤発性間質性肺炎　22
混合性結合組織病　77

さ

細気管支上皮化生　227
細気管支中心性間質性肺炎　226
細小血管症　318
在宅酸素療法　162
サイトカイン　195
細胞外基質分解酵素　195
細胞極性消失　63
細胞死　45
　プログラムされた──　45
　──の回避　48
細胞浸潤型NSIP　186
細胞のストレス　44
細胞老化　21, 38, 49, 65
作業診断　237
サーファクタント関連遺伝子　26
サーファクタント蛋白　96
酸化ストレス　44
Ⅲ型アレルギー反応　242
残気量　88, 221
酸素療法　137, 159

し

シクロスポリン　143, 312
シクロホスファミド　143, 260, 269
　──に起因する間質性肺疾患　293
　──パルス療法　312
自己抗体　98
自己末梢血幹細胞移植　262
自食胞　61
システマティックレビュー　362
持続の気道陽圧　156
疾患経過　176
シベレスタットナトリウム　207
死亡原因　15
縦隔気腫　153
周術期ピルフェニドン療法　353
　──の第Ⅲ相試験　355

重症度分類　10, 92, 129
　──判定表　180
終末糖化産物　318
術後急性増悪　309, 353
腫瘍マーカー　99
小細胞肺癌　348
上皮間葉移行　63
上皮間葉転換　57, 341
上皮細胞　44
小胞体ストレス　45, 61
　──応答　61
静脈血栓塞栓症　155
小葉中心性病変　81
小葉辺縁性病変　81
上葉優位型肺線維症　219
シルデナフィル　337
シロリムス　56
心血管系イベント　302
進行経過　140
人工呼吸療法　313
人種間差　14
身体活動性　134
身体所見　74, 177
診断アルゴリズム　69

す

推奨文　364
ステロイド　141, 312
　──大量療法　207
　──と免疫抑制薬の併用療法　144
　──パルス療法　269, 312

せ

精神的配慮　138
生存曲線　15
生存シグナル　44, 47
生体肺移植　172
静的圧量曲線　88
赤血球沈降速度　96
線維化　61
線維化性NSIP　186, 302
線維芽細胞　56
全身性エリテマトーデス　76
全身性強皮症とGERD　329
全身性硬化症　76, 257
先天性肺胞蛋白症　231

索 引

全肺気量　88

そ

組織病理学的検査　200

た

大気汚染　196
タクロリムス　143, 312
　――水和物　269
多中心性Castleman病　216
多発血管炎性肉芽腫症　281
多発性筋炎・皮膚筋炎　265
弾性線維の増殖　222

ち

中斜角筋の肥大　186
長期酸素療法　334
長時間作用性β_2刺激薬　299
長時間作用性抗コリン薬　299
聴診　74
治療目標　128

つ

通常型間質性肺炎　81, 176

て

低酸素血症　89, 132, 159
低酸素性肺血管収縮　332
定常持続運動療法　168
低分子チロシンキナーゼ阻害薬　183
テロメア関連遺伝子　52
　――異常　21
テロメア伸長　20
テロメア短縮　40
テロメラーゼ遺伝子異常　40

と

糖尿病　316
動脈血二酸化炭素分圧　89
特発性PPFE　219
特発性間質性肺炎　5, 69, 176
　　特定疾患としての――　10

　――のATS/ERS国際多分野分類　8
　――の定義　9
　――分類　129
特発性器質化肺炎　8, 69, 198
特発性上葉限局型肺線維症　219
特発性上葉優位型肺線維症　219
特発性肺線維症　8, 69, 88, 128, 176
　――の治療ガイドライン2017　361
特発性肺動脈性肺高血圧症　334
トシリズマブ　263
ドセタキセル　347
塗装工肺　246
鳥関連過敏性肺炎　246
努力肺活量　88, 131, 164, 221
トロンボモジュリン　196

な

夏型過敏性肺炎　246

に

II型肺胞上皮細胞の異常　231
二次性器質化肺炎　201
日常生活管理　134
日常生活動作　134
ニボルマブ　348
ニューモシスチス肺炎　322
ニンテダニブ　56, 137, 145, 183, 263, 311, 341, 361

ね

ネクローシス　47

の

脳死肺移植　171
脳性ナトリウム利尿ペプチド　333
脳肺甲状腺症候群　233
農夫肺　246

は

肺アスペルギルス症　323
肺移植　170
バイオマーカー　96, 298

肺拡散能　131, 164
肺活量　88, 131, 297
肺癌　340
肺気腫　88, 151
肺機能検査
　　NSIPの――　188
　　SSc-ILDの――　259
肺気量分画　88
肺血栓塞栓症　155
肺限局型血管炎　283
肺高血圧症　77, 299, 331
肺サーファクタント遺伝子　52
肺サーファクタント蛋白　26
肺線維化
　　MUC5Bと――　54
肺線維芽細胞　56
肺線維症　68, 88
肺動脈性肺高血圧症　334
肺非結核性抗酸菌症　323
肺病変先行型関節リウマチ　255
肺胞気動脈血酸素分圧較差　90, 159, 164
肺胞マクロファージの異常　232
肺リンパ脈管筋腫症　57
剥離性間質性肺炎　8, 69, 210
パクリタキセル　346
ばち指　72, 75
　――の所見　75
パルス療法　207
　　シクロホスファミド――　312
汎小葉性病変　81

ひ

非結核性抗酸菌　323
非小細胞肺癌　346
非侵襲的人工呼吸　313
ビデオ下胸腔鏡手術　106
非特異性間質性肺炎　8, 69, 96, 122, 183, 186
ヒトトロンボモジュリン　196
ビノレルビン　347
皮膚筋炎・多発性筋炎　76
皮膚硬化型SSc　257
びまん性肺疾患　68, 102
びまん性肺胞出血　281
びまん性肺胞傷害　124, 195, 204
びまん性汎細気管支炎　81
病気の挙動　236

病型診断　128
病型別頻度　13
病理所見
　　AIPの――　205
　　LIPの――　216
　　NSIPの――　191
　　PPFEの――　222
病理診断　122
病理組織診断基準　182
ピルフェニドン　56, 91, 137, 144, 183, 263, 309, 311, 340, 342, 361

ふ

フィブリン球　225
負荷を加える運動療法　168
服薬指導　137
不顕性誤嚥　309
ブレオマイシン　42, 63
　　――による肺障害　289
プレドニゾロン　292
プログラムされた細胞死　45
分子標的薬　347
分類不能型特発性間質性肺炎　8, 69, 182, 234

へ

平均肺動脈圧　333
閉塞性睡眠時無呼吸　155
ペニシラミンの薬剤性肺障害　294
ペメトレキセド　347
ヘリオトロープ疹　76, 265
ベルクロ音　74
ペンブロリズマブ　348
扁平胸郭　222

ほ

放射線肺炎　98
蜂巣肺　310
ホスホジエステラーゼ-5阻害薬　334
ボセンタン　337
北海道STUDY　12, 14, 93
ポリープ型器質化病変　200

ま

マイクロバイオーム　322
マイトファジー　38, 39
マウス肺線維症モデル　64
膜型人工肺　207
マシテンタン　337
慢性過敏性肺炎　183, 240
　　――の治療　247
慢性の線維化をきたす間質性肺炎　9, 250

み

ミコフェノール酸モフェチル　262
ミトコンドリア　39

め

メカニックスハンド　76
メチルプレドニゾロン　202, 207, 292
メトトレキサート　249
　　――の薬剤性肺障害　294
免疫関連有害事象　293
免疫チェックポイント阻害薬　348
　　――の薬剤性肺障害　293
免疫調節薬　312
免疫抑制薬　143, 312

も

問診　70

や

薬剤起因性の間質性肺疾患　289
薬剤性肺炎　249, 252
　　――の遺伝的素因　293
　　――の危険度　253
薬剤性肺障害　98, 109, 289, 346
薬物療法　140
やせ　222

ゆ

誘因のある急性増悪　135
有病率　13

よ

予後規定因子　13
予後指標　90
予備吸気量　88
予備呼気量　88
Ⅳ型アレルギー反応　242

ら

ラパマイシン　50, 56

り

リウマチ因子　98
リオシグアト　336
リコンビナントトロンボモジュリン療法　147
リゾチーム　99
リツキシマブ　262
臨床疑問　362
臨床症状　177
臨床的特徴　13
臨床的無筋症性皮膚筋炎　265
リンパ球性間質性肺炎　8, 69, 214
リンパ腫様肉芽腫症　216
リンパ脈管筋腫症　57, 166

れ

歴史的変遷　2
レフルノミド　253
　　――の薬剤性肺障害　294

ろ

老化　64
労作時低酸素血症　159
6分間歩行試験　132, 164
　　SSc-ILDの――　259

数字・欧文索引

数字

1秒率　88, 298
1秒量　88, 298

A

A-aDO$_2$　90, 159, 164
ABC-A3　32
——異常症　231
*ABC-A3*遺伝子　32
ACSEND試験　361
activities of daily living (ADL)　134
acute exacerbation (AE)　308
acute fibrinous and organizing pneumonia (AFOP)　8, 225, 234
acute interstitial pneumonia (AIP)　8, 69, 204
acute respiratory distress syndrome (ARDS)　204
acute respiratory worsening (ARW)　310
advanced glycation end products (AGEs)　318
air bronchogram　205
air trapping　81
airspace consolidation　205
airspace enlargement with fibrosis (AEF)　210
AKT (protein kinase B：PKB)　47
alveolar capillary dysplasia with misalignment of pulmonary veins (ACDMPV)　233
amyopathic DM (ADM)　265
An official ATS/ERS/JRS/ALAT statement：idiopathic pulmonary fibrosis：evidence-based guidelines for diagnosis and management　361
ANCA関連血管炎　281
antineutrophil cytoplasmic antibody (ANCA)　281
apnea-hypopnea index (AHI)　156
autoimmune-featured interstitial lung disease (AIF-ILD)　276
autophagosome　46, 61
autophagy　61

B

BALF　102
BOOP (bronchiolitis obliterans organizing pneumonia)　3
brain natriuretic peptide (BNP)　99, 333
bronchiolectasis　211
bronchiolocentric patterns　234
bronchiolocentric patterns of interstitial pneumonia (BCIP)　8, 226
bronchoalveolar lavage (BAL)　101, 182

C

Caシグナル　62
CADM (clinically amyopathic dermatomyositis)　76
cancer-associated fibroblasts (CAFs)　341, 344
CAPACITY試験　361
CCL18　195
cellular NSIP　186, 210, 216
chronic diffuse interstitial fibrosis of the lung　3
chronic hypersensitivity pneumonitis (CHP)　183
clinically amyopathic dermatomyositis (CADM)　99, 265
CMV抗原血症検査　99
combined pulmonary fibrosis and emphysema (CPFE)　9, 151, 179, 296
composite physiologic index (CPI)　94, 298
congenital pulmonary alveolar proteinosis (CPAP)　231
consolidation　200
continuous positive airway pressure (CPAP)　156
COPD　151
crazy paving pattern　83
CRP　96
cryobiopsy　113, 201
cryptogenic organizing pneumonia (COP)　3, 8, 69, 198
CTHRC (collagen triple helix containing) 1　341

D

dcSSc　257
deathシグナル　44
desquamative interstitial pneumonia (DIP)　8, 69, 210
diabetes mellitus (DM)　316
diffuse alveolar damage (DAD)　124, 195, 204
diffuse cystic pattern　84
diffuse panbronchiolitis (DPB)　81
diffuse parenchymal lung disease (DPLD)　68
diffusing capacity for carbon monoxide (DLco)　131
disease behavior　176, 236
DLco　89, 131, 164, 179
DNA damage　44
drug-induced pneumonitis (DiIP)　249, 252
dual mTOR阻害薬　56

E

effector カスパーゼ　45
endothelin receptor antagonist (ERA)　334
endurance training (ET)　168
eosinophilic granulomatosis with polyangiitis (EGPA)　281
epithelial-mesenchymal transition (EMT)　57, 63, 341
ERV (expiratory reserve volume)　88
exchange factor found in platelets, leukemic, and neuronal tissues (XPLN)　57
extracorporeal membrane oxygenation (ECMO)　207

F

familial interstitial pneumonia　9
FEV$_1$ (forced expiratory volume in one second)　88, 298
fibrocyte　195
fibrotic NSIP　186, 211, 302
fine crackles　72, 74, 178, 186

Fleischner Society White Paper 120
fulminating diffuse interstitial fibrosis of the lungs 2
FVC（forced vital capacity） 88，131，164，179，221，297

G

GAPインデックス 94
GAPモデル 15，92
gastroesophageal reflux disease（GERD） 326
genome-wide association study（GWAS） 20
GOLD（global initiative for chronic obstructive lung disease） 299
Gottron徴候 76，265
GRADEシステム 363
granulomatosis with polyangiitis（GPA） 281

H

Hamman-Rich症候群 2
HDAC inhibitor 59
heliotrope rash 265
hereditary interstitial lung disease（HILD） 231
honeycomb 85
HRCT 80，180
　AIPの―― 205
　COPの―― 199
　――診断基準 181
　――判断基準 71
hypoxic pulmonary vasoconstriction（HPV） 332

I

ICS 299
idiopathic acute exacerbation 184，195，308
idiopathic ARDS 204
idiopathic interstitial pneumonia with autoimmune features（IPAF） 183，277
idiopathic interstitial pneumonia（IIP） 5
idiopathic interstitial pneumonias（IIPs） 69，176
idiopathic LIP 214
idiopathic pulmonary arterial hypertension（IPAH） 334
idiopathic pulmonary fibrosis（IPF） 3，8，69，88，128，176
Idiopathic Pulmonary Fibrosis：Diagnosis and Treatment，International Consensus Statement 176，360
idiopathic pulmonary upper lobe fibrosis（IPUF） 219
immune-related adverse events（irAE） 293
inconsistent with UIP 181
INPULSIS試験 361
International Multidisciplinary Classification of Idiopathic Interstitial Pneumonias 8，360
interphalangeal depth ratio 75
interstitial pneumonia with autoimmune features（IPAF） 183，277
interstitielle pneumonie 2
IRV（inspiratory reserve volume） 88

J

J-system 92

K

KL-6 96，195，298

L

LABA 299
LAMA 299
Liebow分類 3
long-term oxygen therapy（LTOT） 334
lung-dominant connective tissue disease（LD-CTD） 276
lymphangioleiomyomatosis（LAM） 57，166
lymphocytic interstitial pneumonia（LIP） 8，69，214
lymphomatoid granulomatosis（LYG） 216

M

MARS異常症 233
Masson体 225
matrix metalloproteinases（MMPs） 195
MCID（minimal clinically important difference） 91
MDA（multidisciplinary approach） 128
MDD（multidisciplinary discussion） 4，71，109，128，178
　――による診断 125
mean pulmonary artery pressure（MPAP） 77，333
melanoma differentiation-associated gene 5（MDA5） 267
Mendelson症候群 326
micro-aspiration 196，309
microangiopathy 318
microscopic polyangiitis（MPA） 281
minimal clinical important difference（MCID） 146
mixed connective tissue disease（MCTD） 77
modified Medical Research Concilスコア 130
MonoMAC症候群 232
mosaic perfusion 83
MPA合併間質性肺炎 282
MPO-ANCA陽性間質性肺炎 281
mTOR 56
mTOR阻害薬 57
　――の薬剤性肺障害 293
MUC5B 52
*MUC5B*遺伝子 52
multi-focal consolidation pattern 82
multi-focal ground glass pattern 81
myeloperoxidase（MPO） 281

N

N-アセチルシステイン (NAC) 146, 183, 341
—— 吸入薬 55
necroptosis 47
non-insulin dependent diabetes mellitus (NIDDM) 316
non-tuberculous mycobacterium (NTM) 323
nonclassifiable fibrosis 182
nonspecific interstitial pneumonia (NSIP) 8, 69, 96, 97, 122, 183, 186
—— の組織像 122
not UIP pattern 182
NT-proBNP 99, 333

O

OAS1異常症 233
occult CTD 275
organizing pneumonia (OP) 124, 198
OSA 155

P

p21 41
$PaCO_2$ 89
PANTHER試験 361
patient-reported outcome 134
PDGF 209
peribronchiolar metaplasia (PBM) 227
phosphodiesterase-5 inhibitor (PDE5I) 335
PI3K/AKT/mTOR 47
pleuroparenchymal fibroelastosis (PPFE) 8, 69, 80, 219, 290
PMDA 289
PMX (polymyxin B-immobilized fiber column) 療法 147, 313
Pneumocystis jirovecii 322
pneumocystis pneumonia (PCP) 322
PNEUMOTOX 289
polymyositis/dermatomyositis (PM/DM) 265

polymyxin-B immobilized column direct hemoperfusion (PMX-DHP) 147
possible UIP pattern 72, 181, 182
pro-BNP N末端フラグメント 333
probable UIP pattern 182
proteinase-3 (PR3) 281
pulmonary arterial hypertension (PAH) 334
pulmonary hypertension (PH) 77, 331
pulmonary rehabilitation (PR) 164

R

rapidly progressive IP (RP-IP) 266
Ras/MEK/ERK 48
Raynaud症状 76, 257
recombinant human thrombomodulin (rhTM) 196
replicative senescence 65
resistant training (RT) 168
respiratory bronchiolitis-associated interstitial lung disease (RB-ILD) 8, 69, 209
reversed-haloサイン 200
Revised J-system 92
rheumatoid arthritis (RA) 249
Risk Stratification Score (ROSE) 94
rs35705950遺伝子多型 53
rTM 147
RV (residual volume) 88, 221

S

Saccharopolyspora rectivirgula 240
SASP (senescence-associated secretory phenotype) 65
Schamroth sign 75
secondary organizing pneumonia (SOP) 201
senescence 38, 49
septal line pattern 84
sIL-2R 99
Sjögren症候群 77
small nodular pattern 85
SP-A 26, 96, 298

SP-A遺伝子 27
SP-B 29
—— 欠乏症 231
SP-B遺伝子 30
SP-C 30
—— 異常症 231
SP-C遺伝子 31, 63
—— のBRICHOS領域変異 33
SP-D 26, 96, 298
SP-D遺伝子 27
SPARC (secreted protein acidic and rich in cysteine) 57
static pressure-volume curve 88
surfactant protein (SP) 96
surgical lung biopsy (SLB) 120
systemic lupus erythematosus (SLE) 76
systemic sclerosis (SSc) 257

T

telomeropathy 21
TERT遺伝子変異 21
TGFβ1 209
Thermoactinomyces vulgaris 240
thyroid transcription factor-1 (TTF-1) 233
tissue growth factor β (TGFβ) 43, 63, 341
TLC (total lung capacity) 88
TOMORROW試験 361
TOR (target of rapamycin) 56
traction bronchiectasis 86, 205
transbronchial lung biopsy (TBLB) 106, 181
transbronchial lung cryobiopsy (TBLC) 113
tree-in-bud pattern 84
Trichosporon asahii 240
triggered acute exacerbation 135, 184, 195
triggered AE 308
TTF-1異常症 233

U

UCTD-IP 276
UIP pattern 71, 181, 182

unclassifiable idiopathic interstitial pneumonia　8, 69, 182
undifferentiated connective tissue disease　276
unfolded protein response (UPR)　61
usual interstitial pneumonia (UIP)　81, 176

V

$\dot{V}_A/\dot{Q}$　89

VC (vital capacity)　88, 131, 179, 297
venous thromboembolism (VTE)　155
video-assisted thoracoscopic lung biopsy (VATS肺生検)　120
video-assisted thoracoscopic surgery (VATS)　106
VT (tidal volume)　88

W

Wnt/βカテニンシグナル経路　341
working diagnosis　237

X

XPLN　57

ギリシャ文字

β-D-グルカン　99

中山書店の出版物に関する情報は，小社サポートページを御覧ください．
https://www.nakayamashoten.jp/support.html

呼吸器疾患 診断治療アプローチ

間質性肺炎・肺線維症と類縁疾患

2018年10月1日　初版第1刷発行 ©
〔検印省略〕

専門編集 ────── 吾妻安良太（あづまあらた）
発 行 者 ────── 平田　直
発 行 所 ────── 株式会社 中山書店
　　　　　　　　　〒112-0006 東京都文京区小日向4-2-6
　　　　　　　　　TEL 03-3813-1100（代表）
　　　　　　　　　振替 00130-5-196565
　　　　　　　　　https://www.nakayamashoten.jp/

装　丁 ────── 花本浩一（麒麟三隻館）

印刷・製本　　株式会社 真興社

Published by Nakayama Shoten Co.,Ltd.
ISBN 978-4-521-74528-2　　　　　　　　　　　　　　Printed in Japan
落丁・乱丁の場合はお取り替え致します．

・本書の複製権・上映権・譲渡権・公衆送信権（送信可能化権を含む）は株式会社中山書店が保有します．
・JCOPY 〈（社）出版者著作権管理機構 委託出版物〉
本書の無断複写は著作権法上での例外を除き禁じられています．複写される場合は，そのつど事前に，（社）出版者著作権管理機構（電話 03-3513-6969，FAX 03-3513-6979，e-mail:info@jcopy.or.jp）の許諾を得てください．

本書をスキャン・デジタルデータ化するなどの複製を無許諾で行う行為は，著作権法上での限られた例外（「私的使用のための複製」など）を除き著作権法違反となります．なお，大学・病院・企業などにおいて，内部的に業務上使用する目的で上記の行為を行うことは，私的使用には該当せず違法です．また私的使用のためであっても，代行業者等の第三者に依頼して使用する本人以外の者が上記の行為を行うことは違法です．